EISZEIT
MEDIZIN

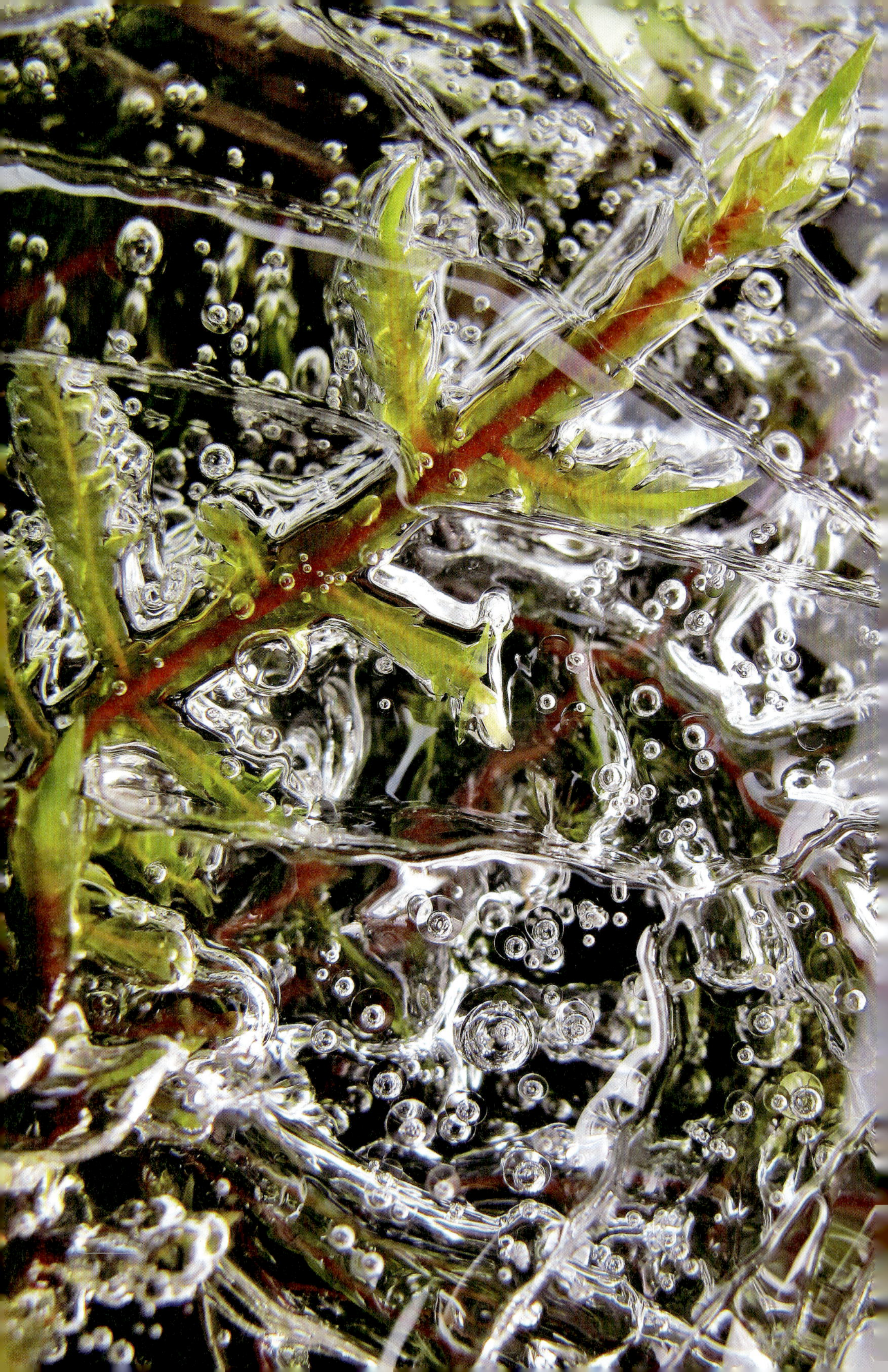

Dr. med.
Marianne Ruoff

EISZEIT MEDIZIN

Heilkräftige Wildpflanzen am Rande des Eises

at VERLAG

INHALT

VORWORT VON DR. WOLF-DIETER STORL

Marianne Ruoff stellt uns in diesem Buch Pflanzen vor, die im hohen Norden und in den Gebirgen am Rande der Gletscher wachsen. Dabei erläutert sie nicht nur deren Botanik oder das ökologische Netzwerk, von dem sie Teil sind, sondern auch ihre physische, seelische und geistige Wirkung auf die Menschen, die in diesen Gegenden leben, auf die Mythen, Märchen und Sagen, die sie in den Seelen der Indigenen hervorrufen. Diese oft uralten Überlieferungen sind nicht nur erdachte Fantasien, sondern stellen ein bildhaftes Verstehen der Naturphänomene dar. In den heutigen Zeiten versuchen wir, unser Wissen zu quantifizieren, das heißt, in Zahlen zu fassen. Zahlen jedoch sind abstrakt, und oft kommen die bunten Imaginationen der Eingeborenen einem wesentlichen Verstehen näher.

Die Autorin hebt vor allem die heilkundlichen Anwendungen dieser Pflanzen hervor. Sie ist nämlich Ärztin, genauer Fachärztin für Allgemeine Innere Medizin, mit eigener Praxis in Bern. Sie ist in der Phytotherapie, Traditioneller Chinesischer Medizin (TCM) und Akupunktur zu Hause und hat mehrere botanische Exkursionen zu den Eskimos auf Grönland und in die Mongolei unternommen. Mir war es gegönnt, Marianne Ruoff in der Mongolei und in Burjatien bei einer ethnomedizinischen Pflanzenexkursion zu begleiten. Sie vermochte es – mehr als alle anderen –, die Pflanzen genau zu beobachten, sich in sie zu vertiefen, sich sozusagen in sie hineinzuversetzen. Dabei spielte die Kamera eine wichtige Rolle; sie half ihr zu fokussieren. Das Ergebnis waren wunderbare Bilder, die auch meinem Buch *Wolfsmedizin* zugutekamen.[1] In diesem Buch können wir ebenfalls solche Fotos bewundern.

Die Kräuter, die einst vor vielen Jahrtausenden in mitteleuropäischen Breiten am Rande der großen Eiszeitgletscher wuchsen, sind interessant. Es gibt sie heute noch. Nur sind sie weiter nach Norden gerückt oder haben sich auf höhere Bergeslagen zurückgezogen. Es sind die Kräuter, die einst den paläolithischen Großwildjägern als Heilmittel dienten. Diese Völker der Jüngeren Altsteinzeit benutzten sie gegen die Leiden, die die Menschen der damaligen Zeit plagten: Harnwegserkrankungen, Durchfall und Magen-Darm-Störungen; Nieren- und Blasenbeschwerden wie auch »das Reißen« (Rheumatismus), bedingt durch das Liegen auf kalten Böden. Hinzu kamen Atemwegserkrankungen, verursacht durch verrauchte Behausungen, dazu Verwundungen, Blutverlust, auch Knochenbrüche, die unter anderem von Jagdunfällen stammen konnten, und Frauenleiden, etwa Komplikationen bei Geburten.

Die ganze Palette von ansteckenden Infektionskrankheiten und Pandemien, welche die sesshaften Bauernvölker des Neolithikums plagten – Grippe, Pocken, Masern, Aussatz, Cholera, Tuberkulose, auch Rachitis, Spondylosen – kannten sie dagegen nicht. Die holarktischen Tundren und Steppen, in denen sie lebten, boten ihnen eine gesunde Umwelt; Wasser und Luft waren sauber, und die Ernährung, basierend auf Jagdwild, ergänzt durch Wildkräuter, Wurzeln, Beeren, Pilze, Vogeleier und Insektenlarven, war eiweißreicher und gesünder als die kohlenhydratüberschüssige Nahrung der späteren sesshaften Bauern.[2] Auch Krankheitsvektoren, welche die sesshaften jungsteinzeitlichen Gesellschaften quälen konnten, wie Abfallhaufen, Mäuse und Ratten, spielten bei ihnen keine Rolle. Nicht einmal Fliegen.

Der Kulturraum der altsteinzeitlichen Großjäger erstreckte sich vom Atlantik über ganz Sibirien und – während und nach der letzten Eiszeit – bis in die Neue Welt. Da damals so viel Wasser durch die Vergletscherung in Form von Eis gebunden war, lag der damalige Meeresspiegel 130 Meter tiefer als heute. Deswegen entstand ein breiter Landstreifen (Beringia) zwischen Ostsibirien und Alaska, über den im Laufe mehrerer Jahrtausende Herdentiere, wie Hirsche, Pferde, Mammuts, auch Raubtiere, wie Wölfe und Braunbären, in die Neue Welt einwanderten. Auch paläolithische Großwildjäger waren mit dabei. Das war vor rund 20 000 Jahren. Diese »Urindianer« brachten ihre Kultur mit: Schwitzhütten, Spitzzelte (Tipis), Speerschleudern, ihre Mythologie, das Schamanentum, und selbstverständlich ihre Heilkunde und ihr Heilkräuterwissen. In der Neuen Welt wachsen viele Pflanzen, die auch in Eurasien heimisch sind, denn immer wieder gab es Zeiten, bedingt durch wiederholte Eiszeiten, in denen Ostasien mit Nordamerika verbunden war. Darunter befanden sich jene zirkumpolar wachsende Pflanzen, die in diesem Buch porträtiert werden. Interessant ist, dass die indianischen Völker noch immer bevorzugt jene Pflanzen als Heilmittel verwenden, die ihnen schon in Nordsibirien bekannt waren, und weniger die endemischen Pflanzen Nordamerikas. So kommt es dazu, dass es viele Gemeinsamkeiten der russisch-sibirischen Volksmedizin mit der nordamerikanisch-indianischen gibt, was die Indikationen, die rituellen (schamanischen) und symbolischen Aspekte betrifft. Sie sind Teil der zirkumpolaren, altsteinzeitlichen Großwildjäger-Kultur, zu der auch die traditionelle Inuit-Kultur gehört, deren erfolgreiche medizinische Anwendung auf viele Jahrtausende zurückblickt.[3] Die an extreme arktische Verhältnisse angepassten Inuit oder Eskimos stellen die letzte Einwanderungswelle aus Ostasien dar.

Nicht nur Tiere und Menschen wanderten über die mit Birken, Weiden, Seggen, Juniperus, Artemisiaarten und anderen Pionierpflanzen bewachsene Landbrücke in die Neue Welt ein, sondern auch sibirische Pflanzenarten. Paläoethnobotaniker vermuten, dass etwa die Große Brennnessel und Estragon von den ersten eiszeitlichen Jägern absichtlich oder unabsichtlich eingeschleppt wurden. Die Strahlenlose Kamille (*Matricaria discoidea*), die in Kamtschatka heimisch war, machte die Reise, indem ihre leicht klebrigen Samen an den Hufen der Tiere und den Sohlen der Mammuts und der Menschen hafteten. Diese kleine Kamillenart verbreitete sich dann südwärts entlang der Rocky Mountains und erst in unserer Zeit machte es die transkontinentale Eisenbahn möglich, dass sie sich bis an die Ostküste verbreitete und 1852, als Flüchtling aus dem Berliner Botanischen Garten, als Neophyt in Europa verbreitete. Auch der Kalmus, dessen Ursprung in Südasien ist, hat eine derartige Geschichte. Es scheint, dass seine heilkräftigen aromatischen Wurzeln schon in der Altsteinzeit von einem Schamanen zum anderen weitergereicht wurden und in irgendeinem Medizinbeutel ihren Weg in den neuentdeckten Kontinent fanden. Wenn man mit Pflanzen zu tun hat, muss man also einen Überblick über mehrere Jahrtausende behalten.

Es sind aber weniger die anthropogenen Faktoren, welche die Pflanzen wandern lassen, sondern der beständige Wandel des Klimas ist eine wesentliche Komponente. Es gibt keine Konstante, keinen *Steady State,* was das Klima betrifft. Ständiger Wandel ist die Norm. Das lehrt uns die sich über viele Millionen Jahre erstreckende Klimageschichte. Wärmezeiten wechseln sich periodisch mit Kältezeiten ab. Die Ursachen des Wandels sind vielfältig. Dazu

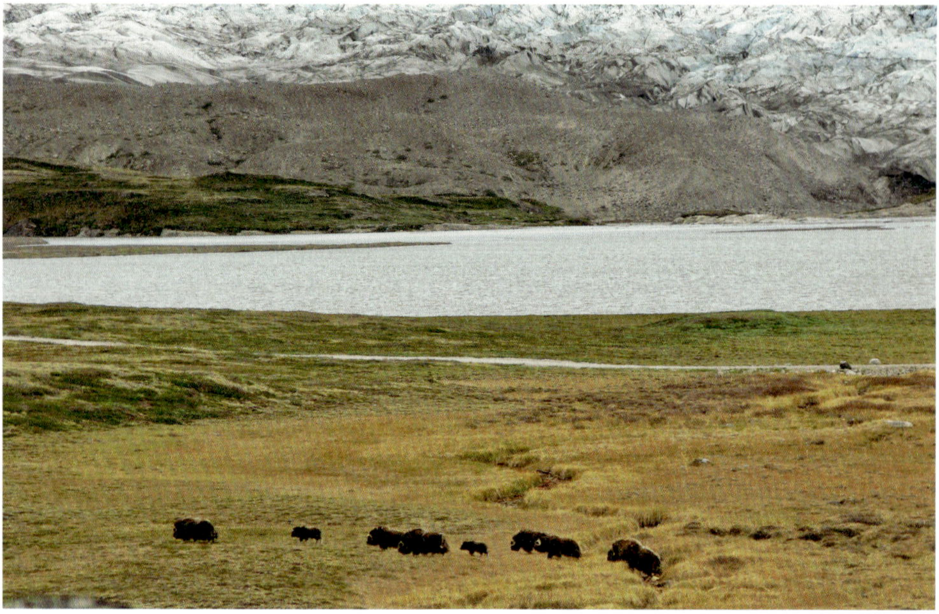

Wie in der Eiszeit: Moschusochsenherde bei Kangerlussuaq, Grönland

gehören unter anderem die Milanković-Zyklen, die Präzision der Erdrotationsachse, der Neigungswinkel der Erdachse, der Sonnenfleckenzyklus, kosmische Winde, zyklisch auftretende Zirkulationsschwankungen der Meeresströme und viele andere Faktoren. Anthropogene Faktoren gehörten nicht mit dazu. Es wird jedoch argumentiert, dass es einen derartig rapiden Klimawandel, wie wir ihn heute erleben, noch nie gegeben hat und dass es dafür keine andere Erklärung geben könnte als den Kohledioxidausstoß durch Industrie und der Verbrennung von fossiler Energie. Aber auch das ist nicht ganz korrekt. Mit dem Beginn des Holozäns zum Beispiel stieg die durchschnittliche Jahrestemperatur innerhalb weniger Jahrzehnte um sieben Grad Celsius an. Da spielte die industrielle Luftverschmutzung noch keine Rolle. Primärer Auslöser war eine erhöhte Sonnenaktivität.[4] Der gegenwärtige Anstieg der Temperatur um 0,07 Grad Celsius in den letzten 100 Jahren ist dagegen eher langsam.[5]

Wird es kälter, wandern die Pflanzen nach Süden; die Baumgrenze sinkt. Wo die Umwelt sie nicht mehr tragen kann, verkümmern sie, können sich nicht erfolgreich fortpflanzen und werden von »Schädlingen« und Pilzen angegriffen. Wenn die Vegetation bei ihrem Rückzug nach Süden auf Barrieren stößt, dann besteht die Gefahr des Aussterbens. Das geschah etwa in den letzten Eiszeiten in Europa, wo die auf einer Ost-West-Achse verlaufenden Gebirge (Alpen, Pyrenäen, Karpaten etc.) und das Mittelmeer das Ausweichen blockierten. Tausende endemische Arten und über hundert Gattungen verschwanden. In Amerika und Ostasien, wo ihnen der Rückzug nicht versperrt wurde, überlebten sie. Viele Vertreter dieser Gattung kommen inzwischen als Neophyten nach Europa zurück.

Während der bisherigen Eiszeiten in Europa, insbesondere der letzten, der »Würm-Eiszeit«, floh die hochalpine Vegetation in die Täler und traf auf die vor den arktischen

Gletschern in südliche Richtung ausweichenden polaren Arten. Die alpinen Pflanzen trafen also auf die nordeuropäischen und mischten sich mit ihnen. Darunter auch die Pflanzen, die in diesem Buch erwähnt werden.

Während der mittelalterlichen Wärmezeit (ca. 900–1300), als es zwei bis drei Grad Celsius wärmer war als heute, besiedelten Wikinger Grönland. Sie betrieben nicht nur Viehzucht auf Grönland – dem »grünen Land« –, sondern auch Ackerbau. Während dieses Klimaoptimums konnte Wein in Südskandinavien und bis nach Schottland angebaut werden, und im Rheinland – wo Hildegard von Bingen wirkte – waren Feigen, Mandelbäume und Oliven keine Seltenheit. All diese wärmeliebenden Kulturpflanzen schwanden in den nordeuropäischen Breitengraden in der folgenden »Kleinen Eiszeit« (1300–1850). Für die skandinavischen Siedlerinnen und Siedler auf Grönland war die neue Kältezeit eine Katastrophe; die Nahrungsgrundlage schwand, Pest und Seuchenzüge dezimierten die immungeschwächten Bewohner. Für die auf Überleben in der Arktis spezialisierten Inuit war die neue Kältezeit ein Segen.[6] Im Gegensatz zu den skandinavischen Nordmännern lebten sie vor allem von der Jagd auf Seesäugetiere und vom Fischfang und nicht von Landwirtschaft. Ihre Lebensweise war auf hohem technischem Niveau und dem arktischen Milieu bestens angepasst. Neben Fellzelten sowie Hütten aus Grassoden und Steinen kannten sie Schneehütten *(Iglus);* Tranlampen für Licht und Wärme, Kajaks und größere Boote *(Umiak)* aus Leder und als Transportmittel auf Schneeflächen Hundeschlitten. All das kannten die Nordmänner nicht. Im Gegensatz zu den Wikingern trugen die Inuit sorgfältig genähte Fellkleidung; die Wikinger dagegen gewobene Stoffkleidung (wahrscheinlich war ihnen Fellkleidung von der Kirche verboten worden).

Nun, in gegenwärtigen Zeiten, geraten wir in eine Phase der Klimaerwärmung. Der traditionellen Kultur der Inuit bereitet das – sowie die Einwirkung der modernen technologischen Gesellschaft – Anpassungsschwierigkeiten. Bei ihrer Feldforschung in Grönland wurde Marianne Ruoff Zeugin davon. Man könnte sich fragen, was dabei mit den Pflanzen, die sie in diesem Buch beschreibt, geschieht. Sind sie in Gefahr? Ich würde sagen: eher nicht. Pflanzen sind als Lebewesen anpassungsfähig, sie reagieren sensibel auf ihre Umwelt, zeigen Resilienz, verschieben ihr Areal. Sie haben öfter Klimaschwankungen überlebt. Ihre Lebenskraft ist Teil ihrer Signatur. Es ist diese Kraft, die für uns – einst wie auch heute – zur Heilkraft werden kann. Ich bin sehr dankbar, dass Marianne Ruoff ihr Wissen über die »Eiszeitpflanzen« mit uns in diesem Buch teilt.

Wolf-Dieter Storl

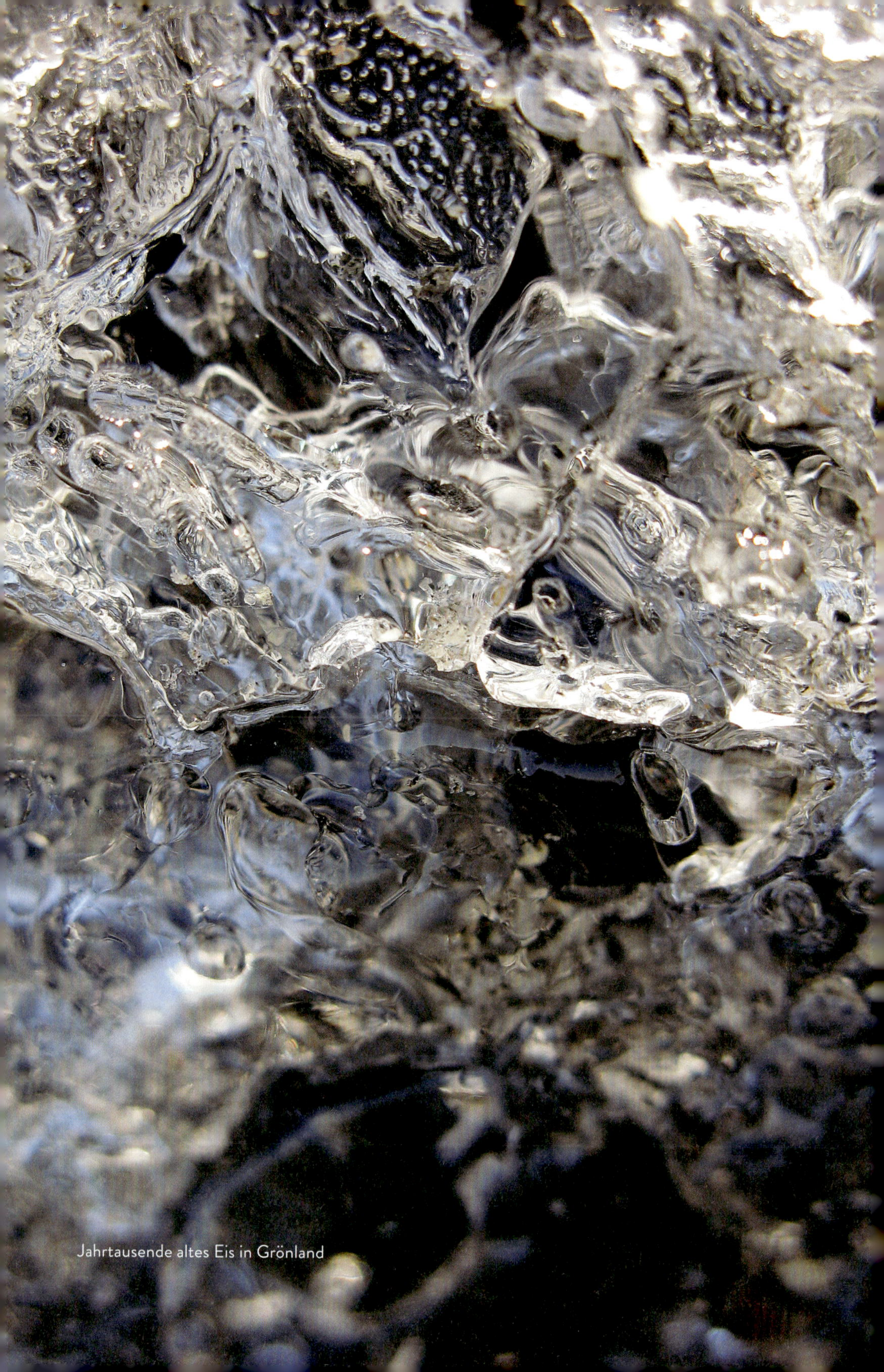

Jahrtausende altes Eis in Grönland

VORWORT VON ANGAANGAQ ANGAKKORSUAQ

Ich sage immer: Es ist sehr schwierig, sich vorzustellen oder zu verstehen, und dazu eine traurige Sache, dass die Leute im Norden hungern konnten. Das ist der Grund, warum es dieses Buch gibt, damit die Leute wieder realisieren können, was man alles essen kann. Und um die Medizin des Landes wieder zu ihnen zu bringen.Das Land und die Pflanzenwelt, sie haben alles, was es zum Überleben braucht. Wenn ich für mich spreche, dann sollte ich nicht hungrig sein, denn ich esse vom Land. Und ich sollte nicht krank werden, denn ich nutze die Medizin des Landes.

Doch die Leute nutzen die Medizin nicht mehr. Die Zeremonie des Landes stirbt.

Wie meine Großmutter sagte: »Leben ist eine Zeremonie in sich selbst, die es wert ist, mit einer Zeremonie gefeiert zu werden.«

Wenn du keine Zeremonien machst, wird es sterben. Es braucht weniger als eine Generation. Wenn du aufhörst, es zu gebrauchen, werden es deine Kinder nicht mehr benutzen. Wenn du die Zeremonie des Lebens nicht lebst, wird es sterben. Und überall vergessen die Leute die Zeremonie der einfachsten Dinge.

Zum Beispiel, wenn du sehr durstig bist und da ist nichts zu trinken: Du pflückst eine Pflanze und kaust sie, nur ein paar Blätter, und es ist, als wenn du einen Liter Wasser getrunken hättest. Wenn du sehr, sehr müde bist und viele erjagte Karibus getragen hast und da ist keine Speise zu essen, sitzt du da und pflückst ein paar Pflanzen und es ist, wie wenn du ein Kilo Fleisch gegessen hättest. Du fühlst wieder die Energie.

Doch wir haben vergessen, dies zu tun. Heutzutage tragen die Jäger Kekse in ihrer Tasche. Und sie schauen nicht zur Erde. Sie verloren die Zeremonie.

Leben ist eine Zeremonie in sich selbst, die es wert ist, mit einer Zeremonie gefeiert zu werden

Fast alle Pflanzen kann man essen, und sie schmecken sehr gut. Manche sehr sauer, manche sehr süß. Oh, und Niviarsiaq (das Weidenröschen) ist gut für Tee. Wenn du die Blüten mit Wasser kochst, dann wird der Duft lebendig, und der Geschmack ist himmlisch. Darum heißt sie Niviarsiaq, »immer jung«, weil sie dich jung macht.

Als die Wissenschaft begann, Interesse an den Heilkräften der Pflanzen zu finden, ging jedermann nach Amazonien. Und ich erzählte es meiner heilkundigen Mutter in Grönland. Wir schauten im Atlas, wo Amazonien ist. Dann schüttelte sie den Kopf über die Wissenschaftler, die auf der Suche nach einzigartiger Medizin für die Welt, für die Menschen, dorthin gingen. Und sie sagte: »Warum gehen sie nach Amazonien, wo alles so schnell wächst? Da ist kaum Medizin in den Pflanzen, weil sie so schnell wachsen. Alles wächst so schnell, dass es keine Zeit hat, eine starke, gute Medizin zu entwickeln. Sie sollten hierherkommen. Denn hier wächst alles wirklich sehr langsam. Und die Sonne ist so nah bei den Pflanzen und so stark, viel stärker als in Amazonien. So bringt die Sonne Energie zu diesen Pflanzen und erzeugt starke Heilenergie.« Das ist es, was sie erzählte, vor über 50 Jahren. Und seither versuche ich den Wissenschaftlern, die ich treffe, zu erzählen, warum sie in den Norden gehen sollten, um Medizin zu suchen.

Die Leute, die im Norden leben, hatten keine medizinisch ausgebildeten Ärzte für Tausende von Jahren. Im Süden, in Europa, Nordamerika, Asien lebten sie seit Hunderten Jahren mit medizinischen Doktoren. Aber die Völker des Nordens hatten keine Ärzte, und sie wurden ohne diese sehr alt. Und ohne Salat. Denn wir hatten keinen Salat. Jeder sagt, man soll Salat essen. Aber wir hatten keinen, er wächst hier nicht. Aber wir kannten die Medizin. Die wenigen Pflanzen, die wir pflücken, haben enorme Medizinkraft, die gut ist für den Körper, für den Verstand und für den Spirit.

Wir kannten keine Mineralien und Vitamine. Aber wir wussten, wir leben auf diesem Land und von dem, was es uns gibt. Und es ist gut für uns, es ist, wie wenn wir damit ein Teil des Landes werden. Wegen all diesen Pflanzen werden wir ein Teil des Landes. Ich bin ein Teil des Landes. Ich bin nicht anders als diese Pflanzen, ich bin wie eine Blume.

Dies ist, wie wir verbunden sind. Es ist nicht nur gut für mich, zu essen, nicht nur all die Öle sind gut für mich. Es ist auch gut für alles um mich herum. Es ist gut für mich als Ganzes.

Wenn du schöne Dinge siehst, öffnet sich dein Spirit

Die Augen sehen die Schönheit, den Spirit. Wenn du schöne Dinge siehst, öffnet sich dein Spirit. Im Winter lebst du im Dunkeln, und du siehst nichts. Und all die Pflanzen ruhen. Und wenn die Sonne zurückkommt und deine Augen wieder sehen, dann öffnet sich dein Spirit. Die Pflanzen kommen wieder, und dann kannst du sie essen.

Es ist komplette, umfassende Nahrung. Es ist Ganzheit.

Heute reden wir von Mineralien und Vitaminen. Zu meiner Zeit redeten wir davon nicht, wir sagten nur: Ich bin von diesem Land, ich bin ein Teil dieser Dinge, die auf dieser Erde wachsen. Meine Verantwortung ist es, sie zu pflegen. Deshalb nahm mein Vater eine Pflanze und ließ sie auf die Erde fallen, bevor wir aßen. Und er sagte: »Jetzt sagen wir Danke, zu Pingoftsitsitok, zu dem Mann, der uns gemacht hat.« Er wollte ihm danken, dass er uns all die wunderbare Nahrung brachte, die wir aßen.

Also gab ich ihm eine Pflanze, und er legte sie auf die Erde. Denn wenn die Pflanze stirbt, wird sie Nahrung für andere Pflanzen. Durch sie können andere Pflanzen wachsen. Und wenn andere Pflanzen wachsen, dann haben natürlich Tiere etwas zu essen. Und wenn die Tiere gedeihen, dann kommen größere Tiere und essen sie und wir werden Nahrung haben. Deshalb sagst du immer Danke an den großen Einen.

Wir nehmen Fleisch, Fisch und Pflanzen und geben sie ihm. Wir legen sie auf die Erde. Und alles wird wachsen. Und deshalb singe ich meinen Dank zu ihm. Wenn wir ihm danke sagen, geht es allen wohl. Aber wenn wir nicht Danke sagen, werden wir nur voll, satt und sehr dick, wir werden krank. Weil wir vergessen, Danke zu sagen.

Deshalb sagen wir Danke. Bevor wir essen. Tausende Mal in diesem Leben. Alle von uns tun das. Wir können ihn nicht sehen. Wir wissen nicht, wer er ist, aber wir danken ihm. Und dann geben wir es der Erde. Und wir wissen, dass alles, was wir auf die Erde legen, zerfallen wird. Es zersetzt sich, es wird zu Nahrung für viele Pflanzen. All die kleinen Tierchen werden kommen und es essen. Und dann essen größere Tierchen die kleinen Tierchen und

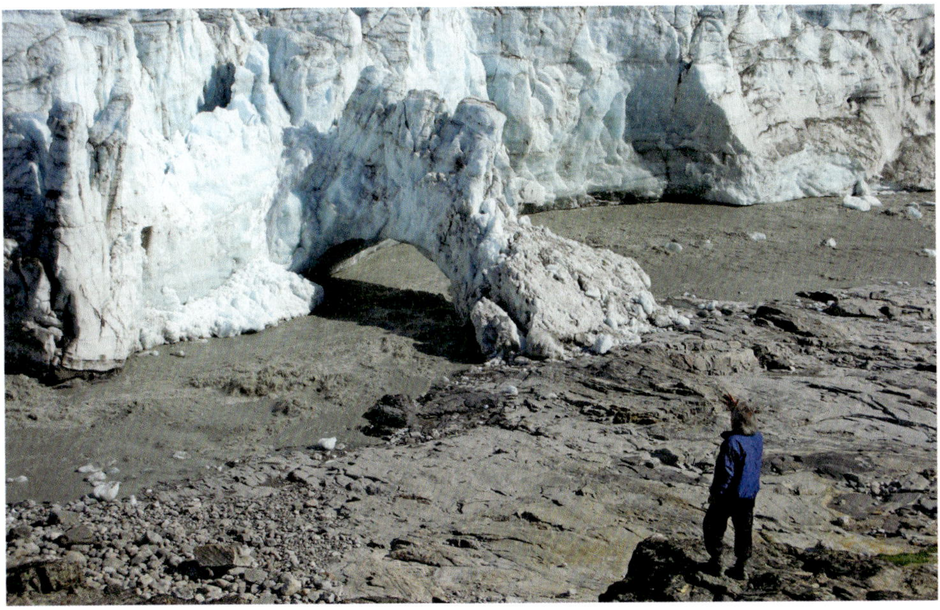

Angaangaq singt für das Eis, Kangerlussuaq, Grönland 2011

so weiter. Und wir haben etwas zu essen. Nicht nur für unseren Körper und unseren Verstand, auch für unseren Spirit. Die Art, wie der Spirit sich ernährt, ist, die Schönheit des Landes zu sehen.

Das bedeutet es, ein Teil dieses Landes zu sein. Ich bin von diesem Land, ich bin ein Teil davon. Und was es mir geben kann, hat kein Ende. Es ist wie der Kreis, der keinen Anfang und kein Ende hat. Und das ist, was die Pflanzen auch dir geben können.

Mein Gebet für dieses Buch ist, dass es die Zeremonie der Pflanzenwelt zurückbringen wird in das Land des Eskimo-Volkes, sodass wir die Schönheit, die das Land uns schenkt, wieder realisieren. Nicht nur die Schönheit dieser Welt, die mit den Augen wahrgenommen wird, sondern auch die Schönheit des »Spirits«, in den wir eingebunden sind.

Wenn ihr die Pflanzen betrachtet, ist das schön für die Augen. Diese Schönheit wird euren »Spirit« öffnen und eure Schönheit wird sich zeigen. Und die Menschen können eure Schönheit sehen, nur weil ihr diese Schönheit betrachtet. Dies ist die große Kraft des Landes, dass ihr seine Schönheit mit den Augen seht und deshalb eure Schönheit strahlen wird, und andere Leute werden sehen, wie schön ihr im Herzen seid.

Das ist es, was ich zu meinem Volk zurückbringen möchte. Mit der modernen Wissenschaft verbunden, wird es noch wertvoller für die Welt. Und die Wissenschaftler werden hinschauen und die heilsame Medizin für die Menschheit im Land der Eskimos zu finden beginnen.

Angaangaq Angakkorsuaq

EINLEITUNG

Inuit und andere indigene Völker der ganzen Nordhalbkugel, die Alpenvölker eingeschlossen, haben über die Jahrtausende seit der letzten Eiszeit ein kostbares Wissen bewahrt. Einen kleinen Teil davon habe ich versucht, mit diesem Buch verfügbar zu machen. Denn die Pflanzen ihrer Region, die ich hier beschreibe, beinhalten ein großes Potenzial als Nahrungs- und Heilmittel, eine uralte bewährte Tatsache für diese indigenen Völker.

Inhaltsstoffanalysen und erste Patientenstudien ergeben zunehmend, dass gerade diese traditionellen Nahrungsmittel, wie zum Beispiel wilde Beeren, die ungünstigen gesundheitlichen Folgen der modernen Lebensweise lindern oder auch heilen könnten. Die hier aufgeführten eiszeitlichen Nahrungs- und Heilpflanzen sind Beispiele hierfür!

Doch kann man von Inuit-Völkern noch viel mehr lernen. Diese Volksgruppen verbinden die Menschheit rund um den gesamten nördlichen Polarkreis und ihr gesammeltes Wissen seit Jahrtausenden über sämtliche politischen und gesellschaftlichen Umbrüche und Richtungen hinweg. Sie tun es auf eine friedliche Weise.

Und sie sind Meister der Nachhaltigkeit. Ihr Überleben ist vom achtsamen Umgang mit ihrer einzigen Nahrungs- und Lebensgrundlage, den Pflanzen und Tieren, auf Gedeih und Verderb abhängig. Das ist diesen Völkern des Nordens vielleicht noch stärker bewusst als anderen, denn in einer solch eisigen Umgebung können kleinste Fehler oder Schäden an der Tier- und Pflanzenwelt die weitere Existenz der Menschen gefährden.

Mit diesem Buch hoffe ich, einen kleinen Beitrag zur Achtung und respektvollen Nutzung dieser im ganzen nördlichen zirkumpolaren Gebiet und der europäischen Bergregionen wachsenden Pflanzen leisten zu können.

Flug über den schmelzenden grönländischen Eisschild im Jahr 2011, die blauen Flecken sind Schmelzwasserseen an dessen Oberfläche

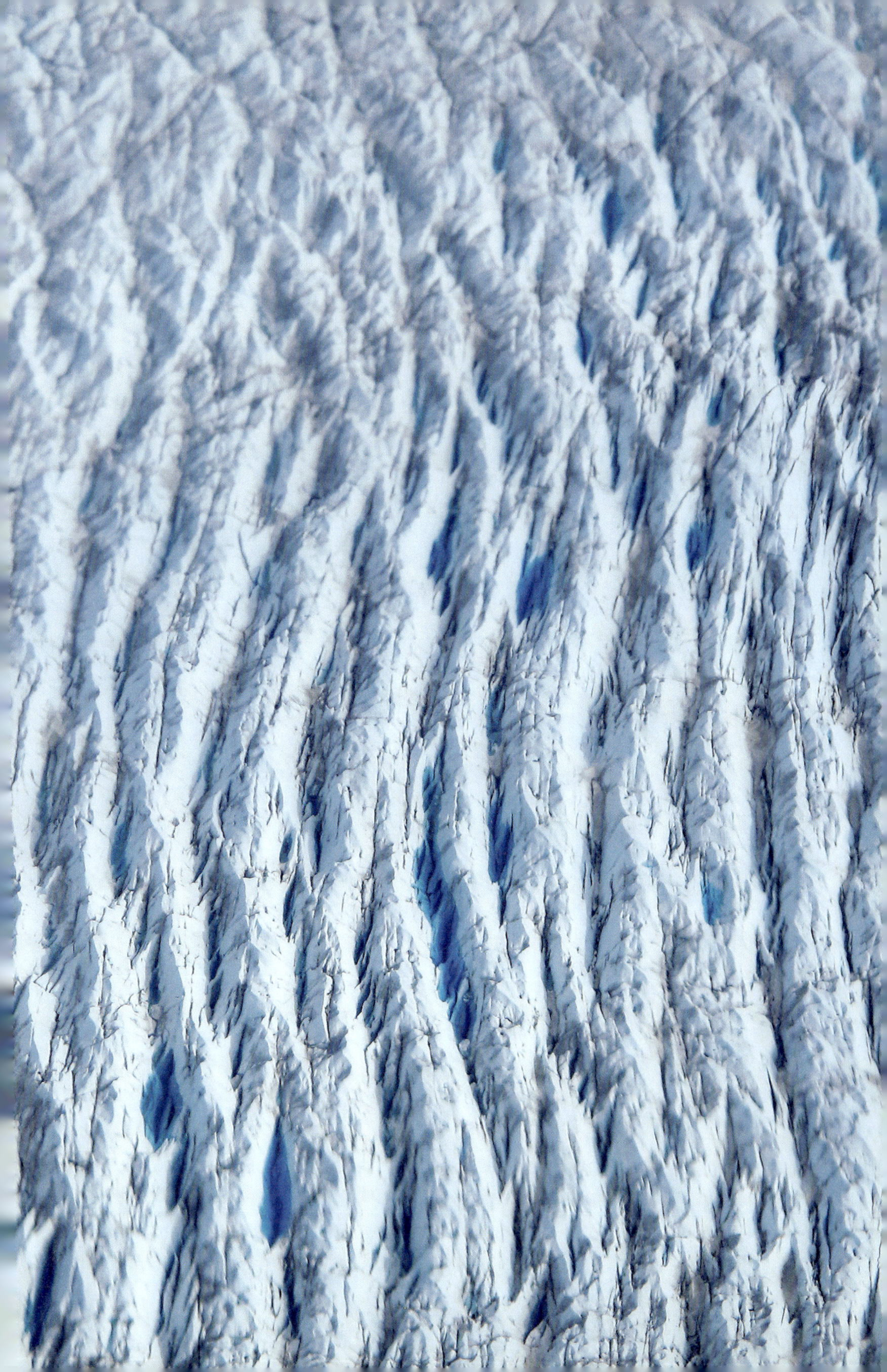

BEI DEN KALAALLIT-INUIT IN GRÖNLAND

Medizin-Support bei einem Inuit-Treffen

Manchmal geht das Leben ungewöhnliche Pfade. Jedenfalls entstand die Idee zum Schreiben eines Heilkräuterbuches vor einigen Jahren bei den Kalaallit-Inuit in Westgrönland. Damals wurde ich gebeten, medizinischen Support während einer meditativen Fastenwanderung in der grönländischen Tundra zu leisten. Der Kalaallit-Inuit Angaangaq Angakkorsuaq hatte sie veranstaltet und eine Zusammenkunft mit grönländischen Kalaallit-Ältesten in seinem Heimatland organisiert. Angaangaq wuchs noch ganz traditionell bei seiner als Heilerin weithin bekannten Großmutter Anakasaa in Westgrönland auf und arbeitet als Schamane und Heiler.[7] Von ihm sind mehrere Bücher erschienen.

Diese Reise war meine erste wundervolle Begegnung mit diesem feinen Land und seinen außergewöhnlichen Ureinwohnern. (Ich benutze hier die Bezeichnungen Eskimo, Kalaallit oder Inuit, denn die Einheimischen stellten sich uns als Eskimo vor, und auch meine grönländische Freundin Gitte bestätigte mir, dass diese Bezeichnung für sie okay sei.[8] Selbst nennen sie sich Kalaallit.) Das Treffen fand nahe des grönländischen Eisschildes statt. Und dies war gut zu hören, denn immer wieder brachen riesige, oftmals 30 oder 40 Meter hohe Gletscherstücke von der Kante mit krachendem Donnern herab und zerschellten am Boden. Obwohl wir mehr als einen Kilometer entfernt waren, kam es uns vor, als spürten wir dieses Geräusch bis ins Mark, begleitet vom leichten Zittern des weichen Tundrabodens. Die eisfreie hügelige Landschaft war mit niedrigen, knie- bis hüfthohen Kräutern und Sträuchern bedeckt, dazwischen lagen vereinzelte Felsgruppen. Das Schmelzwasser des Gletschers speiste zwei eiskalte Seen und mehrere Flüsse, die sich zum Fjord hin schlängelten und graues Gesteinsmehl enthielten, den Gletscherabrieb. Dieser feine Sand fand sich auch an den manchmal breit ausladenden Flussufern und konnte sich stellenweise als gefährlicher Treibsand ablagern, in den man tief einsinken konnte, sodass wir davor gewarnt wurden.

Die Tundra duftete würzig fein, die Luft war klar, stets wehte ein kühler Wind vom Eisschild her, der die nordischen Stechmücken weghielt und alles trocknete.

Welch freudige Überraschung, einige wohlbekannte Pflanzen wie Löwenzahn, kleine Weiden, Glockenblumen, Schachtelhalme, Heidelbeeren und Arnika vorzufinden. Es gab mir ein Gefühl von Heimat, auch wenn ich zum ersten Mal auf diesem sonderbar sanften Land war. Die Ältesten sagten, dieser Boden habe noch nie Krieg erlebt. Ein friedliches Land! Und dann dieses freie Gefühl. Es kam mir irgendwie bekannt vor, als tauchte ich in eine uralte Erinnerung ein. In eine mir als friedlich und harmonisch erscheinende Eiszeit, in der kleine Gruppen nomadisch lebender Jäger und Sammler den Tierherden durch die unendlichen Weiten der damaligen Tundra und Mammutsteppe Europas folgten.

Als dann noch eine Gruppe Moschusochsen das Tal kreuzte und wir ihnen aus der Distanz zuschauen konnten, war mein Eiszeitgefühl perfekt.

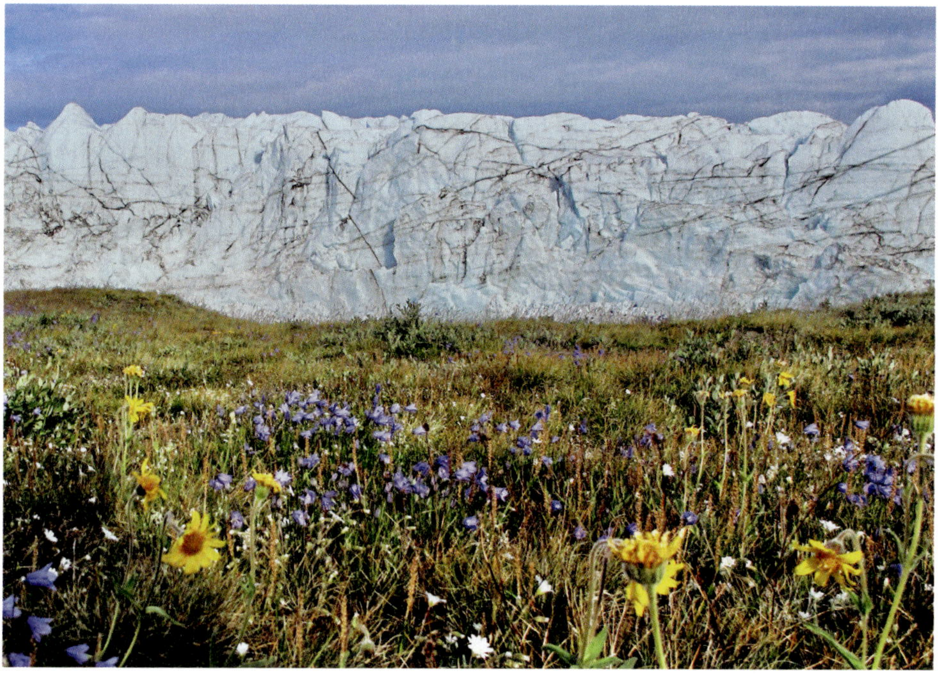

Glockenblumen und Arnika am Rand des grönländischen Eisschildes

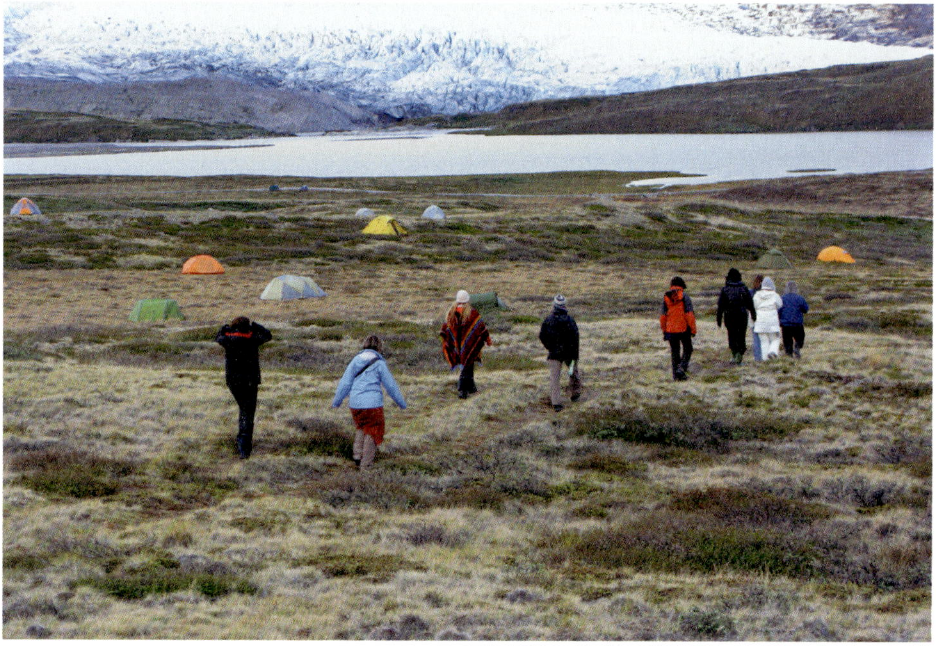

Das Camp am Eisrand bei Kangerlussuaq in Westgrönland

Ungewöhnlich, spannend und ehrfurchtsvoll empfand ich die Begegnungen mit den Kalaallit-Inuit: Angaangaq erzählte von ihrer Tradition und übersetzte zusammen mit anwesenden jungen englischkundigen Inuit. Denn die Ältesten sprachen vor allem die Inuit-Sprache Kalaallisut. Es scheint schwer zu glauben, dass sich die arktischen Inuit-Völker bis vor Kurzem in einer solch lebensfeindlichen Eiswelt komplett selbst versorgt und auch verarztet haben. Diese Jäger und Sammler kannten die sie umgebende Pflanzen- und Tierwelt sehr genau, denn schließlich hing ihr Überleben davon ab. Und sie besaßen ein explizites Heilwissen. Angaangaq erzählte manchmal, wie die Leute von weither zu seiner Mutter und Großmutter gereist seien, um sich für Krankheiten einen Rat und Heilkräuteranwendungen zu holen. Und er bedauerte, nicht mehr von ihrem Wissen aufgeschrieben zu haben.

Da es bei der Jagd auch häufig zu Unfällen, Verletzungen, Knochenbrüchen, Schnittwunden oder starken Blutungen kommen kann, wussten sich die Inuit auch hierbei selbst zu helfen. Sie besaßen ausgefeiltes Wissen zu Wundheilpflanzen, zur Wundversorgung und Behandlung von Verletzungen. Und dies nicht nur auf körperlicher Ebene. Auch für psychische Einschnitte und Erkrankungen kannten sie Heilpflanzen, Heilgesänge und -sitzungen, schamanische Rituale und soziale Verhaltensweisen der ganzen Sippe.

In den langen Winternächten erzählten sie Legenden und Geschichten, sangen Lieder und führten lustige Maskenspiele und Tänze auf.[9] Wenn ich daran denke, wie viele Menschen in den deutschsprachigen Regionen unter Winterdepressionen leiden, und dabei haben wir hier sogar im Dezember acht Stunden Tageslicht. In Grönland herrscht zum Beispiel bei Illulisat am Eisfjord im Winter sechs Wochen lang Polarnacht, es ist komplett dunkel.

Wie immens wichtig ist es wohl in dieser Winterdunkelheit, eine gute Beschäftigung zu haben, welche die Stimmung hebt. Es ist ja nicht nur dunkel, je nach Wetter – wie bei tagelangem Schneesturm und Eiseskälte – kann nicht einmal die Behausung verlassen werden. Dennoch waren traditionelle Gesänge, Trommeln, Masken, schamanische Heilrituale und auch Kräuteranwendungen lange Zeit verboten, da sie als unchristlich galten. Heute ist dies alles wieder erlaubt, und wir durften eines der lustigen Singspiele der Kalaallit miterleben.

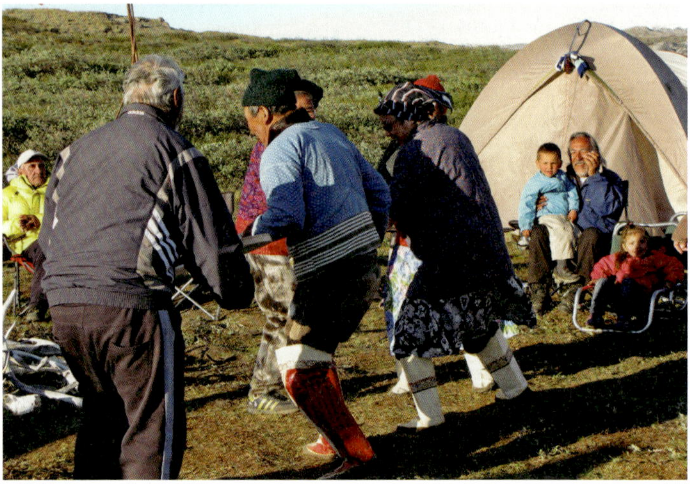

Lustiges Singspiel der Kalaallit im Zeltcamp

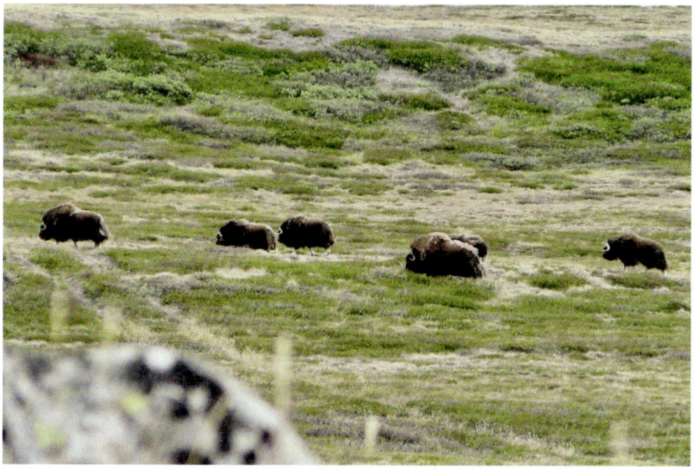

Moschusochsen kreuzen das Tal

Das Eis schmilzt

Bereits seit meiner ersten Grönlandreise 2011 hat sich schon so vieles dort geändert, der Gletscherrand, das Meereis, die Tiermigrationen, die Schmelzwasserflüsse, das Wetter, die Temperaturen. Auch die Infrastruktur, es wird gebaut, Straßen, Häuser, sogar ein neuer Flughafen in Nuuk. Wohl nirgends sonst kann der Klimawandel direkter erfahren werden als in der Arktis. Und auch die Ausbreitung der »modernen«, von Industrie und Ressourcenausschöpfung geprägten Lebensweise mit allen Vor- und Nachteilen zeigt sich stark. Nach wie vor erscheint mir der Kontrast zwischen unserer europäischen Lebensweise und vor allem unserer materialistisch geprägten Geisteshaltung einerseits und der traditionellen naturverbundenen Lebensweise und spirituellen Geisteshaltung der Inuit-Völker andererseits als großes Spannungsfeld.

Nicht nur dem Eisschild, auch den Tieren wird es heiß. Auf einer meiner Wanderungen dort begegnete ich einem Moschusochsen. Diese Tierart beweidete und besiedelte bereits während der letzten Eiszeit die sehr nahrhafte eurasiatische und nordamerikanische Mammutsteppe.[10] Unsere Begegnung fand im arktischen Sommer und bei ungewöhnlich warmen 24 Grad statt. Der Ochse war äußerst langsam unterwegs und sichtbar hitzegeplagt in seinem dicken Fell, das ihn im Winter vor bis zu minus 40 Grad schützt. Er trottete friedlich an mir vorbei zu einem kühlen schattigen Platz, um sich dort auszuruhen.

Die grönländischen Kalaallit leben heute in modernen Häusern, haben Autos, Motorboote, Motorschlitten, Internet und Schusswaffen. Mich interessierte jedoch diese alte Tradition, dieses Überlebenswissen, das den Inuit-Völkern jahrtausendelang ein Leben in der nordischen eisigen Arktis ermöglichte.

Ob sie ihr Kräuterwissen bewahren konnten? Das heilkundliche Wissen, um sich komplett selbst zu helfen – bei allen möglichen und unmöglichen Erkrankungen, Unfällen, Geschehnissen wie Geburten, Tierbissen und was es so alles gibt? Vielleicht haben sie noch Wissen zu den arktisch-alpinen Pflanzen, das wir verloren haben? Oder umgekehrt?

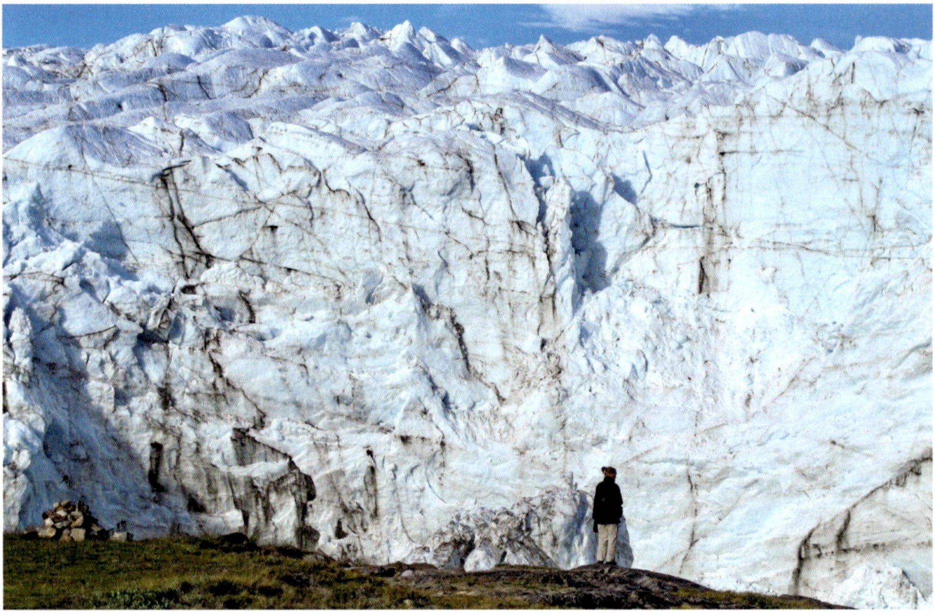

Am Rand des mächtigen grönländischen Eisschildes bei Kangelussuaq

Der grönländischen Pflanzenwelt galt mein großes Interesse. Überall fanden sich bekannte arktisch-alpine Pflanzen wie Glockenblumen, Schachtelhalme, Moorbeeren, Wollgräser, Weidenröschen und sogar Arnika, Enzian und Alpenrosen.

Als wir am Eisrand durch die grönländische Tundra streiften und Angaangaq und die Kalaallit-Ältesten erzählten, für welche Beschwerden sie manche Pflanzen verwendeten, bekam ich spitze Ohren, notierte mir so viel wie möglich und begann, die Pflanzen zu fotografieren. Oona, eine der Anwesenden, sah mir zu und bemerkte beiläufig, dass man ein Buch darüber schreiben könnte. Dieser Satz setzte sich wie ein Floh in meinem Ohr fest und begleitete mich seither.

Doch die grönländische Flora ist sehr vielfältig und beherbergt eine große Anzahl heilkräftiger Pflanzen. Wo sollte ich da anfangen? Die ersten, die mir begegneten und mich in ihren Bann zogen, waren die ganz gewöhnlichen »Unkräuter« am Wegesrand. Und so sind meine beiden ersten Bücher Löwenzahn und Löwenkraft[11] sowie Schachtelhalm – Drachenmedizin aus der Urzeit[12] eigentlich vorauseilende »Ableger« des nun vorliegenden Buches.

Beim Eintauchen in die Welt arktisch-alpiner Pflanzen wurde mir bewusst, dass diese sich über die gesamte Nordhalbkugel erstrecken und damit von sämtlichen indigenen und eurosibirischen Völkern wie auch den Alpenbewohnern bis heute verwendet werden. Dazu kommen die hochgelegenen Gebirge Amerikas und Asiens, der Himalaya – überall, wo die Pflanzen der letzten Eiszeit weiter existieren, bewahrten die regionalen Völker ihr Wissen dazu.

Ich hoffe, einen kleinen Ausschnitt davon mit diesem Buch verfügbar machen zu können, ergänzt durch Forschungsstudien und meine ärztlichen Praxiserfahrungen. Es wäre schön, wenn dieses große Potenzial der Eiszeitpflanzen weiter bekannt werden könnte. Denn diese Eiszeitmedizin, die arktisch-alpinen Pflanzen und das regionale Wissen dazu, birgt ungeheure Kräfte. Sie konnte nicht nur in der Eiszeit große Herden riesiger Weidetiere wie Mammuts, Wollnashörner und andere ernähren, sondern auch all den Völkern ein gutes Leben und Überleben in eisiger, scheinbar lebensfeindlicher Umgebung ermöglichen. Wer sie kennt, findet auch heute für vielerlei Beschwerden Kraft und Heilung und besitzt Überlebenswissen in freier Natur. Und das wirkt ungemein beruhigend.

Millionen Jahre alte Krähenbeere unter dem Eis

Zurück in der Schweiz wanderte ich kurz darauf wieder durch den bunt blühenden Alpensommer des Berner Oberlandes. Vor allem in den Hochalpen kam ich mir vor wie in Grönland: Viele Pflanzen, wie die wilden Beeren, die Gräser, die Glockenblumen, Weidenröschen, kleinwüchsige Weiden und Birken, fanden sich hier und dort. Sie sind seit der letzten Eiszeit nahe am Eisrand geblieben. Oder unter dem Eis. Ein kürzlich analysierter Bohrkern einer bereits 1966 durch das US-amerikanische Militär in Nordwest-Grönland, dem Camp Century, durchgeführten Eisbohrung ergab Spannendes: Die Sedimente unter dem dort 1,4 Kilometer dicken Eisschild waren über eine Million Jahre alt und stammten aus einer eisfreien Zeit, einem Interglazial. Neben verschiedenen, für die heutige Tundra typischen Moosen wurden Pflanzenstängel gefunden, darunter ein als Krähenbeerenstängel vermutetes Stück.[13]

So alt ist sie also schon, diese Beere, die bis heute in der Arktis, Subarktis und den euroasiatischen Gebirgen wächst und im Abschnitt »Beeren und Bären« näher beschrieben wird.

Mehrmals konnte ich seither nach Grönland reisen und durfte auf Einladung mit meiner grönländischen Freundin Gitte und ihrer Schwester Liz auf dem Arctic Circle Trail von Kangerlussuaq nach Sisimiut wandern. Diese mehrtägige Trekking-Tour führte uns in unberührte Natur und brachte mir nicht nur die arktisch-alpinen Pflanzen noch näher. Es war

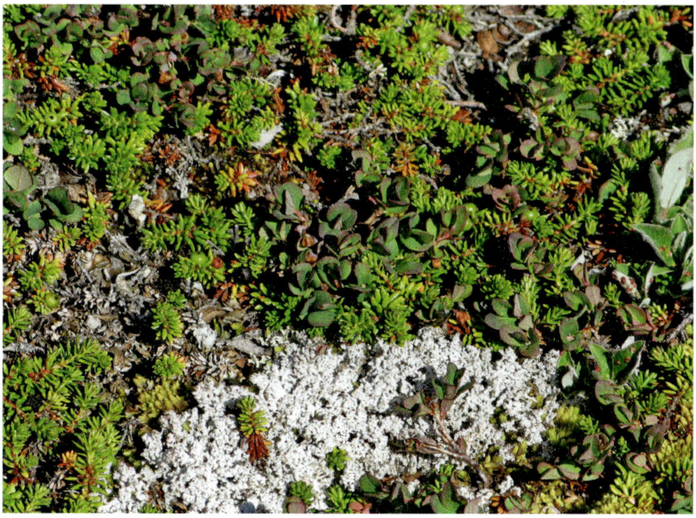

Die hellgrünen schmalblättrigen Krähenbeerenzweige zwischen Moorbeeren, Weiden, Moosen und Flechten. Typische Tundravegetation. Grönland im Juli

auch ein »Auswildern«, eine gute Erfahrung, ganz auf sich und seine eigene Kraft gestellt zu sein, die eine oder andere Wildpflanze als Nahrung oder Medizin zu verwenden und wundersame Tierbegegnungen mit Schneehühnern, Moschusochsen, Rentieren, Falken, Adlern oder Schneehasen zu haben. Ähnlich wie in den Alpen beim Beobachten oder Fotografieren der wunderbaren Pflanzenwelt, ging es mir auch dort. Wenn ich eine ganze Weile still an einem Ort saß, wurde irgendwann ich von Gämsen, Steinböcken, Rehen, Schneehühnern oder Adlern beobachtet. Diese Tierbegegnungen lassen in mir immer ein harmonisches heimatliches Gefühl aufsteigen. Erklären kann ich es nicht genau, vermute aber, dass es eine Urahnenerinnerung an eine friedliche Zeit sein muss: die Eiszeit, in der die Menschen noch in geringer Zahl vorkamen und im Einklang mit Natur und Umwelt lebten.

Leicht wandern mit Pflanzenwissen

Wer abseits jeglicher Zivilisation, wie wir in der grönländischen Tundra, auf einer Trekkingtour unterwegs ist, muss einerseits gut ausgerüstet sein und andererseits sein Gepäck möglichst leicht halten. Ich schulterte schließlich meinen zwölf Kilo schweren Rucksack über den unebenen Tundraboden, dabei hatte meine Freundin Gitte noch das Kochgeschirr und den Gasbrenner zu sich gepackt. Neben Zelt und Isomatte war die mitgebrachte Trekking-Nahrung und mein Pflanzenbestimmungsbuch wohl das Schwerste.

Beim Wandern gingen mir Gedanken daran durch den Kopf, wie anders es wäre, wenn wir uns ganz von der Natur ernähren könnten, so wie die Inuit und andere indigene Völker zum Teil bis heute. Das Wissen über essbare Wild- und Heilpflanzen würde das Leben so

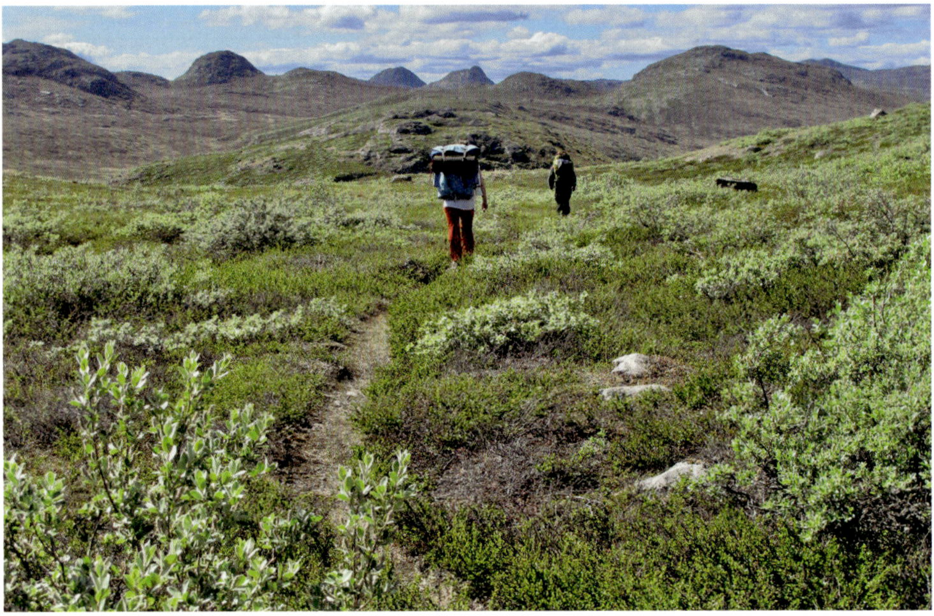

Auf dem Arctic Circle Trail, bei Kangerlussuaq, Juli 2013

vereinfachen, dass man eigentlich fast nichts mehr mit sich herumschleppen müsste. Könnte man dann noch eine warme Behausung und Kleidung selbst herstellen, wäre man völlig unabhängig und frei und möglicherweise den Zwängen des Geldverdienens enthoben. Man könnte leicht durchs Leben gehen. Auf den Spuren des einfachen Lebens der Jäger und Sammler sozusagen.

Die Erde gibt uns alles, was wir brauchen

Gerade wenn ich an das Jagen denke: Außer Muscheln und Fischen habe ich noch nie ein Tier für meine eigene Ernährung erlegt. Und doch gehen wohl die meisten Menschen davon aus, dass man, um in der Natur überleben zu können, Fleisch essen muss. Erstaunlicherweise erzählte der Inuit Angaangaq von seiner Großmutter, die im Winter, wenn alles tot schien und man hungrig auf der Jagd war, gesagt hat: »Niemand sollte hungrig sein, weil genug Nahrung da ist, für alle von uns, für alle Tiere und alle Menschen. Denn selbst im Winter sind die Pflanzen nicht tot. Sie haben sich in die Wurzeln zurückgezogen. Deshalb kann man nach den Wurzeln graben, und in ihnen findet man alle Medizin, die helfen wird. Selbst im Winter kann man sie ausgraben und von ihnen all die Nährstoffe erhalten, die der Körper benötigt und die satt machen. Wenn man satt ist, fühlt man seine Stärke. Wenn man hungrig ist, verliert man seine Stärke.«

Natürlich haben die Vitamine, Mineralien und chemischen Stoffe der Pflanzen einen positiven Einfluss auf die Gesundheit. Im Sommer nutzte man zudem das Öl, das wertvoll für die Haut ist und eine Medizin bei Hauterkrankungen. Man brauchte die Pflanzen allgemein als die »Medizin des Landes«, denn es konnte bei den großen Entfernungen tagelang dauern, bis man zu einem Arzt kam. Also half man sich selbst mit der örtlichen Kräutermedizin. Alles, was es brauche, so die Großmutter, seien die Pflanzen.

Altüberlieferte Weisheit und der *spirit*

Ich habe mich bemüht, die hier vorgestellten Pflanzen detailliert zu beschreiben, sodass man sie hoffentlich gut erkennen und sich merken kann. Die altüberlieferte Weisheit der Kalaallit-Inuit, an der mich Gitte und Angaangaq teilhaben ließen, versuchte ich möglichst wortgetreu wiederzugeben. Dies setzt eine erweiterte Geisteshaltung voraus. Es wird davon ausgegangen (und ich teile diese Haltung), dass alles einen Geist hat, im Englischen *spirit* genannt. Über diesen *spirit*, der das göttliche Wesen aller Schöpfung darstellt, also auch der Tiere, der Pflanzen, der Steine und natürlich der Menschen, sind wir miteinander verbunden. Man könnte es als göttlichen Funken oder göttliches Licht in allem, was ist, bezeichnen. Der *spirit* kommt in den Erzählungen zu den Pflanzen immer wieder zum Vorschein und erscheint mir wichtig. Ihn einzubeziehen, erweitert die Betrachtungsweise eines (wie auch meines) durch materialistisch/naturwissenschaftliche Erziehung geprägten Verstandes, wo das Göttliche als reine Glaubenssache unabhängig von der Beobachtung ausgelegt wird.

Im Gegensatz zu der nüchternen, rein rationalen Sichtweise kann man die unglaubliche Lebenskraft und Schönheit in Pflanzen, Tieren, dem Himmel, den Sternen, den Menschen jeden Tag aufs Neue beobachten. Es ist aus meiner Sicht wie eine Rückverbindung in das große Netzwerk des Lebens und des Lebendigen, eine Rückverbindung zu uraltem Menschheitswissen, das in vielen Völkern immer noch präsent ist. So finden sich manche Parallelen nicht nur im Wissen zu den seit der Eiszeit auf der Nordhalbkugel verwendeten Pflanzen, sondern ebenfalls in den mit ihnen assoziierten Geschichten, wie der von der Muttergotteskirsche und der Fruchtbarkeitsgöttin Sedna, die im Kapitel zur Preiselbeere nachgelesen werden kann.

Effiziente Medizin durch vereintes Wissen aus Tradition und Forschung

Mir ist es wichtig klarzustellen, dass die naturwissenschaftliche Forschung ebenfalls sehr wertvoll ist und deshalb natürlich auch in dieses Buch aufgenommen wurde, soweit sie mir zugänglich war. Denn Forschung, alte Tradition und Spirituelles schließen sich nicht aus, sondern ergänzen sich wunderbar. Würden diese Bereiche intensiver zusammenarbeiten, wäre unsere Medizin und Heilkunde meiner Meinung nach um ein Vielfaches effizienter und auch kostengünstiger, als sie es heute ist.

In diesem Buch sind nicht nur Heilwirkungen, sondern auch Verwendungen der Pflanzen als Nahrung und für sonstige nützliche Zwecke aufgelistet, um es Wanderern etwas leichter und manche Trekking-Kost bunter und schmackhafter zu machen.

Übrigens ging mir während des Wanderns eine Weisheit nicht aus dem Kopf, an die mich der schwere Rucksack mit dem dicken Pflanzenbestimmungsbuch denken ließ: In alten Zeiten war es Tradition, das Wissen nicht in Form von Büchern mit sich herumzuschleppen, sondern auswendig zu kennen, man hat es dann immer dabei und es wiegt nichts …

VON DER EISZEIT BIS HEUTE: ARKTISCH-ALPINE PFLANZEN – HEILKRAFT IM METHUSALEM-ALTER[14]

Die alpine Pflanzenwelt und die der Arktis inklusive Grönlands sind sich sehr ähnlich. In diesen Regionen ist die Vegetationsperiode kurz, der Winter lang und kalt, das Wachstum insgesamt langsam und die Sonneneinstrahlung durch Schneereflexionen und/oder große Höhe stark. Viele europäische Pflanzenheilkundige sammeln ihre Pflanzen in den Bergen, weil in der Volkstradition bekannt ist, dass die dort wachsenden Exemplare und Arten am kräftigsten wirken.

Dasselbe sagen die Kalaallit bezüglich der konzentrierten Wirkstoffe in arktischen Pflanzen. Angaangaq's heilkundige Mutter erzählte, dass die Pflanzen des arktischen Nordens mehr Vitamine, Mineralien und Wirkstoffe enthielten als die Pflanzen des tropischen Urwaldes oder anderer südlicher Regionen wie zum Beispiel Europa oder Asien. Denn das Pflanzenwachstum sei in der Arktis sehr langsam, die Intensität der Sonne und des Lichtes aber viel stärker. Dadurch würden die Pflanzen viel mehr Sonnenenergie speichern als die rasch wachsenden großen Urwaldpflanzen. Durch diese konzentriert angesammelte Sonnenenergie sei der medizinische Wert arktischer Pflanzen viel höher. Forschungsergebnisse bele-

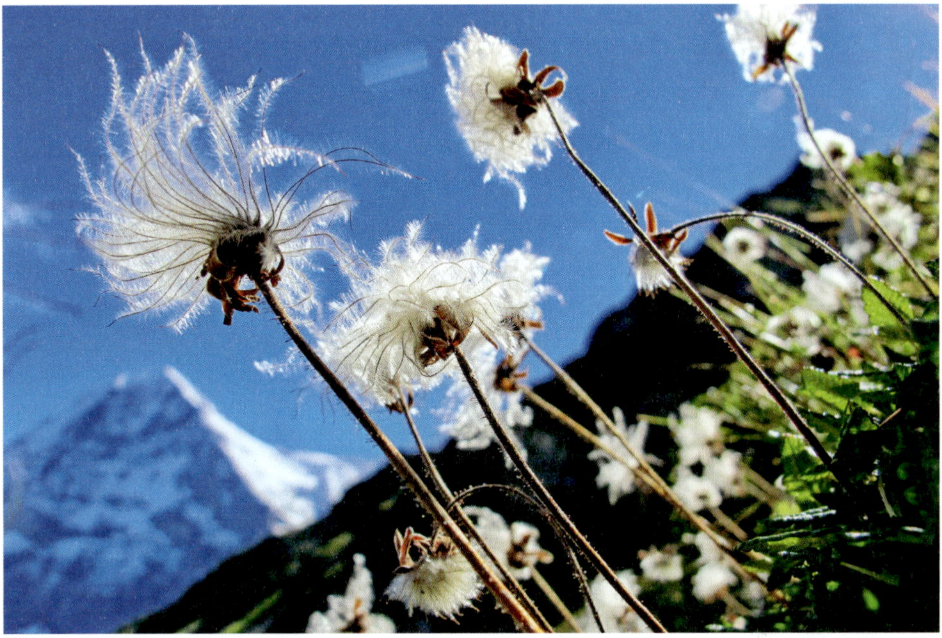

Weiße Silberwurz, *Dryas octopetala* L., im Samenstand, Berner Oberland. Echte »Urgroßväter« aus der letzten Eiszeit. In der Inuit-Sprache Kalaallit wird sie übrigens *Umerluusaq* genannt, was »die mit dem unordentlichen Bart« bedeutet[15]

gen diese höhere Wirkstoffkonzentration von Pflanzen, die in höher gelegenen Regionen wachsen oder in nördlicher gelegenen nordeuropäischen Gebieten, beispielsweise bei Moorbeeren (*Vaccinium uliginosum* L.).[16]

Moderne Analysen untermauern zudem die Tatsache, dass die arktisch-alpine Pflanzenwelt erstaunlich langlebig und widerstandsfähig ist. So konnte bei manchen Pflanzenindividuen festgestellt werden, dass sie und ihre Klone ein Alter von 5000 Jahren aufwiesen. So uralt befand man zum Beispiel die oben erwähnte Moorbeere sowie Kraut-Weide (*Salix herbacea* L.), Krumm-Segge (*Carex curvula* All.) und die abgebildete Silberwurz (*Dryas octopetala* L.)[17] Welche Widerstandskraft muss eine Pflanze wohl besitzen, um unter dermaßen harschen Bedingungen wie dem arktischen und hochalpinen Klima 5000 Jahre alt werden zu können?

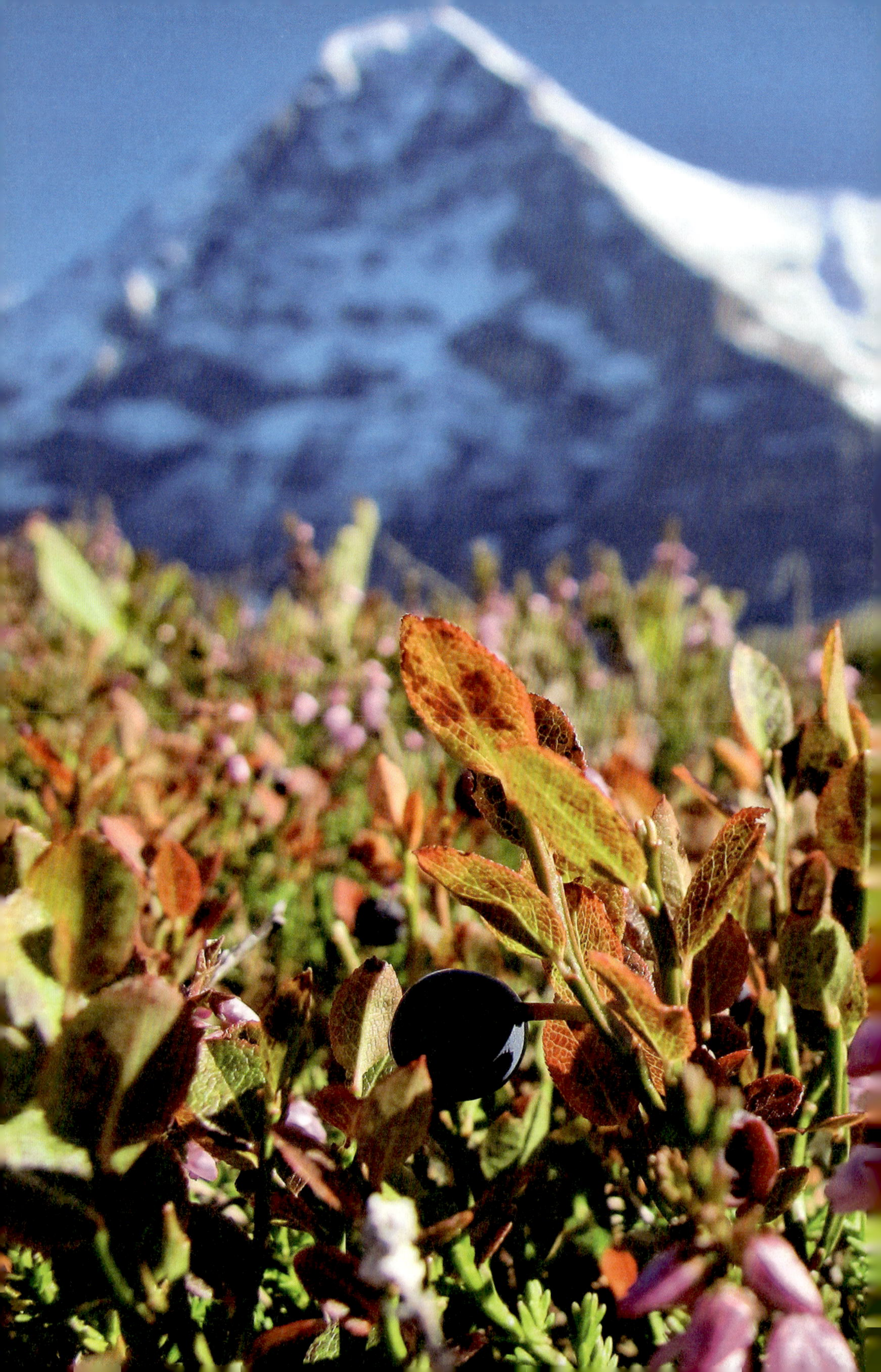

DIE PFLANZEN-PORTRAITS

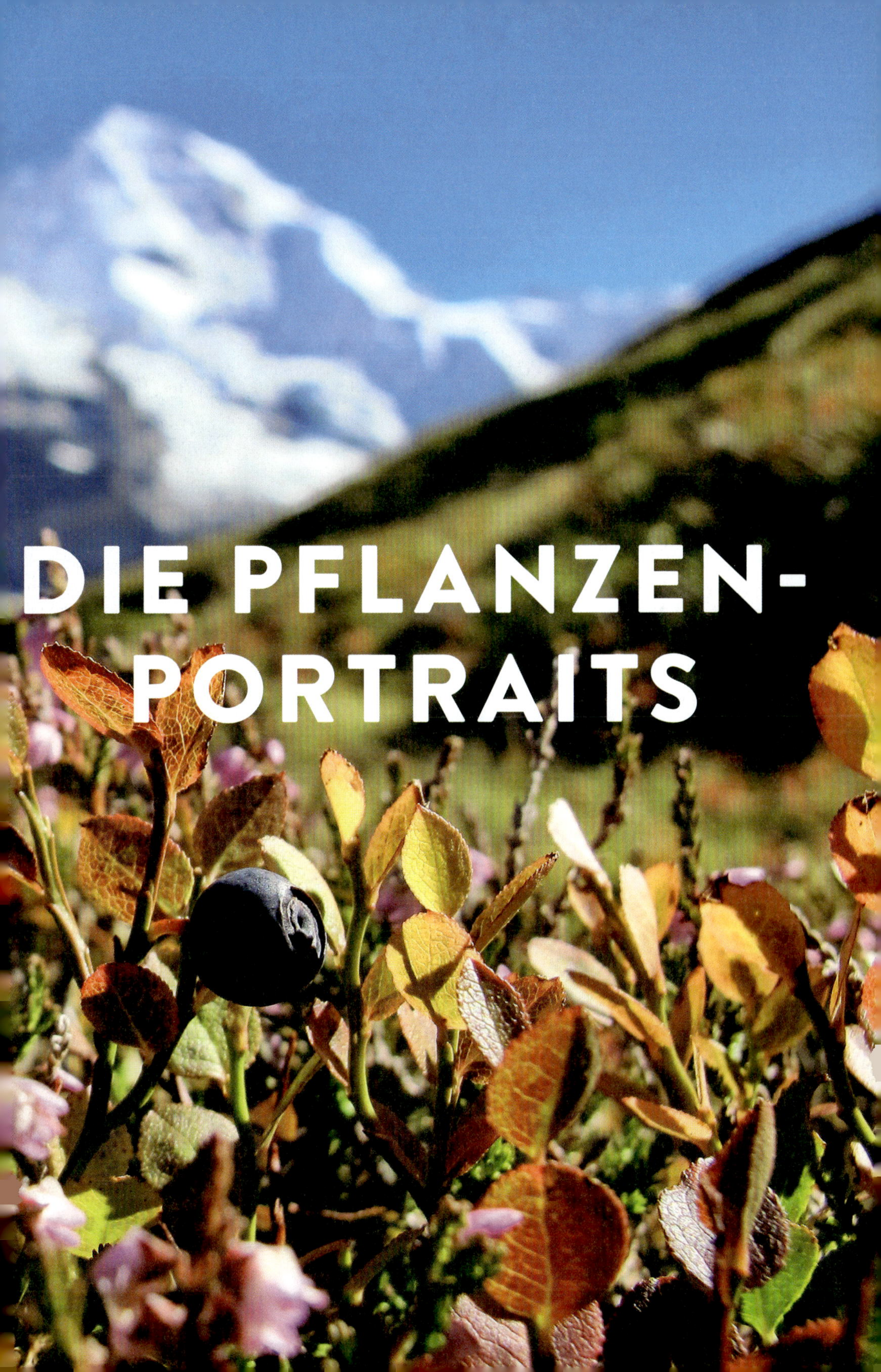

BEEREN UND BÄREN

Sei es in Grönland, den Alpen, der arktischen Tundra Kanadas und Nordamerikas, in Nordeuropa oder Sibirien: Wer hier wandernd unterwegs ist, wird früher oder später auf Heidekrautgewächse (Ericaceae) treffen, von denen einige sehr schmackhafte und heilkräftige Beeren besitzen. Am häufigsten traf ich Heidel- und Moorbeeren an, gefolgt von Preisel- und Bärentraubenbeeren sowie Krähenbeeren, die hier beschrieben werden. Alle diese Beeren werden gern von Braun- und Eisbären gefressen, und ich denke manchmal, dass die Worte Beere und Bär nicht von ungefähr so ganz ähnlich sind. Vielleicht haben schon Eiszeitmenschen die Liebe der Bären zu den Beeren beobachtet und so diese doch so ähnlichen Bezeichnungen geprägt?

Jedenfalls waren und sind diese Beeren den eiszeitlichen bis heutigen Jägern und Sammlern wie auch den wilden Bären eine gute Speise. Inuit berichten, dass im kurzen arktischen Sommer die sonst vorwiegend Robben jagenden Eisbären auf Heidelbeerdiät umstellen, wenn sie wegen des warmen Wetters nicht vom Eis aus jagen können. Selbst unter dem Schnee im Winter graben Bären nach Preiselbeeren und anderen dieser kleinen schmackhaften Früchte.

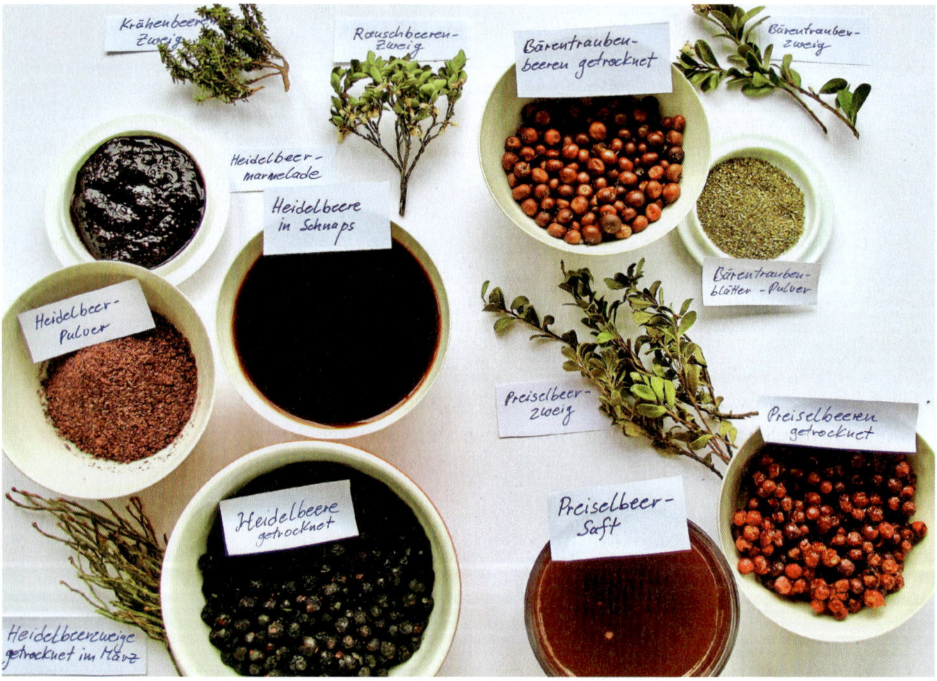

Verschiedene Zubereitungen aus Beeren und Zweigen

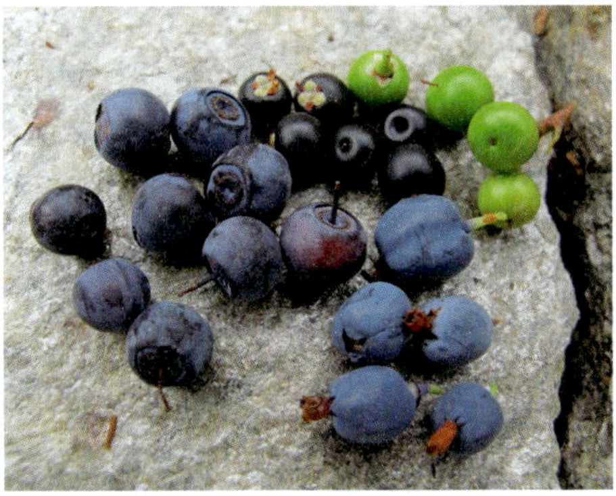 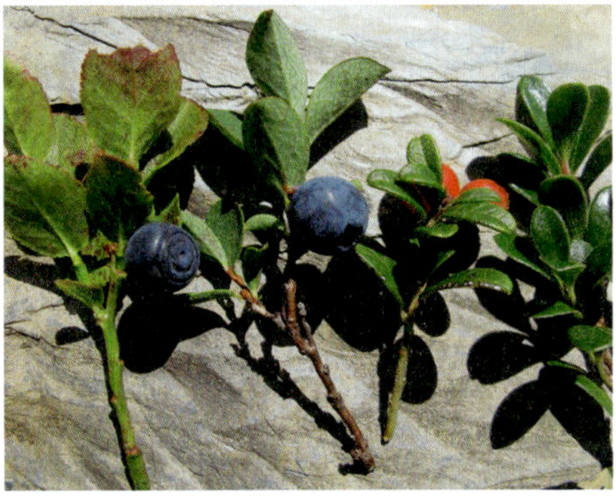

◀ Heidelbeeren, *Vaccinium myrtillus* L., ganz links. Krähenbeeren, *Empetrum nigrum* L., oben in der Mitte, sie sind kleiner und ganz schwarz. Oben rechts die noch unreifen grünen Bärentraubenbeeren, *Arctostaphylos uva-ursi* (L.) Spreng, und unten rechts die heller-blauen, etwas ovalen Moorbeeren, *Vaccinium uliginosum* agg., sie haben noch den Blütenrest als braunes Anhängsel. Wallis im August
▶ Ganz links Heidelbeerzweig mit Beere, *Vaccinium myrtillus* L. Zweiter von links Moorbeerenzweig mit Beere, *Vaccinium uliginosum* L. Dritter von links Preiselbeerzweig mit roten Beeren, *Vaccinium vitis-idaea* L. Ganz rechts Bärentraubenzweig ohne Beeren, *Arctostaphylos uva-ursi* (L.) Spreng. Die Äste der Heidelbeere sind grün sowie der Blattrand fein gezackt, Moorbeerenäste sind braun und die Blattränder glatt. Preiselbeere und Bärentraube haben feste, dickere immergrüne Blätter, die sich an der Blattunterseite und im Geschmack unterscheiden. Alle vier sind essbar

GEMEINE ODER IMMERGRÜNE BÄRENTRAUBE

auch Rotfrüchtige Bärentraube, *Arctostaphylos uva-ursi* (L.) Spreng,
Hede-Melbærris (dän.), Common Bearberry/Kinnikinnick (engl./Algonqin)

Verbreitung

Die Immergrüne Bärentraube ist schon eine erstaunliche Pflanze, die so (bären-)stark ist, dass sie auch in eisigen Regionen als bodennaher immergrüner (!) Strauch wächst und 100 bis 120 Jahre alt werden kann! Ihr Verbreitungsgebiet ist groß, so kommt sie zirkumpolar in der Arktis vor sowie in allen europäischen Bergregionen wie den Alpen, den Apenninen in Italien, in der Sierra Nevada in Spanien, den Pindus-Bergen in Griechenland, dann in der Türkei, in Sibirien, im Kaukasus und Himalaya. In Nord- und Mittelamerika und dortigen Bergregionen ist sie bis zur Sierra Nevada, New Mexico, den Rocky Mountains, den Appalachian Mountains und bis nach Guatemala verbreitet.

Sammeln und Schützen

Die Nutzung der Bärentraube reicht in Urzeiten zurück. Man kann davon ausgehen, dass sie bereits den Jägern und Sammlern der eiszeitlichen Tundren bekannt war. Früh schriftlich

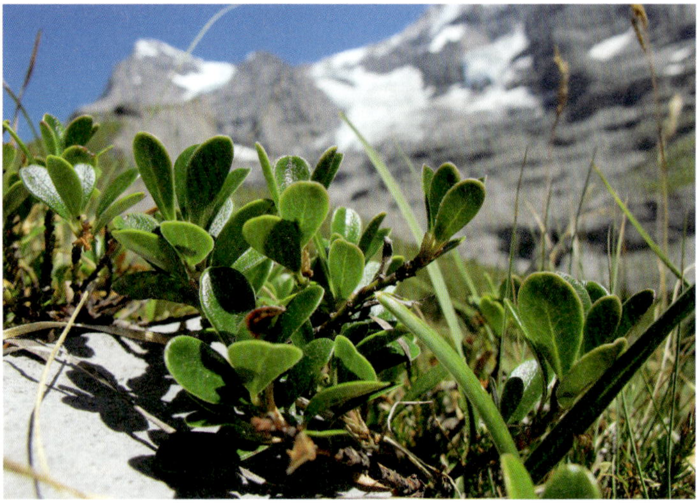

Immergrüne Bärentraube, *Arctostaphylos uva-ursi* L.

erwähnt wird sie in der walisischen Myddfay-Medizin aus dem 13. Jahrhundert sowie bei Paracelsus (geboren 1493). Volksmedizinisch wird sie in der ganzen nördlichen Hemisphäre auf dem amerikanischen, europäischen und asiatischen Kontinent verwendet. In manchen Ländern wie Deutschland, Polen, Tschechien, der Slowakei und Bulgarien steht sie auf der Roten Liste gefährdeter Pflanzen und darf dort nicht wild gesammelt werden.

Die im Handel erhältlichen Bärentraubenblätter kommen meist aus Sibirien. Dort werden sie seit Jahrhunderten gesammelt, wobei bestimmte Nachhaltigkeitsregeln beachtet werden müssen, um den Bestand zu erhalten. Es gilt, dass nur an Orten gesammelt wird, wo die Bärentraubenteppiche nicht durch eine exponierte Lage bereits ein schwieriges Habitat haben. Sammelzeit der Blätter ist Spätsommer und Herbst für den höchsten Arbutin-Gehalt. Man sammelt nur die äußeren Zweige und Blätter und höchstens ein Viertel der Pflanze, dreiviertel lässt man stehen. Auch werden der Pflanze nach dem Sammeln drei bis vier Jahre Ruhezeit gegönnt, damit sie sich bis zum nächsten Ernten wieder vollständig regenerieren kann.

Die Beeren können vom Herbst bis ins Frühjahr gesammelt werden. Sie sind erst nach dem ersten Frost süß. Den ganzen Winter über halten sie sich gut unter dem Schnee und können bis zur Schneeschmelze gegessen werden.

Auch die Zweigrinde wurde vor allem von nordamerikanischen hochstämmig wachsenden Bärentraubenarten genutzt. Wenn die Sonne am Zenit stand, wurde sie in feinen Streifen von den Ästen gelöst. Dann sollen am meisten Inhaltsstoffe enthalten sein. Indigene Heiler testeten dies durch Prüfen des Geschmacks der Rinde beim Kauen. Sie wurde im Schatten getrocknet, zermahlen, mit frischem Honig zu einem dicken Brei vermischt und luftdicht verschlossen aufbewahrt.

Bärentraube, Bären und feine Nasen

In vielen Sprachen ist die Bärentraube nach dem Bären benannt, denn er frisst sie gerne. Auch im wissenschaftlichen Pflanzennamen finden sich der Bär und seine Traube gleich zweimal: Die griechische Bezeichnung *Arctostaphylos* setzt sich zusammen aus *arctos* = »der Bär« und *staphylos* = »die Traube«. Im Lateinischen ist der Bär *ursus* genannt, die Traube *uva*. Andere alte Namensbezeichnungen deuten auf Geschmack, Standort, Verwendung oder Heilwirkungen wie Mehlbeere, Mehlgranten, Soltebeere, Sandbeere, Steinbeere, Harnblätter, Harnkraut, Blasenkraut, Reinigungsblätter, Mierentee, Bärfink, Wilder Buchs, Rausch, Rauschgranten. Der früher gebrauchte, speziell klingende Name Jakaspapuk soll von der indigen-nordamerikanischen Namensbezeichnung Kakikäpukosa her stammen.[18]

In Nordamerika wurde beobachtet, dass Bären vor allem im Herbst Bärentraubenbeeren in größeren Mengen fressen. Wenn man bedenkt, dass der Braunbär monatelang während seines Winterschlafes nicht oder kaum trinkt und auch nicht uriniert, dann scheint es sehr plausibel, dass er sich mit dieser herbstlichen, auf die Harnwege günstig wirkenden Bärentrauben-Kur vor Harnwegsinfektionen und Steinbildung schützt. Denn ohne Urinfluss und Wasserzufuhr für so lange Zeit ist es erstaunlich, dass sich bei ihm keine Nieren- und Blasensteine oder -Infektionen bilden.

Bärentraubenbeeren gelten aufgrund ihrer beruhigenden Wirkung als unterstützend für den Winterschlaf. Dazu sind sie sehr nahrhaft. Und gerade, wenn sie am meisten gebraucht werden, nämlich vor strengen Wintern, sollen sie laut Blackfoot-Medizinmännern besonders üppig vorkommen.[19]

Meister der Kräuterkunde und die gute Nase

Der Braunbär gilt bei manchen nordamerikanischen Indigenenstämmen als Meister der Kräuterheilkunde. Kein Tier kenne sich so gut mit Heilkräutern aus wie er. Es gibt Legenden von Bären, die den Menschen die Kräuterheilkunde beigebracht haben. Auch sollen die

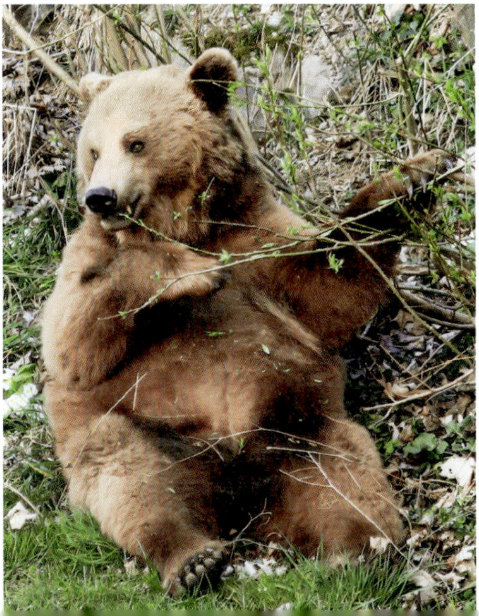

Braunbär im Bärengraben beim Fressen von Weidenzweigen, Bern

Bären Kräuterwissen in Träumen und Visionen zu den Heilkundigen schicken, wie der Ethnobotaniker Dr. Wolf-Dieter Storl erwähnt. Es hieß zudem, wer von Bären träume, sei kräuterheilkundig.[20]

Dies alles hängt wohl mit der feinen Nase des Bären zusammen. Von allen Tieren besitzt er mit Abstand den besten Geruchssinn und kann Düfte auf weiteste Distanzen und in feinsten Nuancen wahrnehmen. Der menschliche Geruchssinn ist viel weniger empfindlich. Doch wenn bereits wir Menschen über unbewusst wahrgenommene Pheromone (hormonähnliche Duftstoffe) auf die Genetik unseres Gegenübers reagieren, wie in Forschungen bestätigt werden konnte, wie viel mehr kann wohl der Bär über die Nase wahrnehmen? Vielleicht erschnuppert er den genetischen Fingerabdruck einer Pflanze und damit intuitiv ihre Heilwirkungen?

Wenn man das Wesen einer Pflanze und damit ihre Heilkraft erfassen möchte, dann sollte man sich ganz in ihren Geruch versenken. Dies erzählte Angaangaq. Bei den Inuit ist die traditionelle Begrüßung ein Riechen – man legt Wange an Wange und atmet tief ein, um den anderen zu riechen. Der Geruchssinn, die Riechwahrnehmung, ist mit dem Stammhirn, das den archaischen, ältesten Teil unseres Gehirns darstellt, direkt verbunden. Vielleicht könnten auch wir Menschen über die intuitive Wahrnehmungsfähigkeit des Geruchs herausfinden, wofür eine Heilpflanze gut ist, wie es uns der Bär vormacht, wenn wir uns dieser Sinneswahrnehmung mehr widmen und öffnen würden.

Pflanzenbeschreibung und Unterscheidung zur Preiselbeere und anderen Verwandten

Bärentraubensträucher sind den Preiselbeersträuchern sehr ähnlich, und beide wachsen oft nah beieinander, sodass man sie verwechseln könnte. Das wäre nicht schlimm, denn beide sind essbar und ungiftig. Für den selbstgesammelten Kräutertee sollte man sie aber unterscheiden können.

Die immergrüne Bärentraube ist ein niederliegender kleiner, teppichbildender Strauch und wird meist nur fünf bis zehn Zentimeter hoch, soll aber bis zu 50 Zentimeter hoch werden können. Wie der Name schon sagt, bleiben die Blätter im Winter grün. Diese sind derb, oval, ein bis drei Zentimeter lang, ganzrandig und haben einen flachen Rand, der nicht verdickt ist. Junge Blätter und Blattstiele sind behaart. Von den ebenfalls immergrünen und derben, etwa gleichgroßen Preiselbeerblättern kann man sie dadurch unterscheiden, dass Bärentraubenblätter an der Unterseite netzaderig sind, wohingegen Preiselbeerblätter drüsig punktiert sind.[21]

Beide Beeren bleiben auch im Winter an der Pflanze, weshalb sie eine wertvolle Winternahrung für Wildtiere sind. Bärentraubenbeeren nähren zum Beispiel Gämsen, Rentiere, Gänse, Schneehühner und andere Vögel, welche die Pflanze über ihren Kot ausbreiten. Die Samen müssen der Winterkälte ausgesetzt werden, um keimen zu können.

In Deutschland steht die Bärentraube unter Schutz und darf nicht wild gesammelt werden. Auch in der Schweiz ist sie eher selten, weshalb man sie im Garten ziehen oder aus der Apotheke besorgen sollte. Zum Anpflanzen muss man beachten, dass sie saure, kalkfreie Böden und sonnige Standorte benötigt.

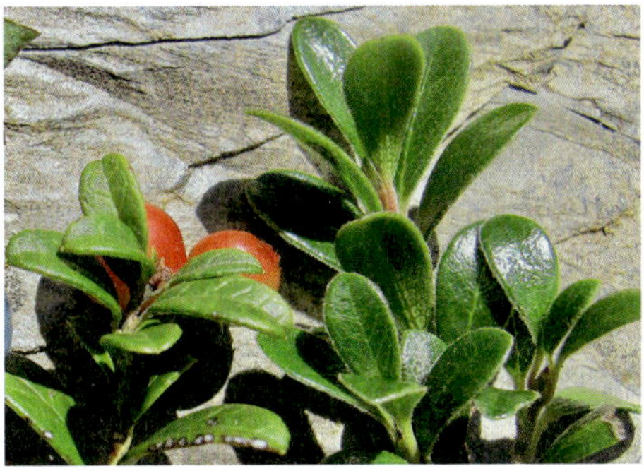

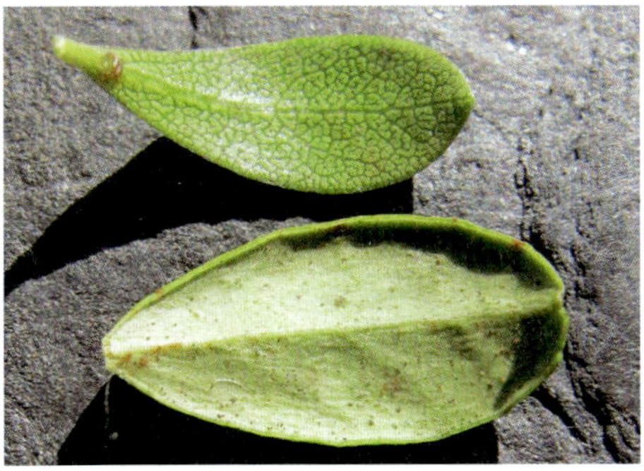

◀ Bärentraubenzweig, *Arctostaphylos uva-ursi* (L.) Spreng, rechts. Preiselbeerzweig, *Vaccinium vitis-idaea* L., mit Beeren links im August. Beide haben dicke immergrüne Blätter und kommen oft nah beieinander vor. Sie unterscheiden sich deutlich am Geschmack der Beeren, der bei Preiselbeeren um einiges saurer ist, sowie an den Blattunterseiten. Beide sind essbar
▶ Die Blattunterseiten von Bärentraube, *Arctostaphylos uva-ursi* (L.) Spreng, oben, und Preiselbeere, *Vaccinium vitis-idaea* L., unten. Bärentraubenblätter sind netzaderig strukturiert, Preiselbeerblätter fein punktiert und haben einen etwas verdickten und nach unten gebogenen Rand

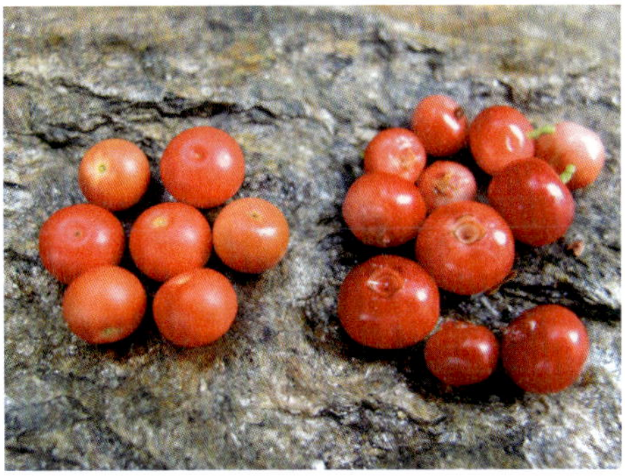

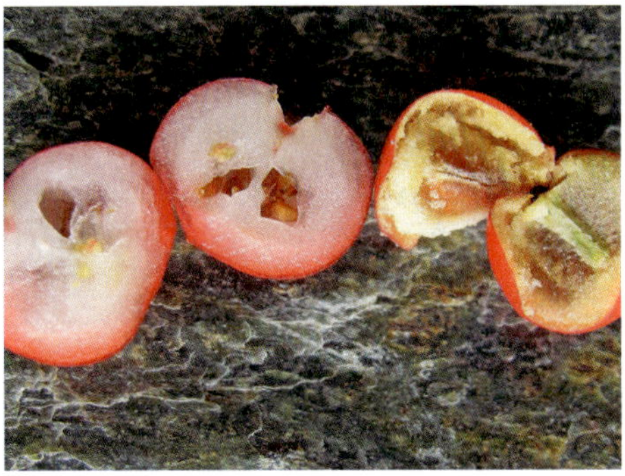

◀ Links frische, noch nicht ganz ausgereifte Bärentraubenbeeren; rechts frische Preiselbeeren im August
▶ Links aufgeschnittene Preiselbeere, rechts Bärentraubenbeere. Preiselbeeren schmecken saftig süß und deutlich sauer, Bärentraubenbeeren schmecken süß-mehlig, kaum sauer und deutlich herb beziehungsweise zusammenziehend

Mit den ebenfalls immergrünen Blättern der Moosbeere (*Vaccinium oxycoccos* L. oder *Vaccinium microcarpum* [Rupr.] Schmalh.), könnte man die Bärentraubenblätter verwechseln, was jedoch nicht gefährlich ist, denn Moosbeersträucher und -beeren sind ungiftig. Moosbeerenblätter sind deutlich schlanker, zarter, elliptisch bis lanzettlich geformt, haben einen umgerollten Rand, sind unterseits grau und völlig unbehaart.

Während ihrer Blütezeit kann die Bärentraube, wenn man nicht so genau hinschaut, auch mit der giftigen Rosmarinheide (*Andromeda polifolia* L.) verwechselt werden. Diese besitzt aber viel schmalere, lanzettförmige und am Rand eingerollte Blätter sowie anstelle einer Beere eine oberständige Kapsel.

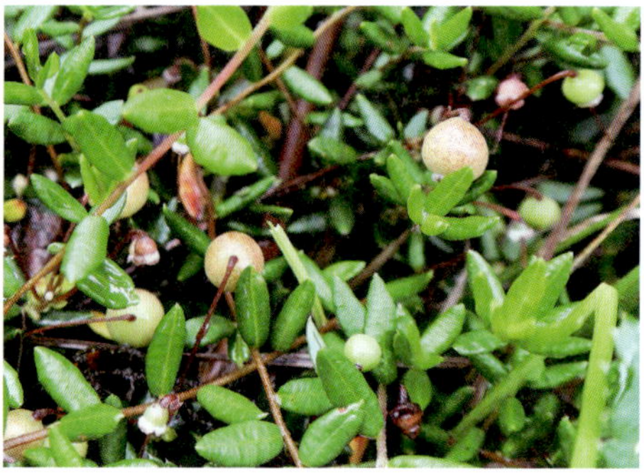
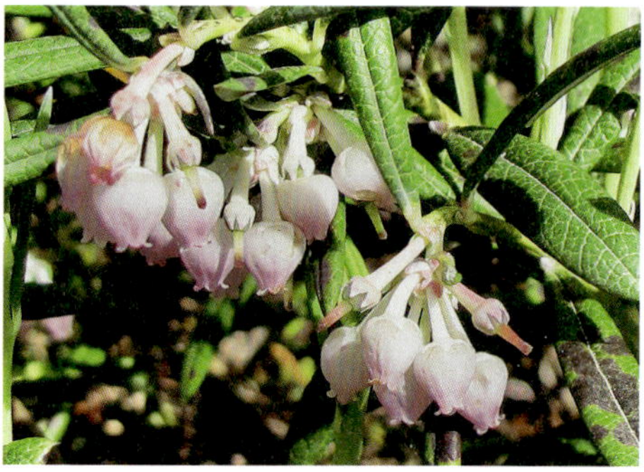

◄ Gewöhnliche Moosbeere, *Vaccinium oxycoccos* L., auch *Oxycoccus palustris* Pers., mit unreifen Beeren im Juli
► Blühende Rosmarinheide, *Andromeda polifolia* L., Bern im April. Die Blätter sind viel schmaler und spitzer als Bärentraubenblätter

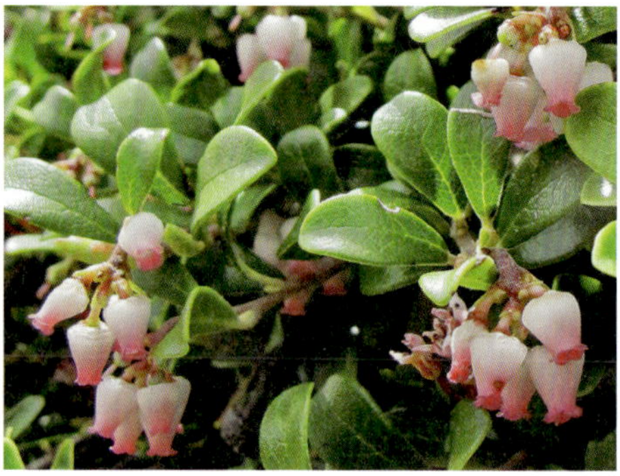
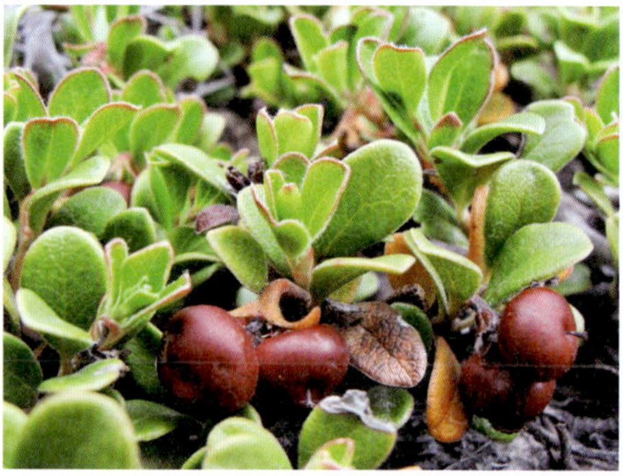

◄ Blühende Bärentrauben, *Arctostaphylos uva-ursi* (L.) Spreng, Mont-Blanc-Region im Juni
► Bärentraube, *Arctostaphylos uva-ursi* (L.) Spreng, Grönland im Juli. Man sieht die glänzende Blattober- und die netzaderige Blattunterseite

Inhaltsstoffe und Wirkstoffe

Bärentraubenblätter

In den Blättern sind die Phenolglykoside Arbutin und Methylarbutin enthalten. Arbutin zu 5 bis 16 Prozent und Methylarbutin bis 4 Prozent. Letzteres ist besonders reichlich bei Drogen aus den Alpen, doch immer in geringerer Menge als Arbutin. Der Gehalt scheint stark nach Herkunft und Jahreszeit zu schwanken und soll im August am höchsten sein.

Zudem sind kleine Mengen der freien Aglykone Hydroquinon und Methylhydroquinon enthalten. Weiter fanden sich Gallussäure, Galloylarbutin und bis zu 20 Prozent Gallotannine. Auch Flavonoide, davon Glycoside des Quercetins, Kämpferol und Myricetin sowie Triterpene, vor allem Ursolsäure und Uvanol, wurden festgestellt. Damit sind Bärentraubenblätter aufgrund ihres hohen Tannin-Gehaltes eine wichtige Gerbstoffdroge.

Die Blätter enthalten weiterhin wesentliche Mengen an Kohlenhydraten (bis zu 80 Prozent), etwa 10 Prozent Eiweiß, kleine Mengen an Fetten, Faserstoffen, Eisen, Magnesium und Kalium.[22]

Bärentraubenbeeren und -samen

Die Beeren sind reich an Kohlenhydraten, die Samen an Fetten und Eiweiß. In den Beeren konnte zudem Malvidin-3-O-β-Glucosid festgestellt werden, ein α-Amylase-Inhibitor mit günstigen antidiabetischen Wirkungen.[23] Gerade Bärentraubenbeeren mit ihren Samen sind recht nahrhaft, wenn diese zerstampft werden, wie es bei vielen Rezepten der nordamerikanischen Indigenen beschrieben wird.

Bärentraubenblätter-Tee und -Abkochung

Alle Inuit-Völker rund um den Polarkreis bereiten Tee aus Bärentraubenblättern. Für diesen Alltagstee können Blätter und Stängel immer gesammelt werden, ob sie grün oder braun sind. Die Inuit-Frau Aalasi von Nunavut beschreibt in ihrem Buch *Walking with Aalasi*, dass sie für den Tee eine Handvoll der Stängel und Blätter länger auskocht, was ihren Lieblingstee ergebe.[24]

Man kann die Kräuter ruhig zweimal aufbrühen oder eine Abkochung bereiten. Sie sind so dick und zäh, dass sie auch dann noch viele Wirkstoffe abgeben.

Tee und Abkochung von grönländischen Bärentraubenblättern und -stängeln schmecken eher mild, weich, rund. Sehr verständlich, dass dies der Lieblingstee mancher Inuit ist, mir schmeckt er auch wunderbar!

Die Abkochung ist je nach Zubereitungsart verschieden stark und schmeckt bei einem Esslöffel Kraut pro Liter und 15 Minuten Kochzeit nicht oder kaum bitter und kann gut getrunken werden. Als ich allerdings 30 Gramm Kraut pro Liter 20 Minuten lang auskochte (wie bei Heinz J. Stammel für Heilwirkungen angegeben[25]), wurde der Tee so stark und bitter, dass ich ihn nur schluckweise trinken konnte.

Dieser starke Unterschied im Geschmack bedeutet einen Unterschied in der Wirkung. Deshalb würde ich als Alltagsgetränk Tee oder niedrig dosierte Abkochung (auch Dekokt genannt) aus einem Esslöffel Kraut pro Liter empfehlen. Die konzentrierte Abkochung mit 30 Gramm Kraut pro Liter Wasser kann für Heilwirkungen eingesetzt werden, auf die im nachfolgenden Kapitel ausführlich eingegangen wird.

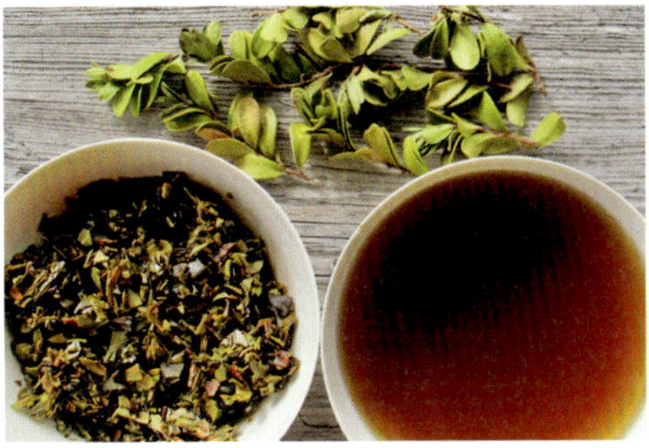

Starke Bärentraubenblätter-Abkochung von getrocknetem Kraut, 20 Minuten ausgekocht mit 30 Gramm Kraut pro Liter Wasser. Links das abgekochte Kraut, rechts die Abkochung, oben in Grönland gesammelte Bärentraubenstängel mit Blättern, *Arctostaphylos uva-ursi* (L.) Spreng

Zubereitungsarten von Bärentraubenbeeren für die Küche

Die unreifen grünen und reifen roten Beeren können roh oder gekocht verzehrt werden. Getrocknet sind sie längere Zeit haltbar. Auch lassen sie sich zu Fruchtsäften, Sirup oder Marmelade verarbeiten. Nach dem ersten Frost schmecken die reifen roten Beeren mehlig-süß und eignen sich zum Mitkochen oder Würzen salziger oder süßer Speisen. Bei den Inuit sagt man, auch größere Mengen können bedenkenlos verzehrt werden. Im Gegensatz zu anderen Beeren sind unreife Bärentraubenbeeren schmackhafter als reife, weil sie weicher sind und säuerlich-süß schmecken. Reif schmecken sie nicht mehr sauer und mehr mehlig.

Vitaminreiches Trekkinggewürz

Meine grönländische Freundin Gitte, ihre Schwester Liz und ich haben während unserer Trekking-Tour in Grönland im Juli die an den Sträuchern hängenden trockenen roten Beeren des Vorjahres sowie die frischen grünen Blätter gesammelt und unsere Trekking-Fertigspeise damit gewürzt, was ihr einen knackigen und vitaminreichen Pep verpasste.

Die eher festen Beeren haben einen kleinen härteren Kern, der mitgeschluckt werden kann. Man muss zur Schonung der Zähne aber vorsichtig kauen! Die Blätter sind ledrig-zäh. Beeren und Blätter eignen sich sehr gut als Trekkinggewürz und -tee, denn sie halten sich auch längere Zeit, ohne zu schimmeln oder braun zu werden, sogar in einer Plastiktüte eingequetscht im Rucksack.

Würze von Fleisch- und Fischgerichten

Traditionell dienen die Beeren als Würze für gekochte Fleischgerichte, werden mit Trockenfleisch kombiniert, in Fett gebraten oder pulverisiert zusammen mit Hirschleber verspeist. Vermischt mit Bergziegenfett galten Bärentraubenbeeren zum Beispiel bei den Bella Coola laut Moermann[26] als Delikatesse, die Häuptlingen serviert wurde.

Getrocknete Lachseier (Lachskaviar) schätzen die Inuit als Leckerbissen, doch seien diese anscheinend so klebrig, dass es Tage dauern könne, bis man sie wieder von den Zähnen wegbekomme. Diese Klebrigkeit hilft Fischen bei der Ausbreitung, weil die Eier an Wasservogelbeinen kleben bleiben, die sie per »Luftfracht« in die entlegensten Gewässer transportieren können.

Um das Kleben an den Zähnen zu verhindern, isst man ein paar getrocknete Bärentraubenbeeren dazu und kaut beides gut zusammen. Das soll in Kombi zudem besser schmecken als jedes für sich.

Durstlöscher gegen Speichelsteine

Die frischen Blätter werden von Inuit auf Wanderungen auch als Durstlöscher und zur Anregung des Speichelflusses gekaut. Ich nehme an, dass diese indigene Tradition zudem dazu diente, Speichel- und Nierensteinen vorzubeugen, die sich gerade bei Wanderungen leichter bilden können, weil dann geschwitzt und eher zu wenig getrunken wird. Ich habe einmal erlebt, wie sich bei einem jungen Mann einer Wandergruppe innerhalb von zwei Tagen ein schmerzhafter Speichelstein entwickelt hatte.

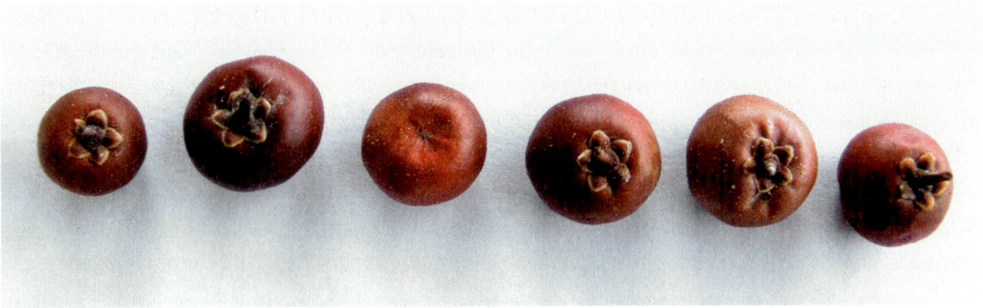

Getrocknete Bärentraubenbeeren, *Arctostaphylos uva-ursi* (L.) Spreng

Mehlspeisen und Brote

Getrocknete und gemahlene Beeren können für Mehlspeisen und Brote unter das Mehl gemischt werden. Auch kann man damit Suppen kochen, zum Beispiel zusammen mit Wurzelgemüsen. Für Süßspeisen können getrocknete Beeren mit Zuckerwasser eingeweicht werden.

Popcorn aus Bärentraubenbeeren

Beim Volk der Ntlakapamux (früher als Thompson-Indianer bezeichnet) wusste man, dass getrocknete, gewaschene Bärentraubenbeeren in einer Pfanne mit Fett geröstet aufpoppen würden wie Popcorn.

REZEPT FÜR BÄRENTRAUBENBEEREN-KAVIAR-DELIKATESSE DER WOODLANDS-CREE

1 TL Fett
1 ½ Tassen Beeren
2 TL Renkenkaviar (gehört zur Familie der Lachsartigen Fische), von dem die Membranen entfernt wurden, oder anderer Kaviar
ein wenig Zucker

Die Bärentraubenbeeren werden im Fett kurz gebraten, dann zerstampft, bis sie krümelig werden. Dann füllt man sie in einen festen Beutel, der gut verschlossen wird, um mit dem Rücken einer Axt den Brei und damit die harten Kerne fein zu schlagen. Aus dem Beutel herausgenommen, mischt man die Fischeier darunter (sie machen die Speise feucht) und süßt mit wenig Zucker.[27]

Weiche Bärentraubenbeeren, die wie Nüsse schmecken

Zum Aufbewahren werden die Beeren getrocknet, gefroren oder mit Fett vermischt. Bei den Inuit zum Beispiel mit ausgelassenem Bärenfett, Robbenfett oder Fischöl. Durch das Aufbewahren in Fett sollen die Beeren mit der Zeit weich werden und immer süßer und nussartiger schmecken. Hierzu wird ein Aufbewahrungsgefäß mit den Beeren gefüllt und dann Fett darüber gegossen, sodass die Beeren gut bedeckt sind. Verschlossen wird dies kalt oder gefroren für den Winter aufbewahrt. Am Ende des langen Winters soll der Geschmack dann am besten sein.

Fett als Speisezutat und Aufbewahrungsmittel

In der Tradition der Arktischen Völker ist Robbenfett oder -öl, Walfischhaut, Rentierfett und andere Fettarten häufig anzutreffen. Dies hat mehrere Gründe. Ein Grund ist sicherlich, dass bei sehr tiefen Temperaturen im arktischen Winter der Kalorienbedarf hoch ist. Um dann nicht abzumagern, muss mehr Fett gegessen werden. Auch ist die traditionelle Ernährung dort sehr eiweißreich, mit viel Fleisch, Fisch und wenig Kohlenhydraten sowie im Winter nur wenig haltbar gemachtem Gemüse und Beeren. Um diese Kost gut verdauen zu können, braucht es Fett, ansonsten kann es zu Verstopfung kommen. Zum dritten waren neben Trocknen und Gefrieren das Aufbewahren in Fett in früheren Zeiten eine der wenigen Konservierungsmöglichkeiten bei den Inuit.

Natürliches Konservierungsmittel

Beeren und Blätter sollen auch den Effekt haben, Fett vor dem Ranzigwerden (Oxidieren) zu bewahren, weshalb Fett früher oft mit den Beeren vermischt wurde. Eine Studie konnte diese konservierenden Eigenschaften bestätigen.[28]

Trockenbeerenmischungen

Traditionell gelten Trockenbeerenmischungen aus Bärentraubenbeeren mit anderen Beeren, wie zum Beispiel mit Cranberries, die amerikanische großfrüchtige Moosbeere (*Vaccinium macrocarpon* Aiton), als Speise bei den arktischen Winterfeierlichkeiten. Getrocknete Beeren werden dann auch gekocht und unter andere Speisen wie beispielsweise Klößchen gemischt.

Bärentrauben-Volksmedizin, unterstützt von der Wissenschaft

Schaut man auf die breiten volksheilkundlichen Anwendungen der Bärentraube in Europa und bei indigenen Völkern Nordamerikas und Grönlands, wird klar, dass diese ein großes Heilpotenzial besitzt. Es wundert kaum, dass es für immer mehr dieser Anwendungen Hin-

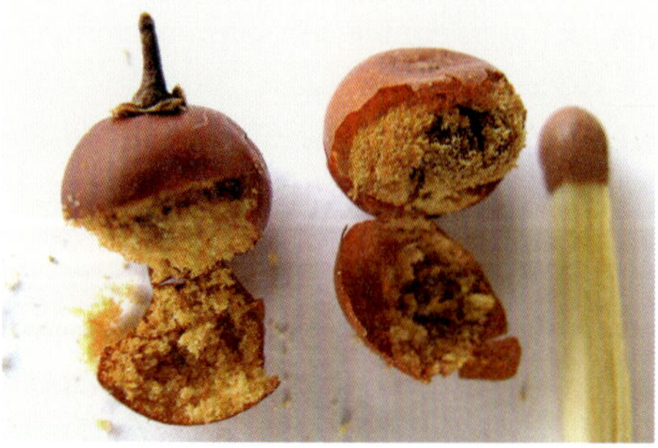

Aufgeschnittene, getrocknete grönländische Bärentraubenbeeren, *Arctostaphylos uva-ursi* (L.) Spreng. Man sieht gut das körnige Fruchtfleisch, das mehlig-süß schmeckt

weise aus Forschungsstudien gibt. Denn die Bärentraube steht für stark entzündungshemmende und schmerzlindernde Effekte in Kombination mit einem sehr breiten Wirkspektrum gegen verschiedenste Infektionserreger wie Bakterien, Viren und Pilze. Dabei deckt sie viele Erreger von Infekten im Harnblasen-, Genital- , Schleimhaut- und Hautbereich ab.

Der Kalaallit Angaangaq erzählte, dass die Blätter wie andere dicke Blätter arktischer Planzen viel »Öl« enthielten, das sehr gesund und gut für die Haut sei. Man kann die Blätter einfach auf der Haut zerreiben, und das Öl kommt heraus.

Forschungsstudien zeigen auf, dass diese Aussage eine viel tiefere Bedeutung hat, als man im ersten Moment annehmen könnte. So wurde in Analysen entdeckt, dass Bärentraubenblätter starke Antioxidantien enthalten.[29] Diese wirken generell Entzündungs-, Schmerz- und Abbauprozessen entgegen und haben sogar vorbeugende Effekte gegen die Entwicklung von Krankheiten bis hin zu Krebs. Abschwellende und entzündungshemmende Wirkungen auf durch chemische Irritation gereizte Haut sowie bei entzündeten Gelenken wurden ebenfalls gefunden.[30] Bärentraubenblätter sind so reich an wertvollen Antioxidantien, dass man damit, wie bei den Naturvölkern seit Langem praktiziert, sogar Nahrungsmittel wie Fette länger haltbar machen kann.

Für Bärentraubenblätter konnten dazu breite antiinfektiöse Wirkungen aufgezeigt werden. Dies gegen sehr viele verschiedene Bakterien wie Escherichia coli, Proteus vulgaris, Enterobacter aerogenes, Streptococcus faecalis, Staphylococcus aureus, Salmonella typhi, Ureaplasma urealyticum, Mycoplasma hominis und Bacillus subtilis. Auch für die Wirksamkeit gegen Viren gibt es Belege aus der Forschung: Antivirale Wirkungen gegen Herpes simplex Virus Typ 2, Influenza Virus A2 und Vaccinia-Virus wiesen wässrige Bärentraubenblätter-Extrakte im Laborversuch auf. Diese Viren sind Erreger von Lippen- und Genital-Herpes (auch Fieberbläschen genannt), Grippe und Kuhpocken. Des Weiteren konnten Effekte gegen Pilze wie Candida albicans aufgezeigt werden.[31] Auch gegen den für chronische Magenbeschwerden manchmal verantwortlichen Keim Helicobacter pylori war Bärentraube wirksam, was mit dem hohen Tanningehalt der Blätter assoziiert war.[32]

Solche Studien geben einen Hinweis auf die seit Jahrhunderten in der Volksheilkunde beobachteten antiinfektiösen, antientzündlichen und schmerzlindernden Effekte und den Einsatz bei vielen, zum Teil nachfolgend aufgeführten Krankheiten.

Vorsicht während der Schwangerschaft

Es ist nicht ganz klar, ob Bärentraubenblätter möglicherweise wehenfördernd wirken können. Daher sollten sie vorsichtshalber nicht in der Schwangerschaft angewendet werden. Genaueres dazu im Abschnitt zur Frauenheilkunde.

Bärentrauben bei Harnblasen- und Nierenleiden, Harnverhalt, Wassersucht

Behördliche Einstufung als traditionelles Heilmittel für Blasenbeschwerden bei Frauen

Bärentraubenblätter wurden von der Europäischen Heilmittelbehörde[33] sowie weiteren Behörden[34] und Instituten als traditionelles Mittel bei unkomplizierten Harnwegsinfekten und milden Beschwerden des Harntraktes bei Frauen eingestuft.

Unter den bisherigen Forschungsstudien zu Bärentraubenblättern als Monotherapie gibt es durchaus Untersuchungen, die eine mit Antibiotika vergleichbare Wirksamkeit aufzeigen.[35] Die antibakterielle Wirkung wurde auch für Tee aus den Blättern, die Abkochung und den alkoholischen Auszug aufgezeigt.[36] Doch es gibt auch Studien, die hier keine Effekte finden konnten[37], sodass die derzeit geltenden wissenschaftlichen Anforderungen für einen Wirksamkeitsbeweis bei Blaseninfekten noch nicht ganz erfüllt sind.

Forschungsstudien mit Kräuterkombinationen und Bärentraubenblättern bei Harnwegsinfekten

Es gibt Forschungsstudien zu Kräuterrezepturen, die Bärentraubenblätter enthalten und gute Wirkungen auf Harnwegsinfekte zeigten. Aufgrund ihres Alters sind sie jedoch nicht mehr so gut auffindbar. Da ich sie sowie eine Studie zur antibiotischen Wirkung als sehr wertvolle Hinweise erachte, sind sie hier aufgeführt.

Harnwegsinfekt: Eine Untersuchung an 46 Patienten mit Harnwegsinfekten zeigte eine deutliche Beschwerdebesserung nach Einnahme eines Flüssigextraktes, der Bärentraubenblätter (*Uva ursi folium*), Birkenblätter (*Betulae folium*), Schachtelhalmkraut (*Equiseti herba*), Goldrutenkraut (*Virgaureae herba*), Wacholderbeeren (*Juniperi pseudo-fructus*) und Coccus cacti (Schildlaus) enthielt.[38]

Harnwegsinfekt bei Dauer-Blasenkatheter: In einer offenen, kontrollierten, klinischen Untersuchung an 60 Patienten wurde die Einnahme eines Flüssigextraktes von Bärentraubenblättern (*Uva ursi folium*), Birkenblättern (*Betula folium*), Schachtelhalmkraut (*Equiseti herba*) und Goldrutenkraut (*Solidaginis virgaureae herba*) mit einem üblichen Antibiotikum für Blaseninfekte (Trimethroprim-Sulfamethoxazol) verglichen. Die Wirksamkeit der Kräutermischung wurde als sehr gut beurteilt, besonders bei älteren Personen mit permanentem Blasenkatheter.[39]

Dauertherapie der Kombination Bärentraubenblätterextrakt mit Löwenzahnextrakt beugte Blasenentzündungen vor: In einer 1993 veröffentlichten, doppelblinden, placebokontrollierten randomisierten Untersuchung an 57 Frauen mit wiederkehrenden Blasenentzündungen beugte die Einnahme eines hydroalkoholischen Extraktes aus Bärentraubenblättern (*Uva ursi folium*) mit Löwenzahnwurzel- und -blättern (*Taraxaci radix* und *folium*) dem erneuten Auftreten von Blaseninfektionen vor. Hierbei war diese Kräutermischung ein ganzes Jahr lang angewendet worden, ohne dass Nebenwirkungen beobachtet werden konnten.[40]

Bessere antibiotische Wirksamkeit bei alkalischem (=basischem) Urin: In Studien wie auch volksheilkundlich wurde beobachtet, dass Bärentraubenblätter-Zubereitungen bei alkalischem Urin besser auf Harnwegsinfekte wirken.

Exkurs: Wie macht man den Urin alkalisch?

Ein Messwert für die Basen- oder Säurenstärke ist der pH-Wert, wobei 7 den neutralen Wert darstellt. Alle kleineren Werte deuten auf eine Säure, alle größeren auf eine Base. Um festzustellen, ob der Urin alkalisch (=basisch) ist, kann man in der Apotheke ein Säure-Basen-

Papier für Selbsttests kaufen. Dieses wird kurz mit dem Urin befeuchtet und dann anhand der Papierfarbe der pH-Wert abgelesen. Dabei muss man wissen, dass dieser Wert bei gesunden Personen im Tagesverlauf deutlich zwischen sauer und alkalisch hin- und herschwanken kann und auch soll.

Nordamerikanische Indigene verabreichten zu Bärentraubenpräparationen Holzasche, wie Birkenholzasche, um einen alkalischen Urin zu bewirken. Man könnte zum Beispiel einen halben Teelöffel zu jeder Portion Tee einnehmen. In Europa wird die Einnahme von einer Messerspitze Bicarbonat zum Tee empfohlen. Man könnte eine Messerspitze Backpulver nehmen (also Natriumbicarbonat) oder eine Messerspitze Hirschhornsalz (Ammoniumbicarbonat). Am besten verdaulich ist wohl das in Apotheken und Drogerien erhältliche Basenpulver, das meist aus einer Mineralienmischung besteht.

Gesunde Fisch- und Fleischesser haben übrigens eher einen leicht sauren Urin (pH 4,5 bis 6), reine Vegetarier einen leicht basischen. Bei Harnwegsinfekten kann der Urin durch in manchen Bakterien und Pilzen enthaltene harnsäurespaltende Substanzen von selbst schon deutlich basisch mit einem pH über 7 sein. Gerade in solchen Fällen scheint Bärentraubenblätter-Tee wirksam zu sein.

Volksheilkundliche Anwendungen für Niere, Harnwege, Blase, Prostata

Bei Nieren- und Blasenentzündung, auch mit Schleim, Blut oder Gries im Urin, bei anderen Blasen- und Nierenbeschwerden wie Harnverhalt, Blasensteinen oder Blasenschwäche sowie nächtlichem Einnässen galt der Tee aus zerkleinerten Bärentraubenblättern als heilsam.

BÄRENTRAUBENBLÄTTER-TEE

Ein Teelöffel zerkleinerte getrocknete Bärentraubenblätter mit einer Tasse kochendem Wasser aufbrühen, mit Deckel zehn Minuten ziehen lassen und abseihen. Vom Tee vier bis fünf Tassen täglich warm trinken.

Auch eine Tagesdosis von einem sehr konzentriert zubereiteten Aufguss aus 30 Gramm Blättern pro Liter Wasser wird zum Beispiel bei Losch[41] angegeben. Damit soll der Urinfluss gefördert und die Blasen- und Nierenfunktion angeregt und gestärkt werden. Die Abkochung aus Blättern und Stängeln galten volksheilkundlich zudem als Stärkungsmittel für Nieren und Blase. Die Blätter sollen laut Mills und Bone auch den Tonus (die Kraft der Harnwegsmuskeln) stärken können.[42]

Tee aus Beeren, Blättern und Rinde wurde von nordamerikanischen Indianervölkern wie beispielsweise den Okanagan-Colville und Ntlakapamux (Thompson) laut Moerman zur Stärkung der Niere, bei Nierenentzündungen sowie Nieren- und Blasensteinen über längere Zeit eingenommen, zusammen mit Birkenasche. Auch die roh verzehrte Bärentraubenbeere galt als heilsam bei Nierensteinen und ebenso bei Prostataerkrankungen.

BÄRENTRAUBENBLÄTTER-ABKOCHUNG BEI HARNBLASENENTZÜNDUNGEN

Zwei Esslöffel getrocknete oder frische Bärentraubenblätter mit einem Liter Wasser 15 Minuten bei kleiner Flamme mit Deckel kochen. Abgießen und über den Tag verteilt warm trinken. Zudem sollte der Urin alkalisiert werden (zum Beispiel durch zusätzliche Einnahme von einer Messerspitze Basenpulver, Birkenholzasche oder Bicarbonat pro Tasse). Es wurde berichtet, dass sich bei der Einnahme des Tees der Urin braun oder grün färben kann. Dies aber nur, solange Bakterien in der Harnblase sind. Die Farbe normalisiert sich, sobald keine Bakterien mehr im Urin sind.

Eine längere Anwendung des Bärentraubenblätter-Tees kann aufgrund der enthaltenen Gerbstoffe den Magen reizen, weshalb Madaus empfahl, magenberuhigende Mittel wie Kamillen- oder Pfefferminztee damit zu kombinieren.[43]

Bärentraubenblätter-Tee ist in Apotheken erhältlich, und es gibt auch Fertigpräparate in Tablettenform mit Bärentraubenblätter-Extrakt.

Meine Anleitung zur Behandlung von Harnblasenentzündungen

In meiner Sprechstunde sind Harnblaseninfekte oder auch wiederkehrende Blaseninfekte ein häufiges Thema. Dabei gibt es vieles, das man vorbeugend und auch therapeutisch tun kann, was ich hier gern weitergeben möchte. Früher galten Antibiotika als Standardtherapie. Seit sich aber die Resistenzen gängiger Bakterien auf Antibiotika in gefährlicher Weise häufen, sodass Antibiotika ihre Wirksamkeit verlieren, werden bei unkomplizierten Blaseninfekten heute keine solchen Mittel mehr verschrieben, was ich nur unterstützen kann.

Was sich bei Blaseninfekten bewährt hat

1) Täglich ein bis drei Liter Kräutertee trinken. Dieser kann aus einem oder mehreren dieser klassischen Harnblasenteekräuter zubereitet werden: Bärentraubenblätter, Preiselbeerblätter, Heidelbeerblätter, Schachtelhalm, Schafgarbe, Brennnessel, Goldrute, Birkenblätter, Klatschnelke (=Leimkraut).
2) D-Mannose, Vitamin C und Zink einnehmen. D-Mannose ist ein Kohlenhydrat, welches das Anhaften von Bakterien an der Blasenwand verhindern und somit vor Infekten schützen kann. Vitamin C und Zink erhöhen die Immunabwehr. D-Mannose kann auch längere Zeit (monatelang) vorbeugend allein eingenommen werden, was die Häufigkeit von Infekten bereits senken kann.
3) Wichtig: Bei akutem Infekt Bett- oder Sofaruhe für ein bis drei Tage (oder solange die Beschwerden bestehen) einhalten. Dies ist vielleicht die wichtigste und erfolgversprechendste Maßnahme, denn ich habe schon oft beobachtet, dass danach vollständige und dauerhafte Heilung eintrat. Dabei gut warm halten mit Decke und einer Wärmflasche auf der Blase oder im unteren Rücken. Eventuell einen warmen Kräuterwickel mit Schachtelhalmkraut auf die Blase auflegen. Dieser hat bei meinen Patienten oft schon nach nur einer Anwendung die Beschwerden deutlich gelindert oder geheilt! Für diese äußerliche Anwendung kann jede Schachtelhalmart genommen werden.

4) Auch wichtig: keine Schmerzmittel, Fiebersenker oder entzündungshemmenden Mittel wie beispielsweise Ibuprofen einnehmen (nach Möglichkeit). Diese hemmen die Immunabwehr und können die Krankheit verstärken und verlängern. Bei Schmerzen am besten einen warmen Wickel auf die Blase legen, zum Beispiel mit Schachtelhalmkraut. Auch das Einreiben ätherischer Öle, wie Lavendelöl oder Wacholderöl, auf die Blasenregion kann schmerzlindernd und entzündungshemmend wirken.
5) Ein Kräuterpräparat für Blaseninfekte einnehmen, zum Beispiel ein Bärentraubenblätter-Präparat oder die Kombination mit Kapuzinerkresse und Meerrettich. Oder ein Präparat mit Liebstöckelwurzel, Tausendgüldenkraut und Rosmarin. Auch die kombinierte Einnahme von Birkenblättertee und Cranberry-Früchten oder Cranberry- oder Preiselbeersaft sowie ein Goldrutenpräparat können hilfreich sein. Diese Präparate können und sollten auch zusätzlich zu einer Antibiotikatherapie eingenommen werden, sollte diese dennoch nötig sein. Mit einer solchen Kombination können ebenfalls Rezidive (wiederholte Infekte) verringert werden.
   Wenn man bereits Bärentraubenblätter-Tee trinkt, dann nicht noch zusätzlich ein Präparat aus Bärentraubenblättern einnehmen, sondern eines der genannten Präparate mit anderen Pflanzen oder einen der Säfte dazu einnehmen. Dasselbe gilt für Birke oder Goldrute. Also nicht dieselbe Pflanze doppelt einnehmen, sondern mit einer anderen Pflanze kombinieren, das erhöht die Wirksamkeit.
6) Bei kalten Füßen täglich ein oder zwei heiße Fußbäder (mindestens 15 Minuten lang) nehmen. Man sollte in diese ein bis zwei Esslöffel scharfen Senf einrühren, um die Wirksamkeit zu erhöhen. Manchmal können diese Fußbäder allein schon die Beschwerden heilen oder auch Infekten vorbeugen.
7) Schlackenarme Ernährung einhalten wie nachfolgend beschrieben.

Schlackenarme Ernährung

Aus der Sicht der Traditionellen Chinesischen Medizin besteht bei einer Neigung zu Blaseninfekten oder wiederkehrenden Infekten häufig eine sogenannte Ansammlung von Schleim oder Feuchtigkeit im Blasenbereich. Diese entsteht oft durch eine falsche Ernährung. Es gibt demnach befeuchtende und verschleimende Nahrungsmittel, die man vermeiden sollte.

Weggelassen werden sollten: Milchprodukte wie Joghurt, Milch, Quark, Weichkäse und Cremespeisen. Auch Zucker und Süßspeisen, mit Käse überbackene Speisen, frittiertes und gegrilltes Schweinefleisch, Limonaden, Fruchtsäfte sowie generell kalte Getränke oder Eiscremes sollten ganz vermieden werden.

Eingenommen werden sollten: Regelmäßige, warme, leicht bekömmliche Mahlzeiten. Am besten startet man morgens mit warmem Getreidebrei (zum Beispiel Haferflocken mit heißem Wasser angerührt und etwas Obst/Nüssen/Honig) zum Frühstück, isst eine warme Mittagsmahlzeit mit viel gekochtem/gedünstetem Gemüse, leicht bekömmlichen Kohlenhydraten wie Reis/Hirse/gekochten Kartoffeln und einer Eiweißzutat wie Hülsenfrüchte/Fisch/Fleisch. Abends sind ebenfalls leicht bekömmliche warme Speisen wie Suppen förderlich. Dazu eine Beilagenschale voll Blattsalat täglich und zwei bis drei Stück frisches Obst.

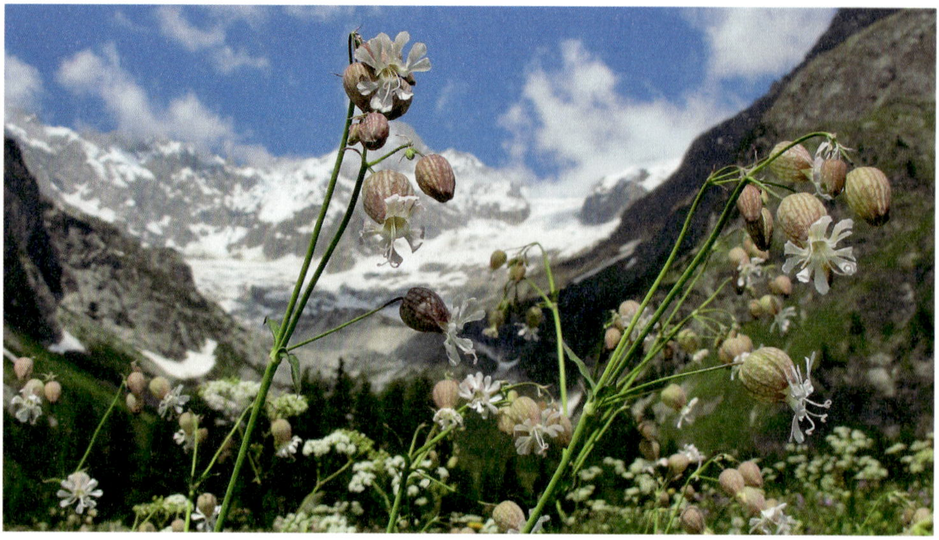

Ein weiteres Volksheilmittel bei Blaseninfekten: Klatschnelke, *Silene vulgaris* (Moench) Garcke. Sie wird auch gemeines Leimkraut genannt. Man findet sie häufig in den Alpen und nutzt sie als Tee

Wann geht man zum Arzt?

- wenn sich Rückenschmerzen und Fieber entwickeln oder man sich allgemein sehr schlecht fühlt
- Personen mit einem Blasenkatheter
- Personen mit einer Immunschwäche oder immunsupprimierenden Medikamenten
- kleine Kinder und betagte Personen über 80 Jahren
- Männer mit Blaseninfekten, hier kann es ein Hinweis auf eine Abflussstörung sein
- Personen mit einer bekannten Nierenerkrankung oder einer anderen bekannten schwereren Erkrankung
- wenn die Beschwerden trotz phytotherapeutischer Behandlung nach fünf Tagen weiter bestehen oder zunehmen

Beeren, Bären und Gebären

In der europäischen Tradition wurden häufig sehr kräftige, haarige oder stark heilwirksame Pflanzen nach dem Bär benannt. Oft haben diese Pflanzen einen heilkundlichen Bezug zur Gebärmutter, die in vorchristlichen Zeiten Bärenmutter genannt wurde. Denn das neue Leben, das kleine Kindlein, wird aus der geschützten warmen Höhle neu in die Welt geboren, wie auch der Bär im Frühjahr aus der schützenden Höhle mit seinem neuen Nachwuchs herauskommt.[44]

Nicht nur die hier beschriebene Bärentraube findet volksheilkundliche Verwendung in der Frauenheilkunde, zum Beispiel in Form eines Kaltauszuges von Blättern, Beeren und Rindenpulver als wehenstimulierender Tee zur Geburtserleichterung, wie unter den Heilwirkungen ausgeführt wird. Auch die verwandten Preiselbeeren, Heidelbeeren und Moorbeeren sowie Mariengras, Sumpfporst und natürlich Frauen- und Silbermantel werden in der Volksheilkunde geburtshilflich verwendet, wie in den jeweiligen Kapiteln nachzulesen ist. Frauenmantel besitzt den volkstümlichen Namen Bärendaumen und zählt ebenso zu den Bärenpflanzen. Beide, Frauenmantel wie auch Bärentraube, sind reich an Gerbstoffen, die in der Frauenheilkunde aufgrund des zusammenziehenden Effektes auf das Gewebe und der adstringierenden, blutstillenden, entzündungshemmenden und infektionswidrigen Wirkungen zum Einsatz kommen. So erstaunt es nicht, dass beide Bärenpflanzen traditionell in der Geburtshilfe und Frauenheilkunde, zum Beispiel bei zu starker Menstruation und zur Blutstillung nach Geburten, verwendet wurden.

Gut vorstellbar ist, warum die Volksheilkunde vor Beginn der Ära schmerzstillender und wehenregulierender Medikamente eine Geburt mit Bärentraubenblätter-Tee oder auch Frauenmanteltee begleitete und zudem Bärentraubenblätter-Rauch dazu inhalieren ließ. Denn auch hier machte man sich infektionswidrige, abschwellende, entzündungshemmende und wehenfördernde Wirkungen zunutze. Dazu kam der entspannende und vielleicht auch leicht angstlösende Effekt des Bärentraubenblätter-Rauches.

Heute findet man Warnhinweise und rät mangels Forschungsbelegen, Bärentraube nicht während der Schwangerschaft einzusetzen, die sicherlich beachtet werden sollten. In Tierforschungsstudien konnten allerdings keine stimulierenden Wirkungen auf die Gebärmutter festgestellt werden.[45] Und gerade nach einer Geburt kann die Einnahme eines infektionswidrigen und blutstillend wirkenden Tees aus diesen Pflanzen sicherlich gute Dienste tun.

Frauenheilkunde

Wehenförderung bei Gebärenden

Bei den Sioux und Cheyennes wurden starke, ungekochte Tees aus Beeren, Blättern und Rindenpulver zur Wehenförderung, Einleitung der Geburt und Regulierung der Wehenintervalle verabreicht. In Europa galt laut Losch[46] Bärentraubenblätter-Tee als mildes wehentreibendes Mittel.

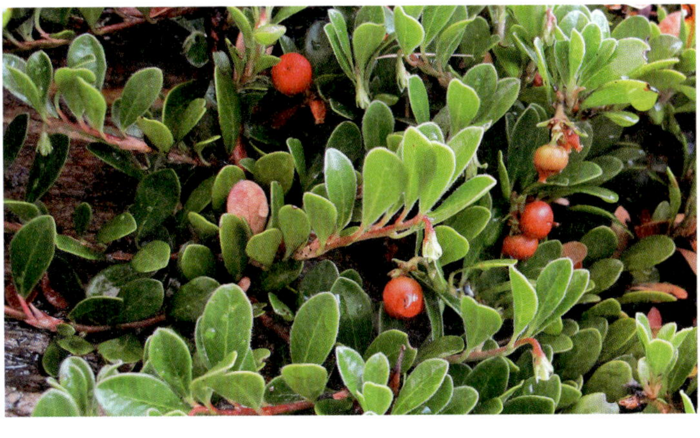

Bärentraube mit halbreifen Beeren, *Arctostaphylos uva-ursi* (L.) Spreng, Wallis im August

Menstruationsförderung oder -Regulierung

Tee aus der ganzen Pflanze wurde in Nordamerika und Kanada zusammen mit Kanadischer Blaubeere (*Vaccinium myrtilloides* Michx.) eingenommen, um die Menstruation hervorzurufen. Bärentrauben-Wurzeln galten zusammen mit mehreren anderen Kräutern als Medizin bei zu starker Menstruation. Auch in Europa kannte man Bärentraubenblätter-Tee zur Regulierung verstärkter oder verlängerter Menstruationsblutungen.[47]

Fehlgeburten verhindern und die Erholung nach einer Geburt beschleunigen

Die Cree und Woodlands in Nordamerika gaben Abkochungen aus Bärentrauben- und Heidelbeerstängeln Schwangeren, um auf gefahrlose Weise, wie es heißt, Fehlgeburten zu verhindern und das Wochenbett zu erleichtern. Dies steht im Widerspruch zu den genannten wehenfördernden Anwendungen. Möglicherweise liegt dies an der Zubereitungsart, wobei ungekochte Zubereitungen eher wehenfördernd zu sein scheinen. Dennoch gilt die Warnung, Bärentraubenblätter-Zubereitungen nicht während der Schwangerschaft anzuwenden, und ich rate dazu, diese zu beachten.

Scheidenausfluss

Bei weißem Scheidenausfluss galt in der europäischen Volksheilkunde Bärentraubenblätter-Tee als heilsam.

Gewürz für Frauenmedizin

Getrocknete Bärentraubenblätter galten als Gewürz und Geschmacksverbesserer für bestimmte Frauenmedizin-Zubereitungen.

Für den Bewegungsapparat und als Schmerzmittel

Schmerzmittel, bei Verstauchungen, Verrenkungen, Knochenbrüchen, Rückenschmerzen, Rheuma

Bei den Cheyennes, Arapahoes und Sioux wurden zur Schmerzlinderung alle über der Erde wachsenden Teile des Krauts gekocht, der Absud getrunken und die nassen Blätter als Breiumschlag aufgelegt. Die Ojibwa benutzten Waschungen mit einer Teezubereitung aus zerstampften Blättern bei Rheuma. Auch bei chronischen Rückenschmerzen trank man Tee aus Bärentraubenblättern, -stängeln und -beeren. Tee aus der zerstampften ganzen Pflanze wurde als Waschung bei rheumatischen Schmerzen oder allgemein bei Krankheit verwendet. Bei Knochenbrüchen wurde dieser Tee nicht nur als Waschung gebraucht, sondern zusätzlich eingenommen. In den Alpen wurden frische Bärentraubenblätter als Pflaster auf »offene Beinschäden« (offene Beingeschwüre, wie Krampfadergeschwüre, auch Ulcus cruris) gelegt. Laut Ann Garibaldi[48] wurden von den Thimshian die Beeren bei Gelenksentzündungen, Magenproblemen und generell bei Erkrankungen gekaut.

Kopfschmerzen, Ohrenschmerzen

Pulverisierte getrocknete Bärentraubenblätter wurden bei diesen Beschwerden zusammen mit anderen Zutaten geraucht.

Hauterkrankungen

Ekzeme, Pickel, Juckreiz, Hautausschläge, auch der Kopfhaut, Verbrennungen und Wunden

Hierzu vermischte man bei den Blackfoot Bärentrauben-Tee mit Fett und ausgekochten Tierhufen oder -klauen (das gibt eine Gelatine) zu Salbe, die auf juckende und sich schälende Kopfhaut, auf Hautausschläge und wunde Stellen aufgetragen wurde. Sie wurde auch als Kopfhautwaschung bei Babys verwendet.

Für Umschläge bei diesen Hauterkrankungen, zudem bei Pickeln, Eiterpusteln oder Verbrennungen bereitete man zum Beispiel bei den Carrier und Flathead eine Paste aus zerstampften oder pulverisierten Bärentraubenblättern und -stängeln und legte diese auf die betroffene Haut auf. Für Schnittverletzungen legte man Bärentraubenblätter auf ein Stück Holz, röstete sie damit zu einem Pulver, um es dann für eine rasche Heilung auf die Wunde zu geben.

Haarwuchsmittel und gegen Schuppen

Schuppende Kopfhaut wuschen Sanpoil mit Tee aus der ganzen Pflanze. Diese Kopfwaschung nutzen auch junge Mädchen, um einen schönen Haarwuchs zu fördern.

Infektionskrankheiten

Husten und Erkältungskrankheiten

Hierfür waren bei den Cheyenne Bärentraubenbeeren zusammen mit anderen Kräutern im Einsatz. Die Athabascan kauten rohe Bärentraubenbeeren, um Erkältungen und Atemwegsinfekte abzuwenden.[49] Für Arbutin, einen der Hauptwirkstoffe in der Bärentraube, wurde übrigens in Forschungsstudien an Tieren ein starker hustenreizhemmender Effekt beobachtet.[50]

Gonorrhö

Ein Kaltauszug aus Beeren, Blättern und Rinde der Bärentraube, 24 Stunden ausgezogen, abgesiebt, dann durch Kochen eingedickt und regelmäßig verabreicht, soll mit Erfolg bei Gonorrhö angewendet worden sein. Ein Hinweis aus der Forschung scheint diese Anwendung zu unterstützen. Im Laborversuch mit alkoholischem Bärentraubenblätter-Extrakt konnte dessen Wirksamkeit gegen den Erreger der Gonorrhö, Neisseria gonorrhoea, gezeigt werden.[51]

Weitere Erkrankungen

Blutbildung und Blutstillung

Bei Blutungen wie Blutspucken und zur Blutbildung nahmen Okanagan-Colville sowie Ntlakapamux (früher als Thompson bezeichnet) Abkochung aus Bärentraubenblättern und -stängeln oder aus den Wurzeln ein.

Rohe Blätter oder Tee aus den Blättern wurden zur Blutreinigung eingenommen. Die Ojibwe nahmen eine Abkochung aus der Rinde bei Bluterkrankungen ein.

Mundschleimhaut-Probleme

Mit Tee wurden bei den Blackfoot und Ntlakapamux Mundspülungen bei Mundschleimhautgeschwüren und wundem Zahnfleisch gemacht. Die Crow trugen hierfür auch das Pulver aus getrockneten Blättern auf.

Augenmedizin

Entzündete Augen wuschen Okanagon, Okanagan-Colville und Ntlakapamux mit der Abkochung aus Blättern und Stängeln.

Pankreatitis (Bauchspeicheldrüsenentzündung)

Ein gehäufter Teelöffel der Blätter wurde mit einem halben Liter kochendem Wasser überbrüht, 30 Minuten ziehen gelassen und täglich auf vier Dosen verteilt getrunken. Auch in Form eines Brandy-Auszugs (40 Prozent) wurden Bärentraubenblätter angewendet, indem man sie mit Brandy bedeckt ein bis zwei Wochen zugedeckt ziehen ließ, danach ein Teelöffel eingeweichte Blätter mit einer Tasse kochendem Wasser übergoss und hiervon zwei bis drei Tassen täglich trank. Zehn bis 20 Tropfen Bärentraubentinktur wurden bei dieser Anwendung auch mit Pappeltinktur (*Populus tremuloides* Michx.) kombiniert.

Hepatitis

Kaltauszug oder Teezubereitung aus Bärentraubenblättern galt auch als heilsam bei Hepatitis (Leberentzündung).

Durchfall bei Kindern

Hierzu vermischte man Bärentraubenbeeren mit Fett und gab es bei Durchfall. In Europa galt Tee aus den Blättern als mildes Mittel gegen Durchfall.

Abführmittel

Rohe Beeren wurden bei Verstopfung gegessen.

Zuckerkrankheit (Diabetes mellitus)

In leichten Fällen wurden zehn bis 20 Tropfen Bärentraubentinktur zusammen mit 20 bis 40 Tropfen Heidelbeertinktur (*Vaccinium myrtillus* L.) drei- bis fünfmal täglich verabreicht.

Bärentraubenbeeren, -blätter- und -Rindenextrakte wurden ebenfalls bei Diabetes angewendet. Heiler der Delawaren warnten jedoch vor exzessivem Gebrauch von Blättern und Rinde, da chronische Vergiftungen entstehen könnten. Durch die Verwendung des nachfolgend beschriebenen Kaltauszuges könne dies vermieden werden. Eine Studie mit verschiedenen Beerenextrakten an übergewichtigen Ratten konnte deutliche günstige Effekte auf die Insulinausschüttung und ein reduziertes Risiko für Fettleber aufzeigen, wenn Bärentraubenbeeren-Extrakt dabei war.[52]

Bei Zuckerkrankheit hat sich in meiner Praxis auch öfter die Einnahme von täglich 200 Milliliter naturtrübem sauer vergorenem Apfelmost bewährt, der auch Apfelwein oder Cidre genannt wird.

Beruhigungsmittel

Der Kaltauszug soll als mildes nervenberuhigendes Mittel eingesetzt worden sein. Zur Betäubung oder für Menschen, die »verrückt« zu werden schienen, verbrannte man bei den Cheyenne die Blätter. Dies geschah auch, um »böse Geister« zu vertreiben. Damit wurden oft Krankheitserscheinungen bezeichnet, die »aus dem Nichts« zu kommen schienen, deren Ursachen also nicht sichtbar waren, wie zum Beispiel Infektionskrankheiten, aber auch psychische Erkrankungen.

Krebs

Bärentraubenblätter-Extrakte zeigten in Laborstudien eine wachstumshemmende Wirkungen auf menschliche Krebszellen.[53]

Allgemein bei Krankheit

Die Ojibwe bereiteten Tee aus zerstampften Blättern und wuschen damit den Körper kranker Personen.

Als Jungbrunnen

Eine Zubereitung aus Bärentraubenbeeren, anderen Kräutern, Honig und Blütenpollen soll im Ruf gestanden sein, ein gesundes und hohes Alter zu begünstigen, wenn man die Mischung ab dem sechzigsten Lebensjahr regelmäßig einnehme.

Verschiedene heilkundliche Zubereitungsarten

REZEPT FÜR STARKEN ABSUD NACH HEINZ-J. STAMMEL

30 Gramm Blätter in einem Liter Wasser etwa 30 Minuten lang ab- und einkochen. Über den Tag verteilt in kleinen Schlucken einnehmen (schmeckt sehr bitter-herb).

REZEPT FÜR KALTAUSZUG

50 Gramm Beeren, Blätter und zerquetschte Rinde mit einem Liter Wasser 24 Stunden lang stehen lassen. Den Auszug absieben und leicht erwärmt (nicht heißer als lauwarm, nicht kochen!) in kleinen Schlucken über den Tag verteilt einnehmen.

REZEPT FÜR TINKTUR

60 Gramm Blätter, zehn Gramm Beeren und zehn Gramm Rinde im Mörser zerquetschen, dann mit einem Liter Brandy übergießen und ein bis zwei Wochen stehen lassen. Vier bis fünf Mal täglich einen Esslöffel in einer Tasse kaltem Wasser einnehmen.

KALTAUSZÜGE, UM NEBENWIRKUNGEN ZU VERMEIDEN

Bei manchen indigenen Stämmen werden Beeren, Blätter und Rinde zwölf Stunden nur in kaltem Wasser angesetzt und nicht gekocht. Dies passiert, um die Magenschleimhäute weniger zu reizen und Vergiftungen zu vermeiden, die bei exzessiver Anwendung der Abkochung entstehen könnten. Der Kaltauszug enthält mehr Arbutin und weniger Tannine (Gerbstoffe, die man für eine mögliche magenreizende Wirkung verantwortlich macht) als der Heißwasserauszug. Kaltauszug ist also besser magenverträglich und wirkt wohl stärker antibakteriell als Tee oder Abkochung. Letztere enthalten mehr Gerbstoffe und wirken daher besser zusammenziehend.

Homöopathische Anwendung der Bärentraube

Hier sind die Anwendungsgebiete Blasenbeschwerden mit Brennen und schleimigem oder blutigem Urin, Nierenbeckenentzündung sowie Nierensteine. Bei Pyelitis (Nierenbeckenentzündung) wird eine Verreibung aus den Blättern empfohlen. Böricke gibt als Tagesdosis fünf bis 30 Tropfen der Urtinktur an.[54]

Pferdemedizin in Kanada

Nach Pferderennen gilt in British Columbia, Kanada, das Füttern von Bärentraubenblättern als nierenstärkend. Auch bei Blaseninfekten oder Beinschwellungen verfüttert man den Tieren eine Mischung aus dem Pulver oberirdischer Pflanzenteile der Bärentraube und zerkleinerten oder pulverisierten Löwenzahnblättern (*Taraxacum officinale* sensu latissimo agg.), so viel das Pferd fressen will, bis die Schwellungen oder das erschwerte Wasserlassen abklingen. Petersilie, *Petroselinum crispum* (Mill) Fuss, wird hierbei ein- oder mehrmals täglich zugefügt, bis der Urin klar ist.[55]

Warnhinweise für die Anwendung von Bärentraubenblätter-Tee und der Einzelsubstanz Hydroquinon

Nicht zu lange anwenden

Wegen der in der Pflanze enthaltenen Substanz Hydroquinon wird in manchen Quellen von einer länger als acht Tage dauernden Einnahme und kurmäßigen Anwendung häufiger als fünf Mal im Jahr abgeraten. Dies wegen vermuteter leberschädigender und krebserregender Eigenschaften dieser Einzelsubstanz. Auch wird bei der europäischen Heilmittelbehörde EMA erwähnt, dass durch den hohen Tanningehalt Magenkrämpfe, Übelkeit, Erbrechen und Verstopfung auftreten könnten.

Bei den nordamerikanischen Natives waren ebenfalls Nebenwirkungen bei zu langer Einnahme von Bärentraubenmedizin bekannt. Sicher kommt es auf die Zubereitungs- und Anwendungsform an. Generell sollten die Vorsichtsmaßnahmen beachtet und die Einnahme zeitlich begrenzt werden. Dann sollten keine schädlichen Nebenwirkungen auftreten, was ich aus eigener Erfahrung bestätigen kann.

Die erwähnte Studie der Kombination eines hydroalkoholischen Extraktes von Löwenzahn und Bärentraubenblättern zeigte nach einer Daueranwendung von immerhin einem ganzen Jahr keine Nebenwirkungen bei den behandelten Personen.

Bärentraubenblätter-Zubereitungen enthalten nicht nur Hydroquinon (das übrigens auch in Kaffee, Tee, Birnen und anderen Lebensmitteln vorkommt), sondern noch viele weitere Inhaltsstoffe. Oft ist in der Pflanzenheilkunde zu beobachten, dass gerade bei Anwendung des Vollauszugs einer Pflanze, bei dem alle Inhaltsstoffe zusammenwirken können, Nebenwirkungen von Einzelsubstanzen ausgeglichen werden.

Nicht in Schwangerschaft, Stillzeit und bei Kindern unter zwölf Jahren

Weil Bärentraubenblätter (wahrscheinlich am ehesten im Kaltauszug) möglicherweise Wehen stimulieren und einen zusammenziehenden Effekt auf die Gebärmutter haben können, dürfen sie nicht bei Schwangeren und Stillenden verwendet werden. Dieser wehenstimulierende Effekt, für den es Hinweise aus der indigenen Volkstradition gibt, könnte bei kurzfristiger Anwendung während der Geburt genutzt werden. Wissenschaftliche Belege gibt es hierzu noch keine.

Für die Anwendung bei Kindern unter zwölf Jahren gibt es keine Forschungsarbeiten, sodass hier zur Vorsicht davon abgeraten wird.

Anwendung bei Nierenerkrankungen fraglich

In England gelten Bärentraubenblätter-Zubereitungen als kontraindiziert bei Nierenerkrankungen. Für diese Anwendungseinschränkung scheint es keine stichhaltigen Daten zu geben. Sie steht auch im Widerspruch zu den Erfahrungen mehrerer nordamerikanischer Völker, die Bärentraubenzubereitungen gerade bei Nierenerkrankungen und zur Stärkung der Niere einsetzten. Ich empfehle, während der Einnahme von Bärentraubenzubereitungen zur Sicherheit, die Nierenwerte regelmäßig zu kontrollieren.

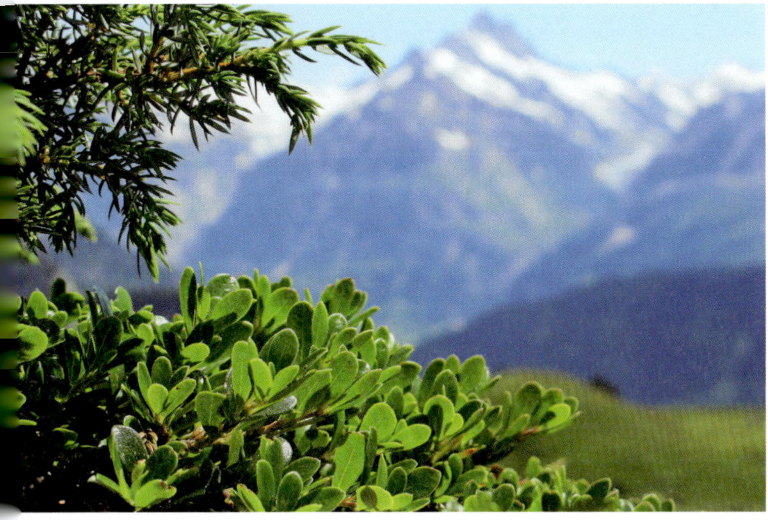

Bärentraube neben Wacholder, *Arctostaphylos uva-ursi* (L.) Spreng, Berner Oberland im August

Bären, Beeren, Blasenbeschwerden und die Angst

In der Sprache finden sich Redewendungen über den Zusammenhang von Nieren und Blase sowie dem Gefühl der Angst wie »sich vor Angst in die Hosen machen«. Unwillkürliches Urinieren ist immer ein Zeichen von Schock, von überfordernden Angst erzeugenden Situationen oder Ereignissen. Man kann auch vor Angst erstarren oder zittern. Denn Angst bremst den Energiefluss, den Lebensfluss, so wie die Eiseskälte des Winters die Gewässer erstarren lässt. Sie steht dem Urvertrauen ins Leben entgegen.

In der Traditionellen Chinesischen Medizin sind Nieren und Blase dem großen Yin und dem Element Wasser zugeordnet. Furcht und Angst sowie Schockereignisse sind die dazugehörigen Emotionen, die zu einer ähnlichen Lähmung des Organismus führen können wie temperaturbedingte Kälte, aber auch emotionale Kälte.

Die Bärentraube hat eindeutig einen Bezug zum freien Wasserfluss, zu Niere und Blase. Sie kann den Fluss erhalten, Steinbildungen vorbeugen, beim Bären auch während des Winterschlafes. Indigene Völker berichten über psychisch ausgleichende Wirkungen. Bärentraube scheint eine vorbeugende Medizin gegen Angst und Erstarrung mit Bezug zur Nierenenergie darzustellen.

Ihre Hauptwirkungen finden sich gerade dort, wo der intimste Kontakt zwischen Menschen stattfindet, nämlich an der Haut, Mund- und Genitalschleimhaut sowie bei Blase und Genitalorganen. Erkrankungen in diesen Bereichen können Hinweise auf Schwierigkeiten in der Beziehung zu geliebten Menschen geben und auf Ängste hinweisen (müssen es aber nicht).

Unter den Tieren ist es gerade der Bär, der dem Menschen gegen Ängste beisteht. Teddybären sind das von Kindern mit Abstand bevorzugte Lieblingstier, das ihnen in der Dunkelheit der Nacht, gegen Ängste und Alleinsein helfen kann.

Und auch die »Bärenpflanzen« Bärentraube, Heidelbeere und Preiselbeere werden bei Beschwerden der Organe Niere, Blase, Haut und Schleimhaut, die mit Ängsten assoziiert sein können, volksheilkundlich eingesetzt.

In dieser Kraft steht die Bärentraube mit ihrer Medizin aus Blättern, Stängeln und Beeren. So wie sie mit ihren immergrünen Blättern der Eiseskälte des hohen Nordens widersteht, kann sie Winter- und Altersstarre vorbeugen und damit den Wasser-, Gedanken- und Lebensfluss in Gang halten, damit die wärmende Liebeskraft bleibt und keine Ängste entstehen können. Vielleicht gilt sie deshalb bei den nordamerikanischen Indigenen als starke Medizinpflanze und gehört auch zur heiligen Pfeifenzeremonie dazu.

Rauchtabak, Rasseln und wasserdichte Körbe

Nicht nur für heilkundliche Zwecke lässt sich die Bärentraube verwenden. Eine große Tradition vieler nordamerikanischer Völker ist es, Bärentraubenblätter unter den Pfeifentabak zu mischen. Für eine mögliche Zubereitungsart werden 100 Gramm frische Bärentraubenblätter mit Apfelscheiben vermischt, um sie feucht und weich zu bekommen, sodass man die Blätter dann in haarfeine Streifen schneiden kann. Diese Streifen wurden mit 300 Gramm Pfeifentabak vermischt und erst nach drei Tagen Ruhephase geraucht.

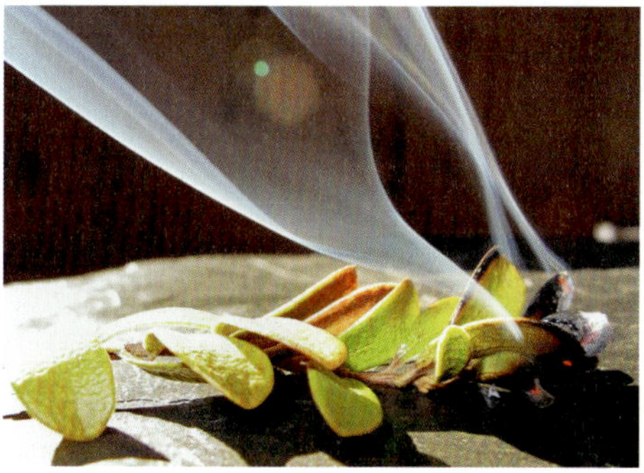

Räuchern mit getrocknetem Bärentraubenzweig, *Arctostaphylos uva-ursi* (L.) Spreng

Auch getrocknet oder geröstet und dann mit Tabak vermischt wurden sie geraucht und galten mancherorts als glücksbringend. Die Mischung der heiligen Pfeife der Native Americans beinhaltete Tabak sowie verschiedene Kräuterzutaten, zu denen Bärentraubenblätter, seidenhaariger Hartriegel (*Cornus amomum* Mill) und Skunkbusch-Blätter (*Rhus trilobata* Nutt.) gehören konnten. Wenn Tabak fehlte, galten Bärentraubenblätter als Ersatz. Rauch von Bärentraubenblättern soll Schwindel und leichte Rauschzustände auslösen können, wenn er im Übermaß verwendet wird. Bärentraubenwurzeln wurden bei den Chippewa in der Pfeife geraucht, um Jagdwild anzulocken. Getrocknete Beeren wurden mancherorts verwendet, um Rasseln damit zu füllen. Als Wettervorhersager wertete man üppige Bärentraubenbeeren-Ernten, die einen bevorstehenden harten Winter anzeigten.

In Nordamerika und Europa wurde die ganze Pflanze zum Gerben von Hirsch- und anderem Leder gebraucht, das damit sehr weich werden soll. Auch zum Färben wurden sie eingesetzt. Beeren sollen einen aschgrauen, Blätter einen gelben Farbton erzeugen.

Körbe aus gedrehten Zedernwurzeln konnten wasserdicht gemacht werden, indem sie mit zerstampften Bärentraubenbeeren ausgerieben wurden.

ALPEN-BÄRENTRAUBE

Arctostaphylos alpinus/alpina (L.) Spreng, Bjerg-Melbærris (dän.),
Alpine Bearberry (engl.)

Dies ist die zweite Bärentraubenart, die in den arktischen und Gebirgsregionen der gesamten Nordhalbkugel bis nach Japan verbreitet ist. Die Alpen-Bärentraube unterscheidet sich von der Immergrünen Bärentraube vor allem in ihren Blättern und Beeren. Ihre Blätter sind dünner als die der Immergrünen Bärentraube, länglich-verkehrt-eiförmig geformt, färben sich im Herbst leuchtend rot und werden im Gegensatz zu denen der Immergrünen Bärentraube im Winter abgeworfen. Sie sind haarig bewimpert und am Rand dicht gezähnt. Ihre Beeren sind zuerst rot, färben sich in der Reife aber schwarz und sind essbar.

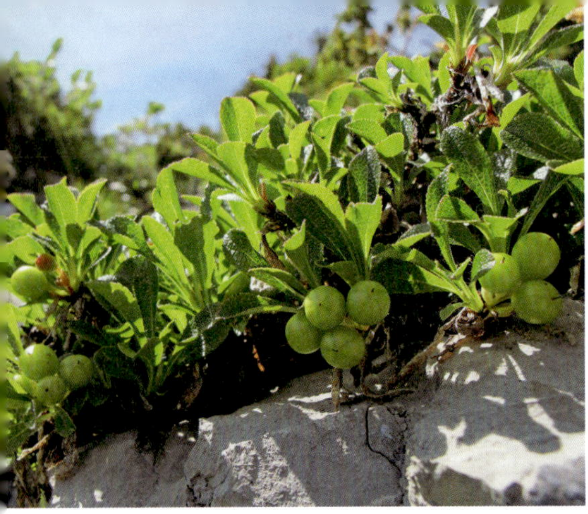 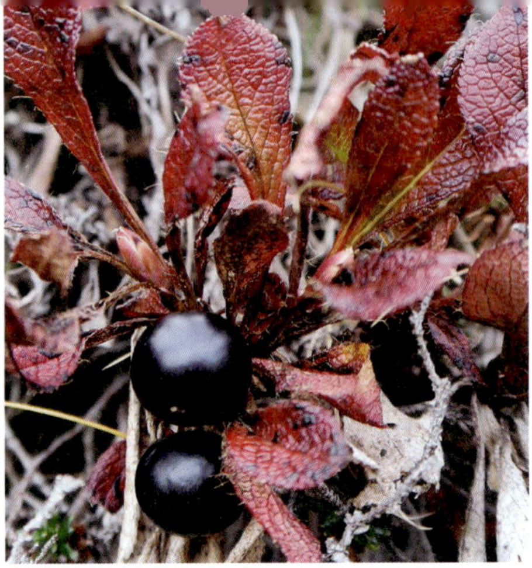

Alpen-Bärentraube mit noch unreifen grünen Beeren links, mit reifen schwarzen Beeren im Oktober rechts

Wertvolle Inhaltsstoffe

Eine finnische Forschergruppe wies auch in den Beeren der Alpen-Bärentraube wertvolle Anthocyanine nach. Vor allem war Cyanidin-3-*O*-galactosid enthalten, daneben Spuren von Cyanidin-3-*O*-Arabinosid und Cyanidin-3-*O*-Glucosid. An Anthocyanin Aglyconen nahm Cyanidin über 99 Prozent Anteil ein. Alle Flavonole bestanden aus Quercetinglycosiden, an Zuckern waren Glucose und Fructose enthalten, den größten Anteil der Fruchtsäuren machte Chinasäure aus.[56]

Diese wertvollen Inhaltsstoffe machen Alpen-Bärentraubenbeeren interessant für medizinische Wirkungen, die der Heidelbeere und Krähenbeere nahe sein können.

Verwendung in der Küche

Die Beeren schmecken saftig, aber etwas bitter. Durch Kochen soll sich der Geschmack verbessern. Bei den nordamerikanischen Indigenen und Inuit verwendete man die Beeren nur in ertragsarmen Jahren, vermischt mit den süßeren Moorbeeren, Heidelbeeren oder anderen Beeren und/oder Zucker. Auch diese Bärentraubenart soll unreif besser schmecken als ganz reif. Laut der kanadischen Inuit-Ältesten Aalasi könne man von den Beeren essen, so viel man wolle, sie seien gut verträglich. Man bewahrte die Beeren als Wintervorrat in Fett oder Öl auf und aß diese Mischung als Beilage zu Fisch- oder Fleischgerichten.

Alpen-Bärentraube als Medizin

Sie wird bei den Inuit weitaus weniger gesammelt und heilkundlich eingesetzt, verglichen mit der Immergrünen Bärentraube. Tee aus der zerstampften Pflanze verwendete man allgemein bei Krankheit sowie gegen Rheuma als Waschung. Gegen Erkrankungen des Blutes wurde eine Abkochung aus der Rinde getrunken. Auch von dieser Art wurden die Blätter bei Medizinzeremonien und zum Rauchen für beruhigende oder betäubende Wirkungen genommen.

PREISELBEERE

Vaccinium vitis-idaea L., Kimmernat (Kalaallit), Tyttebær (dän.), Rock Cranberry, Cowberry (engl.)

Preiselbeeren sind vielen in Form einer leckeren süß-säuerlichen Marmelade bekannt, die traditionell zu Wildgerichten serviert wird. Wahrscheinlich ist diese Kombination der Beeren mit Wild eine Tradition, die bis zur letzten Eiszeit zurückreicht.

Heute wachsen Preiselbeeren vor allem in den Landschaften des Nordpolarkreises und in kühleren Regionen Europas, Nordamerikas und Asiens, insbesondere Tundra- und Bergregionen. Kommerziell angebaut werden sie vor allem in skandinavischen Ländern und Kanada. Ihre großartigen gesundheitlichen und heilenden Wirkungen werden gerade wiederentdeckt, das echte »Coming-out« dieser Power-Beere steht ihr aber noch bevor.

Zurzeit kommt der nahe verwandten großfrüchtigen Moosbeere (auch Cranberry genannt, *Vaccinium macrocarpon* Aiton), die aus den USA stammt, oder anderen bisher exotischen Beeren wie Goji-Beeren (auch Bocksdornbeeren genannt, *Lycium barbarum* L.) aus Asien einiges mehr Aufmerksamkeit zu. Doch warum in die Ferne schweifen, wenn das Gute so nah ist? Preiselbeeren stehen diesen Berühmtheiten in nichts nach.

Pflanzenbeschreibung und Abgrenzung zu anderen Beeren

Wie die Bärentraube, so ist auch die Preiselbeere ein immergrüner Strauch, der fünf bis 30 Zentimeter hoch werden kann. Sie gehört zu den Heidekrautgewächsen (Ericaceae) und mag torfige, saure und feuchte Böden. Auf kalkhaltigem Boden oder in heißen Regionen gedeiht sie nicht. Sie hat derbe, ovale, ein bis drei Zentimeter lange ganzrandige Blätter, die manchmal auch fein gezähnt sein können.

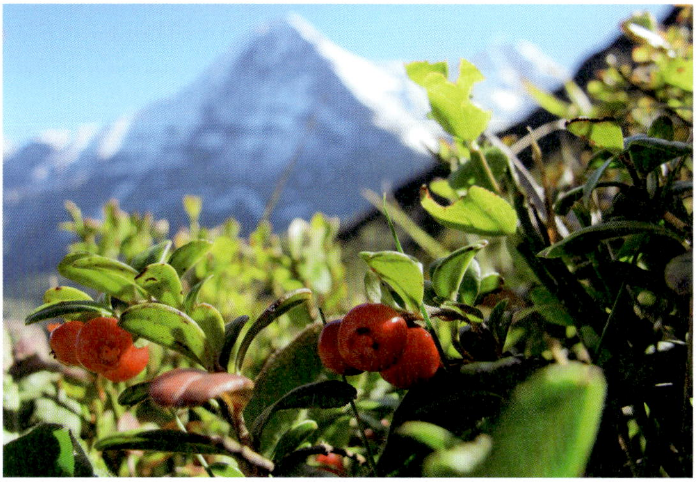

Preiselbeeren, *Vaccinium vitis-idaea* L., vor der Eigernordwand im Juli

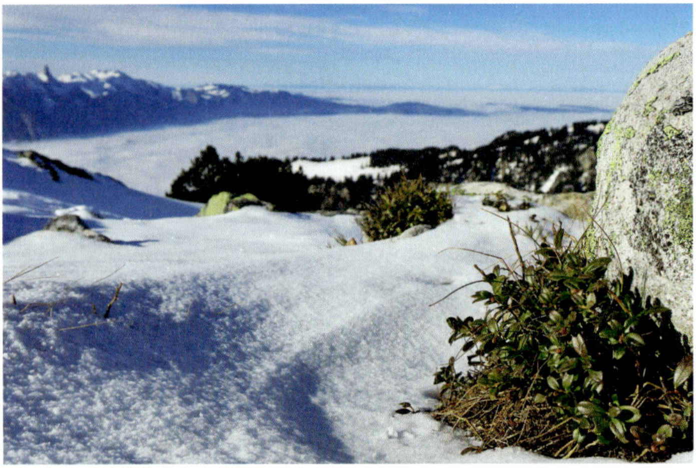

Immergrüner Preiselbeerstrauch, *Vaccinium vitis-idaea* L., Berner Oberland auf 2000 Meter Höhe im Februar

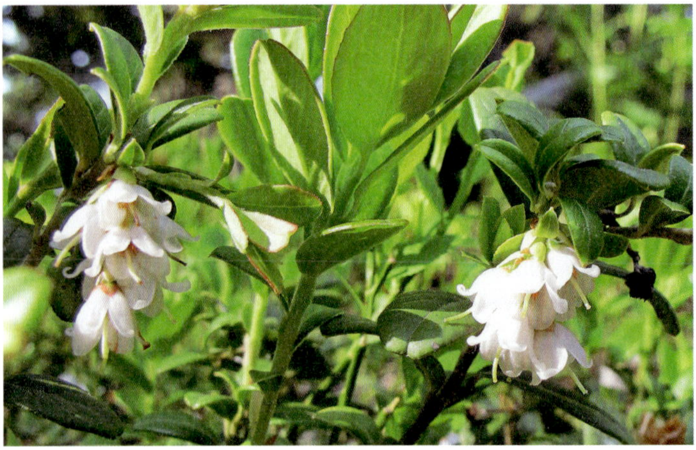

Preiselbeerblüten, *Vaccinium vitis-idaea* L.

Der zähe kleine Strauch ist erstaunlich winterhart und trotzdem immergrün, Temperaturen bis unter minus 40 Grad Celsius kann die Preiselbeere aushalten. Doch benötigt sie eine Schneedecke, um dies ohne Frostschäden überstehen zu können. Sie kann sogar im Winter Fotosynthese und aktive Zuckerproduktion betreiben.

Von der Bärentraube kann man sie anhand ihres etwas verdicktem, leicht nach unten gebogenem Blattrand und der drüsig fein punktierten Blattunterseite unterscheiden. Wie beschrieben, sind Bärentraubenblätter dagegen an der Unterseite netzförmig geadert. Den Unterschied zu anderen verwandten Beeren wie den Heidel- (*Vaccinium myrtillus* L.) und Moorbeeren (*Vaccinium uliginosum* agg.) spürt man gut beim Anfassen der Blätter: Preiselbeerblätter sind um einiges dicker, fleischiger und zäher im Gegensatz zu den fast papierdünnen Heidel- und Moorbeerenblättern.

Die glockenförmigen Blüten der Preiselbeeren sind weiß oder etwas rötlich und hängen in kurzen Trauben an einem Stängel.

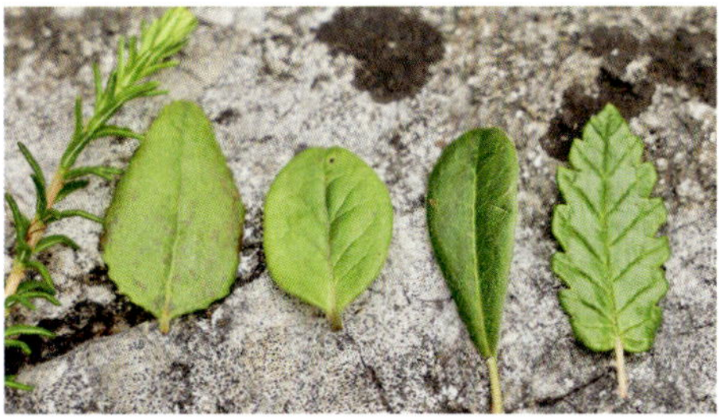 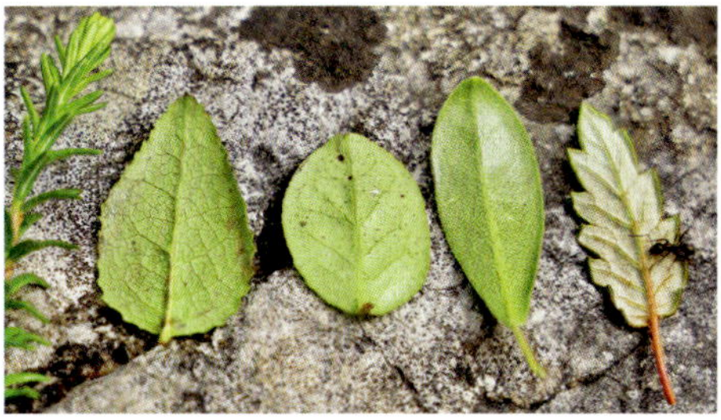

◀ Blattoberseiten verschiedener Beeren und der Silberwurz, von links nach rechts: Krähenbeerenzweig, Blätter der Heidelbeere mit fein gezacktem Rand, Preiselbeere mit glattem Rand und fleischigerem Blatt, Bärentraube mit ovaler Form, die zum Blattansatz hin verschmälert ist, und ganz rechts Silberwurz, deren Blattform einem Eichenblatt ähnelt (aufgrund des stumpf eingeschnittenen Blattrandes und der gut sichtbaren Blattaderung auf der Oberseite)
▶ Blattunterseiten von links nach rechts: Krähenbeere, Heidelbeere, Preiselbeere mit fein punktierter Blattunterseite, Bärentraubenbeere mit netzaderiger Unterseite und Silberwurz mit silbriger Blattunterseite. Die Ameise rechts macht deutlich, wie klein die Blätter sind

Roter Wein der Berge

Der lateinische Name *Vaccinium* stammt möglicherweise von *baccinium* ab, was »Beerenstrauch« bedeutet. Die Zusatzbezeichnung *vitis-idaea* bedeutet »Rebe des Gebirges«. Diese Bezeichnung stammt aus einem Text des griechischen Naturgelehrten Theophrast (371–287 v. Chr.) und wurde anfangs für verschiedene Vacciniumarten verwendet, erst der schwedische Naturforscher Carl von Linné (1707–1778) begann, damit nur die Preiselbeere zu bezeichnen. Aus Heidel- wie auch Preiselbeeren kann Wein bereitet werden und aus den getrockneten gepulverten Preiselbeeren ein rotes Erfrischungsgetränk. »Preisel« soll vom westslawischen *bruslica* abstammen, was »die Beere, die man abstreift« bedeutet.

Inhaltsstoffe von Preiselbeeren

Vitaminreich und konservierend

Die Beeren enthalten Zucker, Vitamin C, Vitamin B1, B2, B3, Beta-Carotin, Kalium, Kalzium, Magnesium, Phosphat, Proanthocyanidine, Flavonoide, Benzoesäure und Syringasäure, Salicylsäure. Folgende Terpenoide sind enthalten: Alpha-Pinen, Beta-Pinen, 1,8-Cineol, Campher, Borneol, Myrcen, Gamma-Terpinen und andere, aromatische Komponenten (Benzen, Toluen, Phenol, Anisaldehyd, Benzaldehyd, Acetophenol[57]). Die enthaltenen Säuren tragen zur guten Haltbarkeit der Beeren bei und werden auch als Lebensmittelzusatzstoffe zum Konservieren verwendet.

Antientzündlich, antimikrobiell, immunmodulierend, leberschützend, krebsvorbeugend

Es sind zudem Oleanolsäure und Ursolsäure enthalten, die zu den Triterpenen gehören und denen antientzündliche, antiulceröse, antimikrobielle, leberschützende, immunmodulierende, cholesterin- und lipidsenkende, antiarteriosklerotische, wundheilende, antikoagulierende und krebsvorbeugende Wirkungen zugesprochen werden. Triterpene sind nicht nur in den Beeren, sondern auch in Preiselbeerblättern nachgewiesen worden, wobei der Gehalt in den im Herbst gesammelten Blättern am höchsten war.[58]

Infektionswidrige und immunstimulierende Flavonoide, besonders Quercetin

Die Inhaltsstoffgruppe der Flavonoide und darunter Anthocyanoside sind für wesentliche und tiefgreifende Heilwirkungen der Preiselbeeren verantwortlich. Unter den Flavonoiden bildet hier Quercetin mit 63 Prozent den größten Anteil.[59]

Die phenolischen Komponenten wie Proanthocyanidine scheinen die hauptsächlich verantwortlichen Substanzen für bakterienhemmende und immunstimulierende Wirkungen zu sein.[60] Diese Stoffe sind auch in anderen Beeren enthalten (Heidel-, Brom- und Aronjabeeren) und werden laut Studien gut vom Körper aufgenommen.[61]

Wertvolle Aminosäuren

Weiter wurde aufgezeigt, dass Preiselbeeren 22 freie Aminosäuren enthalten, darunter auch essenzielle Aminosäuren.[62] Aminosäuren gehören zu den Eiweißen bzw. Proteinen. Essenzielle Aminosäuren können vom menschlichen Körper nicht selbst hergestellt werden, sind jedoch wichtige Bausteine des Stoffwechsels und müssen mit der Nahrung aufgenommen werden. Preiselbeeren sind somit nicht nur eine gesunde, sondern zusammen mit den enthaltenen Zuckern zudem eine nahrhafte Speise. Wenn sie dann noch zusammen mit den kohlenhydratreichen oben beschriebenen Bärentraubenbeeren verzehrt werden, wie bei den Inuit-Völkern üblich, ergibt das eine vollwertige Mahlzeit. Auch die Bären scheinen das zu wissen.

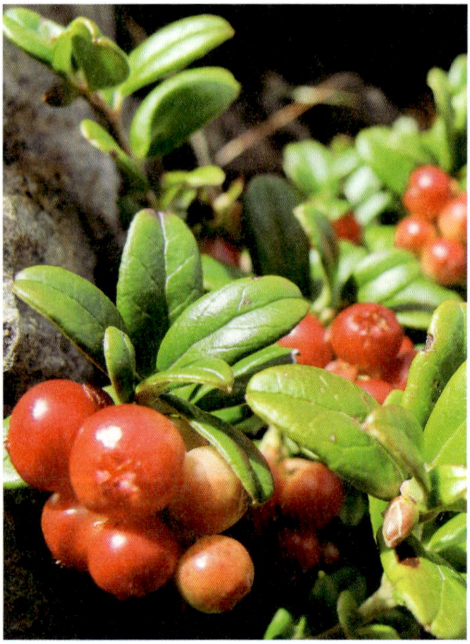

Preiselbeeren, *Vaccinium vitis-ideae* L., Wallis im September. Preiselbeeren sind im Gegensatz zu den härteren braunroten Bärentraubenbeeren kirschrot, ohne Stein, und sie schmecken süß und stark sauer. Bärentraubenbeeren schmecken dagegen mehlig, nur leicht süß und nicht sauer, sie enthalten recht harte Steinkerne

Inhaltsstoffe von Preiselbeerblättern

Preiselbeerblätter enthalten wesentliche Mengen Gerbstoffe (Tannine), und zwar 6 bis 20 Prozent. Außerdem sind 4 bis 9 Prozent Arbutin, 0,25 Prozent Mangan sowie Eisen enthalten.[63] Arbutin ist bei den Blättern der Immergrünen Bärentrauben, *Vaccinium uva-ursi* (L.) Spreng, beschrieben und steht unter anderem im Zusammenhang mit Heilwirkungen bei Infekten von Haut und Schleimhäuten sowie bei Blaseninfekten.

In den Beeren wie auch in den Blättern sind Polyphenole wie Proanthocyanidine, Catechin, Epicatechin, Quercetin und Kaempferol nachgewiesen worden, die für wesentliche Heilwirkungen verantwortlich sind.

Mehr phenolische Komponenten in Preiselbeerblättern als in -beeren

Für Preiselbeerblätter wurde ein höherer Gesamtgehalt an den phenolischen Komponenten Flavonoide, Anthocyanine und Tannine als in den Beeren gefunden. Auch wiesen Preiselbeerblätter stärkere Radikalfänger- und antioxidative Aktivität auf als die Beeren.[64]

Die Preiselbeere als Nahrungspflanze

Beeren, Blüten und Blätter essbar

Die Kalaallit-Inuit bereiten aus Preisel-, Heidel- und den anderen Beeren eine leckere Suppe beziehungsweise ein Kompott. Die Beeren werden gekocht und die oben schwimmenden zerdrückt. Es heißt, der Beerensaft sei der allerbeste Saft. Und auch die Blüten dieser Beeren seien essbar und hätten sehr hohen Nährwert, zudem seien sie zuckersüß! So süß, dass zwischen Bienen und Menschen ein Wettstreit um den Nektar entstehe.

Ölhaltige Blätter von Preisel-, Krähen-, Rausch-, Heidel- und Bärentraubenbeeren

Zu diesen Blättern erklärte mir Angaangaq: »Auch die Blätter kannst du essen, sie sind gut als Gewürz in der Küche. Und sie sind sehr ölig. Alle öligen Pflanzen sind gut für uns, das Öl hat einen großen Einfluss auf uns. Auch die Blätter von Arktischem Wintergrün, *Pyrola grandiflora*. Das Öl dieser Blätter ist gut bei Erkältung, Husten, trockenem Hals, trockener Haut und natürlich auch gut für die Verdauung, den Darm. Wenn du die getrockneten Blätter isst, bekommst du Blähungen und Winde, die Verdauung wird schwieriger und es erzeugt viel Gas. Aber die frischen Blätter mit viel Öl helfen der Verdauung. Das Öl ist sehr gesund und heilt vieles. Wie du dir vorstellen kannst, es ist gut für die Haut, die Augen, das Blut, die Knochen. Alles an diesen Beeren kann gegessen werden: Blüten, Blätter und Beeren.«

Bei den Inuit heißt es, dass die Beeren nach dem ersten Frost ihr volles Aroma entfalten, doch könne man sie auch schon vorher für Marmeladen oder Gelees, Kuchen, Fruchtsaft oder Kompott nutzen. Weil sie sich den ganzen Winter lang halten, kann man sie noch unter dem Schnee sammeln. Das konnte früher in harten Wintern durchaus lebensrettend bei Hungersituationen sein. Bei Anore Jones ist eine eindrückliche, wahre Beeren-Bärengeschichte nachzulesen, in der ein Bär einer ausgehungerten Inupiat-Familie im Winter ein unter dem Schnee liegendes Preiselbeerfeld zeigte und ihnen damit das Leben rettete.[65]

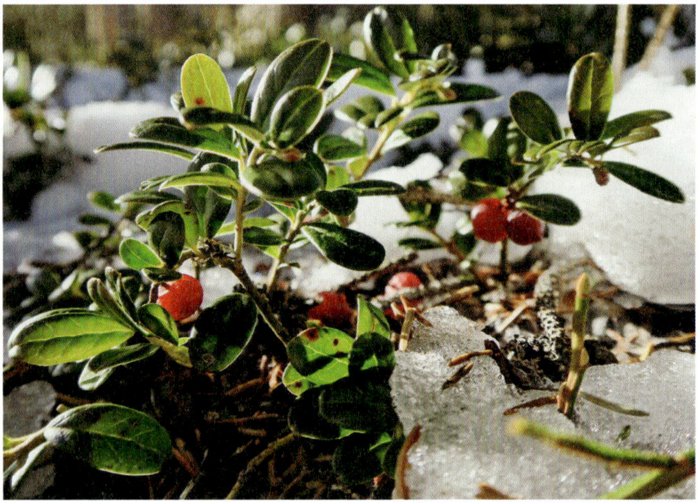

Preiselbeerstrauch, *Vaccinium vitis-idaea* L., mit noch genießbaren Beeren im Winter

Auf einer Grönlandwanderung im Juli fand ich an den Sträuchern noch Preiselbeeren des Vorjahres, die durch Wind und Wetter getrocknet waren. Beim Probieren war ich erstaunt über deren unwahrscheinlich gutes süß-saures Aroma, das sich den ganzen langen und eiskalten arktischen Winter über bewahrt hatte!

Sammelzeit der Blätter und Blüten

Im Frühling können die Blätter für Tee oder als Würze für verschiedene Speisen gesammelt werden. In Grönland hieß es zur Sammelzeit, dass die Blüten rasch verblühen würden und man sie erwischen müsse, bevor sich die Beeren beginnen zu bilden. Wenn die Beerensträucher blühen, kann man die Blätter sammeln und auch essen. Sobald sich die Beeren bilden, seien die Blätter trocken und würden nicht mehr gesammelt, da die Energie dann in die Beere übergehe. Dasselbe gelte auch für die Heidelbeere. Der Genuss von zur richtigen Zeit gesammelten Blättern unterstütze die Verdauung und helfe zum Beispiel gegen Blähungen. Die später, zur Beerenzeit gesammelten Blätter würden jedoch Verstopfung begünstigen.

Traditionelle Beerenspeisen der Inuit

Frische Preisel-, Heidel-, Rausch- oder Krähenbeeren werden pur oder mit etwas Zucker mit den Händen oder einer Gabel zerdrückt. Dann gibt man etwas flüssiges Robbenöl dazu und verzehrt es. Traditionell wurde dies ohne Zucker gegessen oder mit Heidelbeeren gesüßt. Heute wird anstelle von Robbenöl zum Beispiel Kondensmilch oder auch zerlassene Butter beigemischt.

Frische Preiselbeeren kurz in Fett angebraten oder die folgende Marmelade sind als traditionelle Beilage besonders fein zu Wildgerichten und anderen Fleisch- oder Fischspeisen.

REZEPT FÜR PREISELBEERMARMELADE

1 kg Preiselbeeren
500 g Gelierzucker

Die Preiselbeeren waschen, mit dem Zucker in einen Topf geben und fünf bis acht Minuten kochen. Nach fünf Minuten etwas Marmelade auf einen kalten Teller geben und prüfen, ob sie dick genug ist. Falls nicht, noch etwas weiter kochen. Dann in gut verschließbare Gläser abfüllen und kühl und dunkel aufbewahren.

Pulverlimonade
Verzascha und Losch empfahlen, getrocknete und pulverisierte Preiselbeeren mit Wasser anzurühren, das rot wie Wein werde und neben einem guten Geschmack durstlöschend sowie durchfallstillend sei.[66]

Tee aus getrockneten Preiselbeeren
Das ganze Jahr über sind Preiselbeeren getrocknet erhältlich, meist sind sie gefriergetrocknet. Daraus kann man einen feinen Tee bereiten: Drei Esslöffel getrocknete Beeren mit einem Liter Wasser überbrühen, zehn Minuten ziehen lassen und durch ein Sieb pressen. Sie können auch in einem Kaffeebereiter bzw. einer Siebstempelkanne zubereitet werden. Dies gibt einen fast wie Saft schmeckenden Tee und abgekühlt eine Limonade.

Beerenblätter als Gewürz
Angaangaq erzählte, wie die Beerenblätter eine Suppe würzen können: »Wenn du einen besonderen Geschmack möchtest, dann sammelst du die Blätter von nur einer dieser Pflanzen, entweder von Preisel-, Heidel-, Rausch-, Krähenbeere oder auch von Sumpfporst. Du nimmst jeweils nur die Blätter von einer dieser Pflanzen. Und deine Suppe wird … hhhmmmmm … beides, in Aroma und im Geschmack himmlisch gut. Weißt du, wenn im Winter die Jäger nur Robbe gebracht haben und du tagelang nur Robbenfleisch isst, dann möchtest du etwas Abwechslung im Geschmack deiner Suppe.«

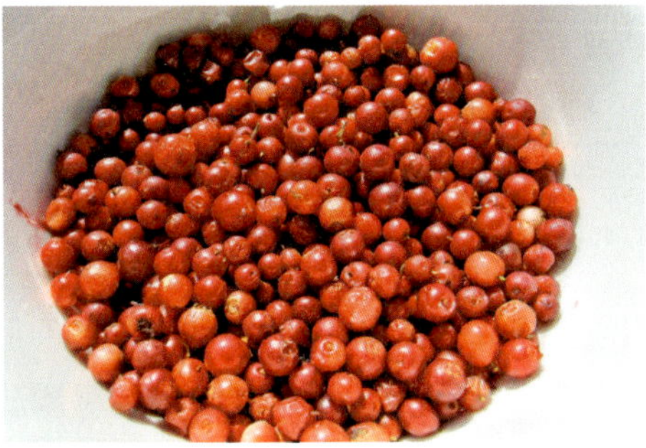

Frische Preiselbeeren aus Wildsammlung vom Schwarzwald im September

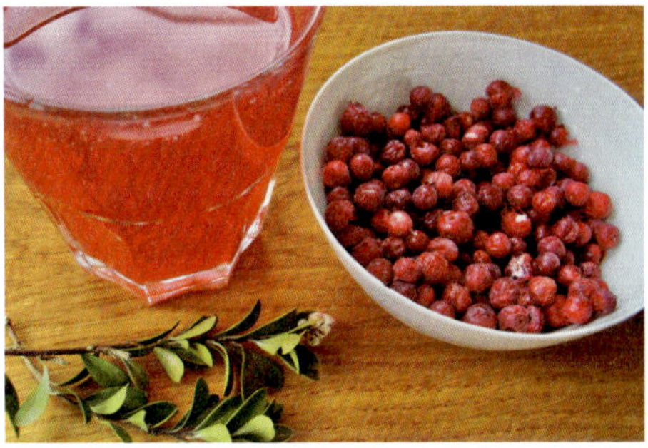

Tee aus getrockneten Preiselbeeren

Preiselbeerblätter-Tee als Grüntee-Ersatz
Mein Großvater bereitete als Haustee und Grüntee-Ersatz eine Mischung aus Erdbeer-, Himbeer- und Brombeerblättern zu gleichen Teilen. Doch auch Preiselbeerblätter gelten, wie bei Madaus[67] erwähnt, als Grüntee-Ersatz, pur oder in Form folgender Teemischung.

PREISELBEER-TEEMISCHUNG

25 g Preiselbeerblätter
50 g Erdbeerblätter
25 g Himbeerblätter

Die getrockneten Blätter vermischen und in einem luftdicht verschlossenen Gefäß im Dunkeln aufbewahren. Der Tee wird mit einem Teelöffel der Mischung auf eine Tasse kochendem Wasser zubereitet, je nach gewünschter Stärke fünf bis zehn Minuten mit Deckel ziehen lassen.

Erdbeer- und Himbeerblätter werden im Frühsommer gesammelt, Preiselbeerblätter haben, wenn sie in Nord- und Mitteleuropa im Herbst gesammelt werden, den höchsten Wirkstoffgehalt. Doch laut den Inuit haben sie den besten Geschmack, wenn man sie vor Erscheinen der Beeren im Frühsommer pflückt.

PREISELBEEREN-EISCHNEE-DESSERT

Eine Tasse frische Preiselbeeren pürieren. Zwei Eiweiße mit ein bis zwei Esslöffeln Zucker zu einem steifen Schnee schlagen, dann das Preiselbeerpüree unterheben und rasch verzehren. Sollten die frischen Preiselbeeren etwas bitter schmecken, was sein kann, wenn sie vor dem ersten Frost gesammelt wurden, dann kann man sie kurz aufkochen und dann erst pürieren.

NAHRHAFTES INUPIAT-INUIT-DESSERT

Diese Speise ist laut Anore Jones ein traditionelles Dessert der Inupiat-Inuit im Nordwesten Alaskas, es wird »Ittukpalak« genannt.

Eine Tasse frischer Fischrogen von eventuellen Häuten befreien und wie Eiweiß zu einem steifen Schnee schlagen (Lachsrogen ist nicht so gut geeignet). Eine Tasse Preiselbeeren pürieren. Beides zusammenmischen und bei Bedarf mit etwas Zucker süßen.

Dieses Rezept geht nur mit frischem Fischrogen. Mit dem bei uns im Handel erhältlichen, mit Salz konservierten Fischrogen gelingt das Dessert nicht, weil der Schnee nicht steif wird und es zu salzig schmeckt.

Traditionell wurde dieses Dessert ungesüßt oder mit süßen Heidelbeeren vermischt gegessen. Statt Preiselbeeren können auch frische Cranberries genommen werden.

Auch mit gefrorenen oder getrockneten Fischeiern, Dosenmilch oder Robbenöl werden Preiselbeeren für eine Nachspeise kombiniert. Gekocht ergeben sie mit Fisch, Fischeiern und Robbenfett eine Hauptspeise. Preiselbeeren können auch kurz in Fett angebraten und als Beilage zu salzigen Hauptspeisen serviert oder zu einer Soße verarbeitet werden.

Puddings werden aus den Beeren zusammen mit Mehl oder Stärke, Zucker und Wasser gekocht.

REZEPT FÜR PREISELBEERPUDDING

250 g frische Preiselbeeren oder 250 ml Preiselbeersaft
3 gestrichene EL Maisstärke
je nach Geschmack 2 bis 3 TL Zucker

Die Beeren mit wenig Wasser kurz aufkochen und pürieren. Die Maisstärke mit wenig kaltem Wasser flüssig rühren, sodass keine Klümpchen mehr enthalten sind. In das Beerenpüree einrühren und unter Rühren auf der heißen Kochplatte dick werden lassen, sodass es gerade nicht kocht. Je nach Geschmack noch mit Zucker süßen, dann in eine mit kaltem Wasser ausgespülte Puddingform füllen und im Kühlschank mindestens sechs Stunden kalt werden lassen.

Das Rezept funktioniert auch mit Preiselbeersaft, der das ganze Jahr in Bioläden, Reformhäusern und Drogerien erhältlich ist.

In Kombination mit anderen getrockneten Beeren oder allein können leckere Beerensoßen als Beilage zu Fleischgerichten, besonders Wild, Pfannkuchen, Kartoffelpuffer oder zu Süßspeisen wie Griespudding, Eiscreme, Joghurt oder Kuchen hergestellt werden. Folgende Preiselbeersoße passt auch gut zu gebackenem Camembert oder lauwarmem Ziegenkäse.

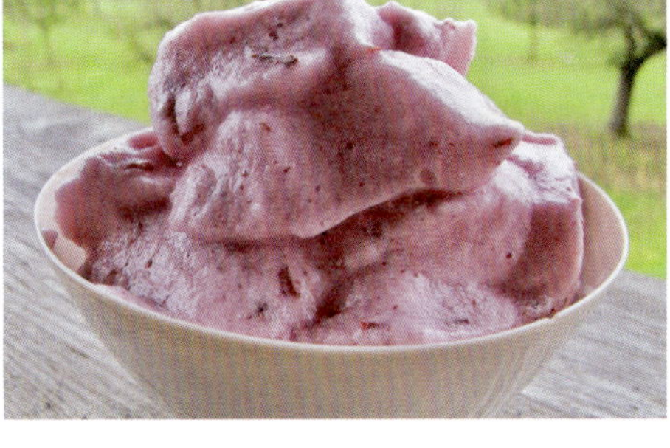

Preiselbeer-Eischnee-Nachspeise

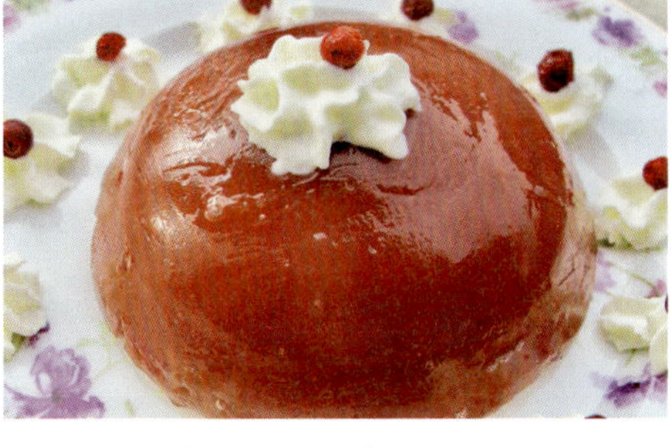

Pudding aus Preiselbeersaft

PREISELBEERSOSSE

2 große Tassen Preiselbeeren, frisch oder gefroren
2 EL Zucker

Die Preiselbeeren mit dem Zucker gut vermischen und zwei Stunden bei Zimmertemperatur stehen lassen. Dabei die Mischung immer wieder durchrühren, bis sich der Zucker ganz aufgelöst hat. Fertig!

Verdünnter gesüßter Preiselbeersaft ist ein feines Erfrischungsgetränk und hat zudem wertvolle Heilwirkungen, auf die nachfolgend eingegangen wird. Er ist im Handel erhältlich.

Die Preiselbeere in Volksheilkunde und Forschung

Nieren- und Blasenbeschwerden

Weitverbreitet in der Volksmedizin Europas ist die Anwendung von Preiselbeeren – frisch, getrocknet, als Tee und vor allem als Saft – zur Behandlung und Vorbeugung von Harnblasenentzündungen, Blasenreizungen und weiteren Blasenbeschwerden sowie Nierensteinen. Preiselbeeren wirken harntreibend und entzündungshemmend.
In folgenden Anwendungsformen kommen die Preiselbeeren zum Einsatz.

PREISELBEERSAFT

100 Milliliter werden ein bis sieben Mal täglich 30 Minuten vor den Mahlzeiten und dazwischen getrunken.

PREISELBEERBLÄTTER-ABKOCHUNG BEI BLASENENTZÜNDUNGEN

Zwei gut gefüllte Esslöffel getrocknete Blätter auf drei Tassen Wasser, 30 Minuten köcheln lassen und über den Tag verteilt trinken. Laut Rudolf Fritz Weiss sei Preiselbeerblätter-Tee im Vergleich zum Bärentraubenblätter-Tee besser magenverträglich.[68]

PREISELBEERBLÄTTER-TEE

Drei bis vier Esslöffel zerkleinerte getrocknete Blätter mit einem viertel Liter kochendem Wasser aufbrühen, zehn Minuten mit Deckel ziehen lassen, bis zu fünf Mal täglich einnehmen.

PREISELBEERBLÄTTER-TINKTUR

Drei Mal täglich ein bis fünf Milliliter der Eins-zu-fünf-Tinktur pur einnehmen, 30 Minuten vor den Mahlzeiten.

Diese Anwendungsformen können nicht nur bei Harnblasenreizungen und -infekten sowie häufigem Wasserlassen, sondern auch bei den weiteren nachfolgend erwähnten Beschwerden eingesetzt werden.

Preiselbeere und Cranberry mit gleicher antiinfektiöser Wirkung
Generell ist die Preiselbeere in der Anwendung bei Blasenbeschwerden nicht so bekannt wie ihre Verwandte, die Cranberry, auch amerikanische großfrüchtige Moosbeere, *Vaccinium macrocarpon* Aiton, genannt. Beide Beeren sind sich in ihren Heilwirkungen sehr ähnlich und können gleichwertig eingesetzt werden. In der Volksheilkunde Europas, vor allem der nördlicheren Länder und Bergregionen, sowie der nordamerikanischen Völker als auch der Inuit-Völker werden Preiselbeeren breit gegen verschiedene Blasen- und Nierenbeschwerden eingesetzt. Forschungen konnten Infekten vorbeugende Wirkungen auf den Harntrakt für beide Beeren belegen.[69] Auch für Preiselbeeren wurden breite antiinfektiöse Wirkungen aufgezeigt, unter anderem auf Escherichia-coli-Bakterien, typische Erreger für Blaseninfekte.

Nierengrieß, Schleim im Urin und Nierensteine
In seinem Kräuterbuch von 1696 empfahl Theodor Zvinger, Preiselbeerpulver zusammen mit Pappelwasser (aus Pappelknospen oder -blättern hergestelltes Destillat) bei Nierengrieß, Nierensteinen und -schleim einzunehmen. Es sollte auch bei Durchfällen und roter Ruhr (blutigen Durchfällen) helfen.[70]

Atemwegs-, Hals-, Schleimhaut- und Zahnfleischinfekte

Preiselbeerzubereitungen gelten als entzündungshemmend, antiviral, antibakteriell und infektwidrig bei Erkältungen, Halsweh, Husten, Abszessen, Wechselfieber, Herpes-Viren. Bei nordamerikanischen Indigenen, in der Mongolei[71] und in Europa gilt der regelmäßige Verzehr von rohen Beeren und das Trinken von oder das Gurgeln mit Preiselbeersaft als heil-

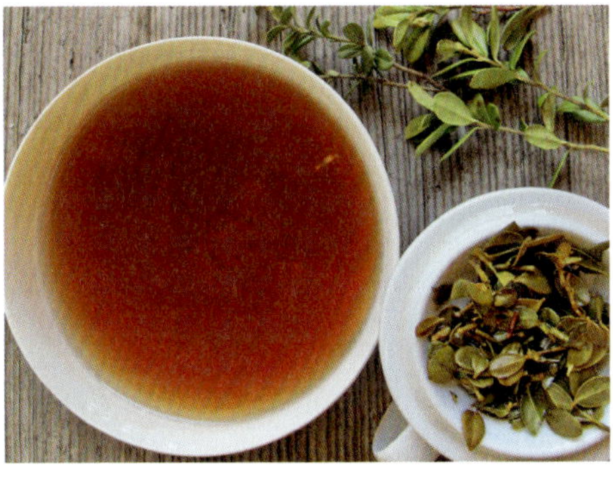

Abkochung (links) aus im April vor der Blüte gesammelten Preiselbeerblättern und -stängeln, *Vaccinium vitis-idaea* L. (ein Esslöffel pro halbem Liter Wasser, 20 Minuten ausgekocht). Oben die frischen Zweige, rechts die ausgekochten Blätter. Das Mittel schmeckt sehr würzig-aromatisch, nicht bitter und milder als Bärentraubenblätter-Tee

sam bei Atemwegs- und Halsinfekten, Fieber sowie bei bakteriellen Abszessen. In Finnland werden die getrockneten Preiselbeerblüten bei Lungeninfekten eingesetzt.

Laborversuche konnten deutliche hemmende Wirkungen von Preiselbeeren auf typische Erkältungs- und Grippeviren (Coxsackie B1-Virus und Influenza-A-Virus H3N2) belegen.[72] Auch auf das Herpes-Simplex-Virus Typ 2 konnten hemmende Effekte aufgezeigt werden. Diese Viren verursachen Infekte wie Fieberbläschen der Schleimhäute von Mund, Augen, Genitalraum, Hirnhautentzündung sowie Infekte von Neugeborenen und immungeschwächten Personen. Viele Menschen leiden an immer wiederkehrenden Infekten mit diesen Herpes-Viren, die vor allem die Genitalschleimhaut befallen. Warum nicht einmal eine Kur mit Preiselbeersaft versuchen? Die Forschungsarbeiten haben sehr günstige Effekte gegen diese Viren gezeigt, allerdings bisher erst im Laborversuch.[73]

Zudem wurden antibakterielle Wirkungen gegen Streptococcus mutans und Fucobacterium nucleatum, die Mundschleimhautinfekte verursachen können[74], sowie gegen Tuberkulose-Bakterien festgestellt.[75] Für ethanolische Preiselbeerblätter-Extrakte wurden Hustenreizlindernde, schleimlösende und antientzündliche Wirkungen gezeigt.[76]

Für Zähne und Zahnfleisch

Preiselbeeranwendungen beugen Parodontose (Zahnfleischschwund) vor, helfen bei Soor (Pilzerkrankung) und Zahnschmerzen. Die indigene nordamerikanische sowie finnische Volksheilkunde kennt das Kauen von rohen Preiselbeeren oder das Trinken von und Spülen mit Preiselbeersaft als Mittel gegen Zahnfleischbeschwerden, Zahnschmerzen oder Pilzinfekte der Mundschleimhaut (Soor). Im Laborversuch und in Patientenstudien konnten eine starke antientzündliche Aktivität, eine Wirkung gegen Soor und mögliche günstige Effekte gegen Parodontose aufgezeigt werden.[77] Dies wird auf die enthaltenen stark antientzündlich wirkenden Polyphenole[78] zurückgeführt sowie auf die anti-lipid-peroxidierenden, freie Radikale abfangenden und anti-superoxid-bildenden Tannine.[79] Zudem wurden starke antimikrobielle Effekte dieser Tannine auf einige der wichtigsten für Parodontose verantwortlichen Bakterien festgestellt.[80]

Die Gesundheit von Zähnen und Zahnfleisch ist für die Gesunderhaltung des gesamten Körpers und für ein langes Leben viel wichtiger, als allgemein bekannt ist. Forschungsstudien zeigen auf, dass die gesamte Bakterienflora des Magen-Darm-Traktes, die mögliche Entwicklung von Entzündungen im ganzen Körper bis hin zur Entstehung von Herz-Kreislauf-Krankheiten und weiterer Beschwerdebilder einen Zusammenhang mit der Zahngesundheit hat.[81]

Beeren und Blätter bei verschiedenen Infekten

Forschungsarbeiten bestätigen den traditionellen Gebrauch von Preiselbeeren bei Infektionen der Schleimhäute. Für die Harnwege sind die Effekte deutlich belegt (wie oben beschrieben). Doch kann man davon ausgehen, dass aufgrund der verschiedenen nachgewiesenen antiviralen und antibakteriellen Wirkmechanismen – Verhinderung des Andockens von Bakterien und Viren an die Schleimhäute oder Verhinderung von deren Vermehrung – der weitere Einsatz auch bei Infekten anderer Schleimhäute wie der Atemwege (bei Erkältungskrankheiten), der Mundschleimhaut (Aphthen, Zahnfleischentzündung und Parodontose), der Genitalschleimhaut (Herpes genitalis) und der Augen (Bindehautentzündungen) sinnvoll ist.

Zusammen mit dem Reichtum an Antioxidantien und Flavonoiden und den starken entzündungshemmenden Eigenschaften ist der Einsatz von Beeren und Blättern der Preiselbeere bei jedem infektiösen Geschehen in diesen Bereichen vielversprechend, wie es auch aus der Volksheilkunde überliefert wird.

Auch die Blätter verwenden

Aufgrund ihres hohen Wirkstoffgehaltes, besonders an phenolischen Komponenten, den starken antioxidativen Wirkungen sowie dem Inhaltsstoff Arbutin, kann man von Preiselbeerblättern ähnliche antiinfektiöse und entzündungshemmende Effekte wie bei den Bärentraubenblättern erwarten. Sie enthalten zwar weniger Arbutin, dafür große Mengen anderer phenolischer Wirkstoffe und sind besser verträglich als Bärentraubenblätter. Für kombinierte Wirkmechanismen und damit eine höhere Effizienz kann der Saft zusammen mit Blättertee oder -abkochung eingenommen werden.

Verdauungsbeschwerden

Bei Durchfällen, Erbrechen und zur Blutstillung

Traditionelle Heiler Nordamerikas setzten Preiselbeeren bei Durchfällen und Erbrechen ein. Auch in Europa beschrieb bereits der englische Kräuterarzt Culpeper (1653) die Preiselbeere als stärker zusammenziehend, verglichen mit der Heidelbeere, und setzte sie zum Stillen jeder Art von »Flüssen«, wie eben auch Durchfällen, ein. Des Weiteren empfahl er die Beeren zum Blutstillen bei Menstruationsstörungen, bei Blutspucken oder jeder anderen Blutung, innerlich oder äußerlich angewendet.[82] Verzascha verordnete, die gedörrten pulverisierten Beeren bei Durchfällen, auch bei blutigen Durchfällen, einzunehmen.[83]

Appetitlosigkeit, Magenbeschwerden

Blätter der Preiselbeere finden aufgrund ihres Arbutingehalts in Finnland Verwendung bei Magenbeschwerden. Die frischen Beeren galten als appetitanregende Speise.

Zuckerkrankheit (Diabetes mellitus)

Hinweise, dass die Einnahme von Preiselbeeren bei Diabetes hilfreich ist, mehren sich. Diese Anwendung ist auch volksmedizinisch bekannt. Preiselbeeren zeigten in einer Forschungsarbeit vergleichbar starke blutzuckersenkende Wirkung wie ein übliches antidiabetisches Medikament, dazu sind sie noch recht schmackhaft und verträglich.

Bei Neigung zu Zuckerkrankheit oder hohen Blutzuckerwerten lohnt es sich, häufig Preiselbeeren frisch, als Püree oder in Form von Saft zu den Mahlzeiten einzunehmen.

TEE BEI ZUCKERKRANKHEIT NACH MADAUS[84]

20 g Heidelbeerblätter (*Fol. Vaccinii myrtilli*)
20 g Löwenzahnkraut (*Herba Taraxaci*)
20 g Preiselbeerblätter (*Fol. Vaccinii vitis*)
40 g Geißrautenkraut (*Herba Galegae officinalis*)

Man überbrüht einen gehäuften Teelöffel davon mit einer Tasse kochendem Wasser, lässt dies zehn Minuten mit Deckel ziehen und trinkt zwei Mal täglich vor dem Essen eine Tasse warm.

Traditionelle indigene Heiler in Nordamerika setzen Preiselbeeren und verwandte Beeren der Vaccinium-Familie wie Heidelbeeren (*Vaccinium myrtillus* L.), amerikanische »Lowbush blueberry« (*Vaccinium angustifolium* Aiton), Cranberrys (großfrüchtige amerikanische Moosbeere, *V. macrocarpon* Aiton) bei Diabetes mellitus ein. Neuere Forschungsstudien unterstützen diesen Anwendungsbereich. Nicht nur bei Einnahme von Preiselbeerpüree zeigte sich ein geringerer Insulinanstieg, sondern auch bei der Einnahme von Erdbeeren (*Fragaria*), Bärentraubenbeeren, Heidelbeeren, Aronjabeeren (auch Apfelbeere genannt) sowie Buchweizen.[85] Für diese antidiabetischen Eigenschaften sind vor allem die enthaltenen Flavonoid-Komponenten verantwortlich.[86]

In einer weiteren Tierversuchsstudie wurden bei der Gabe von Preiselbeersaft schützende Wirkungen auf Arterien, jedoch kein Einfluss auf Blutdruckwerte bei bluthochdruckkranken Ratten festgestellt.[87]

Frauenheilkunde und Geburtshilfe

In Finnland wird Frauen von den Hebammen rund um die Geburt Preiselbeersaft verabreicht, damit sollen Fieber und Blutungen verhindert werden können.

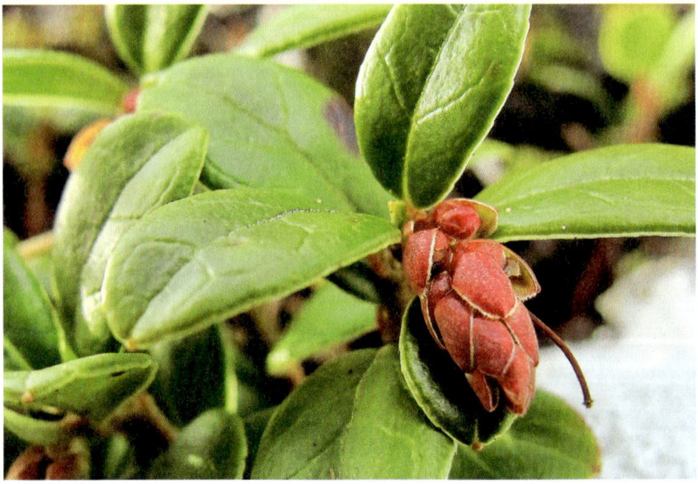

Preiselbeerstrauch mit Blütenknospen, *Vaccinium vitis-idaea* L., Berner Oberland im Februar

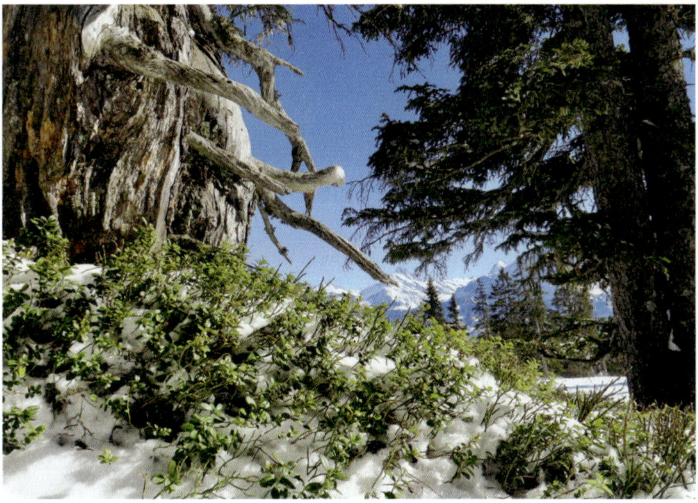

Die immergrünen Preiselbeersträucher im Januarschnee, Berner Oberland

Augenentzündungen, Schneeblindheit

Wie Heidelbeeren sind auch Preiselbeeren reich an Anthocyanidinen. Die in ihnen enthaltenen Antioxidantien und Fänger von freien Radikalen scheinen aber noch stärker als diejenigen von Heidelbeeren zu sein, was sich bereits an ihrer unglaublichen Haltbarkeit über den Winter äußert. Man geht aufgrund dieser Inhaltsstoffe von vorbeugenden Wirkungen auf Lichtschäden und Abbauprozessen im Auge aus, worauf Volkstradition und Forschung hinweisen.

Cree-Heiler setzten bei Augenbeschwerden Preiselbeerzubereitungen ein. In einem Laborversuch schützten Preiselbeer- und Heidelbeerextrakt (*Vaccinium myrtillus*) lichtabsorbierende Netzhautzellen vor Schäden durch blaues LED-Licht.[88]

Nervenstärkung

Für die Nerven gelten Preiselbeeren in der nordamerikanischen indigenen Heilkunde als Tonikum und wurden zur Vorbeugung von Abbauprozessen des Gehirns sowie für ein gesundes Alter eingenommen.

Medizin für ein langes Leben

In der Mongolei gelten Beeren und Blätter der Preiselbeeren als Langlebigkeitsmedizin und stärkend für die Körperkraft. Sie werden volksheilkundlich zudem zur Vorbeugung von Krebs und Rheuma eingesetzt.

Auch in der Forschung zeigten sich Hinweise auf günstige vorbeugende Effekte. So wurden in Tierversuchsstudien immunstimulierende und Strahlenschäden vorbeugende Wirkungen von Anthocyanin-Extrakt aus Preiselbeeren aufgezeigt.[89] Auch zeigten sich schützende Effekte von wässrigem Preiselbeerblätter-Extrakt vor Leberschäden.[90] Des Weiteren schützte Preiselbeerextrakt im Zellversuch vor chemischen krebserregenden Substanzen sowie vor UV-B-Licht und begünstigte den programmierten Zelltod von Blutkrebszellen.

Hierbei fand sich der für diese Wirkungen verantwortliche Gehalt an Antioxidantien und Polyphenolen in grünen (unreifen) Preiselbeeren am höchsten.[91] Die in Preiselbeeren, amerikanischen Moosbeeren (Cranberry, *Vaccinium macrocarpon*) und *Vaccinium angustifolium* (eine amerikanische Heidelbeer-Art) vorkommende Ursolsäure hemmte im Laborversuch zudem das Wachstum von Prostata-Krebszellen.[92]

Es lässt sich vermuten, dass mit Preiselbeerzubereitungen die mögliche Entstehung von Krankheiten wie Krebs und altersbedingte Abbauprozesse günstig beeinflusst werden können, obwohl es bisher keine Studie am Menschen in Bezug auf Krebserkrankungen gibt. Entsprechende Ernährungsempfehlungen mit allgemein beerenreicher Kost lassen sich in vielen Medien finden und erscheinen sinnvoll.

Gemmotherapie

Die Gemmotherapie verwendet einen Glycerin-Alkohol-Auszug aus frischen Knospen, der in Form eines im Handel erhältlichen Sprays in den Mund gesprüht wird. Für die Preiselbeer-Knospen-Zubereitung werden folgende Heilanwendungen genannt: Störung der Darmtätigkeit, chronische Verstopfung, spastisches Kolon (Dickdarmkrämpfe), Blasenentzündung, Uterusfibrom, Probleme nach der Menopause, altersbedingte Gedächtnisstörungen bei der Frau, Gicht, rheumatische Erkrankungen.[93]

Die langlebige Beere für ein langes Leben

Die extreme Überlebensfähigkeit dieses immergrünen Strauches selbst bei minus 40 Grad Celsius ist schon eine Besonderheit, die auf ganz ungewöhnliche Qualitäten hinweist. Die Preiselbeere ist bei den Inuit auch die einzige Beere, die man einfach, ohne sie zu konservieren oder zu trocknen, aufbewahren kann. Und die den ganzen Winter unter der Schneedecke gefunden und gleich verspeist werden kann, auch in unserem feuchten mitteleuropäischen Klima. Andere Beeren sind unter diesen Bedingungen längst verrottet!

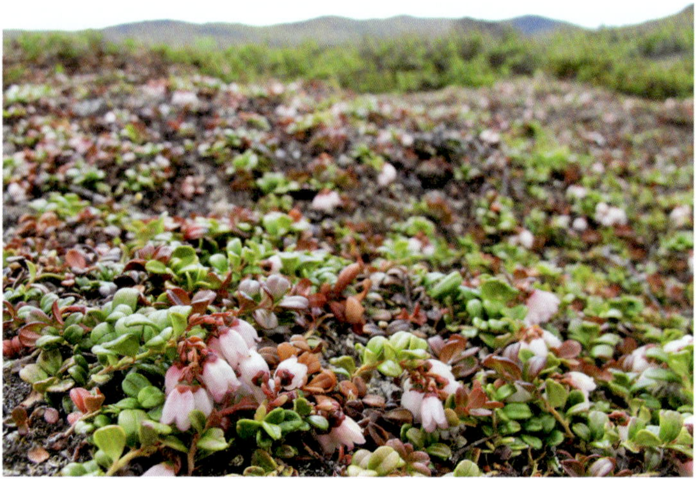

Niedrige Preiselbeersträucher, *Vaccinium vitis-idaea* L., in der Blüte, Grönland im Juli

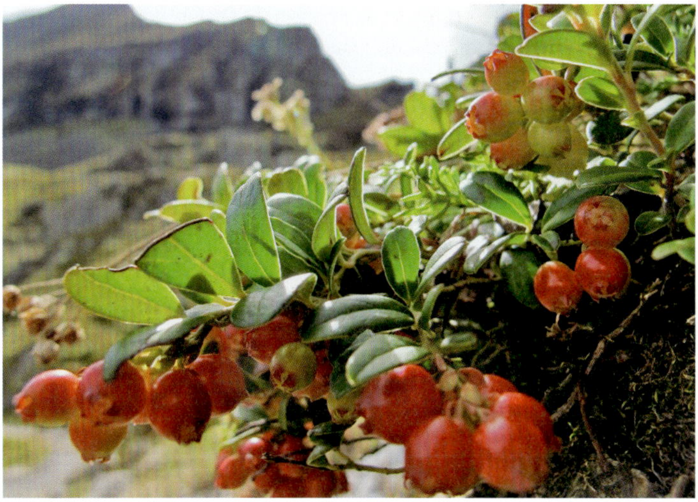

Marienpalm bzw. Preiselbeeren, *Vaccinium vitis-idaea* L., Berner Oberland im Juli

Sie hat mit diesen äußerst kostbaren Eigenschaften schon viele Menschen und Tiere vor dem sicheren Hungertod im Winter gerettet. Und nicht nur das: Ihre ungewöhnlichen Inhaltsstoffe, die ihre eigene Langlebigkeit bedingen, vermögen wohl auch für den Menschen das Leben verlängern zu können, indem sie Abbauprozesse und todbringende Krankheiten wie Krebs vermutlich vorzubeugen vermag. Eine wirklich außergewöhnliche Beere! Kein Wunder, denn Preiselbeeren sind ein besonderes Geschenk der Muttergottes höchstpersönlich an die Menschen, wie man einer Sage aus Tirol entnehmen kann, die diese Qualitäten einbezieht.

Die Sage von der Muttergotteskirsche[94]

Es war noch zu der Zeit, da die Mutter Gottes auf Erden wandelte. Da wohnte hoch droben im Gebirge im Land Tirol ein alter Klausner. Den jammerte die bittere Armut der Leute. Und als einmal die Mutter Gottes durch das Land kam, bat er sie um eine Gnade und sprach: »Erbarme dich der Armut meiner Brüder und beschere ihnen einen Obstsegen, dass sie Nahrung finden auf den Bergen.«

Doch am Fuß der Schneeberge reifen keine Kirschen, was konnte da für die armen Leute geschehen?

Unsere liebe Frau wusste Rat. Sie nahm ihren Blumenkranz vom Haupt (oft wird die Muttergottes mit einem Blumen- und manchmal auch Früchtekranz auf dem Kopf dargestellt, der symbolisiert, dass sie die Fruchtbarkeit der Erde bringt), zerpflückte ihn und streute die Blättlein in den Wind, dass er sie weit hin über Berge und Hänge wehte. Aus diesen Blättlein ist die Preiselbeere erwachsen, die nun auf den Bergen gedeiht und in jedem Sommer, den Gott werden lässt, gute Ernte bringt. Die Preiselbeere aber heißt in Tirol noch heute Muttergotteskirsche, und den kleinen Strauch nennen sie dortzulande Marienpalm und Liebfrauenstrauch.

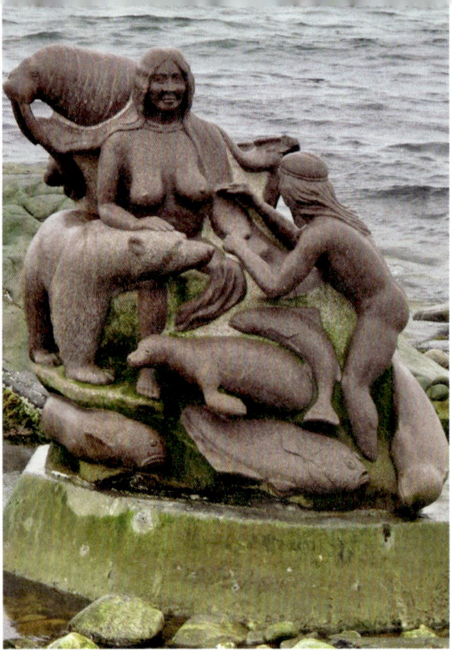

Kunstwerk der Inuit-Fruchtbarkeitsgöttin Senna, die gerade vom Schamanen die Haare gekämmt bekommt, im alten Hafen in Nuuk

Diese Sage hat Ähnlichkeit mit der grönländischen Sage von Senna oder Imap ukua, der Mutter des Meeres.[95] Diese könnte auch als eine Fruchtbarkeitsgöttin beschrieben werden. Es ist zu Beginn eine tragische Geschichte eines Iniut-Mädchens, das im Meer ertrinkt und seither dort wohnt. Immer, wenn die Menschen die Regeln nicht eingehalten haben, zum Beispiel Regeln des Respekts vor den Tieren oder des guten Zusammenlebens untereinander, hält sie die Jagdtiere zurück, und die Menschen müssen hungern.

Erst wenn ein mutiger Schamane es wagt, die gefährliche Reise zu ihr anzutreten und sie zu besänftigen, indem er ihre Haare kämmt und von darin verfangenem menschlichem Unrat befreit, schickt sie die Tiere wieder aus, sodass die Menschen sie jagen und wieder Nahrung haben können. Dafür müssen die Menschen zuvor alles wieder in Ordnung bringen, was sie Ungutes angerichtet hatten.

So steht auch im hohen Norden ähnlich wie bei der Sage in Tirol die Große Mutter in Verbindung mit der Ernährung der Menschen. Im Volk der Kalaallit, das sich in Grönland hauptsächlich von Meerestieren ernährt, bringt sie anstelle von Kirschen Robben und andere Jagdtiere. In Tirol wie im hohen Norden hängt diese Fruchtbarkeit mit den Haaren zusammen, in Tirol ist es der Haarkranz, in Grönland muss das Haar der Großen Mutter gekämmt werden.

HEIDELBEERE

Blaubeere, *Vaccinium myrtillus* L., Kigutaarnat (Kalaallit), Blåbær (dän.)
Blueberry/Bilberry (engl.)

Braunbären lieben Heidelbeeren

In meinem Wohnort Bern gibt es seit 1515 einen Bärengraben, in dem Braunbären gehalten werden. Nicht weit davon entfernt wurde vor ein paar Jahren ein weiteres Gehege speziell für Bären angelegt, der »Bärenwald« im Berner Tierpark. Bei dessen Eröffnung stand in der Berner Zeitung: »Jungbärin Mascha sei als erste ins neue Gehege eingedrungen und zielstrebig auf die Heidelbeeren zugesteuert. Dort habe sich das Tier mitten in den Strauch gesetzt und genüsslich die kleinen Früchte verspiesen.«[96] Sicherlich wurde Mascha von ihrer feinen Nase direkt zu den Beeren gezogen. Wir Menschen müssen die leckeren Beeren dagegen mit den Augen finden.

Pflanzenbeschreibung

Heidelbeeren sind auf der ganzen Nordhalbkugel, in Eurasien und Nordamerika anzutreffen. Sie kommen allerdings nur auf kalkfreien, eher feuchten und humusreichen Böden vor. An kalkfreien Orten kann der ganze Waldboden mit Heidelbeersträuchern bedeckt sein, die bis zu 50 Zentimeter hoch werden.

Ihre jungen Zweige sind grün gefärbt und kantig, wobei die Kanten etwas ausgezogen sind, was mit »geflügelt« beschrieben wird. Die Blätter sind im Sommer grün, haben eine eilanzettliche Form und einen fein gezähnten, flachen Rand. Sie färben sich im Herbst orange bis rot, bevor sie abfallen. Die Blattunterseite ist heller grün und kahl, also unbehaart.

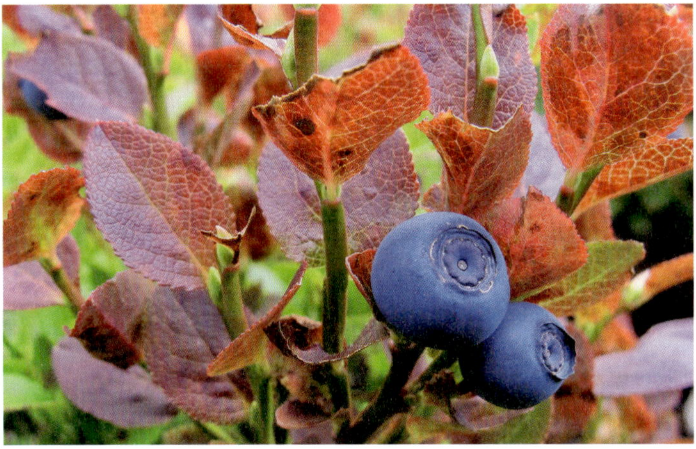

Herbstlich gefärbter Heidelbeerstrauch, *Vaccinium myrtillus* L., Berner Oberland im August

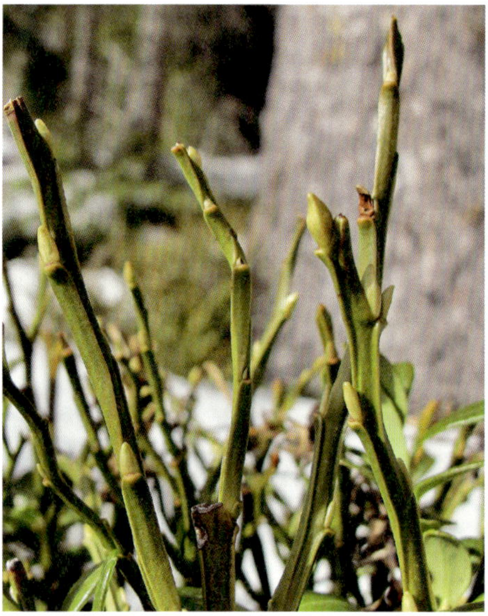
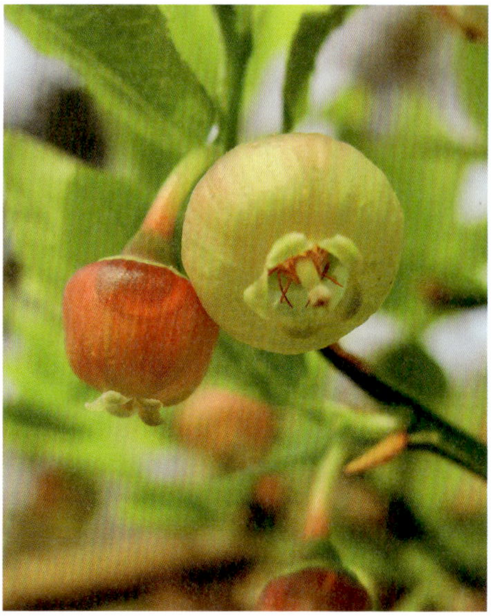

◀ Junge, grün gefärbte und geflügelte Heidelbeerzweige, *Vaccinium myrtillus* L., mit Blattknospen auf 1600 Meter Höhe im März
▶ Heidelbeer-Blüten, *Vaccinium myrtillus* L., Hessen im März. Die Blüten sind hellgrün bis orange-rot gefärbt, haben eine kugelige Form und an der Öffnung vier bis fünf nach außen geschlagene Zipfel

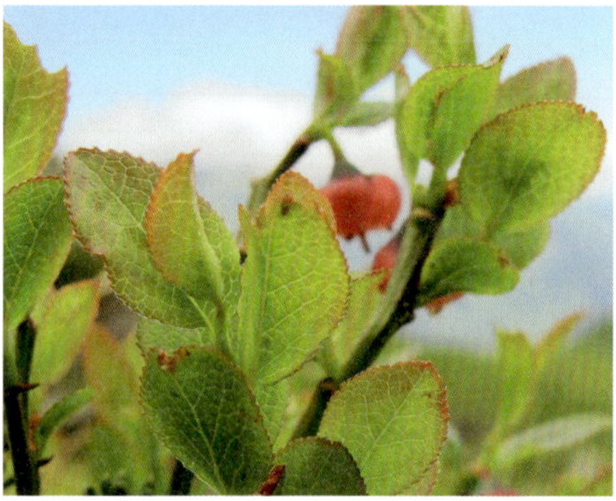
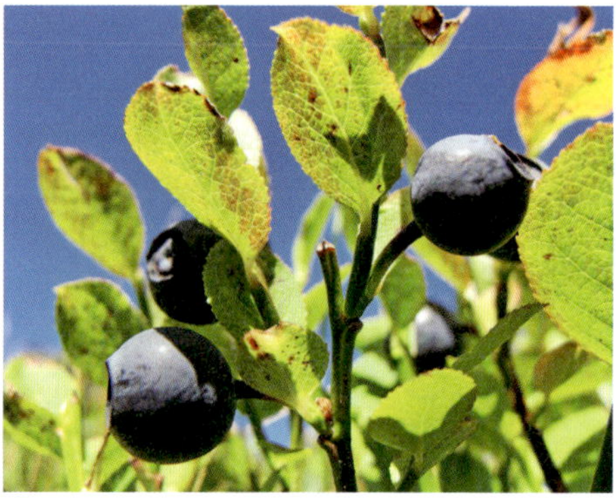

◀ Heidelbeerzweig im Juni, *Vaccinium myrtillus* L. Die Blätter sind am Rand fein gezähnt
▶ Kugelrunde Heidelbeeren, *Vaccinium myrtillus* L.

Heidelbeeren, die fünf bis acht Millimeter im Durchmesser bilden können, sind eine beliebte Speise, nicht nur für Bären, und wohl jedem bekannt. Ihre dunkelblaue Farbe färbt beim Essen Zunge und Zähne blau. Botaniker beschreiben die kugeligen Beeren als bereift, denn ihre Haut schimmert hell, wie wenn sie morgendlichen Reif abbekommen hätten. Dunkelblau sind das Fruchtfleisch sowie der Saft.

Man kann Heidelbeeren leicht mit den manchmal am selben Ort wachsenden Moorbeeren (*Vaccinium uliginosum* L.) verwechseln, was aber nicht schlimm ist, denn Moorbeeren sind ebenfalls gute Speisebeeren und verursachen bei normalem Verzehr entgegen mancher Gerüchte keinen Rausch. Moorbeeren haben eine andere, apfelförmige oder längliche Fruchtform, und ihre Blätter sind am Rand glatt. Außerdem ist das Fruchtfleisch innen weiß bzw. hell im Gegensatz zu den auch innen dunklen Heidelbeeren.

Die Beere der Hirten vom wilden Land

Der Name »Heidel« stammt vom althochdeutschen Wort *heida* ab, das »unbebautes, wild grünendes Land« bezeichnet. Die lateinische Bezeichnung Vaccinium soll vom lateinischen Wort *bacca* herrühren, das »Beere« bedeutet. Wegen der Ähnlichkeit der Heidelbeeren zu den Früchten der Myrte bekam sie den lateinischen Beinamen *myrtilli*.

Volksbezeichnungen wie Hirtenbeere entstanden aufgrund der Beliebtheit dieser wilden Frucht bei Hirten. Weil sie im Heumonat reif ist, heißt sie mancherorts auch Heubeere und nach ihrer Farbe Blaubeere oder Schwarzbeere.

Inhaltsstoffe

Inhaltsstoffe der Beeren

Die Inhaltsstoffe des Heidelbeerstrauches werden seit vielen Jahren intensiv erforscht, denn Beeren sowie Blätter, Stängel und Wurzeln sind ungewöhnlich reich an Antioxidantien. Die Beeren enthalten 0,3 bis 2 Prozent Anthocyanide, die für die blaue Farbe verantwortlich sind. Auch Proanthocyanidine, 5 bis 12 Prozent Tannine, Catechin, Epicatechin, Flavonoide, darunter Quercetinglycoside und Astragalin, Caffeoylchinasäuren, Fruchtsäuren, Invertzucker und Pektine sind enthalten.

In 100 Gramm Heidelbeeren stecken 32 Kilokalorien, 0,6 Gramm Eiweiß, 0,2 Gramm Fett, 6,9 Gramm Kohlenhydrate in Form von Zuckern, 2,5 Gramm Faserstoffe, 3 Milligramm Natrium, 88 Milligramm Kalium, 12 Milligramm Kalzium, 0,5 Milligramm Eisen, 30 Mikrogramm Carotin, 0,03 Milligramm Vitamin B1, 0,03 Milligramm Vitamin B2,

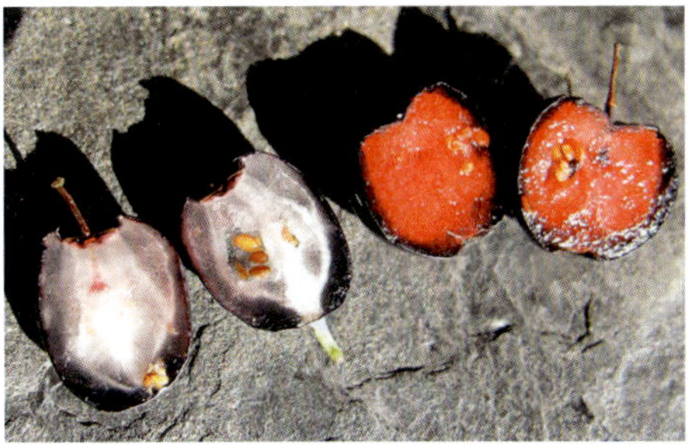

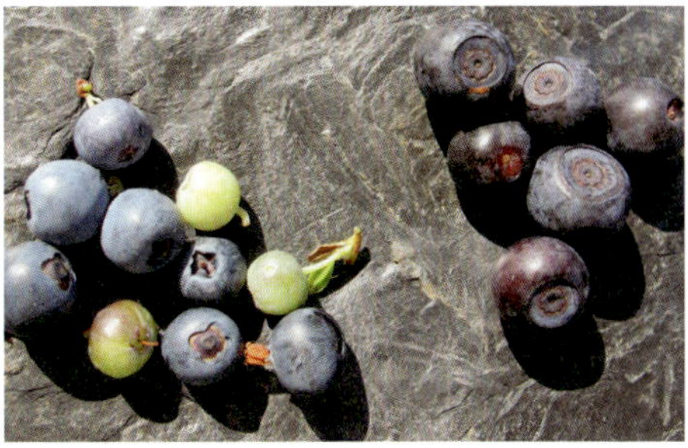

◀ Halbierte Moorbeere links (*Vaccinium uliginosum* L.) mit hellem Fruchtfleisch. Rechts halbierte Heidelbeere (*Vaccinium myrtillus* L.) mit dunklem Fruchtfleisch, das im Herbst noch stärker blau gefärbt sein kann

▶ Links reife und unreife Moorbeeren, *Vaccinium uliginosum* L., rechts Heidelbeeren, *Vaccinium myrtillus* L., im August

17 Milligramm Vitamin C und 6 Mikrogramm Folsäure. Auch Magnesium, Mangan, Phosphor, Schwefel, Zink und andere Mineralien wurden nachgewiesen. Die Samen enthalten 31 Prozent Fett.[97] Somit sind sie eine sehr wertvolle Quelle von Mineralien, Vitaminen und weiteren gesundheitsfördernden Stoffgruppen für Mensch und Tier.

In dem kalt gepressten Öl der in Heidelbeeren enthaltenen Samen wurden reichlich mehrfach ungesättigte Fettsäuren gefunden. Sie enthalten Alpha-Linolensäure zu 29 Prozent und Oleinsäure zu 21 Prozent in einem für das Herz-Kreislauf-System als günstig geltenden Verhältnis von n-3- zu n-6-Fettsäuren mit 1 zu 2. Zudem ist in den Samen reichlich Vitamin E in Form von Alpha-Tocopherol enthalten.[98]

Inhaltsstoffe der Blätter

Gefunden wurden 0,8 bis 6,7 Prozent Gerbstoffe und Gerbstoffbausteine wie Catechin, Epicatechin oder Gallocatechin, Proanthocyanidine, Quercetinglykoside und das Kämpferolglykosid Astragalin, Iridoide, Phenolcarbonsäuren, insbesondere Chlorogensäure, Myrtin und Epimyrtin, manchmal etwas Arbutin. Mangan und Chrom sind in recht hohen Mengen enthalten. Die auch in den Blättern gefundenen potenten Antioxidantien und Polyphenole sind selbst in der Teezubereitung mit kochendem Wasser weiterhin nachweisbar.[99]

Ätherische Öle in Heidelbeerblättern

Aus getrockneten, in Antalya (Türkei) gesammelten Heidelbeerblättern konnten 22 Komponenten ätherischer Öle analysiert werden. Als Hauptkomponenten wurden 1,8-Cineol (41,07 Prozent), β-Linalool (12,72 Prozent), Alpha-Pinen (12,17 Prozent) und Myrtenol (6,84 Prozent) festgestellt.[100]

Hochpotente Antioxidantien auch in Stängeln und Wurzeln

In den Stängeln und Wurzeln der Heidelbeeren wurde der höchste Gehalt an Procyanidindimeren gefunden.[101] Diese hochwirksamen Antioxidantien haben ein zwanzigfach stärkeres antioxidatives Potenzial als Vitamin C und fünfzigfach stärker als Vitamin E. Procyanidindimere sind ebenfalls in Rotwein enthalten und werden mit dessen günstigen Wirkungen auf Herzkreislauf und Durchblutung in Zusammenhang gebracht. Sie stärken zudem Bindegewebe und Blutgefäße.

Inhaltsstoffe in der Wachsschicht der Beerenoberfläche

Heidelbeeren wie auch andere Beeren, wie Preisel-, Moor- und Krähenbeeren, haben an der Oberfläche eine dünne Wachsschicht, die sie vor Austrocknung und Sonnenstrahlung schützt. Analysen dieser Schicht ergaben bei Heidelbeeren reichlich Triterpenoide, wie Lupeol, Alpha- und Beta-Amyrin als Alkohole, sowie die Triterpensäuren Ursolsäure und Oleanolsäure, Fettsäuren, Aldehyde und Ketone.[102]

Schutz vor Abbauprozessen, Entzündungen, Osteoporose und Krebserkrankungen

Antioxidantien verhindern Zellschäden im Körper, zu denen es durch sogenannte freie Radikale (Abbauprodukte des Stoffwechsels) kommen kann. Die Antioxidantien und andere

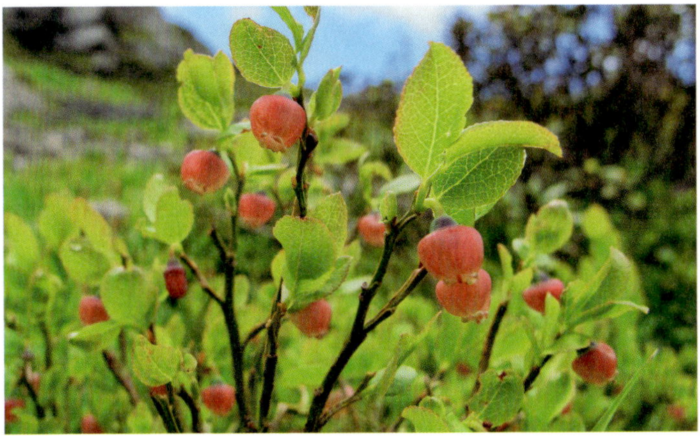

Blühender Heidelbeerstrauch, *Vaccinium myrtillus* L. im Juni

Inhaltsstoffe der Heidelbeerpflanze können den Körper vor Abbauprozessen, Alterungsprozessen, Entzündungen, einem hohen Cholesterinspiegel, Zuckerkrankheit, Übergewicht, Knochenentkalkung (Osteoporose) und sogar vor Krebserkrankungen schützen.[103]

Jahreszeitliche Schwankungen der Inhaltsstoffe

Es verwundert nicht, dass wie für viele Pflanzen auch für den Heidelbeerstrauch aufgezeigt wurde, dass der Gehalt an Inhaltsstoffen jahreszeitlichen Schwankungen unterworfen ist. Nicht umsonst hat man bei den Inuit unterschiedliche Wirkungen zum Beispiel der Blätter beobachtet, je nachdem, ob sie vor oder nach der Blüte gesammelt wurden.[104]

Der Heidelbeerstrauch als Nahrungspflanze

Beeren, Blüten und Blätter kann man essen

Nicht nur die Beeren, sondern auch die Blüten und Blätter des Heidelbeerstrauches können roh oder gekocht gegessen werden. Wenn man obige Analysen berücksichtigt, sind im ganzen Strauch wertvolle Antioxidantien mit günstigen gesundheitlichen Wirkungen enthalten. Auf diese wird im nächsten Kapitel ausführlich eingegangen.

Die Heidelbeere steht für Genuss und Gesundheit. Überaus genüsslich fand ich bereits die frisch verzehrten Blüten in Grönland, sie besaßen ein süßes Honigaroma. Süßer als die Blüten in den Alpen, doch möglicherweise waren dort die fleißigen Bienen schon vor mir dran gewesen.

Heidelbeerblätter-Tee

Aus den Blättern wird in Russland ein Tee bereitet, der als Schwarztee-Ersatz dient.

Unreife und reife Beeren

In der Arktis gelten unreife wie reife Heidelbeeren als gute und an Vitamin C reiche Nahrung, wobei natürlich die reifen Beeren am besten schmecken und man so viele essen kann,

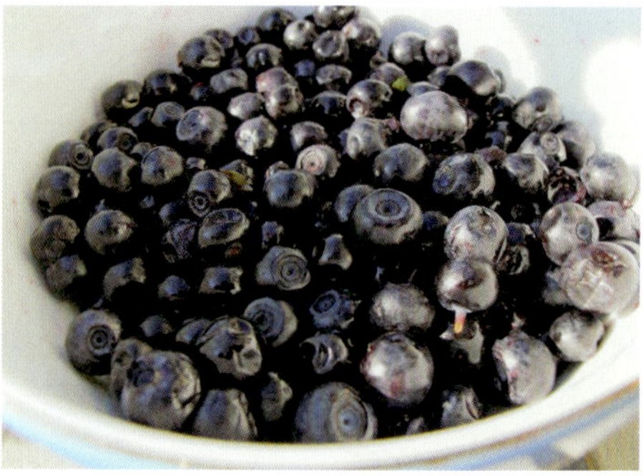 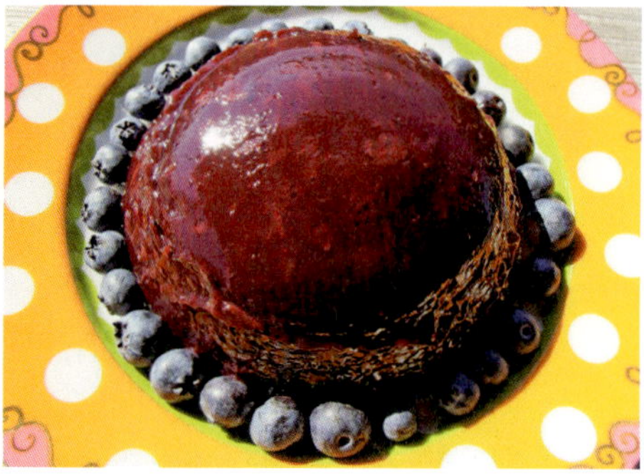

◀ Frische Heidelbeeren, *Vaccinium myrtillus* L., aus Wildsammlung in den Alpen
▶ Heidelbeerpudding

wie man möchte. Die Beeren sind im Herbst am süßesten, wenn sich die Blätter schon rötlich färben.

Die Beeren werden frisch gegessen, zu Kuchen, Muffins, Puddings gekocht oder Getreide- und Gemüsesuppen beigegeben. Beerenpudding kann warm oder kalt verzehrt werden oder bei Zugabe von etwas mehr Wasser als lila Soße zu warmen Kuchen, Brot und Nachtischspeisen serviert werden.

REZEPT FÜR HEIDELBEERPUDDING

250 g frische Heidelbeeren
3 gestrichene EL Maisstärke
2 bis 3 TL Zucker oder Honig

Die Beeren mit wenig Wasser kurz aufkochen und pürieren. Die Stärke mit wenig kaltem Wasser glatt rühren, sodass keine Klümpchen mehr enthalten sind. In das Heidelbeerpüree einrühren und unter Rühren auf der heißen Kochplatte dick werden lassen, sodass es gerade nicht kocht. Mit etwas Zucker oder Honig süßen und in eine mit kaltem Wasser ausgespülte Puddingform füllen. Im Kühlschank mindestens sechs Stunden kalt werden lassen.

Beeren für den Wintervorrat bei den Inuit

Die Beeren werden in Wasser gekocht, mit Krähenbeeren oder Brombeeren gemischt und in einem Fass für den Winter gefroren aufbewahrt. Als wichtige Vitamin-C-Quelle sind sie ein wertvoller Vorrat, wofür man sie auch getrocknet oder in Dosen eingemacht aufbewahrt.

Weiter südlich werden Beeren traditionell zum Beispiel zu Beerenfladen gepresst und auf Holzrosten über dem Feuer getrocknet. Im äußerst trockenen Klima der Arktis kann man Beeren, Kräuter wie auch Fleisch und Fisch viel leichter trocknen als im deutlich feuchteren mitteleuropäischen Klima (weshalb in unserer Tradition Trockenfleisch oft zuerst mariniert, eingesalzen und/oder geräuchert wurde).

Bei mir in der Schweiz wurden die auf Zeitungspapier in der Wohnung ausgebreiteten Beeren wochenlang nicht richtig trocken. Dann trocknete ich sie im Backofen bei niedrigen Temperaturen, denn ich wollte die Vitamine nicht durch zu viel Hitze zerstören. Doch die so getrockneten Beeren bekamen nach einiger Zeit im Schraubglas trotzdem Schimmel. Am besten ist wohl ein Dörrapparat oder das Verfahren des Gefriertrocknens.

Pemmikan

Eine weitere Form, die getrockneten Beeren haltbar zu machen, sind Pemmikan-Zubereitungen. Hierbei werden zerkleinertes Trockenfleisch, Fett und Beeren zusammengeknetet und als haltbare Trockenwurst (auch für unterwegs) eingesetzt.

Getrocknete Beeren werden darüber hinaus für zahlreiche andere Mahlzeiten verwendet. In Wasser eingeweicht werden sie zum Beispiel Broten und Puddings beigefügt oder langsam erwärmt für Soßen, Suppen und Porridge gebraucht. Bei den Inuit-Völkern mariniert man Fleisch und Gemüse mit zu Essig verarbeitetem Beerensaft.

Arktisches Dessert

Aus Seehundfett, das man wie Sahne locker-schaumig schlagen kann und dann zusammen mit frischen oder gefrorenen Beeren und Zucker mischt, wird eine traditionelle Nachspeise zubereitet. Ein für uns etwas exotisch klingendes Inuit-Dessert ist roher Kaviar, der mit frischen oder gefrorenen Heidel- oder Moorbeeren, Robbenöl und Zucker vermischt wird.

Sauer eingelegte Heidelbeeren

Zusammen mit Sauerampferblättern werden die Beeren auch fermentiert, in der Art von Sauerkraut. Oder man kann einen Beerensalat zusammen mit Kartoffeln, Kohl oder Salatblättern zubereiten.

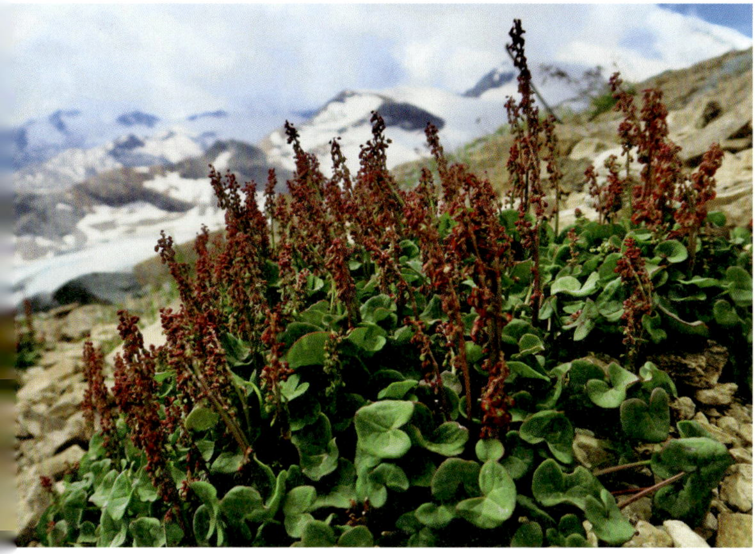

Alpensäuerling, *Oxyria digyna*, eine Sauerampfer-Art, Wallis im Juli. Die Blätter sind essbar und schmecken fein süß-sauer

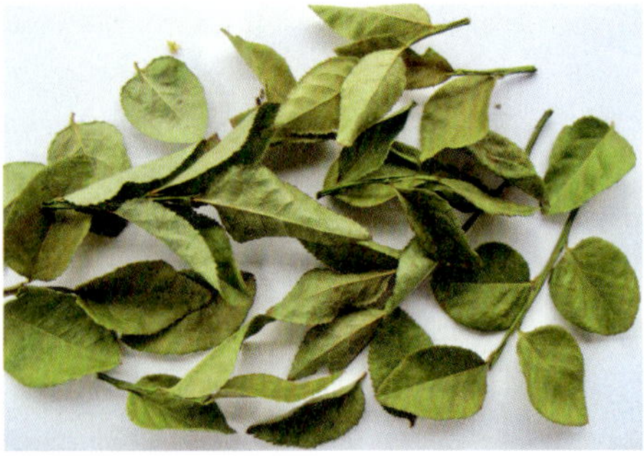 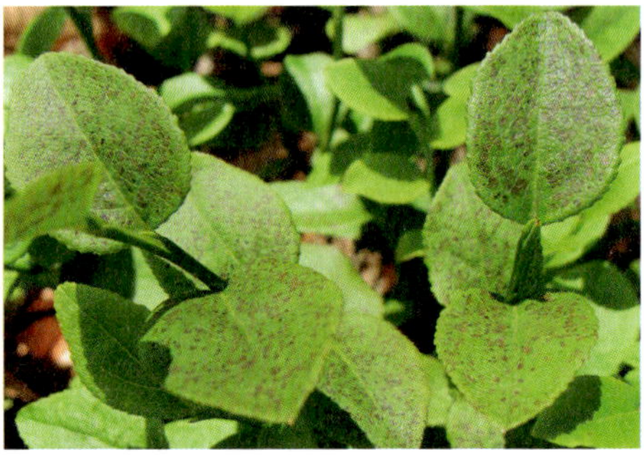

◀ Getrocknete, vor der Blüte gesammelte Heidelbeerblätter, *Vaccinium myrtillus* L.
▶ Heidelbeerblätter, *Vaccinium myrtillus* L., im Mai mit kleinen dunklen Flecken. Diese sollte man nicht sammeln

Sammelzeiten für Beeren und Blätter

Bei den grönländischen Kalaallit heißt es, man solle die Blätter nur sammeln, solange noch keine Beeren sichtbar sind. Also während der Blütezeit und kurz danach. Sobald die Beeren erscheinen, werden die Blätter nicht mehr gesammelt, sie seien dann zu trocken. Das ist bezüglich der Inhaltsstoffe sinnvoll, denn es konnte nachgewiesen werden, dass junge Heidelbeertriebe mehr phenolische Wirkstoffe enthalten als ausgewachsene Triebe.[105]

Beim Sammeln sollte genau hingeschaut und darauf geachtet werden, dass man gesunde Pflanzen verwendet und keine verfärbten, angegrauten oder fleckigen Beeren, Blätter oder Stängel nimmt, die von einem Pilz befallen sein können.

Alte Bräuche um die Sammelzeit der Heidelbeeren aus Deutschland

Heinrich Marzell erwähnt folgende Gepflogenheiten: An Jakobi (25. Juli) gesammelte Beeren sollen nach dem Brauchtum in der Oberpfalz und Nordböhmen besonders wirksam sein. Aus dem Allgäu stammt der Brauch, die »Dreißigsthoadl«, die »im Dreißigst« reifen, zu pflücken. Dies ist die Zeit zwischen Maria Himmelfahrt (15. August) und Mariä Geburt (08. September). In den Alpenländern sind die Sammelzeiten entsprechend den Reifezeiten stark von der Höhenlage abhängig und können von Juni bis zum Oktober oder bis zum ersten Schnee in den Hochlagen dauern.

Eine Kraftsuppe für Kinder, die auch bei Durchfall und Magen-Darm-Problemen hilft

Heidelbeeren wurden von Pfarrer Kneipp bei Durchfall, Verdauungsstörungen und Ruhr empfohlen.[106] Eine alte Anwendung, die auch in Märchen und Legenden vorkommt, ist die süße Suppe bei schwächlichen Kindern oder Kindern mit Magen-Darm-Grippe und Durchfall. Eigentlich schade, dass diese Anwendung nicht mehr so geläufig ist. Sprechen doch die antibakteriellen und entzündungshemmenden Eigenschaften sehr dafür, die besonders und direkt auf die Magen-Darm-Schleimhaut wirken. Zudem sind Heidelbeeren reich an Mineralstoffen und Vitaminen und auch bei längerer Anwendung oder in hohen Dosen unschädlich. Eine ideale Kindermedizin!

Ich war noch ein Kind, etwa fünf Jahre alt, und noch etwas schwach von einer gerade durchgemachten Krankheit. Da wurde mir eine sehr leckere, süße, warme, lila Heidelbeersuppe gekocht. Hmmm ... sie war so fein, und ich spürte, wie meine Kraft zurückkam ... Und dann pflückten wir Heidelbeeren, es waren noch ein paar Blätter mit dran. Da sagte jemand, es sei schade, wenn wir die Blätter wegtun, denn man könne sie auch essen und sie seien sehr gut ... Und dann wachte ich auf. Von Heidelbeeren und vor allem von der guten Suppe kann man offenbar auch träumen.

REZEPT FÜR EINE SÜSSE HEIDELBEERSUPPE

250 g frische oder gefrorene Heidelbeeren
⅛ l Wasser
1 kleine Prise Salz
2 bis 3 EL Honig oder Zucker

Die gewaschenen oder aufgetauten Heidelbeeren mit dem Wasser sanft kochen, bis die Beeren weich sind und schwimmen. Das geht rasch, es dauert zwei bis drei Minuten. Nun die Beeren zerdrücken oder mit dem Pürierstab pürieren. Mit ein wenig Salz würzen und mit Honig oder Zucker süßen.

Als Suppe essen oder als Soße zu Grießbrei, Reisbrei oder anderen Süßspeisen reichen. Möglichst nicht mit Milch kombinieren, weil dann ein Teil der gesunden Wirkungen abgeschwächt wird. Schön ist auch die Kombination mit weißen Eischneeklößchen oder Meringen (Baiser).

Falls die Blaufärbung der Lippen und Zähne stört, kann man diese mit Essig, Zitronensaft oder Johannisbeeren wegbekommen.

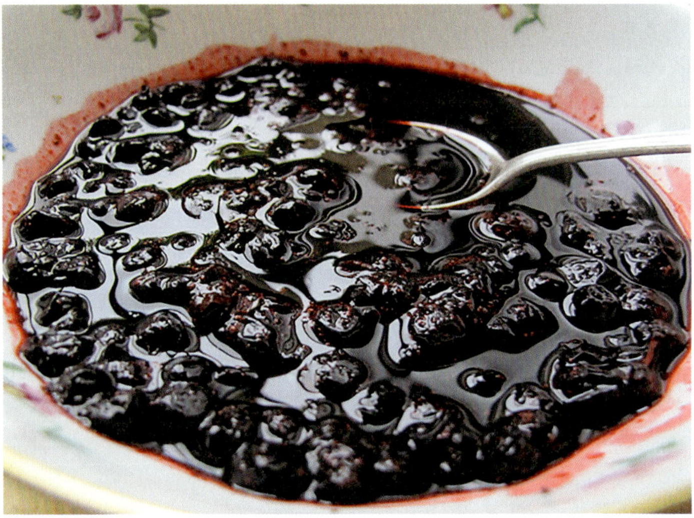

Heidelbeersuppe

Heilwirkungen des Heidelbeerstrauches in Volksmedizin und Wissenschaft

Kein Haushalt ohne Heidelbeervorrat

Bei Kräuterpfarrer Kneipp hieß es, kein Haus solle ohne eine gute Portion gedörrte Heidelbeeren sein. Er empfahl diese sowie eine Heidelbeertinktur (Rezept nachfolgend) als wichtigsten und festen Bestandteil in seiner Hausapotheke.

Für Magen und Darm

In Europa, bei den Inuit, den nordamerikanischen indigenen Völkern und in der chinesischen Volkstradition gilt der Heidelbeerstrauch als heilsam für den Verdauungstrakt. In Europa sowie bei den Inuit werden Heidelbeerzubereitungen bei Magenbeschwerden verwendet. Culpeper erwähnte die Anwendung vor allem bei »hitzigen« Magenbeschwerden.[107] Bei Magenbeschwerden, Magenbrennen, Bauchschmerzen, Übelkeit und Erbrechen kann folgender Tee eingesetzt werden.

HEIDELBEERTEE

20 Gramm getrocknete, pulverisierte Heidelbeeren werden mit 250 Milliliter heißem Wasser aufgegossen und aufgeteilt auf drei Gaben täglich getrunken.

Heidelbeerwurzel-Pulver bei Bauchschmerzen und Blähbauch

Eine weitere Anwendung aus der europäischen Tradition ist laut Hieronimus Bock die Einnahme von getrockneten gepulverten Heidelbeerwurzeln. Diese wurden zu gleichen Teilen mit Anis- und Fenchelwurzel vermischt und mit Zucker zusammen eingenommen: morgens nüchtern ein Suppenlöffel voll.[108]

Blutstillung bei Magenblutungen

Culpeper setzte Heidelbeerwurzeln auch als blutstillendes Mittel bei Magenblutungen ein. Sollte jemand unter Magenblutungen leiden, empfehle ich dringend, rasch medizinische Hilfe aufzusuchen. Denn starke Magenblutungen können lebensbedrohlich sein und man merkt dies oft zu spät. Jedoch finde ich es nützlich, die traditionellen Heilanwendungen zu kennen, insbesondere für Outdoor-Bedingungen weitab von medizinischer Hilfe. Eine Notfallmaßnahme bei akuter Magenblutung möchte ich hier noch aufführen: Man gibt Eiswasser zu trinken, bis die betreffende Person in medizinischer Obhut ist.

Bauchschmerzen, Ruhr und Durchfall

Pfarrer Kneipp empfahl hierbei eine Heidelbeertinktur, die auch dafür gut ist, den Unterleib zu wärmen.

REZEPT FÜR EINE HEIDELBEERTINKTUR

Zwei bis drei Handvoll Heidelbeeren in Branntwein ansetzen, sodass die Beeren gut mit Flüssigkeit bedeckt sind. Dies lässt man drei Wochen oder länger stehen. Laut Kneipp könne die Einwirkzeit auch mehrere Jahre sein, dann werde die Medizin umso stärker. Ab und zu wird geschüttelt. Bei leichten Beschwerden wurden zehn bis zwölf Tropfen auf Zucker, bei stärkeren Beschwerden 30 Tropfen, bei stärksten Beschwerden ein Kaffeelöffel in warmem Wasser eingenommen, was nach acht bis zehn Stunden wiederholt wurde. Dazu wurden Bauchumschläge mit in Heidelbeertinktur getränkten Tüchern empfohlen.[109]

Blutige Durchfälle, Ruhr, Cholera und Typhus
Hierfür wurde Tee aus den Blättern eingenommen oder eine Abkochung aus den Beeren. Bei Ruhr galt oben genannter Tee aus getrockneten pulverisierten Beeren ebenfalls als heilsam. In China wurde eine Heidelbeerkraut-Abkochung zusammen mit Reis gegen Durchfall eingesetzt, wie weiter unten bei »Ochsensehnenreis« beschrieben wird.

Übelkeit, Erbrechen, Appetitlosigkeit
Culpeper beschrieb eine bindende Wirkung auf den Bauch und wendete Heidelbeeren deshalb nicht nur bei Durchfällen, sondern auch bei Übelkeit und Erbrechen an. Er verabreichte Sirup aus eingedicktem Beerensaft oder mit Zucker konserviertes Fruchtmus. Heidelbeersirup wird auch heute volksheilkundlich gegen Durchfälle, inklusive blutige Durchfälle, eingesetzt.

Heidelbeerwein bei Magen-Darm-Beschwerden und Schwäche
Der aus den Beeren bereitete Wein soll nach Anwendungsversuchen in Würzburg von 1889 bei Magen-Darm-Erkrankungen, akuten und chronischen Verdauungsstörungen mit Appetitlosigkeit, Schwächezuständen, verschiedenen Formen von Durchfällen, Blähungsneigung und Darmkatarrhen wirksam gewesen sein, wie von Madaus erwähnt wird.

Heidelbeeröl bei Durchfall und Erbrechen
Beeren und Blätter wurden laut Hieronymus Bock in Olivenöl gekocht, das Öl dann abgesiebt und mit Muskatnuss und Mastixöl (Weihrauchöl) vermischt. Dies wurde lauwarm für Baucheinreibungen bei Durchfällen und Erbrechen verwendet.

Heidelbeersaft-Kur bei Hämorrhoiden
In meiner Praxis habe ich gute Wirkungen gegen Hämorrhoiden beobachtet, wenn man über mindestens acht Wochen eine Kur mit Heidelbeersaft macht. Dabei sollte man täglich ein, besser zwei Gläser Heidelbeersaft (100 Prozent Saft, den man auch verdünnen kann oder entsprechend mehr vom schon verdünnten Saft) trinken, am besten vor dem Mittagessen.

Roh gegen Verstopfung, getrocknet bei Durchfall
Im deutschsprachigen Raum werden rohe Heidelbeeren gegen Verstopfung angewendet, hingegen das wiederholte Kauen getrockneter Heidelbeeren als mildes und unschädliches Mittel gegen Durchfall. Die Anwendung der getrockneten Beeren findet sich auch in der ESCOP-Monografie von 2003[110] sowie der HMPC-Monografie von 2015.[111] Genannt wird dort eine Tagesdosis von 20 bis 60 Gramm der ganzen oder zerkleinerten getrockneten Beeren als Abkochung, drei bis vier Mal täglich eingenommen. Oder die Einnahme in Einzeldosen von fünf bis 15 Gramm in 250 Milliliter Wasser. Dies ist auch für Kinder geeignet. Nach meiner Praxiserfahrung kann ich diese Wirkung bestätigen. Bei lange bestehender starker Verstopfung oder stärkeren Durchfällen müssen manchmal zusätzliche Maßnahmen ergriffen werden.

Frische Heidelbeeren bei Verstopfung
Je nach Schweregrad der Verstopfung werden ein bis drei Tassen voll frische Beeren täglich verzehrt.

Heidelbeerabkochung bei akutem und chronischem Durchfall
Man nimmt einen Teelöffel getrocknete zerriebene Früchte auf eine Tasse Wasser und kocht es kurz. Wiederholt löffelweise einnehmen. Falls die Durchfallerkrankung durch Unterkühlung oder Kälte im Magen-Darm-Bereich entstanden ist (zum Beispiel nach Genuss von Eiscreme oder eisgekühlten Getränken), sollte man drei Scheiben frischen Ingwer mitkochen oder eine alkoholische Heidelbeerzubereitung wie die Tinktur oder einen Heidelbeerwein verwenden, da Alkohol an sich schon wärmend wirkt und damit der Unterkühlung entgegenwirkt.

Bei Madaus wird ein Kaltauszug bei Durchfall empfohlen, indem anderthalb Teelöffel getrocknete Beeren mit zwei Gläsern Wasser kalt angesetzt, acht Stunden ausgezogen und danach über den Tag verteilt getrunken werden.

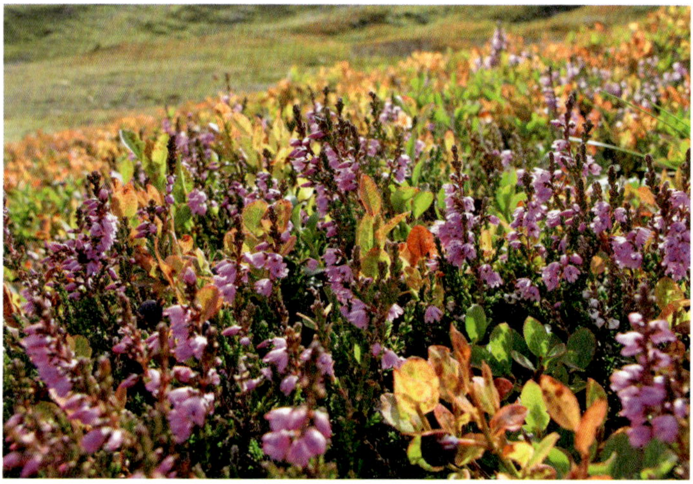

Herbstlich gefärbte Heidelbeerbüsche, *Vaccinium myrtillus* L., zwischen Besenheide, *Calluna vulgaris* (L.) Hull., im Oktober

Vorsicht bei starken wässrigen oder blutigen Durchfällen
Generell muss bei starken wässrigen Durchfällen darauf geachtet werden, dass diese nicht zu lange bestehen, da durch den Wasser- und Mineralverlust rasch schwere Folgeschäden eintreten können. Also lieber etwas früher damit zum Arzt gehen, bei Erwachsenen nach ein bis zwei Tagen. Ganz wichtig ist dies bei Säuglingen und Kleinkindern, diese sollten bei starken wässrigen Durchfällen noch am selben Tag durch eine Fachperson behandelt werden.

Vorsicht auch bei blutigen Durchfällen. Diese können bei bestimmten Infektionskrankheiten auftreten, aber auch ein Zeichen chronisch entzündlicher Darmerkrankungen sein, wie Morbus Crohn oder Colitis ulcerosa, sowie bei bösartigen Darmtumoren auftreten. Daher sollten sie immer ärztlich abgeklärt werden. Dennoch können begleitend Heidelbeeranwendungen genommen werden.

Heidelbeersmoothies bei entzündlichen Darmerkrankungen
Gerade hierbei kann die tägliche Einnahme von Heidelbeersmoothies zur Reduktion der Entzündungsaktivität beitragen. Es sind vor allem die Inhaltsstoffe, welche die Zunge so blau färben, die auch ein starkes antientzündliches Potenzial haben. Und, wie man an der Zunge sehen kann, in die obersten Schleimhautschichten eindringen und dort ihre Wirkung entfalten können. Dies nicht nur im Mund und auf der Zunge, sondern im ganzen Magen-Darm-Bereich. Ich empfehle daher meinen Patienten mit entzündlichen Magen-Darm-Erkrankungen, täglich ein bis zwei Gläser à 250 Milliliter Heidelbeersmoothie auf leeren Magen schluckweise zu trinken.

REZEPT FÜR HEIDELBEERSMOOTHIE

250 Gramm frische oder aufgetaute tiefgefrorene Heidelbeeren mit einem Apfel oder einem Deziliter Apfelsaft oder Wasser im Mixer pürieren. Am wirksamsten sind Heidelbeeren aus Wildsammlung. Zuchtheidelbeeren gehen auch, sind aber etwas schwächer wirksam und sollten möglichst aus Bio-Anbau sein sowie vor der Verwendung noch einmal gut heiß gewaschen werden.

Es gab Untersuchungen, die eine starke Pestizidbelastung von konventionell angebauten Zuchtheidelbeeren aufzeigten. Dies könnte natürlich bei entzündlichen Darmerkrankungen die Beschwerden sogar noch verschlimmern statt verbessern.

Tipps aus meiner Praxiserfahrung für Durchfallerkrankungen

Bad bei Flüssigkeits- und Salzverlust
Ein Notfallmittel, dessen rasche Wirkung ich schon am eigenen Leib unter Outdoor-Bedingungen erfahren habe – bei Brechdurchfällen während einer Reise in der heißen nördlichen Steppe Ostafrikas –, ist ein Ganzkörperbad in leicht salzigem Wasser. Denn der Körper kann auch über die Haut wesentliche Mengen an Wasser und Mineralien wieder aufnehmen, die er bei Durchfall verliert. Dies gilt ganz besonders für Säuglinge und Kleinkinder. Wer also

abseits medizinischer Hilfe starke wässrige Durchfälle behandeln muss, sollte möglichst ein Vollbad in körperwarmem Wasser nehmen, dem pro Badewanne ein bis zwei Esslöffel Salz zugefügt wurden, sodass es leicht salzig, etwa so wie das Meer, schmeckt. Natürlich könnte man auch ein Bad im Meer nehmen. Im Wasser mindestens eine Stunde verweilen, am besten zwei oder drei Mal täglich, bis der Durchfall abgeklungen ist.

Meine Schwester hat dies auch einmal bei einem halbverhungerten, von der Mutter nicht gesäugten Lämmlein angewendet, das so geschwächt war, das es schon aufgegeben wurde. Es erholte sich durch das Bad erstaunlich rasch, sodass es dann mit der Flasche großgezogen werden konnte.

Gerösteter Ingwersirup bei Durchfall nach Magenunterkühlung

Gerade im Hochsommer habe ich öfters beobachtet, wie es nach der Einnahme von zu vielen kalten Getränken oder Eiscreme sowie kalten Speisen zu Durchfällen kommen kann. Das ist quasi eine »Erkältung« von Magen und Darm. Hierbei hilft frischer Ingwer, von dem man ein Stück in der Größe eines halben Daumens kleinschneidet, dann in der Pfanne mit wenig Fett anröstet, etwas Zucker oder Honig dazugibt und es unter Rühren karamellisiert. Es soll nicht schwarz, sondern nur honigbraun werden, dann mit Wasser ablöschen und so lange bei niedriger Hitze rühren, bis sich der Karamell ganz aufgelöst hat. Davon schluckweise lauwarm wiederholt trinken, bis der Durchfall weg ist.

Kräutertees mit stopfender Wirkung

Für alle nachfolgenden Drogen mit Ausnahme der Lein-, Flohsamen sowie Eichenrinde gilt folgende Dosierung, falls nicht anders angegeben: drei Esslöffel getrocknete oder frische Droge mit einem Liter kochendem Wasser aufbrühen, zehn Minuten ziehen lassen und ein bis vier Tassen täglich trinken, bis sich die Verdauung normalisiert hat.

Von Eichenrinde werden zwei Esslöffel mit einem Liter kaltem Wasser angesetzt, kurz aufgekocht und dann abgesiebt. Vom Tee aus Brombeerblättern, Frauenmantel und Odermennig können auch zwei Liter täglich getrunken werden. Je stärker die stopfende Wirkung, desto eher kann es bei längerer Anwendung Magenreizungen geben, insbesondere bei Eichenrinde. Daher die stark wirkenden Kräuter nur kurz anwenden und bei Magenbeschwerden zu anderen Kräutern wechseln.

Milde stopfende Wirkung haben:

- Brombeerblätter, *Rubus fruticosus* agg.
- Ringelblume, *Calendula officinalis* L.
- Salbeiblätter, *Salvia officinalis* L.
- Leinsamen, *Linum usitatissimum* L.
- Indische Flohsamen, *Plantago ovata* Forssk.

Von Lein- oder Flohsamen wird wiederholt ein Teelöffel Samen auf das Essen gestreut und mitgegessen. Die Samen quellen im Darm auf und binden Wasser sowie weitere Substanzen wie Giftstoffe, dadurch kann der Stuhl fester werden. Die Menge der Samen richtet sich nach der Stärke des Durchfalls, es können zwischen zwei und sechs oder selten sogar acht

Teelöffel sein. Man beginnt mit zwei Teelöffeln Samen zusammen mit ein bis zwei Gläsern Wasser/Tee, jeweils nach zwei Stunden kann dies wiederholt werden, bis der Stuhl fester wird. Die Einnahme von einem Glas Flüssigkeit zu ein bis zwei Teelöffeln Samen ist wichtig, sonst kann die Gabe wiederum zu sehr stopfend wirken.

Leinsamen bei Stuhlinkontinenz
Ich kannte eine sehr betagte pflegebedürftige Dame mit bleibender Stuhlinkontinenz, die durch tägliche Einnahme von acht Teelöffeln eingeweichten Leinsamen eine fast normale Stuhlentleerung einmal täglich erreichte, womit die Pflege deutlich erleichtert wurde. Da Leinsamen den Stuhl zusammenkleben können, kann man dies durchaus bei Stuhlinkontinenz versuchen, wie dieses Beispiel deutlich macht. Natürlich muss in solchen Fällen die Dosis langsam gesteigert werden, mit einem Teelöffel täglich beginnend. Auch muss beachtet werden, dass bei zu hoher Dosis der umgekehrte Effekt, also Verstopfung, ausgelöst werden kann.

Einnahmeabstand zu Medikamenten
Diese Samen binden auch andere Substanzen wie beispielsweise Medikamente und können diese weniger wirksam werden lassen, daher sollte ein Einnahmeabstand von zwei Stunden zur Medikamenteneinnahme eingehalten werden.

Wenn pro Teelöffel Samen 250 Milliliter Wasser oder auch mehr dazu getrunken wird, haben die Samen einen erweichenden Effekt auf den Stuhl und werden bei Verstopfung eingesetzt.

Mittelstarke stopfende Wirkung haben:
- Frauenmantelkraut, *Alchemilla vulgaris* L., ihm ist weiter unten ein ganzes Kapitel gewidmet
- Odermennig, *Agrimonia eupatoria* L.
- Kalmuswurzel, *Acorus calamus* L.

Die Wurzel dieser Sumpfpflanze wird in Asien seit Jahrtausenden für kalte Feuchtigkeits- und Schleimerkrankungen eingesetzt und kann bei chronischer Durchfallneigung, die durch rohes oder kaltes Essen zunimmt, eingesetzt werden. Man setzt einen gestrichenen Teelöffel getrocknete oder frische zerkleinerte Wurzel mit einem viertel Liter kaltem Wasser über Nacht an, erwärmt es am Morgen, ohne es zu kochen, und trinkt schluckweise über den Tag verteilt bis zu einer Tasse des lauwarmen Tees.

Starke stopfende Wirkung haben:
- Eichenrinde, *Quercus* spp. Man nimmt einen halben Teelöffel getrocknete zerkleinerte Rinde, die in einer Tasse kaltem Wasser eine Stunde eingeweicht wird. Das Ganze wird aufgekocht, vom Feuer genommen und fünf Minuten ausgezogen. Eine Tasse 15 Minuten vor dem Essen bis zu drei Mal täglich einnehmen. Der Tee schmeckt sehr bitter und sollte nicht zu lange, maximal über zwei Wochen getrunken werden.
- Blutwurz, *Potentilla erecta* (L.) Räusch, auch Tormentill genannt. Blutwurz kann als Tee aus der getrockneten Wurzel oder als Urtinktur eingenommen werden. Von der Urtinktur

können drei Mal täglich 20 Tropfen in wenig Wasser eingenommen werden, bei starken Beschwerden bis zu viertelstündlich fünf Tropfen bis Beschwerdebesserung.

- Schlafmohn, *Papaver somniferum.* Früher galt Tinctura opii, also Tinktur aus Schlafmohn, als eine sicher und rasch wirkende stopfende Arznei. Da Schlafmohn Stammpflanze von Opium und damit als psychoaktive, abhängigkeitserzeugende Droge nicht frei erhältlich oder verkäuflich ist, kann auf die weniger abhängig machende, dem Opium verwandte Substanz Codein ausgewichen werden. Wenn Sie nichts anderes zur Verfügung haben und eine gut wirkende stopfende Substanz benötigen sollten, können Sie in Apotheken Codein-Tropfen besorgen. Diese kommen üblicherweise als Hustenstiller zum Einsatz, wirken aber ebenfalls stopfend.

Auch die Einnahme von Kohletabletten sowie Probiotika, die natürliche Darmbakterien enthalten, wie zum Beispiel Enterokokkus faecium oder Saccharomyces boulardii kann bei Durchfall sehr hilfreich sein. Die Präparate mit Darmbakterien sind insbesondere bei Durchfällen nach Antibiotikagaben oder anderen Medikamenten sowie für Kinder geeignet und können längere Zeit genommen werden.

Notfallmittel bei unbeherrschbarem Durchfall (zum Beispiel im Flugzeug): Üblicherweise lässt man durch Infekte bedingte Durchfallerkrankungen bei Erwachsenen mindestens zwei bis drei Tage »hinaus«, hindert den Körper also nicht daran, die Infekterreger mit dem Durchfall loszuwerden. Man sorgt nur für Ersatz von Flüssigkeit und Mineralstoffen und gibt antiinfektiöse Kräuter. Wenn starker Durchfall aber in einer Notfallsituation auftritt, wie zum Beispiel während einer Flugreise, kann die vorübergehende Gabe der motilitätshemmenden Substanz Loperamid ein Segen sein. Diese »lähmt« quasi den Darm eine Zeitlang und verhindert so den Durchfall. Der Darm kann aber dabei auch die Infekterreger (wenn dies die Durchfallursache ist) nicht loswerden. Dieses Medikament gibt es ohne Rezept in Apotheken.

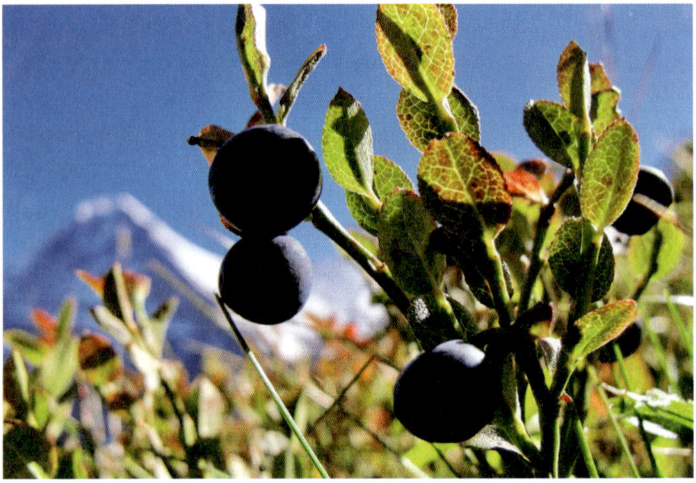

Reife Heidelbeeren, *Vaccinium myrtillus* L., Berner Oberland im September

Chronisch wiederkehrende Durchfälle

Diese sollten nicht auf die leichte Schulter genommen werden, auch wenn sie nur ein- bis zweimal wöchentlich vorkommen. Denn wenn dies längere Zeit passiert, können Mängel an Mineralien, Eiweiß und anderen wichtigen Substanzen auftreten und Folgekrankheiten entstehen. Ursachen gibt es verschiedenste, wie Nahrungsmittelunverträglichkeiten, Verdauungsschwäche, Ansammlung von Schlackenstoffen im Darm, entzündliche Darmerkrankungen, psychischer Stress, Medikamentennebenwirkungen (zum Beispiel durch bestimmte blutdrucksenkende Mittel wie AT1-Hemmer Olmesartan oder ACE-Hemmer[112]).

Hier folgen ein paar Tipps zu den jeweiligen möglichen Ursachen.

1) Nahrungsmittelunverträglichkeiten

Nahrungsmittelunverträglichkeiten sind inzwischen sehr häufig geworden und nehmen weiterhin zu. Davon wiederum die häufigsten sind Unverträglichkeit von Weizen (nicht nur von Gluten, einem seiner Inhaltsstoffe), dann Milchprodukte, dann schon viel seltener Nüsse wie Hasel- oder Erdnüsse, Soja, Äpfel und andere.

Es lohnt sich daher, einmal eine Diät auszuprobieren, bei der konsequent mindestens zwei, besser drei Wochen eines dieser Nahrungsmittel weggelassen wird. Oft schon habe ich beobachtet, dass manche chronischen Verdauungsprobleme nach Weglassen von Weizen ganz verschwunden sind. Hierbei gilt es nicht, nur Gluten wegzulassen. Es ist auch glutenfreies Brot manchmal unbekömmlich. Also Weizenmehl, Weizennudeln und Brot ganz weglassen. Fast alle Brote enthalten Weizen oder weizenähnliche Produkte und Gluten. Ausnahme sind Knusperbrote, die ganz weizenfrei sind. Dinkelbrot sollte zumindest für die ersten zwei Wochen auch weggelassen werden.

2) Verdauungsschwäche

Diese erkennt man daran, dass Durchfälle nach zu üppigen, fettreichen oder schwerer bekömmlichen Speisen auftreten. Oftmals sieht man noch unverdaute Nahrungsbestandteile im Stuhl, der Stuhl klebt an der WC-Schüssel und/oder kann auch schwimmen. Dies zum Beispiel durch unverdaute Fettanteile, die noch enthalten sind. Personen mit Verdauungsschwäche können auch nach einer größeren Portion Kirschen oder anderem Obst, sowie nach Sauerkraut, Apfelsaft oder anderen schwerer bekömmlichen Nahrungsmitteln mit Blähungen und Durchfall reagieren. Dazu gesellt sich oft eine chronische Müdigkeit, weil der Körper nicht alle Energie aus der Nahrung aufnehmen kann. Meistens haben diese Personen keine Bauchschmerzen, und wenn doch, dann nach der Stuhlentleerung und nicht vorher.

Hier hilft sehr, wenn man auf regelmäßige und vor allem warme Mahlzeiten achtet, also dreimal täglich warme Speisen isst. Milchprodukte und Rohkost sollten stark reduziert werden. Dazu kann mit Gewürzen wie Kümmel, Fenchel, Anis oder auch Ingwer, Kardamom, Koriander, Galgant die Bekömmlichkeit der Speisen erhöht werden. Zudem helfen alle unsere feinen Küchenkräuter wie Thymian, Rosmarin, Majoran, Dill, Basilikum, Petersilie, Estragon, Bohnenkraut, Schnittlauch der Verdauung und sollten regelmäßig und am besten frisch mitverwendet werden. Ein ganzes Sträußchen, über den Tag verteilt gegessen, ist eine gute Menge, zum Beispiel im Salat oder kleingeschnitten über Speisen gestreut.

In der Chinesischen Medizin geben wir hier Rezepturen mit energiestärkenden Kräutern wie Tragant oder Ginseng, die oft sehr gut helfen und die Schwäche ganz beheben können, vorausgesetzt, die Ernährung wird auch angepasst.

3) Ansammlung von Schlackenstoffen im Darm
Hierbei gibt es oft übelriechenden Stuhlgang, übelriechende Darmgase, eine gespannte Bauchregion, vielleicht auch Bauchschmerzen vor der Stuhlentleerung. Ein weiteres Merkmal kann ein dickerer gelblicher Zungenbelag sein. Natürlich hilft hier eine schlackenarme Diät ohne fette, frittierte und süße Speisen, dafür mehr Gemüse, Salate und Früchte. Es gibt Entschlackungskuren zum Beispiel nach Kneipp oder Saftfastenkuren, auch Kuren mit Reis und Gemüse oder in der Ayurvedischen Medizin die Panchakarma-Kur. In meinem Buch *Löwenzahn und Löwenkraft* ist eine Löwenzahnblütenstängel-Kur beschrieben, die ebenfalls gut entschlackend wirkt. Gut ist auch hier der Verzehr eines Sträußchens frischer Küchenkräuter über den Tag verteilt. Hilfreich sind weiterhin Kräuter, Salate und Gemüse, die etwas Bitterstoffe enthalten wie Chicorée, Radicchio, Endivien, Artischocken, Rucola. Es gibt Tinkturenmischungen mit Bitterstoffpflanzen wie Löwenzahn, Mariendistel, Artischocke, Wermut, Enzian zu kaufen, die bereits nach wenigen Tagen Einnahme in Kombination mit schlackenarmer Kost sehr gut helfen können.

Wermut, *Artemisia absinthium,* kann ebenfalls in Form kleiner Mengen des pulverisierten Krautes genommen werden. Davon streut man nur eine Prise auf den ersten Löffel jeder Hauptmahlzeit und isst es mit. Dies kann auch bei Blähungsneigung und Völlegefühl helfen.

4) Entzündliche Darmerkrankungen
Zu diesen zählen Morbus Crohn, Colitis ulcerosa und kollagene Colitis. Dies können schwere Erkrankungen mit starker Beeinträchtigung der Lebensqualität sein. Es sind Entzündungen der Darmschleimhaut, die sich mit häufigen breiigen bis wässrigen Stühlen, Bauchschmerzen, Schleim- und/oder Blutauflagerungen im Stuhl zeigen können. Die Diagnose wird meist bei Darmspiegelungen und durch Stuhluntersuchungen gestellt. Es ist wichtig, dass diese Erkrankungen gut und rechtzeitig behandelt werden, da sonst schwere Folgeerscheinungen auftreten können. Die Schulmedizin kennt wirksame Zäpfchen, Einläufe und Tabletten. Leider ist aber noch zu wenig bekannt, dass mit geeigneten Ernährungsmaßnahmen sowie begleitend zur schulmedizinischen Therapie die Traditionelle Chinesische Kräutertherapie zu kompletten Heilerfolgen führen kann. Das ist meine Praxiserfahrung. Sollten Sie also unter einer dieser Erkrankungen leiden, kann ich sehr empfehlen, eine Fachperson für TCM-Kräutertherapie aufzusuchen und sich dort begleitend zu den schulmedizinischen Maßnahmen behandeln zu lassen (Adressen im Anhang).

Zusätzlich kann es hilfreich sein, alle Lebensmittel wegzulassen, die den Darm reizen können. Dazu zählen »kratzige« Lebensmittel wie Brote, die noch harte Körnchen enthalten, sehr scharfe Speisen, sehr saure oder salzige sowie frittierte oder gegrillte Speisen. Gut sind weiche, »flutschige« Speisen wie Suppen, Kartoffelbrei, Getreidebrei, Haferflockenbrei, gekochte und gedünstete Gemüse. Oft empfehle ich hier auch, einen mindestens dreiwöchigen Auslassversuch von Weizen sowie Milchprodukten zu machen, da dies manchmal die Beschwerden deutlich bessert.

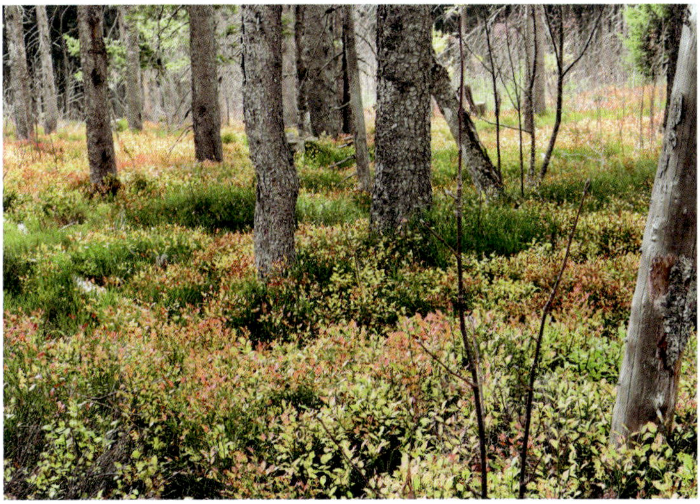

Waldboden mit herbstlich rosé gefärbten Heidelbeersträuchern

Es gibt zudem Hinweise, dass Rückstände von Spülmitteln auf dem Geschirr die Entstehung solcher Erkrankungen begünstigen können. Das würde bedeuten, das Geschirr von Hand zu spülen und dann klarzuspülen, also Spülmittelreste mit klarem Wasser abzuspülen.

Studien haben gezeigt, dass Heidelbeeren Darmentzündungen bremsen können. Also empfehle ich hier regelmäßige Heidelbeerkompotte und -smoothies einzunehmen. Dazu kann bei Blut im Stuhl die Einnahme der oben erwähnten Blutwurzeltinktur oder Blutwurzeltee hilfreich sein. Es gibt ein Kombinationspräparat aus Myrrhe, Kamille und Kaffeekohle namens Myrrhinil intest® in Tablettenform, das die Entzündungsaktivität verringert.

Weihrauch, in Kapselform eingenommen (400 Milligramm Extrakt dreimal täglich), kann ebenfalls die Entzündungsneigung bremsen. Weitere hilfreiche Pflanzen dafür sind Wermut (*Artemisia absinthium*), Aloe vera in Gelform sowie Kurkuma (*Curcuma longa*). Wermut wird als pulverisiertes getrocknetes Kraut eingenommen: eine größere Prise auf dem ersten Löffel jeder Mahlzeit. Aloe vera wird als Gel eingenommen, davon zweimal täglich 100 Milliliter. Curcuma wird auch Gelbwurz genannt und ist als getrocknete gemahlene Wurzel in Pulverform im Gewürzhandel. Neuerdings findet man zudem frische Wurzeln im Lebensmittelhandel. Der in Curcuma enthaltene Wirkstoff Curcumin soll schlecht aufgenommen werden können, daher gibt es Präparate, die es in besser resorbierbarer Form enthalten. Die Ayurvedische Medizin kombiniert Curcuma mit langem Pfeffer und fetthaltigen Speisen für die bessere Aufnahme.

5) Psychischer Stress

Es ist gar nicht so selten, dass die Verdauung auf Stress mit Beschwerden reagiert. Die Symptome sind vielfältig: Völlegefühl, ziehende Beschwerden an den Rippenbögen, Magenbeschwerden, Blähungsneigung, Appetitlosigkeit, Übelkeit, Erbrechen, Durchfall, Verstopfung und weitere. Typisch ist der Zusammenhang mit belastenden, stressenden Situationen.

Hilfreiche Pflanzen gibt es einige, von denen hier nur ein paar erwähnt werden sollen: Die Melisse, auch Zitronenmelisse genannt (*Melissa officinalis*), Lavendel (*Lavandula*), Zitronen (*Citrus x limon*), Kamille (*Matricaria chamomilla*), Johanniskraut (*Hypericum perforatum*). Melisse kann als Tee, Tinktur oder Bonbon eingenommen werden. Lavendel gibt es ebenfalls als Tee sowie als ätherisches Öl, das in Kapselform geschluckt oder direkt in den Bauch eingerieben werden kann (auch bei Kindern). Zitrone wird am besten als Zitronenschalentee getrunken, der ebenfalls sanft entspannend wirkt. Auch Kamille sowie Johanniskraut werden am besten als beruhigender Tee getrunken – für die »Magen- und Darmnerven«. Man nimmt für diesen Tee einen Teelöffel getrocknetes oder frisches zerkleinertes Kraut pro Tasse kochendes Wasser, lässt es zehn Minuten mit Deckel ziehen. Dann das Kondenswasser des Deckels in den Tee tropfen lassen (enthält wertvolle ätherische Öle) und drei bis vier Tassen täglich auf leeren Magen trinken.

Für Leber und Galle

Der unter Magen-Darm-Beschwerden oben aufgeführte Tee aus getrockneten Heidelbeeren gilt bei den Inuit und bei nordamerikanischen Völkern ebenfalls als hilfreich bei Leber- und Gallenblasenentzündungen.

Für die Lunge

Heidelbeersirup (mit Zucker aus den Beeren zubereitet) oder Fruchtmus, über längere Zeit eingenommen, gilt in Europa als hilfreich bei chronischem Husten, Lungengeschwüren und anderen chronischen Lungenkrankheiten.

Zuckerkrankheit, Diabetes mellitus

Zu gleichen Teilen getrocknete Heidel- und Brombeerblätter mit Fingerkraut mischen und als Tee zubereitet täglich trinken. Diese Kombination empfahl Pfarrer Künzle.[113] Man kann dabei einen Teelöffel der Mischung mit einer Tasse kochendem Wasser überbrühen, zehn Minuten mit Deckel ziehen lassen und heiß 15 Minuten vor jeder Mahlzeit trinken.

Auch reiner Heidelbeerblättertee ohne weitere Kräuter – ein Teelöffel getrocknete Blätter pro Tasse kochendem Wasser –, der tagsüber schluckweise eingenommen wird, gilt als hilfreich bei Zuckerkrankheit. Inuit in Kanada verwenden laut Jones hierzu die ganze oberirdische Pflanze, also Blätter, Stängel und Beeren.

Es gibt Forschungsstudien, die solche volksmedizinischen Anwendungen bei Diabetes mellitus unterstützen. Eine Studie mit zuckerkranken Frauen, die dreimal täglich 250 Milligramm Blaubeerblätter-Extrakt vor den Mahlzeiten einnahmen, zeigte nach vier Wochen bessere Blutzuckerwerte, niedrigere Entzündungszeichen und tiefere Leberwerte.[114] Eine weitere Patientenstudie offenbarte ähnliche Resultate[115], ohne dass Nebenwirkungen beobachtet wurden. Auch für die Einnahme von Heidelbeerpüree, sowie für Erdbeeren, Preiselbeeren und Aronjabeeren, konnte diese günstige Wirkung auf den Zuckerstoffwechsel beobachtet werden.[116] Eine andere Studie zeigte deutliche hemmende Effekte von Heidelbeerextrakt auf das Enzym Alpha-Glucosidase und somit bremsende Effekte auf Blutzuckerwerte.[117] Auch andere Untersuchungen an Personen, in Labortests und in Tierversuchen weisen auf diese antidiabetische Wirkung hin.[118]

Zubereitungen vom ganzen Heidelbeerstrauch bei nordamerikanischen Indigenen
Ein Teil Heidelbeeren, drei Teile Heidelbeerblätter und ein Teil Heidelbeerwurzeln werden zerkleinert, zusammengemischt und dann 24 bis 36 Stunden in kaltem Wasser ausgezogen. Von diesem Wasser trinkt man zwei bis drei Tassen täglich. Die American Natives wenden laut Heinz J. Stammel hauptsächlich Kaltauszüge an, nur in Notfällen wird die Pflanze ausgekocht. Denn durch das Kochen werden wichtige Substanzen zerstört, was die antidiabetische Wirkung abschwächen könne.

Eine weitere Anwendungsart ist das langsame Zerkauen der getrockneten Pflanzenteile.

Saurer Apfelmost bei Diabetes mellitus
In meiner Sprechstunde habe ich mehrmals gute Erfahrungen mit der Einnahme von sauer vergorenem Apfelsaft gemacht: ein- bis zweimal täglich ein Glas (150 bis 200 Milliliter) vor einer Hauptmahlzeit. Er wird auch saurer Apfelmost, Apfelwein oder Cider, Cidre genannt und muss wirklich sauer schmecken. Bei manchen meiner Patienten hat sich daraufhin der Blutzuckerspiegel wieder normalisiert. Saurer Apfelmost ist im Handel erhältlich[119], wenn möglich, sollte die alkoholfreie Version bevorzugt werden.

Senkt Cholesterin- und Blutfettspiegel

In einer randomisierten, doppelblinden placebokontrollierten Studie an 40 Patienten wurden deutlich tiefere Cholesterin- und Blutfettwerte nach einer zweimonatigen Einnahme von dreimal täglich 350 Milligramm wässrig-alkoholischem Extrakt der Kaukasischen Heidelbeere (*Vaccinium arctostaphylos*) festgestellt.[120] Eine weitere Untersuchung an 36 Personen, die sechs Wochen lang dreimal pro Woche je 150 Gramm Heidelbeeren (aus der Tiefkühlung) zu sich nahmen, konnte ebenfalls signifikant bessere Cholesterin- und Blutfettwerte konstatieren.[121]

Ein Tierversuch an übergewichtigen Ratten zeigte auf, dass eine an Heidelbeeren reiche Kost viele negative Auswirkungen des Übergewichtes eindämmen konnte, so zum Beispiel die Erhöhung von Leberenzymen als Marker einer Leberentzündung. Sie reduzierte die Blutspiegel von Zucker, Cholesterin, Insulin wie auch von weiteren Entzündungsmarkern.[122]

Bei Infektionskrankheiten

Mund- und Halsentzündungen
Spülungen mit einer Heidelbeerabkochung werden in der ESCOP- und HMPC-Monografie bei leichten Entzündungen der Schleimhäute von Mund und Hals empfohlen.

Dafür 20 Gramm Heidelbeeren ganz oder zerkleinert mit 200 Milliliter Wasser etwa zehn Minuten kochen und damit mehrmals täglich den Mund spülen.

Man kann auch im Handel erhältlichen fertigen Heidelbeersaft nehmen, diesen leicht erwärmen und damit mehrmals Mund und Hals spülen oder damit gurgeln, anschließend schlucken.

HEIDELBEERBLÄTTER-TEE GEGEN HUSTEN, FIEBER UND INFEKTIONEN

30 bis 40 Gramm zerkleinerte getrocknete Blätter werden mit einem halben Liter heißem Wasser aufgebrüht. Oder ein Teelöffel zerriebene Blätter mit einer Tasse kochendem Wasser aufgießen und so lange ziehen lassen, bis das Wasser nahezu kalt ist. Drei bis vier Tassen täglich trinken. Dies gilt bei Inuit und nordamerikanischen Indigenen als antiinfektiöser Tee.

Antivirale Wirkung

Heidelbeere und Moosbeere seien beide gleich in der Wirkung und gut, um Durst zu löschen, Fieber zu senken, Appetit anzuregen und vor Infektionskrankheiten zu schützen, schrieb Hieronymus Bock im Jahre 1595. Moderne Laborforschungen fanden antivirale und damit antiinfektiöse Wirkungen. Gefriergetrocknete, pulverisierte und dann mit Alkohol (Methanol) vermischte Heidelbeeren zeigten antivirale Wirkungen auf den Cocksacke-B1-Virus und Influenza-A-Virus (H3N2), die häufige Erreger von Atemwegsinfekten sind.[123] Auch gegen Hepatitis-C-Viren zeigten Extrakte aus Heidelbeerblättern Wirksamkeit.[124]

Gegen Tuberkulose-Bakterien

Pilze, die in Heidelbeersträuchern wachsen, sogenannte Pilz-Endophyten, wiesen im Laborversuch deutlich hemmende Wirkungen gegen Mycobacterium aurum und Mycobacterium tuberculosis auf. Letzteres ist der Erreger der Lungenkrankheit Tuberkulose.[125]

HEIDELBEERSIRUP BEI LANGANDAUERNDEM HUSTEN UND LUNGENKRANKHEITEN

Sechs Teile Heidelbeersaft mit drei bis viereinhalb Teilen Zucker so lange einkochen, bis ein dicklicher Sirup entsteht. Dieser wurde nach Hieronymus Bock regelmäßig bei Lungenerkrankungen eingenommen.

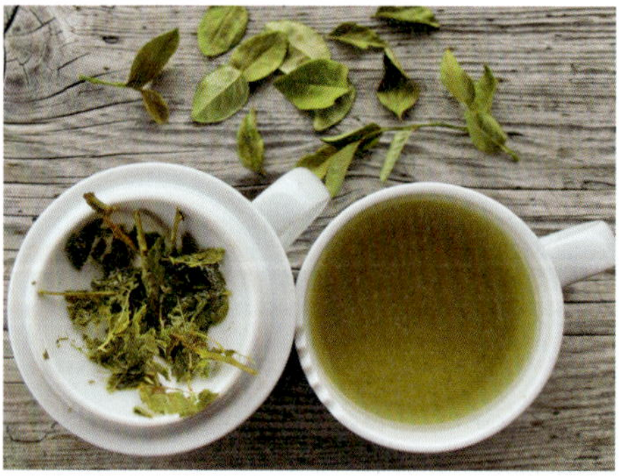

Tee (rechts) aus einem Esslöffel getrockneten zerkleinerten Heidelbeerblättern, *Vaccinium myrtillus* L., mit einer Tasse kochendem Wasser aufgebrüht und zehn Minuten ausgezogen. Oben die getrockneten, links die ausgekochten Blätter. Der Tee schmeckt angenehm aromatisch-würzig

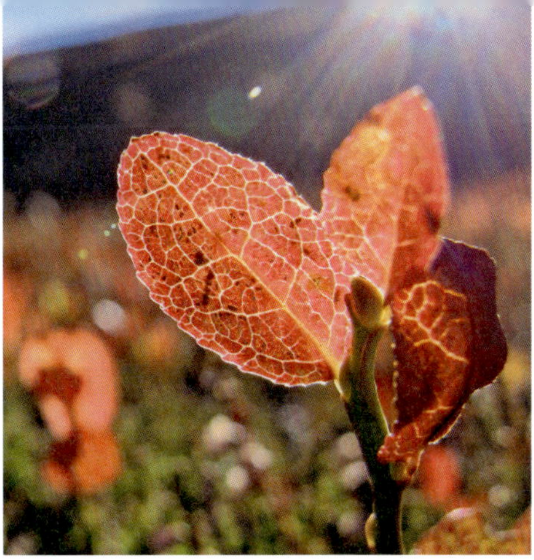

Heidelbeerzweig, *Vaccinium myrtillus* L., im Oktober

Für Niere und Blase

Beerentee bei Blasengrieß

Hierfür wurde Tee aus den pulverisierten getrockneten Beeren eingenommen: 20 Gramm davon wurden mit 250 Milliliter heißem Wasser aufgegossen und aufgeteilt auf drei Gaben täglich getrunken.

Blasenentzündungen, Blasenschwäche, Nierenerkrankungen, Nierengrieß und Entwässern

Bei diesen Beschwerden und zum Entwässern 30 bis 40 Gramm zerkleinerte getrocknete Blätter mit einem halben Liter heißem Wasser aufgießen und ziehen lassen, bis das Wasser nahezu kalt ist. Davon werden drei bis vier Tassen täglich getrunken. Man kann auch einen Teelöffel zerriebene Blätter mit einer Tasse kochendem Wasser aufgießen und zehn Minuten ziehen lassen. Dieser Tee wurde bei Steinleiden der Galle, Niere oder Blase kurmäßig angewendet. Abkochungen der Blätter zusammen mit anderen Pflanzen wurden bei Strikturen (Verengungen der Harnwege) verwendet.

Heidelbeerwein als harntreibendes menstruationsförderndes Mittel

Mit Wein zubereitete Heidelbeerblätter und Beeren gelten im deutschsprachigen Raum als harntreibend, menstruationsfördernd und hilfreich bei Blasen- oder Gallensteinen.

Heidelbeersaft bei Blasenentzündungen

Heidelbeersaft hat eine gute Wirkung bei Blaseninfekten, muss dann aber in großen Mengen von einem halben Liter täglich getrunken werden. Da er manchen schwer auf dem Magen liegt, empfehle ich, ihn warm und verdünnt zu trinken oder zu oben genanntem Preiselbeersaft zu wechseln.

Herz-Kreislauf-System, Blutgefäße

Venenbeschwerden, Krampfadern, schwere Beine, auch in der Schwangerschaft

Die offiziellen Monografien zur Heidelbeere (ESCOP von 2003 und HMPC von 2015[126] für frische Früchte) erwähnen die symptomatische Behandlung von Krampfader-Beschwerden, wie schwere oder schmerzhafte Beine, mit Anthocyanin-angereicherten Fruchtextrakten (36 Prozent Anthocyanin-Gehalt) und einer täglichen Dosis von 320 bis 480 Milligramm. Eine Beschränkung der Anwendungsdauer, der Einnahmemenge, Gegenanzeigen oder spezielle Warnungen vor Neben- oder Wechselwirkungen wurden bei ESCOP nicht bezeichnet oder seien nicht notwendig. Speziell in Schwangerschaft und Stillzeit seien die enthaltenen Anthocyanine als unbedenklich bekannt, sodass keine Nebenwirkungen bei Müttern oder Nachkommenschaft verursacht würden.

Mehrere Forschungsstudien an Menschen mit Krampfaderbeschwerden der Beine zeigten eine Beschwerdelinderung nach Einnahme von Heidelbeerextrakt. Hierbei besserten sich Hautverfärbungen und Schwellungen der Beine, Schmerzen und Schweregefühl sowie Gefühlsstörungen. Auch Messungen der Hautdurchblutung optimierten sich. Die Patienten nahmen dabei täglich zwischen 320 und 480 Milligramm standardisierten Heidelbeerextrakt ein, dies über Zeiträume von 30 Tagen bis zu sechs Monaten.[127]

Kapillarschwäche, Neigung zu blauen Flecken

Für Symptome von Kapillarschwäche der Haut (das ist zum Beispiel eine Neigung zu blauen Flecken oder anderen Durchblutungsstörungen der kleinen Blutgefäße der Haut) nennt die HMPC-Monografie die Einnahme von 160 bis 540 Milligramm des Trockenextraktes täglich für vier Wochen als hilfreich.

Heidelbeerkost günstig bei Arteriosklerose und Herzinfarkt

Eine Untersuchung an 60 Personen nach einem Herzkatheter-Eingriff zeigte auf, dass die tägliche Gabe von 40 Milligramm Heidelbeerextrakt (entsprechend 480 Gramm frischen Beeren) über sechs Wochen viele Faktoren wie Cholesterin, Blutzuckerwerte und Mikrotröpfchen im Blut positiv beeinflussen konnte. Dies bedeutet, dass eine an Heidelbeeren reiche Kost mehrere herzschützende Effekte aufweist.[128]

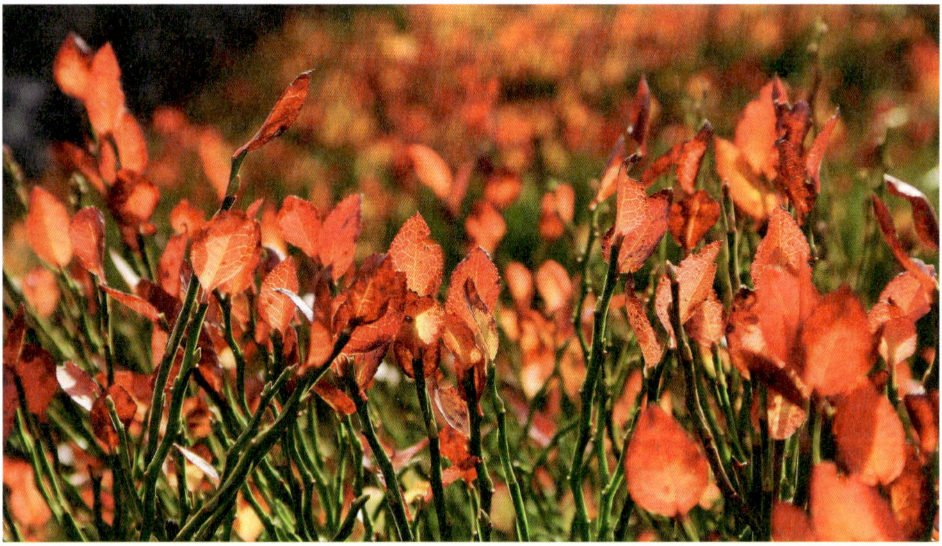

Herbstlich gefärbte Heidelbeerzweige, *Vaccinium myrtillus* L.

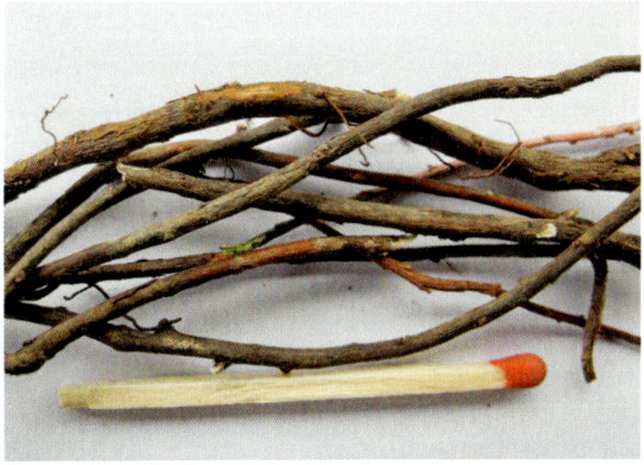

Getrocknete, im September gesammelte Heidelbeerwurzeln, *Vaccinium myrtillus* L.

Im Tierversuch an Mäusen wurde bestätigt, dass Heidelbeerkost das Herz vor Schäden durch die giftige Substanz Doxorubicin schützen konnte.[129]

Für eine bessere Durchblutung und Wundheilung, gegen Arterienverkalkung, Krampfadern und schmerzhafte Menstruation

Forschungsstudien weisen darauf hin, dass Heidelbeeren Bluthochdruck und dessen Folgeschäden wie Nierenschäden und Arterienverkalkung günstig beeinflussen können. Auch die Blutzirkulation in den kleinen und kleinsten Äderchen, den sogenannten Kapillaren, wird verbessert. Dies auf der arteriellen, vom Herz zu den Organen führenden, und der venösen, zum Herz zurückführenden Seite der Blutzirkulation.

Somit kann man Heidelbeeren bei Durchblutungsstörungen, Krampfadern und Venenproblemen, auch während der Schwangerschaft, einsetzen. Hämorrhoiden, Kapillarstörungen wie Nasenbluten, Wundprobleme nach Operationen an Ohren, Nase, Mund sowie schmerzhafte Menstruation sind weitere Anwendungsgebiete.[130]

Blutstillend und wirksam bei Anämie

Kanadische Inuit setzen Zweige, Blätter und Beeren zur Behandlung von Anämie ein. Die Wurzeln verwendete Culpeper innerlich und äußerlich zum Stillen von gynäkologischen Blutungen, Magenblutungen und jeder anderen Blutung und jedes anderen Säfteverlustes. Mengenangaben machte er keine. Hieronymus Bock empfahl mit Zucker eingekochte Heidelbeeren bei blutigen Durchfällen.

Frauenheilkunde

Die amerikanische Heidelbeerenart *Vaccinium myrtilloides* wird vom Volk der Nihithawak Cree aufgrund ihrer adstringierenden Wirkung bei verschiedenen Frauenbeschwerden verwendet.[131] Abkochungen aus beblätterten Zweigen werden eingenommen zur Empfängnisverhütung, zur Förderung der Menstruation, Verhütung von Frühgeburten, Förderung der Nachgeburt sowie zur Verringerung einer zu starken Menstruationsblutung.

Auch in Europa kennt man blutstillende Effekte der Heidelbeere. So empfahl Culpeper Heidelbeerwurzel-Anwendungen bei zu starken Menstruationsblutungen.

Eine Studie an Ratten zeigte auf, dass die vorherige Gabe von Heidelbeerextrakt Schäden an Eierstöcken, die nach einer vorübergehenden Mangeldurchblutung auftraten, vorbeugen und ihr Ausmaß verringern konnte.[132] Untersuchungen an Eierstockkrebszellen zeigten, dass sich die Wirksamkeit einer Chemotherapie deutlich verbesserte, wenn diese zusammen mit Gaben von Anthocyanid-Extrakt aus Heidelbeeren erfolgte.[133]

Haut- und Schleimhauterkrankungen

Hauterkrankungen mit Juckreiz, Ekzeme, Psoriasis

Dick eingekochte Heidelbeeren sollen laut Madaus in Form von Umschlägen bei diesen Hautbeschwerden mit Erfolg angewendet worden sein. Diese Umschläge wurden alle fünf Stunden erneuert. In Nordamerika kennt man Abkochungen aus Heidelbeeren zusammen mit weiteren Hautpflanzen, mit denen die betroffene Haut gewaschen wurde.

Eine Untersuchung an 25 Personen, denen eine Creme mit Heidelbeerzubereitung aus Blätterextrakt (reich an Chlorogensäure und Isoquercitrin) und Samenöl 30 Tage lang aufgetragen wurde, zeigte eine bessere Durchfeuchtung der obersten Hautschicht. Chlorogensäure kommt in Heidelbeerblättern reichlich vor und ist für antioxidative, antientzündliche, krebsvorbeugende und vor UV-Licht schützende Eigenschaften bekannt.[134]

Eine wissenschaftliche Studie stellte aus Heidelbeerextrakt Nanopartikel her, mit denen aufgezeigt wurde, dass diese die Hautschichten durchwandern und Wirkstoffe in tiefere Hautschichten transportieren konnten. Die so behandelten Hautzellen waren besser vor UV-Strahlung geschützt und heilten schneller nach Schäden.[135]

Mund- und Rachenerkrankungen, Herpes

Bei Herpesvirusinfektion (auch Fieberbläschen genannt) an der Mundschleimhaut soll Heidelbeerblätter-Saft länger im Mund gehalten werden. Heidelbeerblätter mit Rosenöl zu einem Pflaster verbunden, heile »Geschwulst an heimlichen Enden«, hieß es früher, womit der Genitalbereich gemeint war. Eine weitere hilfreiche Anwendung bei Herpesvirusbläschen im Mundbereich ist übrigens das häufige Betupfen mit konzentrierter Zitronenmelissentinktur.

Heidelbeersaft kann laut Madaus bei Rachen-, Kehlkopf- und Halskatarrh, Entzündungen von Mund und Zahnfleisch sowie Pilzinfekten (Soor, auch Candida genannt) oder Aphthen als Spülung verwendet werden. Eine Analyse ätherischer Öle aus Heidelbeerblättern zeigte tatsächlich auf, dass diese Wirkungen gegen verschiedene Pilzarten aufwiesen.[136]

Wirksam gegen Parodontitis erzeugende Bakterien

Parodontitis ist eine Entzündung der Umgebung der Zähne, die zum Rückgang des Zahnfleischs und Zahnverlust führen kann. Eine Forschungsstudie zeigte auf, dass Extrakte aus Heidelbeeren gegen Bakterien wirksam waren, die hauptsächlich für die Entstehung von Parodontose verantwortlich gemacht werden.[137]

Wurzelpulver als antiinfektiöses Wundheilmittel

Das Pulver aus getrockneten Heidelbeerwurzeln wurde früher in Wunden gestreut, um Infekte zu lindern und eine rasche Heilung zu fördern.

Haarausfall
Eine alte europäische Anwendung sind in Olivenöl gekochte Beeren und Blätter. Diese werden nach dem Kochen durch ein Tuch gedrückt und die Kopfhaut mit dem so gefilterten Öl wiederholt einmassiert. Auch eine Abkochung aus frischen oder gedörrten Heidelbeerblättern, abends in die Kopfhaut eingerieben, soll ein wirksames Mittel gegen Haarausfall sein.

Haarfärbemittel
In dunkelblondem Haar soll mit getrockneten Heidelbeeren ein Ascheton erzeugt werden können[138], womöglich in weißem Haar ein Blauton.

Knochenbrüche
Aus dem Jahr 1497 stammt ein Rezept des damaligen Chirurgen Hieronymus Brunschwig für offene Knochenbrüche, das ich hier interessehalber aufführe. Heutzutage werden offene Knochenbrüche chirurgisch versorgt.

»Falls das Fleisch (Haut und Muskeln) verletzt wurde über dem Knochenbruch, dann soll der Knochen verbunden werden mit Oyle of Roses (Rosenöl. Es wird später im Text als schmerzlindernd beschrieben) und soll auf Heidelbeerpulver gelegt werden. Und über das Öl und Pulver sollst Du einen Stoff getränkt in Eiweiß und Rosenöl legen und weich verbinden.«[139]

Augenbeschwerden
In der europäischen Tradition gelten Heidelbeeren als augenstärkend. Die Inuit in Grönland und Kanada setzten für die Augen bevorzugt die nachfolgend beschriebene Krähenbeere ein, doch gelten Heidelbeeren ebenfalls als hilfreich bei Augenbeschwerden.

Bei Augenentzündungen, gereizten, tränenden Augen, zur Vorbeugung von Katarakt (Linsentrübung, grauer Star) und zur Verbesserung der Sehkraft und Nachtsicht kann täglich eine Tasse Heidelbeeren gegessen oder ein Tee aus zwei bis vier Teelöffeln zerdrückten Heidelbeeren getrunken werden, empfiehlt Duke. Man könne auch Tabletten mit standardisiertem Heidelbeerextrakt einnehmen, die 25 Prozent Anthocyanidin enthalten. Davon sollte man 80 bis 160 Milligramm dreimal täglich einnehmen.[140]

Wenn man Heidelbeeren verzehrt, können die enthaltenen Anthocyanine die Blut-Hirn-Schranke durchqueren und erreichen somit direkt das Gehirn und Nervengewebe. Die ersten Berichte über bioaktive Effekte der Anthocyanine beschrieben eine verbesserte Sehfähigkeit, vor allem in der Nacht. Dies kann auch für Medikamente genutzt werden, wie beispielsweise bei einem in der Schweiz zugelassenen Produkt.

Tierstudien an Ratten und im Labor mit Heidelbeerblätter-Abkochung zeigten vorbeugende Effekte für Linsentrübungen, Katarakt, auf.[141] In der schulmedizinischen Augenheilkunde gilt es (noch) nicht als erwiesen, dass Heidelbeeren oder deren Extrakt tatsächlich positiv auf die Augen wirkt. Aus meiner Beobachtung wirkt eine Heidelbeersaft-Kur für überanstrengte Augen oder oft entzündete, tränende Augen meist relativ rasch, schon nach zwei bis drei Wochen täglicher Einnahme eines Glases mit hundertprozentigem Saft.

Schutz vor lichtbedingten Schäden des Auges
Heidelbeerextrakt wie auch Extrakt aus den oben beschriebenen Preiselbeeren schützten im Laborversuch lichtabsorbierende Netzhautzellen vor Schäden durch blaues LED-Licht.[142]

Schutz vor diabetischer Retinopathie (Netzhautschäden am Auge bei Zuckerkrankheit)
Eine Untersuchung an zuckerkranken Ratten zeigte deutlich, dass eine an Heidelbeeren reiche Kost die Entstehung und das Fortschreiten von Netzhautschäden verhindern oder verzögern konnte.[143]

Schutz des Nervensystems und Steigerung der Ausdauer

Vor allem in Tierforschungsstudien konnte gezeigt werden, dass die in den Heidelbeeren reich vorkommenden Polyphenole schützende Wirkungen für das Nervensystem zu haben scheinen und der altersbedingten Abnahme der geistigen Fähigkeiten sowie Einschränkungen der Beweglichkeit vorbeugen können.[144] Diese Wirkungen scheinen durch eine Kombination mit ätherischen Ölen verstärkt und verlängert[145], durch Kombination mit Milch abgeschwächt zu werden[146]. Bei Sportlern und auch bei Schlittenhunden wurde die Zunahme der Leistungsfähigkeit unter heidelbeerreicher Diät festgestellt. In ihrem Blut konnten höhere Werte der zellschützenden Antioxidantien nach Anstrengungen gemessen werden.[147]

Multiple Sklerose und andere Erkrankungen des Nervensystems, auch nach Schlaganfall
Aufgrund der oben genannten Forschungsstudien und der Tatsache, dass Heidelbeerinhaltsstoffe die Blut-Hirn-Schranke überwinden und tatsächlich im Gehirn eine Wirkung entfalten, kann man auch bei diesen schweren Erkrankungen von ihnen Hilfe erwarten. Heidelbeeren sollten über längere Zeit, mindestens sechs Monate eingenommen werden: täglich eine Handvoll frische Beeren oder ein Glas Heidelbeersaft.

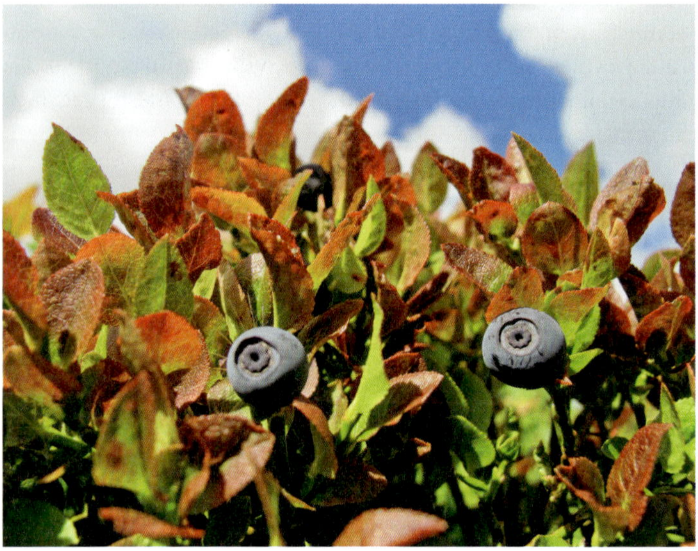

Heidelbeerstrauch, *Vaccinium myrtillus* L., im August

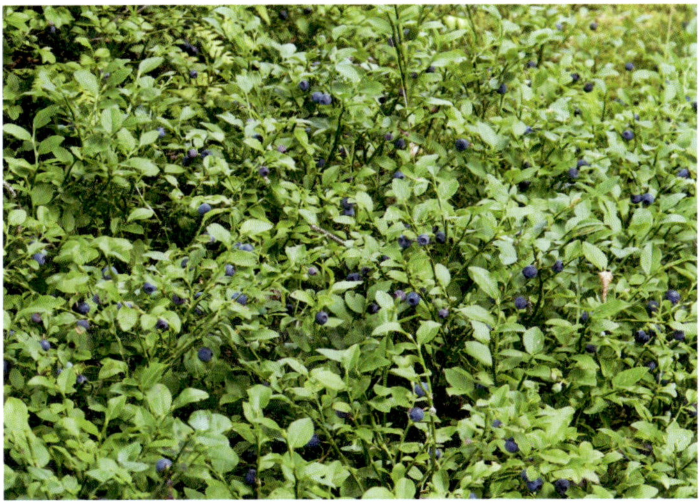

Reiche Heidelbeer-
ernte im Berner
Oberland im Juni

Krebswachstum hemmend

Laborforschungen zeigen günstige Wirkungen gegen verschiedene Krebsarten. Wachstumshemmende Effekte von Heidelbeerblätter-Extrakt wurden bei Blutkrebszellen (Leukämie) festgestellt. Übrigens wurden dieselben Antikrebswirkungen auch für Extrakte aus Erdbeerblättern und Brombeerblättern gefunden.[148]

Studien an Mäusen zeigten auf, dass die Entstehung von Darmkrebs durch eine Kost signifikant reduziert werden konnte, die 10 Prozent anthocyaninreichen Heidelbeerextrakt enthielt.[149] Auch Mundschleimhaut-Krebszellen und Lungenkrebszellen wurden in Laboruntersuchungen durch Heidelbeerextrakt im Wachstum gehemmt.[150]

Eine Übersichtsarbeit vom Januar 2024 fasst die bisherige Forschung zu Heidelbeeren (auch amerikanische Heidelbeerarten), Cranberrys und Preiselbeeren und deren Inhaltsstoffen gegen Brustkrebs zusammen.[151] In diesen Laboruntersuchungen an Krebszellen und Ratten oder Mäusen mit Brustkrebs konnten krebswachstumshemmende Wirkungen der Beeren und ihrer Wirkstoffe gezeigt werden. Am Menschen wurde dies bisher noch nicht erforscht.

Ein Stärkungsmittel aus der Traditionellen Chinesischen Medizin (TCM)

»Stark wie eine Ochsensehne«

Im China des ausgehenden 16. Jahrhunderts wurde die Orientalische Heidelbeere, im Pinjin *Nanzhu* genannt, lateinisch *Vaccinium bracteatum* Thunb., beschrieben.[152] Damals erklärte man eine der vielen chinesischen Namensgebungen für die Heidelbeere, *Niujin*, was »Ochsensehne« bedeutet, folgendermaßen: »Koche Reis mit dem Saft dieser Arznei. Dann wird er schwarzer Reis genannt. Wenn du diesen Reis isst, wirst du so stark wie eine Ochsensehne werden.« (Rezept siehe nächste Seite)

Die Heidelbeere wurde folgendermaßen klassifiziert:

- **Beeren.** Geschmack: süß, köstlich, sauer, bland, ungiftig, adstringierend. Wirkung: Kräftigt Sehnen und Knochen, verstärkt die körperliche Kraft, stabilisiert Jing (die Nierenessenz) und hält jung aussehend.
- **Zweige und Blätter.** Geschmack: bitter, bland und ungiftig. Auch sauer und adstringierend. Wirkung: tonisierend und wärmend. Stoppt Durchfall, vertreibt Schläfrigkeit, kräftigt die Sehnen und verstärkt die körperliche Kraft. Langer Gebrauch bewirkt, dass man ein langes Leben genießen kann. Es stillt Hunger und macht graues Haar wieder schwarz. Es bewahrt vor dem Altern.

REZEPT: »STARK WIE EINE OCHSENSEHNE«

Ein taoistisches Rezept für Heidelbeerkraut-Reis als Kraftspender und Jungbrunnen (Wufan genannt) ist gewaschener und gereinigter Reis, der mit getrocknetem Heidelbeerkraut zubereitet wurde. Hierzu wurde das zerkleinerte oder vermörserte Heidelbeerkraut in Wasser ausgekocht, dann ließ man das gefilterte Wasser abkühlen. Darin wurde der Reis eine Zeitlang eingelegt und anschließend in diesem Wasser gekocht, bis er gar war. Hierzu wurde im Frühling und Sommer frisches Heidelbeerkraut, im Herbst und Winter die getrockneten Blätter genommen. Letztere sollen eine hellere Farbe ergeben haben.

Der Reis sollte nach dem Kochen eine dunkelrote Farbe bekommen. Man ließ den Reis dann an der Sonne trocknen und wiederholte diesen Vorgang drei- bis neunmal, indem man den Reis immer wieder im Kräuterauszug ziehen ließ oder ihn sich mit diesem Auszug vollsaugen ließ. Getrocknet konnte dieser Reis lange aufbewahrt werden. Zum Verzehr wurde er in Wasser gekocht und etwa 150 Gramm davon täglich gegessen.

Als Wirkung wird bei Shizhen Li beschrieben: »Iss kein Fleisch. Der Reis tonisiert den Magen, kräftigt die Eingeweide und füllt das Mark. Er tötet die drei Würmer (Spul-, Band-

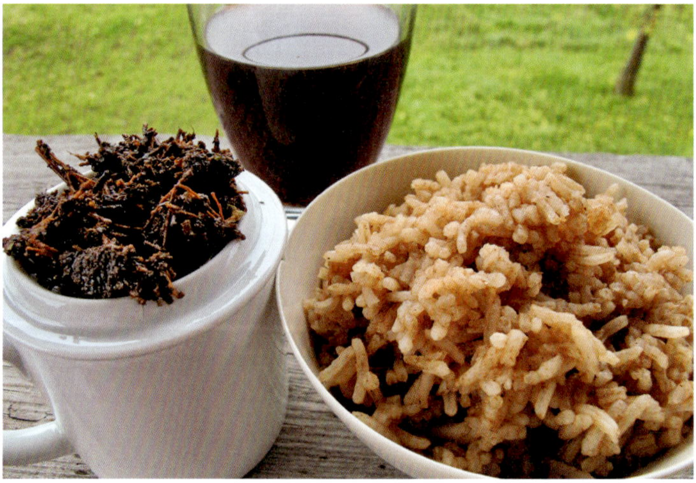

Taoistischer »Ochsensehnen-Reis« (rechts) mit Heidelbeerkraut-Abkochung (hinten) gekocht, das abgekochte zermörserte Heidelbeerkraut links vorne

und Madenwürmer). Er verbessert das Aussehen, festigt Sehnen und Knochen und macht, dass man kraftvoll gehen kann. Langzeitgebrauch davon lässt graues Haar wieder schwarz werden und verhindert das Altern.« Bei Shizhen Li wird auch das Buch *Shangyuan Bao Jing* zitiert: »Wenn du die besten der Kräuter und Hölzer hast (um diesen Reis zu bereiten), wirst du fähig sein, mit den Unsterblichen zu kommunizieren.«[153]

Mit 15 Gramm getrocknetem, zermörsertem Heidelbeerkraut, das im September gesammelt wurde, und 75 Gramm weißem Basmatireis habe ich das Rezept nachgekocht. Das Heidelbeerkraut kochte ich über zwei Tage hinweg in einem halben Liter Wasser immer wieder auf und ließ es dazwischen in diesem Kochwasser ziehen, was eine dunkelbraune Abkochung ergab, die wie ein milder Schwarztee schmeckte, jedoch ganz ohne bittere Note. Darin kochte ich dann den Reis. Er schmeckt eine Note kräftiger als weißer Reis.

Betrachtungen des Heidelbeerstrauches aus dem Blickwinkel der TCM

Stärkung der Mitte, des Erdelements

Heidelbeeren haben einen Organbezug zu Leber und Niere, ebenso zu Magen und Darm.[154] Sie nähren die Mitte-Energie, die dem Erdelement zugeordnet wird, und nähren das Blut.

Die Mitte-Energie hat in unserem Körper und Geist die Aufgabe, aufgenommene Energien in nützliche und unbrauchbare zu unterscheiden, die nützlichen Energien dann aufzunehmen und dem Körper als aktive Energie, auch Qi genannt, zur Verfügung zu stellen. Die unbrauchbaren werden ausgeschieden. Dies betrifft die stoffliche Energie in Form von Nahrung sowie deren Ausscheidungsprozesse über die Verdauung, wo Heidelbeeren je nach Anwendung bei Entzündungen, Schwäche, Durchfall wie auch Verstopfung eingesetzt werden können.

Die Mitte-Energie verarbeitet aber auch Energien, die auf anderen Ebenen hereinkommen, wie neues Wissen und Informationen, Emotionen, soziale und geistige Einflüsse. Wenn wir eine starke Mitte-Energie haben, können wir auch solche Eindrücke gut sortieren, die nützlichen aufnehmen und die anderen aussortieren, ohne aus dem Lot zu geraten. Oder anders ausgedrückt, ohne dass es uns »auf den Magen schlägt«, »die Nerven zerrüttet« oder »Schiss macht«. Heidelbeeren haben, wie oben bei den wissenschaftlichen Untersuchungen erwähnt, einen direkten Einfluss auf Gehirn und Nerven. Dies ist vor allem für Kinder wichtig, die noch viel sensibler auf alle möglichen Eindrücke reagieren als Erwachsene.

Somit sind Heidelbeeren eine gute Medizin für Kinder und für Erwachsene, die gut »geerdet« sein wollen. Auch bei besonderen Anfordernissen wie schulischen Prüfungen, beruflichem oder emotionalem Stress oder den Prüfungen des Lebens können sie uns helfen, lesestarke Augen, gute Energie, einen ruhigen Magen, ruhige Nerven und die Balance zu behalten.

Einfluss auf die Durchblutung

Doch die Wirkungen der Heidelbeerpflanze gehen noch tiefer: Ihre nährenden Eigenschaften mit der Stärkung des Erdelements nähren die Blut-Energie. Die Blutbildung wird gefördert, ihre adstringierenden und die Blutgefäße stärkenden Wirkungen verhindern oder heilen

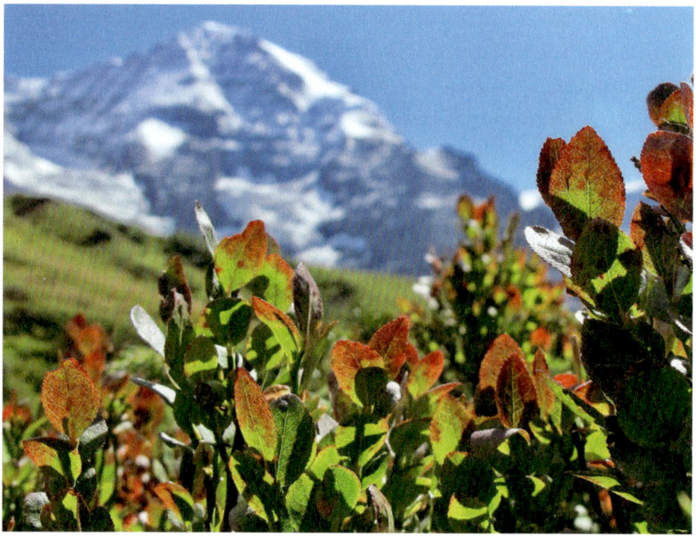

Heidelbeersträucher wachsen immer noch nah am Eis wie hier im Berner Oberland

Blutungen und halten den Blutfluss geschmeidig. Dabei wirkt die Beere nicht blutverdünnend oder das Blut bewegend und kann somit auch bei Schwangeren und nach Verletzungen oder Operationen eingesetzt werden.

Aufgrund des monatlichen Blutverlusts durch die Menstruation, aber besonders nach Geburten sind alle blutnährenden Kräuter und somit auch die Heidelbeere günstig für Frauen und wichtig in der Frauenheilkunde.

Stärkung der Energie des Yin-Aspekts der Nieren

In der chinesischen Medizin beherbergen die Nieren die uns von unseren Ahnen mitgegebene Energie, die Ursprungsenergie. Zu Materie geworden, drückt sie sich in den Knochen, Zähnen, dem Knochenmark, dem Gehirn und den Nerven aus. Die Zähne und Knochen sind die härtesten Substanzen unseres Körpers, die am längsten bestehen bleiben, selbst nach dem Tod. Die Niere wird dem Element Wasser zugeordnet.

Energetisch ist die Nieren-Energie quasi ein Langzeitspeicher. Alle bisherigen Informationen unserer Vorfahren, die körperlichen sowie die feinstofflichen, sind darin gelagert. Das geht sehr weit und tief in mehrere Dimensionen. Erstens im Sinne der Menge dieser Informationen, wenn man sich vorstellt, wie viele Vorfahren wir bis zur Herausbildung der ersten Menschen und noch vorher haben. Zweitens im Sinne der zeitlichen und energetischen Dimension. Es bedeutet nichts weniger, als dass nicht nur die körperlichen Erlebnisse, sondern auch die aus der Lebenserfahrung und durch geistige und spirituelle Prozesse gewonnenen Erkenntnisse aller unserer Vorfahren (manche würden auch sagen, all unserer früheren Leben) in unserem Körper in Form der Nieren-Energie gespeichert sind.

Aus diesem riesigen Pool an Informationen entsteht unsere Willenskraft, unsere Absicht. Wenn unsere Nieren-Energie stark ist, dann haben wir unsere volle körperliche Kraft zur Verfügung und können unseren Willen fokussiert und in klarer Absicht ausführen.

Das gibt eine unglaubliche Präzision und Kraft. Nierenstärkende Pflanzen wie die Heidelbeere können helfen, dass diese Kraft bis ins höhere Alter erhalten bleibt.

Tiefe Wurzeln

Heidelbeerwurzeln können bis zu einem Meter tief reichen und sind somit viel größer als der überirdische Pflanzenteil. Der kleine Heidelbeerstrauch kann auch erstaunliche 30 Jahre alt werden. Tiefe Wurzeln werden als Hinweis für gute Verbindungen zu den Ahnen interpretiert, denn die Wurzeln sind ein Aspekt des Ursprungs der Lebensenergie. Auch unser Stoffwechsel kennt Heidelbeeren mindestens seit der letzten Eiszeit, wenn nicht sogar länger, denn unsere eiszeitlichen Urahnen haben diese bereits gesammelt und gegessen.

Keine Nebenwirkungen oder Wechselwirkungen bekannt

Die HMPC-Monografie der Europäischen Union von 2015 zu getrockneten Heidelbeeren (*Vaccinium myrtillus* L.) listet auf, dass diese sicher in der Anwendung sind, keine Nebenwirkungen, Medikamentenwechselwirkungen oder Überdosierungen bekannt sind und auch in Schwangerschaft und Stillzeit angewendet werden können.[155]

Zuchtheidelbeeren und Wildform

In den Geschäften finden sich inzwischen gefrorene sowie frische Zuchtheidelbeeren. Auch in Gartengeschäften kann man sich Heidelbeersträucher für den eigenen Garten kaufen, die sehr ergiebig und anspruchslos sind. Diese Zuchtheidelbeeren sind aus amerikanischen Wild-Heidelbeerformen gezüchtet worden und können genauso wie die europäische Wildheidelbeere genommen werden. Sie haben dennoch kleine Unterschiede.

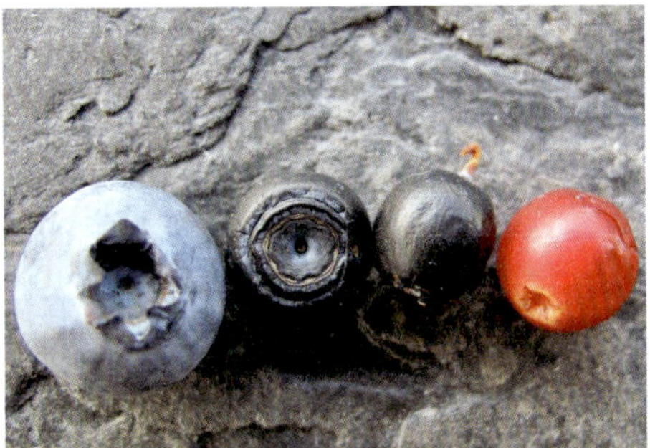

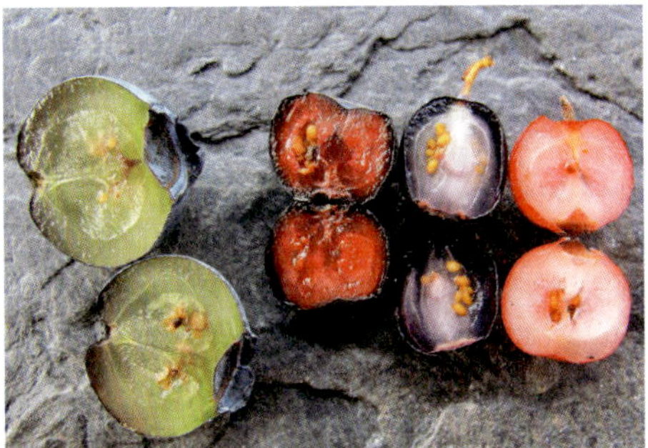

◀ Ganz links Zuchtheidelbeere, *Vaccinium*-Art, zweite von links europäische Wildheidelbeere, *Vaccinium myrtillus* L., dritte von links Moorbeere, *Vaccinium uliginosum* L., ganz rechts Preiselbeere, *Vaccinium vitis-idaea* L.

▶ Die Beeren aufgeschnitten: ganz links Zuchtheidelbeere, *Vaccinium*-Art, die ein helles Fruchtfleisch besitzt. Zweite von links Wildheidelbeere, *Vaccinium myrtillus* L., mit dunklem Fruchtfleisch, dritte von links Moorbeere, *Vaccinium uliginosum* L., mit hellem Fruchtfleisch, und ganz rechts Preiselbeere, *Vaccinium vitis-idaea* L., mit weißem Fruchtfleisch

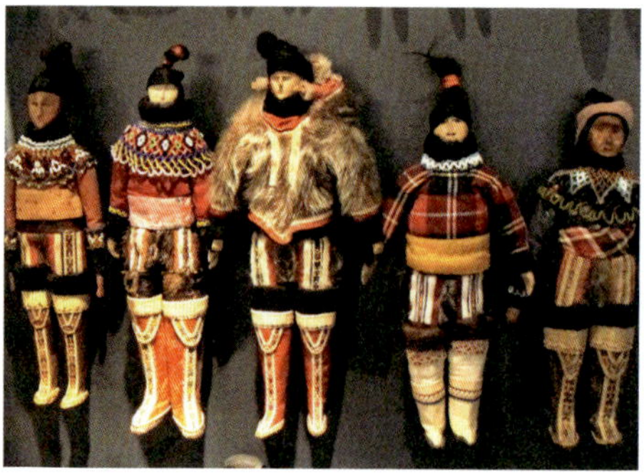

Puppen mit traditioneller grönländischer Frauentracht, Nationalmuseum Nuuk, Grönland

Wilde europäische Heidelbeeren sind kleiner, durchgehend blau gefärbt, inklusive Fruchtfleisch, und schmecken kräftiger. Zuchtheidelbeeren sind größer und haben weißes Fruchtfleisch. Da viele medizinische Wirkungen vor allem den Inhaltsstoffen zukommen, die auch die Färbung ausmachen, bevorzuge ich für Heilanwendungen wenn möglich die Wildform.

Farbe für Stoffe

Kleiderfarbe bei den Kalaallit

In Grönland wurden Heidelbeeren zum Färben der Robbenhaut benutzt. »Du kochst sie mit ganz wenig Wasser und zerdrückst sie zu einem sehr feinen Brei. Dann lässt du ihn kalt werden, und er wird dick, wegen des Zuckers in den Beeren. Dann kannst du die Robbenhaut damit färben. Die Frauen haben ihre bunten Kleider und Muster so hergestellt, indem sie mit Heidelbeersaft Verzierungen auf die Robbenhautkleider gemalt haben. Aber auch die Rinden von Bäumen geben verschiedene Farben, die sie für solche Zwecke verwendet haben.« Dies erzählte Angaangaq.

Blauer Farbstoff vom Mittelalter bis heute

Als blauer Farbgeber mit antibakteriellen Eigenschaften für Lebensmittel, Stoffe wie Wolle, für helles Leder oder für gefärbte Ostereier sind Heidelbeeren geeignet.[156] Ein Rezept dazu aus dem Kräuterbuch von Hieronymus Bock aus dem Jahre 1551: »Die Karten- und Briefmaler brauchen den safft von Heidelbeeren / temperieren (mischen) denselben mit Alaun und mit Galläpfel / nachdem sie die farb liecht oder sattblaw haben wöllen. Die leinentuch- und garnferber nehmen von einem kübel voll beeren den aussgedruckten safft / thun darzu ein halb echtmoss (ein Achtel Mass) oder becher voll weinessig / 2 loth (etwa 30 Gramm) Alaun (Kaliumaluminiumsulfat) zerstossen / Und ein halb loht kupperschlag zerstossen / dass lassen sie mit einander sieden / und so es überschlagen hat / das mans kann an den henden leiden / dann stossen sie das garn oder leineduch darein / henckends auff an der lufft zu drückenen / darnach weschen sie es von neuem auss kaltem wasser / so habe sie blau duch oder garn.«[157]

Pflegender und essbarer Heidelbeer-Lippenbalsam

Dem Einsatz der blauen Heidelbeerfarbe sind kaum Grenzen gesetzt. Als ich in Grönland war, kam mir immer wieder die Idee eines Heidelbeer-Lippenstifts. Die Heidelbeere färbt ja bereits beim Verzehr Lippen, Mund und Zunge blau. Diese blaue Farbe enthält viele der wertvollen Substanzen wie Anthocyanide mit all ihren gesundheitlichen Wirkungen, wie oben ausführlich beschrieben. Mit Fetten kombiniert, entsteht damit ein wohlschmeckender pflegender Lippenbalsam, den man ohne gesundheitliche Risiken auch mitessen kann. Wenn man bedenkt, dass durchschnittlich vier Lippenstifte pro Frau und Jahr mitgegessen werden und manche Produkte gesundheitsschädliche Inhaltsstoffe enthalten[158], dann macht dieser Versuch erst recht Freude.

REZEPT FÜR HEIDELBEER-LIPPENBALSAM

3 TL frische oder aufgetaute gefrorene, zerstampfte Wildheidelbeeren
2 TL Olivenöl
½ TL veganer Eiersatz (gibts im Bioladen bei den Backwaren)
1 ½ TL Bienenwachs
kleine Döschen für den fertigen Lippenbalsam

Die Heidelbeeren werden mit dem Olivenöl übergossen und gut mit einer Gabel zerdrückt. Den veganen Eiersatz, der als Emulgator dient, um Öl und Wasser zu verbinden, gut einrühren, dabei die Heidelbeeren weiterhin am Gefäßrand zerdrücken, bis eine homogene Masse entsteht. Diese durch ein Mulltuch in einen kleinen Soßentopf drücken und den Saft ganz ausdrücken.

Das blaue Öl langsam erwärmen und das Bienenwachs darin schmelzen, ohne es zu kochen. Dann in Lippenbalsamgläschen füllen und kühl gestellt aushärten lassen. Am besten im Kühlschrank aufbewahren, es hält dort ein bis zwei Wochen.

Bei meinem ersten Versuch mit diesem Lippenbalsam verband sich das Öl mit dem Heidelbeersaft zunächst nicht. Ich versuchte einen Teelöffel Honig als Emulgator, das funk-

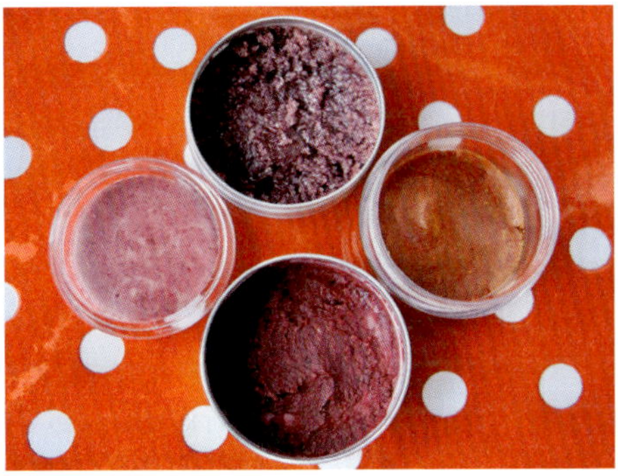

Heidelbeer-Lippenbalsam

tioniert nur halbwegs, das Balsam blieb etwas körnig, aber schmeckte so fein, dass ich mich beherrschen musste, es mir nicht gleich von den Lippen zu lecken. Der Honig machte auch spröde Lippen wunderbar weich. Dieses Balsam ist im Bild zuoberst in der Mitte.

Die anderen Balsame im Bild sind mit dem Eiersatz wie im Rezept hergestellt, beim orangefarbenen Balsam rührte ich versuchsweise noch etwas orangene pflanzliche Lebensmittelfarbe hinein. Man kann mit der Zugabe dieser Lebensmittelfarben das Farbspektrum sehr erweitern.

Erdende Früchte, Eisen, das Zwergenreich und sensationelle Goldfunde

Es gibt so manche Märchen, in denen Heidelbeeren vorkommen, oftmals im Zusammenhang mit Wesenheiten, die den Erdenergien nahe sind, wie Zwerge und Elfen. Ihre kleinen Büsche hüten und beschützen darin oftmals die selten sich dem Menschen zeigenden Tore zum Erdenreich und der unterirdischen Welt oder auch einer Anderswelt.

Wurzeln und Zwerge

Der Kalaallit Angaangaq erzählte dazu, dass der Mythos, warum Heidelbeersträucher die Eingänge zu den Zwergen bewachen, seinen Ursprung in ihren Wurzeln habe. Er meinte dies, wie man es so oft in alten indigenen Sprachen findet, in einem doppelten oder mehrfachen Sinn: Denn die Wurzel steht symbolisch für unsere »Wurzel«, für die familiäre Herkunft und die Ahnen, die Vorfahren und deren Kultur. Aber auch für die Wurzel des eigenen Seins … und vielleicht meint es noch weitere Ebenen.

Angaangaq erzählte Folgendes: »Es ist sehr schwer, ihre Wurzeln zu finden. Du folgst einer Wurzel und sie ist sehr fein … und plötzlich ist sie zu Ende. Dann folgst du einer anderen Wurzel und sie geht nach links und geht um die Kurve und dann ist sie plötzlich zu Ende. Und die nächste auch. Aber sie hat eine Wurzel, die ganz tief geht, ihre wahre Wurzel,

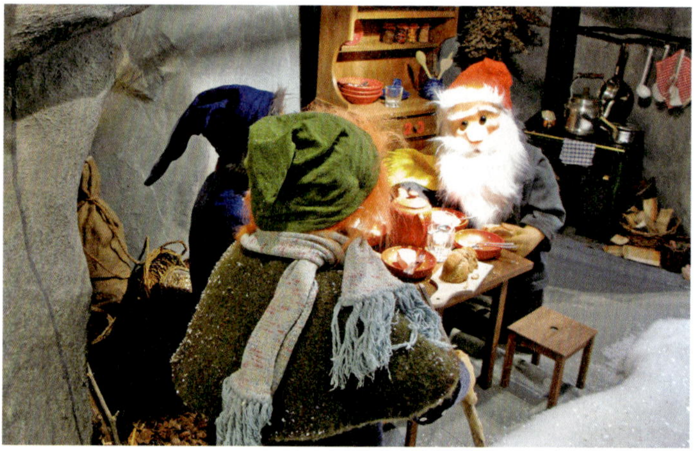

Zu Hause bei den lieben Zwergen

ihr Anker. Weil sie einen Anker machen muss, damit sie nicht weggeblasen wird, wenn der starke Wind kommt. Aber diese eine Wurzel ist sehr schwer zu finden. Bei uns in Grönland ist der Boden nicht sehr tief, vielleicht zehn Zentimeter, deshalb braucht der Heidelbeerstrauch solche Wurzeln.«

Man könnte dies so auslegen: Wenn man gut verwurzelt ist, sein wahres Ich kennt und lebt oder auch gut eingebunden lebt, zum Beispiel in sein soziales Umfeld, in die Familie, in das Land, auf dem man lebt, wird man von den Stürmen des Lebens nicht so schnell weggeblasen.

Meiner Erfahrung nach sind alle roten, violetten und blauen Beeren und Früchte sehr erdend, neben den Heidelbeeren auch Johannisbeeren, insbesondere die schwarzen, dann Himbeeren, Brombeeren, Erdbeeren, Trauben, Kirschen. Ihr Saft ist meist dunkelrot bis violett, ähnlich unserem Blut.

Oftmals helfen diese Beeren, Blut zu bilden und schützen vor Blutverlusten. Und wer genug Blut hat, ist gut geerdet und gut orientiert. Umgekehrt haben Leute mit Blutarmut oft Schwindel, Vergesslichkeit, sind psychisch »wackelig« oder weinerlich, leiden manchmal unter Schlafstörungen, Ängsten, Herzklopfen oder haben Mühe mit der Orientierung im Raum. Sie sind also weniger geerdet. Bei solchen Beschwerden kann eine Heidelbeerkur und/oder Kur zum Aufbau des Blutes helfen.

Heidelbeeren und Zwerge

Bemerkenswert ist der Zusammenhang mit den Zwergen, die in Märchen oft als Hüter der Schätze unter der Erde erscheinen. Als ich einmal dem Blackfoot-Native Pablo Russel zuhörte, erzählte er davon, wie traurig es sei, dass wir Europäer die Zwerge nicht mehr sehen könnten. Er berichtete davon, wie er sie wahrnahm. Dennoch kommen sie bei uns in vielen Märchen vor und jeder weiß, dass diese kleinen Freunde von Schneewittchen jeden Tag in die Erde hinabsteigen, um mit ihren Hacken verborgene Schätze auszugraben. Diese Erdenschätze sind Kristalle und Erze, wie Eisen oder auch Gold. Diese Materialien haben einen schwergewichtigen, irdischen und erdenden Charakter.

Erdnah muss man auch sein, um diese wertvolle, aber kleine Beere zu pflücken. Sie rollt einem dazu noch gern aus der Hand, um zwischen den Büschlein zu verschwinden. Diese verlorenen Beeren soll man, wie es heißt, den Zwergen lassen.

Doch beim Bücken so nah zur Erde kann man durchaus ganz zwergenähnlich Schätze entdecken. So geschah es am 21. August 2007, als zwei schwedische Damen zum Heidelbeersuchen ausgezogen sind, dabei aber eine Goldmine entdeckten, die sie reich machte.[159]

Will uns die Heidelbeere vielleicht sagen, dass wir wahre Schätze entdecken können, wenn wir den Blick zur Erde senken? Für mich ist die feine Heidelbeere als gesunde Nahrung und Heilmittel nicht nur für Kinder jedenfalls eine zauberhafte Zwergenmedizin.

MOORBEERE

Rauschbeere, *Vaccinium uliginosum* L., *Kigutaarnat* (Kalaallit), *Mosebølle* (dän.), *Bog Bilberry, Arctic Blueberry* (engl.)

Die Moorbeere wird auch Rauschbeere genannt. Sie wächst weit verbreitet in den kühlen Regionen der nördlichen Hemisphäre, in der Arktis und hoch gelegenen Gebirgen wie den Pyrenäen, Alpen, dem Kaukasus, den mongolischen, nordchinesischen und zentraljapanischen Bergregionen, der Sierra Nevada und den Rocky Mountains in Nordamerika.

Berauschend oder nicht?

Der lateinische Name *Vaccinium* bedeutet »Traube« oder »Beere«, die Zusatzbezeichnung *uliginosum* kommt von *uligo*, was »Feuchtheit des Bodens«, »sumpfig« bezeichnet. Dies kommt von ihrer Vorliebe, auf feuchtem Grund zu wachsen. In der kanadischen Sprache Inuktitut der Region Nunavut nennt man die Moorbeere Kigutangirnaq, was laut Aalasi wörtlich übersetzt bedeutet »das, was macht, dass die Zähne fehlen«. Es ist eine Anspielung auf den Eindruck einer Zahnlücke, wenn eine Beere auf den Zähnen klebt. Doch könnte es auch im übertragenen Sinn gemeint sein, denn die süß-saure Beere kann bei vernachlässigter Zahnpflege wie alles Süße Karies begünstigen.

Warum sie im Deutschen wie auch in anderen Ländern wie Polen, Tschechien, im Baltikum, in Finnland und Schweden Rauschbeere, Trunkelbeere, Schwindelbeere oder Tollbeere heißt, darüber wird spekuliert. Ob es mit der norwegischen Tradition zusammenhängt, aus dem süßen Beerensaft einen Wein herzustellen? In den Bergregionen wird mit »Rausch« ebenfalls ein niedriges Gestrüpp bezeichnet. Wurde vielleicht diese alte Bezeichnung eines Büschleins nicht mehr verstanden und assoziiert, die Beere verursache einen Rausch?

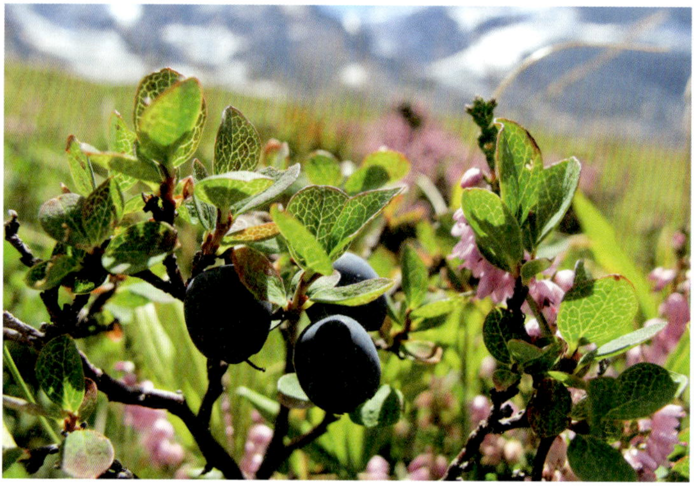

Moorbeere, *Vaccinium uliginosum* L. Im Hintergrund rosa blühendes Heidekraut, *Calluna vulgaris* (L.) Hull., im August

Christian Rätsch erwähnt in der *Enzyklopädie der psychoaktiven Pflanzen*[160], dass sibirische Schamanen Fliegenpilze zusammen mit Moorbeeren einnehmen würden, ohne eventuelle Rauschwirkungen der Beere selbst anzugeben.

Auffallend ist, dass in den großen Gebieten Kanadas, Nordamerikas, Grönlands und Sibiriens nicht bekannt ist, dass Moorbeeren einen Rausch auslösen könnten oder gar Vergiftungen. Gerade dort gelten sie ohne Einschränkung als wichtige und wertvolle Nahrung, genauso wie Heidelbeeren, und werden gleicherart zubereitet und haltbar gemacht. In den arktischen Gebieten kommen Moorbeeren weitaus häufiger vor als Heidelbeeren. Anore Jones erwähnt lediglich, dass große Mengen frisch verzehrter Beeren besonders bei Kindern Magenbeschwerden verursachen könnten. Dies würde durch die Zugabe von Robbenfett und dem Verzehr fettreicher Nahrung vor dem Beerenessen gebessert oder verhindert.

Keine giftigen oder berauschenden Inhaltsstoffe gefunden

Jedoch gibt es in Mitteleuropa sechs ältere Berichte von vorübergehenden Vergiftungserscheinungen mit Erbrechen, Durchfall, Kopfschmerzen und rauschartigen Zuständen nach dem Genuss größerer Mengen Moorbeeren. Interessanterweise gibt es ab 1950 keine solchen Berichte mehr. Was stimmt nun, sind Moorbeeren leicht giftig oder nicht?

Drei Forscherinnen haben sich dieser Frage einer möglichen Giftigkeit erst kürzlich gewidmet und hierzu einen ausführlichen Bericht in der Fachzeitschrift »Frontiers in Toxicology« im Januar 2024 veröffentlicht.[161] Sie erwähnen, dass in allen bisher durchgeführten Analysen der Beeren aus verschiedensten Ländern (Türkei, Mazedonien, Armenien, Italien, Polen, Lettland, Litauen, Finnland, Japan, China und Alaska) keine giftigen Inhaltsstoffe gefunden wurden. Bis heute sei nicht ganz klar, worauf die nur in Europa zu findende Haltung begründet, Moorbeeren seien leicht giftig. Im Fachartikel werden verschiedene Möglichkeiten erörtert, so zum Beispiel ein Pilzbefall wie Triebwelke (*Monilinia vaccinii-corymbosi*). Studien zu möglichen Giftstoffen dieses Pilzes auf Heidelbeeren fehlten jedoch bisher, obwohl er oft zu reduzierten Erträgen im Beerenanbau führe. In Europa angepflanzte Heidelbeeren können von verschiedenen Pilzen befallen sein, neben Triebwelke auch von Graufäule (*Botrytis cinerea*) und Antraknose (*Colletotrichum gloeosporioides* und *C. acutatum*). Triebwelke bleibt bis zur Reife der Beere unsichtbar[162], kann aber auf den Pflanzen mit natürlichen Mitteln wie vorbeugender Spritzung mit Meerrettichtee, Ackerschachtelhalmbrühe oder Zwiebelschalentee behandelt werden.[163] Da mitteleuropäisches Klima deutlich feuchter ist als arktisches und daher Pilzbefall häufiger begünstigt, ist diese Vermutung zu den Vergiftungsfällen wohl die plausibelste.

Als zweite Möglichkeit wird eine Verwechslung mit giftigen Beeren erwogen. Drittens könnten noch unbekannte wesentliche Standortunterschiede der Beereninhaltsstoffe ursächlich sein, wogegen aber die unten erwähnten, sehr übereinstimmenden Inhaltsstoffanalysen aus verschiedensten Ländern sprechen. Auch die Möglichkeit der Kontamination mit benachbarten berauschend wirkenden Pflanzen wie Porst, *Rhododendron tomentosum* oder durch Fermentation der Beeren geänderte Inhaltsstoffe werden von den Forscherinnen in Erwägung gezogen.

Meine bisherigen Erfahrungen mit Moorbeeren sind gut, ich habe sie zusammen mit Freunden in den Alpen wie auch in Grönland auf Wanderungen händeweise verzehrt und

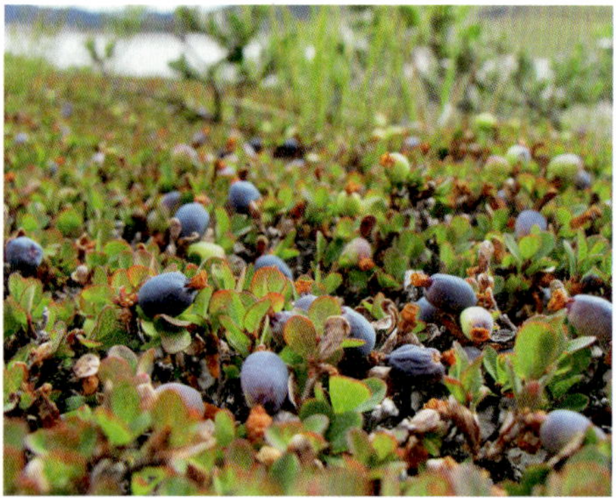
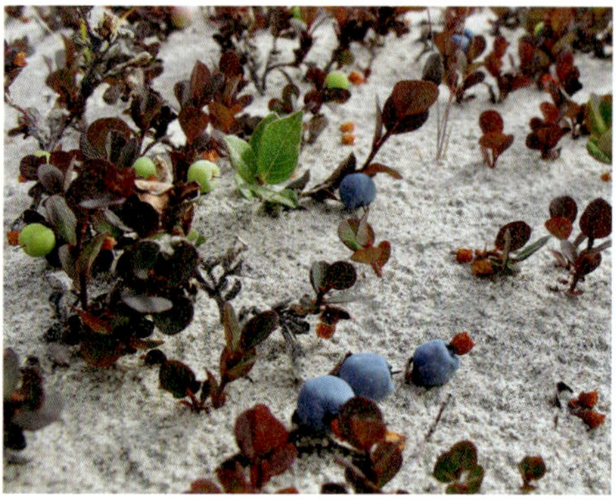

◄ Moorbeeren, *Vaccinium uliginosum* L., Kangerlussuaq, Grönland im Juli
► Moorbeeren, *Vaccinium uliginosum* L., auf Sandboden am Flussufer im Juli, Kangerlussuaq, Grönland

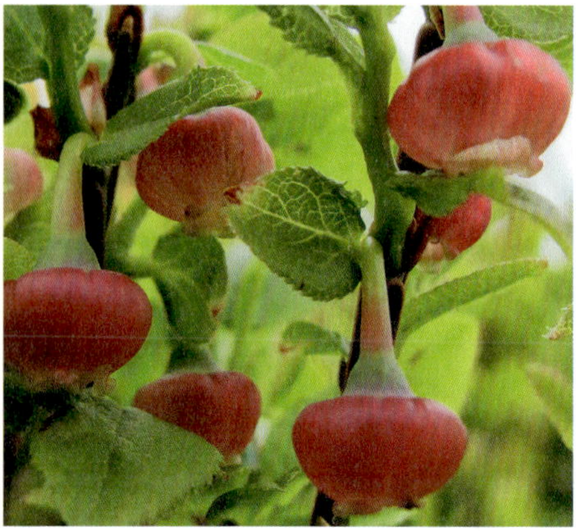
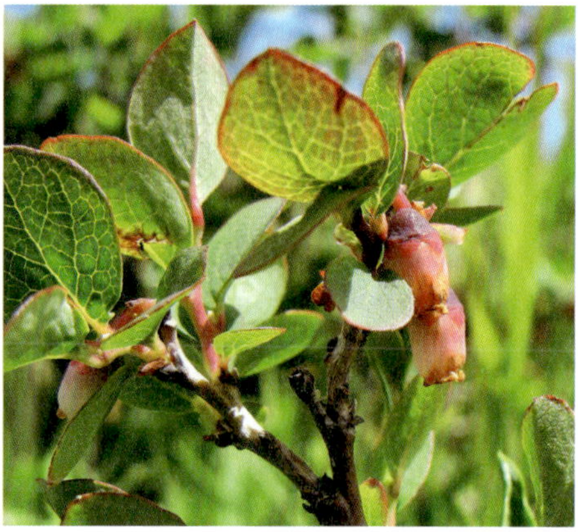

◄ Blühender Heidelbeerstrauch, *Vaccinium myrtillus* L., im Juni. Der Unterschied zur Moorbeere wird an den grünen geflügelten Zweigen und gezähnten Blatträndern sichtbar, auch sind die Blüten wie später die Beeren kugelförmig
► Moorbeerenstrauch, *Vaccinium uliginosum* L., fast verblüht, im Juni. Die Blätter sind ganzrandig, die Zweige braun und rund. Die Blüten sind länglicher als bei der Heidelbeere

nie eine unangenehme Wirkung beobachten können. Als ich Moorbeeren in Grönland antraf, wurden sie von den Einheimischen Kigutaarnat und auf Englisch mit Blueberry bezeichnet. Die Einheimischen dort verwenden die Moorbeeren genauso wie die Heidelbeere. In Westgrönland um den Polarkreis wuchsen sie in großen Mengen. Eine gute und reichliche Wildspeise des kurzen arktischen Sommers!

Unterscheidung von Moor- und Heidelbeere

Moorbeeren und Heidelbeeren wachsen oft nah zusammen und können leicht verwechselt werden. Die Moorbeere ähnelt der Heidelbeere sehr, zeigt aber ein paar Unterschiede: Die jungen Zweige sind grau-braun (bei der Heidelbeere grün), rund und nie geflügelt. Ihre Blätter sind verkehrt eiförmig, ganzrandig (also nicht gezähnt wie bei der Heidelbeere) und oberseits blaugrün. An der Unterseite sind die Blätter graugrün.

Die Beere ist ebenfalls blau, das Fruchtfleisch und der Saft aber hell im Gegensatz zur Heidelbeere.

Die Moorbeere mag feuchte saure Böden in Heide-, Moor- und Tundra-Landschaften und kommt von Meereshöhe bis auf 3400 Höhenmeter vor. Wo es der Heidelbeere schon zu kalt ist, findet man oft noch Moorbeeren.

In Grönland habe ich sie auch verbreitet auf sandigem Grund gesehen, dort waren die Beeren am frühesten reif, weil sich der Sand sehr gut im Sonnenlicht aufwärmt und es reflektiert. Durch die starke Sonnenstrahlung werden die Blätter zudem rötlich.

Inhaltsstoffe

Wie bereits erwähnt, wurden bisher keine giftigen Inhaltsstoffe in Moorbeeren gefunden.

Wertvolle Phenole in Beeren und Blättern

Enthalten sind phenolische Komponenten, Flavonoide, organische Säuren und weitere Stoffe. An Phenolen wurden hauptsächlich Anthocyanidine, vor allem Delphinidin, Malvidin, Peonidin und Petunidin in Form ihrer Glycoside wie Arabinosid, Galactosid, Glucosid, Xylosid und Diglucosid gefunden.

Die hauptsächlich enthaltenen Flavonoide der Beeren sind Quercetin sowie Myricetin, Laricitrin, Isorhamnetin, Kämpferol und Syringetin und liegen vor allem als glycosylierte Formen vor. Des Weiteren sind Catechin und Epicatechin enthalten. Auch Cumarine wie Esculetin und Scopoletin, Iridoide wie Deacetylasperulosidsäure, Logansäure, Monotropein, Scandosid und Splendosid wurden in den Beeren gefunden.[164] Weiterhin sind einige organische Säuren enthalten wie Syringinsäure, Coffeinsäure, Chlorogensäure, Cumarinsäure, Ferulinsärure, Gallsäure, Protocatechinsäure, Quininsäure, Salicylsäure. Moorbeeren enthalten zudem Mineralstoffe, Gerbstoffe und Vitamine, besonders Vitamin C.[165]

Wirkstoffzunahme der Antioxidantien in der Höhe und im hohen Norden

Inhaltsstoffanalysen von Beeren und Blättern aus verschiedenen Ländern liefern mehrheitlich ähnliche Resultate der chemischen Zusammensetzung. Es gibt wie meistens in der Natur regionale Variationen der Inhaltsstoffe und auch der Menge der verschiedenen Stoffgruppen. So fanden sich zum Beispiel höhere Anthocyanidin- und Flavonol-Konzentrationen in Moorbeeren aus den nördlichen Regionen Finnlands im Vergleich zu solchen aus Südfinnland.[166] In einer Studie an Moorbeeren der Khingan-Bergregion im Nordosten Chinas wurde eine zunehmende Konzentration von Anthocyanidinen und Flavonen mit zunehmender Höhe des Wuchsortes gemessen.[167]

Vor UV-Licht schützende Bestandteile in der Wachsschicht der Beeren

In der dünnen Wachsschicht, welche die Beeren umhüllt, wurden die Triterpensäuren Oleanolsäure und Ursolsäure gefunden, die einen guten Schutz vor UVB-Strahlung darstellen.[168]

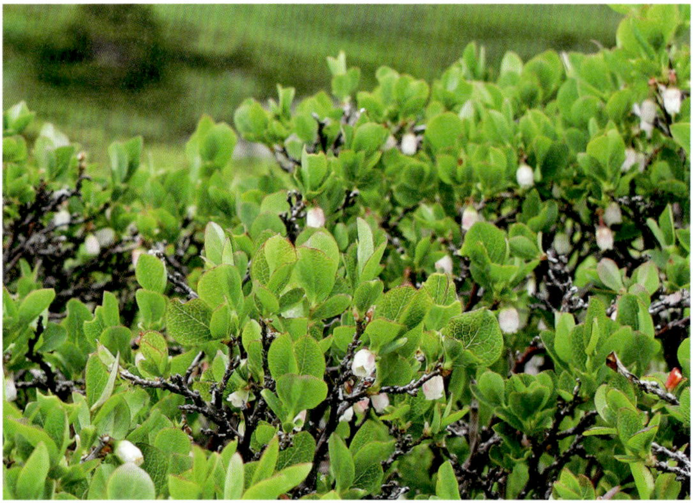

Moorbeerensträucher in der Blüte, Mont-Blanc-Region im Juni

Inhaltsstoffe der Moorbeerenblätter

Auch diese sind reich an phenolischen Komponenten, vor allem Phenolsäuren und -derivate, Flavonole, Flavan-3-Ole, Iridoide und Cinchonain. Die wichtigste Phenolsäure aus Blattextrakt mit 64 Prozent des gesamten Phenolsäuregehalts ist Chlorogensäure (5-Kaffeoylquininsäure).

Weiter wurde 4-Kaffeoylquininsäure, p-Coumaroylquininderivate, Feruloylquininsäure, Gallsäurederivate und Hexahydroxydiphenolyl-galloyl-glucose (HHDP-galloyl-glucose) und zwei Derivate von Kaempferol, Kaempferol-feruloyl-acetylglucosid und Kaempferol-coumaroylglucosid gefunden, die letzten drei genannten zum ersten Mal in einer Vaccinium-Art.

Acht Flavonole, Derivate von Quercetin, Kaempferol und Isorhamnetin sind ebenfalls enthalten. Neben diesen fanden sich weitere Flavonole wie Kaempferol-3-O-Arabinosid, Quercetin-3-O-galactosid (Hyperosid), Quercetin-3-O-glucosid, Quercetin-3-O-pentosid, Quercetin-3-O-rhamnosid und Isorhamnetin-3-O-arabinosid. Procyanidindimer war das einzige gefundene Flavanol, zwei Coumaroyliridoid-Isomere und eine Cinchonain-Komponente wurden ebenfalls in den Moorbeerenblättern festgestellt.[169]

Ähnliche Inhaltsstoffe und Gesundheitseffekte von Heidel- und Moorbeeren

Moorbeeren rücken immer mehr ins Licht der Wissenschaft, da sie den Heidelbeeren an wertvollen Inhaltsstoffen sehr ähnlich sind und in vielen arktischen Ländern in großen Mengen vorkommen. Jedoch werden sie bisher kaum kommerziell gehandelt und auch wenig medizinisch genutzt, ganz im Gegensatz zu Heidelbeeren. Dabei sind Moorbeerensträucher im Anbau einfacher und robuster als Heidelbeeren.

Wirkstoffanalysen beider Beeren und deren Blätter zeigten bisher auf, dass es zwar kleine Unterschiede gibt, doch mehrheitlich vergleichbare Arten und Mengen an Polyphenolen und Anthocyaniden in beiden enthalten sind.

Es kommt nun darauf an, mit welcher Sorte Heidelbeeren verglichen wird. Die im Handel erhältlichen Zuchtheidelbeeren sind meist kommerziell angebaute amerikanische Heidelbeervarianten wie *Vaccinium angustifolium*, deren Fruchtfleisch weiß ist. Die in Europa wachsenden wilden, oben beschriebenen Heidelbeeren *Vaccinium myrtillus* haben durchgehend blau gefärbtes Fruchtfleisch. Eine oben zitierte Studie aus Armenien (Harutyunian et al.) sowie eine Untersuchung aus Polen verglichen den Gehalt an Antioxidantien in Moorbeeren und wilden Heidelbeeren (mit blauem Fruchtfleisch). Beide Beerenarten enthielten vergleichbar hohe und ähnliche Antioxidantien und Polyphenole, der Gehalt war in Moorbeeren jedoch etwas geringer. Interessant war zudem, dass die Menge an Flavonoiden und Phenolen in Heidel- und Moorbeerenblättern höher war als in den Beeren. Die Menge der Anthocyanide hingegen war in den Früchten beider Beerenarten höher als in den Blättern.[170]

Verglichen mit kommerziell in Kanada angebauten Zuchtheidelbeeren der Art *Vaccinium angustifolium* mit weißem Fruchtfleisch enthielten wild wachsende Moorbeeren aus Alaska deutlich mehr wertvolle antioxidativ wirkende Anthocyanide und phenolische Komponenten.[171]

Manche Autorengruppen wie Kopystecka et al.[172] plädieren dafür, Moorbeeren genau gleich wie Heidelbeeren als wertvolle Nahrungsquelle für Antioxidantien und als Heilmittel einzusetzen. Dies aufgrund ihrer Radikalfängereigenschaften, zur Vorbeugung von Krebserkrankungen und Grauem Star des Auges sowie in Sonnenschutzzubereitungen.

Die Moorbeere als Nahrungsmittel

Moorbeeren können genauso wie Heidelbeeren verwendet werden. Oft werden beide beim Sammeln gar nicht unterschieden und landen sowieso »im selben Topf«. Für Sammelzeiten, Rezepte und Verwendungen in der Küche gilt dasselbe wie oben bei der Heidelbeere beschrieben. Aus ihren Stängeln und Blättern kann man ebenfalls Tee bereiten.

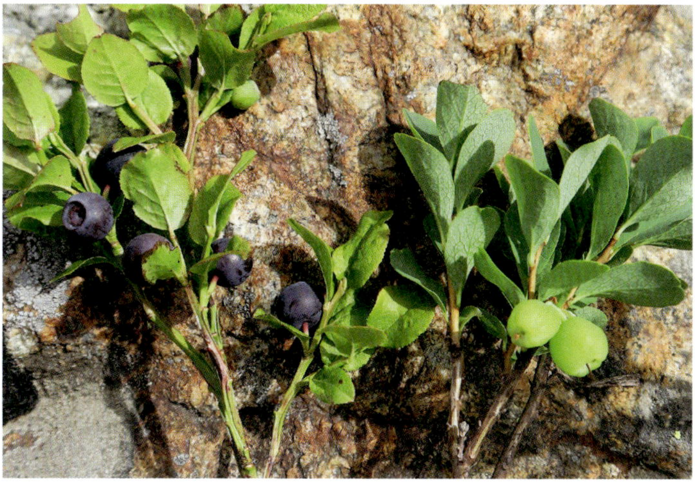

Heidelbeerzweig links, *Vaccinium myrtillus* L., Moorbeerzweig rechts, *Vaccinium uliginosum* L. Moorbeerblätter sind mehr türkisgrün und ganzrandig, die Zweige holzig

Auf einer Arktis-Trekkingtour habe ich meinen morgendlichen Haferbrei mit Moorbeeren, oft auch unreifen, aufgepeppt. Sie schmecken sehr gut, leicht süß, doch knackiger und säuerlicher als die reifen Beeren.

In Grönland bereitet man mit den frischen Blüten einen Schnaps, bei dem ihr Honigaroma in den Schnaps übergeht. Man legt frische Blüten einige Tage in Schnaps ein. Die Blüten färben sich dabei bräunlich-dunkel und werden danach abgesiebt.[173]

REZEPT FÜR EIN TRADITIONELLES DESSERT DER INUPIAQ-UREINWOHNER ALASKAS

1 Tasse Moorbeeren
0 bis 4 TL Zucker
0 bis 4 TL Robbenöl

Die letzten zwei Zutaten werden für den Geschmack beigefügt. Alles wird vermischt und verzehrt.

Interessant ist hierbei, dass traditionelle Beerenspeisen bei Inuit-Völkern fast immer mit Fett wie Robbenfett kombiniert werden. Oft ist der Fettbedarf in kalten Ländern höher, doch könnte diese Tradition auch damit zusammenhängen, dass die Beeren dann besser verdaut werden können.

Anore Jones beschreibt in ihrem Buch über Nahrungspflanzen der Inuit verschiedene Möglichkeiten, wie sie Moorbeeren in Fässern pur, mit anderen Beeren oder auch mit Sauerampfer einlegen und für den Winter haltbar machen beziehungsweise gefrieren lassen.

Außerdem erwähnt sie, dass Moorbeeren sehr rasch und stark schimmeln oder fermentieren würden, doch meist fermentieren. Sie wären das in ihrer Region am häufigsten zum Einlegen und Fermentieren verwendete Nahrungsmittel. So könnten damit andere Beeren, Sauerampfer, Wurzeln wie »Inuit-Kartoffeln« (Alpensüßkleewurzeln), Robbenfett, Fisch und Fleisch eingelegt, aromatisiert und wunderschön gefärbt werden.

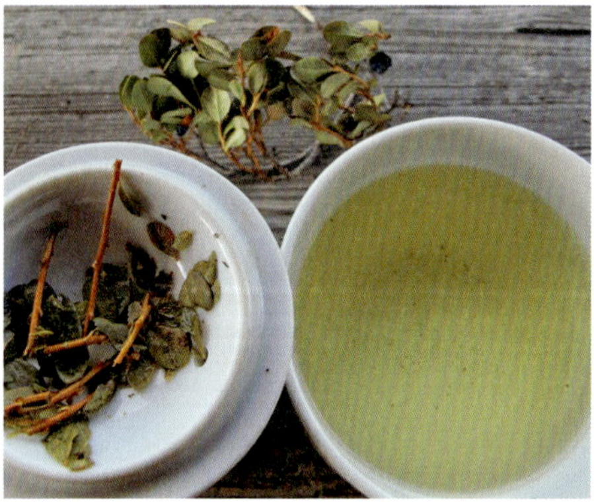

Tee (rechts) aus einem gehäuften Teelöffel getrockneter Moorbeerblätter und Zweige, *Vaccinium uliginosum* L. Oben ein getrockneter Zweig, links das abgebrühte Kraut. Der Tee schmeckt mild-aromatisch, ähnlich dem Heidelbeerblätter-Tee, und hat keine berauschende Wirkung

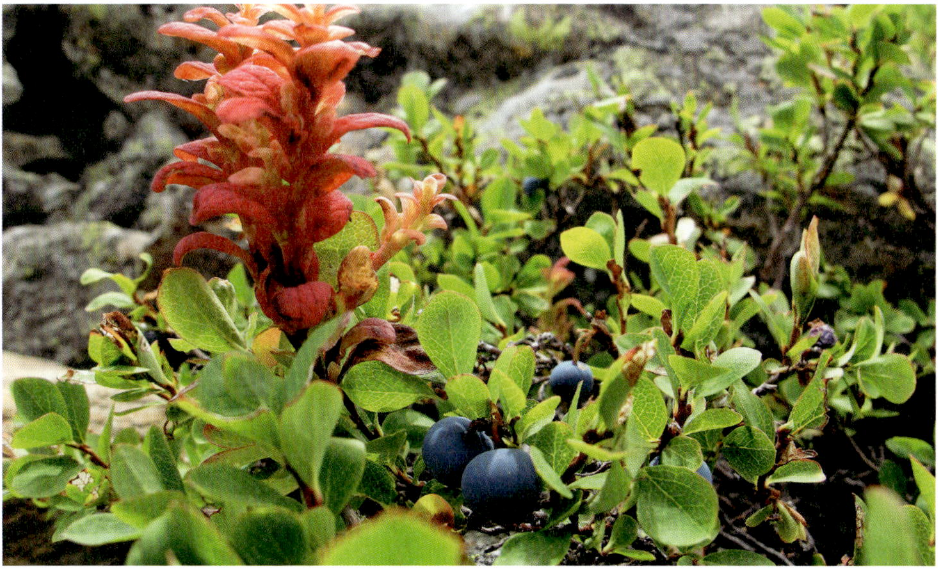

Roter Extratrieb an einer Moorbeere, *Vaccinium uliginosum* L., Wallis im September. Diese Pflanze sollte man nicht sammeln. Rotfärbung und Wuchsveränderung kommen wahrscheinlich durch einen Pilz der Gattung Nacktbasidien (*Exobasidium*) zustande. Diese Pilze können auf allen Heidekrautgewächsen (Ericaceae) auftreten, so auch auf allen hier besprochenen Beerenarten

Reife Moorbeeren enthalten so viel Zucker, dass sie, wie bei uns die Kirschen, bei Regenwetter platzen können. Sie schmecken wunderbar süß-aromatisch. In Skandinavien werden aus Moorbeeren Weine gekeltert.

In der Arktis und den Alpen kann es nach beerenreichen Jahren vorkommen, dass die Beeren des Vorjahres getrocknet an den Büschen hängen bleiben. Manchmal findet man die neuen Beeren neben den Vorjahresbeeren. Falls die alten Beeren schön aussehen, kann man die alten Beeren auch nehmen. Man sollte aber keine Beeren nehmen, die irgendwie grau geworden, fleckig sind oder ein dunkles Puder abgeben, denn dann könnte ein Pilz an der Beere sein, und so manche Pilze sind giftig und können dann tatsächlich Erbrechen oder sonstige Gesundheitsstörungen auslösen. Ein Beispielbild von Schimmelbefall ist unten im Abschnitt zur Krähenbeere zu sehen.

Die Moorbeere bildet manchmal wunderschöne knallrote Extratriebe, wahrscheinlich durch Befall mit Nacktbasidien, einer Pilzart. Triebe, Blätter oder Beeren an diesen sollte man nicht sammeln.

Moorbeerenmedizin

Frauenheilkunde

Makah verabreichten Müttern wenige Tage nach der Geburt mit Zucker gesüßten Tee aus Moorbeerenblättern als Stärkungsmittel.

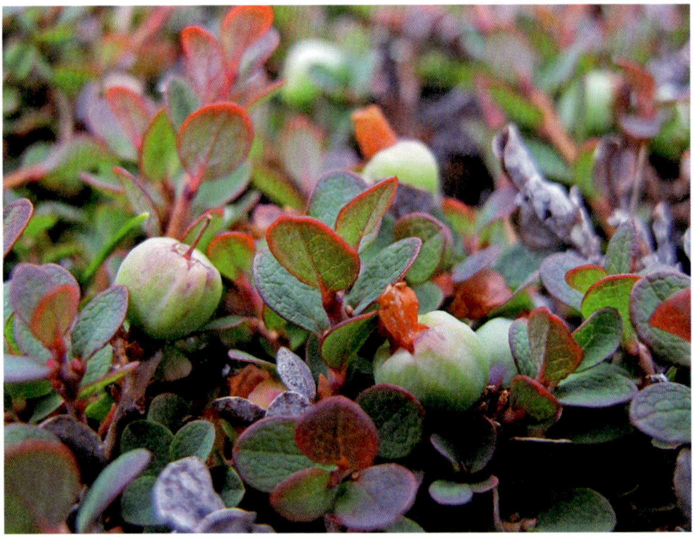

Unreife Moorbeere, *Vaccinium uliginosum* L., im Juli, Kangerlussuaq, Grönland. Die glatten Blattränder und apfelförmige Fruchtform sind gut zu erkennen

Blutarmut und Zuckerkrankheit

Ein Tee aus Stängeln, Blättern und Beeren wird volksheilkundlich gegen Blutarmut und Zuckerkrankheit verwendet. Auch für die Moorbeere (wie für Heidelbeeren) gibt es Forschungsarbeiten, die günstige Wirkungen auf Blutzuckerspiegel und Fettstoffwechsel gezeigt haben.[174]

Schutz vor Hautschäden durch Sonne, Hautalterung oder chemische Reizstoffe

Im Laborversuch an menschlichen Hautzellen sowie an Mäusen schützte Moorbeerenextrakt vor Schäden durch UV-B-Licht und verringerte Entzündungsreaktionen und Hautalterungszeichen.[175] In weiteren Versuchen mit Mäusen, denen Polyphenol- und Anthocianidin-Extrakte aus Moorbeeren gefüttert wurden, verbesserten sich chemisch verursachte Hautekzeme und wurden günstige Wirkungen auf das Immunsystem beobachtet.[176]

Augenstärkend und -schützend

Reduziert augenbedingtes Unwohlsein nach Computerarbeit

Eine Studie an 60 Personen, von denen 30 für vier Wochen ein Präparat aus Moorbeerenextrakt erhielten, zeigte auf, dass dessen Einnahme augenbedingte Beschwerden nach Computerarbeit deutlich verringerte verglichen mit der Einnahme eines Placebos.[177]

Schutz vor Licht- und Strahlenschäden am Auge

Die Gabe von Moorbeeren vier Wochen vor Lichtexposition schützte im Tierversuch an Kaninchen die Netzhaut vor Lichtschäden und zeigte eine bessere Heilung nach diesen Schäden.[178] Auch an Augennetzhautzellen von Mäusen konnten stabilisierende und schützende Effekte vor Mikrowellenbestrahlung für Antioxidantien aus Moorbeeren gefunden werden.[179]

Grauem Star vorbeugend
In einem Tierversuch an Rattenwelpen konnte die Gabe von Moorbeerenextrakt der Entstehung von künstlich erzeugtem Grauem Star dosisabhängig vorbeugen bzw. reduzieren.[180]

Altersbedingte Augenschäden wie Makuladegeneration reduzierend
In Labortests an menschlichen Netzhautzellen zeigte sich, dass Antioxidantien und Polyphenole aus Moorbeeren diese Zellen vor blaulicht-bedingten Schäden, die auch für die altersbedingte Makuladegeneration verantwortlich sind, schützen konnten.[181]

Gehirn- und Nervenzellen schützend

In Studien an Zellkulturen und Mäusen konnte gezeigt werden, dass Moorbeeren Abbauprozesse von Nervenzellen sowie krankheitsbedingte entzündliche Nervenzellprozesse bremsen konnten. Auch reduzierte die Gabe von Moorbeeren in Kombination mit fettarmer Diät bei Mäusen die schädlichen Auswirkungen einer Manganvergiftung auf Gehirn, Verhalten, Bewegung und Motorik.[182]

Antibakterielle Wirkungen

Für verschiedene Extrakte aus chinesischen wilden Moorbeeren konnten antibakterielle Wirkungen aufgezeigt werden. Diese betrafen Nahrungsmittel verderbende Bakterien wie Staphylococcus aureus, Listeria monocytogenes, Salmonella enteritidis und Vibrio parahaemolyticus.[183] Die Effekte waren konzentrationsabhängig durch die in Moorbeeren enthaltenen Anthocyanide bedingt.[184]

Krebshemmende Eigenschaften

Im Laborversuch bremste Moorbeerenextrakt das Wachstum von Darmkrebszellen.[185] In einer anderen Untersuchung erhöhte anthocyanidinreicher Moorbeerenextrakt die Durchlässigkeit der Zellwände von Krebszellen und reduzierte deren Wachstum. Zellwände gesunder Zellen wurden in dieser Studie im Gegensatz zu den Krebszellen undurchlässiger.[186]

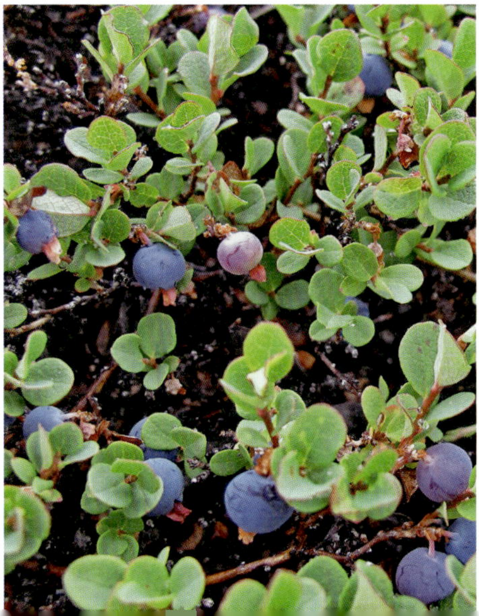

Moorbeeren, *Vaccinium uliginosum* L., Kangerlussuaq, Grönland im Juli

KRÄHENBEERE

Empetrum hermaphroditum, Empetrum nigrum Lange ex Hagerup,
Paarnaqutit (Kalaallisut), Fjeld-Revling, Sortebær (dän.), Crowberry, Blackberry (engl.)

Die Kalaallit-Inuit Grönlands nennen die Krähenbeere Paarnat oder Paarnaqutit, ihr englischer Name ist Blackberry. In Estland und Russland wird sie neben anderen Bezeichnungen Bärenbeere geheißen, in Sibirien Shiksa, auch Shiksha, sibirischer Wassermann, Rabe oder blaues Gras.[187] Die sibirische Bezeichnung Shiksha ist interessanterweise auch ein Sanskrit-Wort und bedeutet unter anderem »Lehren«, »Lernen«, »Kenntnis«. Vielleicht ein Zufall, vielleicht aber auch ein Hinweis auf die besonderen Wirkungen der Krähenbeere auf Gehirn und Nerven.

Pflanzenbeschreibung

Krähenbeeren können ganze bodennahe Strauchteppiche bilden. Ihre Blätter sind immergrün, bis zu fünf Millimeter lang und recht dick oder zäh. Sie sehen aus wie fleischige Nadeln, weil der Blattrand stark nach unten umgebogen ist, sodass sich an der Blattunterseite eine Naht ergibt.

Die Blüten stehen einzeln in den Blattwinkeln, sind dreizählig, hell- bis dunkelrot und zwei bis drei Millimeter lang. Die Staubblätter überragen die Krone weit. Sie bilden eine beerenartige schwarz gefärbte Steinfrucht, die eine kugelige Form hat und sechs bis acht Millimeter im Durchmesser misst.

Krähenbeeren wachsen nicht nur zirkumpolar in Eurasien sowie Nordamerika, den Gebirgen der Nordhalbkugel wie den Alpen und weiteren europäischen Bergregionen, sondern auch in den Anden und im südlichen Südamerika, in Patagonien sowie auf den Falklandinseln. Auf der Südhalbkugel kommen rotfrüchtige Arten vor.

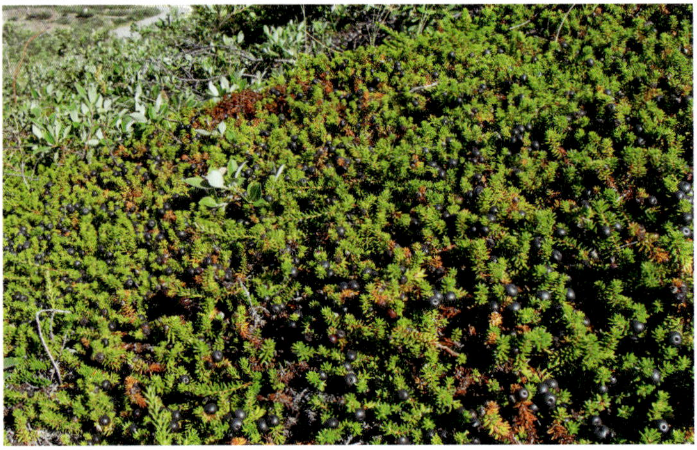

Krähenbeerenteppich bei Kangerlussuaq, Grönland

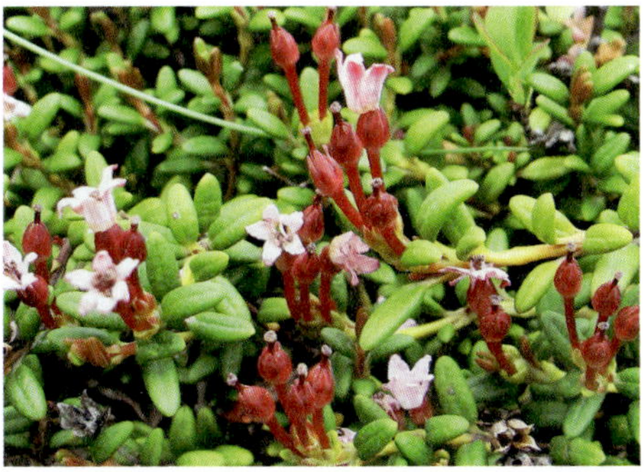

Blühende Alpenazalee oder Gämsheide, *Loiseleúria procúmbens* DESV. im Juni, Mont-Blanc-Region. Die Längsfurche an der Blattoberseite ist gut zu erkennen

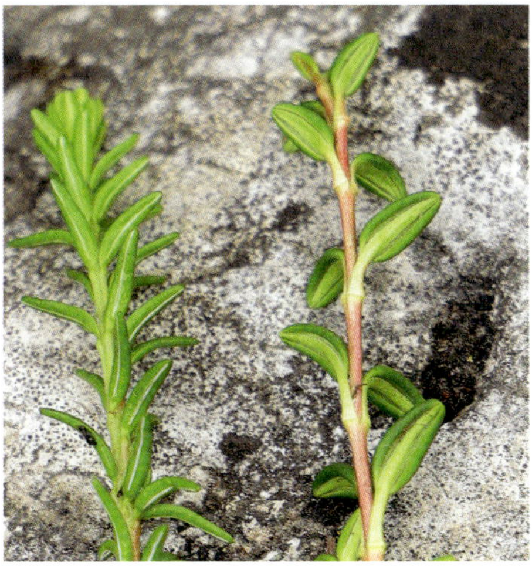

Links Krähenbeerzweig, rechts Alpenazalee. Die feinen Krähenbeerenblätter haben eine dünne Längsfurche an der Blattunterseite, die Alpenazalee hat einen Mittelnerv an der Blattunterseite. Beide unterscheiden sich auch durch die Blattanordnung, die bei Krähenbeeren wechselständig wirtelig ist

Verwechslungsmöglichkeit mit der giftigen Alpenazalee

Wenn nicht gerade Beerensaison ist, kann die Krähenbeere mit der Alpenazalee, auch Gämsheide genannt, *Loiseleúria/Kalmia procúmbens* Loiseleuria DESV., verwechselt werden. Die Alpenazalee ist giftig und sollte nicht innerlich eingenommen werden. Kleine Mengen sollen unschädlich sein, doch sind in Nordamerika vorkommende verwandte Arten wie *Kalmia angustifolia* laut Angaben der Algonquin-Ureinwohner bei Einnahme großer Mengen als Tee sogar tödlich giftig.

Man unterscheidet beide an den kleinen Blättern, am besten mit der Lupe. Krähenbeerenblätter haben eine Naht an der Blattunterseite, die Blätter der Alpenazalee haben eine Längsfurche entlang der Mittelrippe der Blattoberseite. Auch bildet die Alpenazalee, wie im Bild erkennbar, doldig stehende glockenförmige rosafarbene Blüten an den Stängelenden, Krähenbeerenblüten sind etwas kleiner, fleischfarbig-rosa und sitzen dagegen einzeln in den Blattwinkeln. Nur Krähenbeeren bilden die schwarzen essbaren Beeren im Spätsommer und Herbst. Die Frucht der Alpenazalee ist hingegen eine oberständige kugelige holzig-braune Kapsel.

Inhaltsstoffe

Insgesamt sehr reich an Antioxidantien

Bei Untersuchungen verschiedener Nahrungsmittel wurde festgestellt, dass Krähenbeeren eines der Lebensmittel mit dem allerhöchsten Antioxidantiengehalt ist.[188] Von diesen Antioxidantien stellen die Polyphenole die wichtigste Gruppe dar. Frische Krähenbeeren enthalten 4,3 Milligramm Polyphenole pro Gramm, getrocknete Beeren 7,5 Milligramm Polyphenole pro Gramm.[189] Weiter aufgeschlüsselt beinhalten die Polyphenole hauptsächlich Flavonoide, Flavonole und Phenolsäuren und unter den Flavonoiden vor allem Anthocyane.

Wertvolle Anthocyane

Krähenbeeren sind reicher an Anthocyanen als die meisten anderen Beeren, wie auch die oben erwähnten Heidel- und Moorbeeren, wobei das Spektrum der verschiedenen Anthocyane dem der wilden Heidelbeere sehr ähnlich ist.[190] Frische Beeren enthalten 460 Milligramm Anthocyane pro 100 Gramm.[191] Eine Untersuchung an Beeren verschiedener Lokalisationen in Finnland ergab 15 verschiedene Anthocyane, die vor allem als Glycoside vorlagen, am reichhaltigsten waren Delphinidin-3-galactosid und Cyanidin-3-galactosid enthalten. Menge und Verteilung der verschiedenen Anthocyane variierten an den verschiedenen Standorten.[192]

Untersuchungen mit Krähenbeerensaft und anderen Beerensäften zeigten auf, dass der Gehalt an wertvollen Anthocyanen mit zunehmender Aufbewahrungszeit und insbesondere bei Raumtemperatur rasch abnimmt, was für den Verzehr von frischen Früchten oder frisch hergestelltem Beerensaft und gekühlter Aufbewahrung spricht.[193]

Flavonole in Beeren und Blättern

Krähenbeeren sind laut Ogawa et al. ebenfalls reich an Flavonolen, wovon Quercetin, Myricetin, Rutin, Naringenin, Naringin, Catechin, Morin und Kämpferol als häufigste Flavonole nachgewiesen wurden.[194]

Blätter reich an Flavonolen und Phenolen

Die koreanische Untersuchung von Ogawa et al. zeigte auf, dass der Gehalt an Flavonolen und phenolischen Komponenten in Krähenbeerenblättern höher ist als in den Beeren.[195] In dieser Studie wurde ebenfalls aufgezeigt, dass Krähenbeerenblattextrakte eine starke Radikalfängeraktivität sowie eine starke Hemmung der LDL-Oxidation aufwiesen, was auf günstige Effekte gegen Krankheiten wie Arterienverkalkung hindeutet.

Krähenbeeren als Nahrungsmittel

Anhand der Krähenbeere wird für mich deutlich, wie wertvoll das Zusammentragen des Wissens der verschiedenen Volksgruppen sowie wissenschaftlicher Erkenntnisse ist, und ich hoffe sehr, dass dieses Buch ein kleiner Beitrag dazu sein kann. Denn hierzulande ist kaum bekannt, dass diese Beeren essbar sind, geschweige denn, wie gesund sie dazu noch sind. Dabei ist dies eine Jahrtausende alte bewährte Tatsache für die Inuit und andere Völker der ganzen Nordhalbkugel. Diese wiederum haben oft noch nichts von den wissenschaftlichen Erkenntnissen vernommen, die uns die Suche nach gesunden, lebensverlängernden »Superfoods« beschert.

Inhaltsstoffanalysen und erste Patientenstudien ergeben zunehmend, dass gerade die traditionelle pflanzliche Nahrung der Iniut- und nordischen Völker viele ungesunde Folgen der modernen Lebensweise verhüten oder auch heilen könnte. Ein gutes Beispiel hierfür ist die hier beschriebene Krähenbeere sowie im Grunde alle diese über Jahrtausende seit der letzten Eiszeit gebrauchten Nahrungs- und Heilpflanzen.

Die Beeren

Sie können wie Heidelbeeren frisch, reif oder unreif, roh oder gekocht gegessen oder verarbeitet werden. Fruchtsaft, Gelee, Pudding, Obstkuchen, Eiscreme und vieles andere kann man aus ihnen allein oder aus einer Beerenmischung zusammen mit Heidel-, Preisel-, Rausch-, Brombeeren oder anderen Früchten bereiten. Nach Fleischhauer[196] sammelt man sie am besten nach dem ersten Frost. Bei den Inuit heißt es, dass sie im Herbst, wenn sie ganz reif sind, am besten schmecken würden, aber jederzeit gegessen werden könnten.

In Sibirien gelten Krähenbeeren als gute Durstlöscher auf Wanderungen durch die Tundra und Taiga. Angaangaq erzählte, dass sie aus Krähenbeeren und anderen Beerenarten »Inuit-Eiscreme« gemacht hätten, indem sie Eiszapfen mit Ei sehr lange schaumig geschlagen hätten, noch vor den Zeiten einer Rührmaschine. Dies wurde zusammen mit Krähenbeeren und anderen Beeren verrührt. Auch die Blätter dieser und anderer Beeren oder Porst seien »als Gewürze« dazugegeben worden. Es sei die beste Eiscreme, die es gibt, man sei im Himmel! Auch die essbaren Blütenpflanzen, von denen es so viele gibt, wurden für Eiscreme verwendet.

Inuit-Eiscreme wird auch zu Schaum geschlagenes Robbenöl genannt, in das Beeren hineingerührt werden, um es dann ungefroren oder gefroren zu verzehren.

Die Inuit sagen, dass man nicht zu viele Krähenbeeren auf einmal essen sollte, denn das könne Magenbeschwerden verursachen. Auch sollte man sich in der Ernährung nicht allein auf Krähenbeeren stützen, wenn man sehr hungrig oder unterernährt sei.

Man kann die Beeren trocknen und dann als Tee oder wie Rosinen verwenden. Wenn man sie im Ofen trocknet, sollen sie knusprig werden.

In Alaska bereitet man ein Dessert aus Krähenbeeren, die zusammen mit Sauerampfer gekocht werden. Oder man mischt sie mit Öl und Zucker oder mit anderen Beeren, Sauerampfer, Eiscreme oder Fischleber. In Skandinavien wurden wie aus den anderen beschriebenen Beeren auch aus Krähenbeeren Weine gekeltert.

Getrocknete Krähenbeeren werden in Sibirien zusammen mit Hagebutten und Ebereschenbeeren als Tee zubereitet und gegen Vitaminmangel im frühen Frühjahr getrunken.

Die Kombination mit Fischleber galt bei den Inupiat-Inuit als beliebte, wohlschmeckende, nahrhafte Speise, denn die süß-säuerlichen Krähenbeeren balancieren die fette nahrhafte Fischleber.

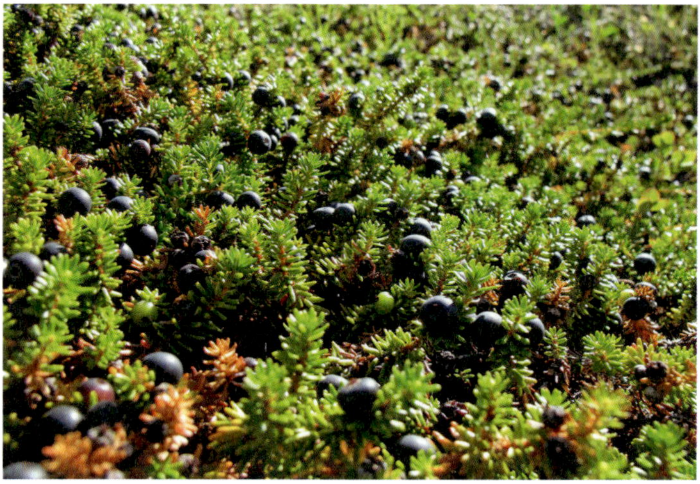

Reife und unreife Krähenbeeren im Juli, Kangerlussuaq, Grönland

INUPIAT-REZEPT FÜR KRÄHENBEEREN MIT FISCHLEBER

1 l frische, reife, saubere Krähenbeeren
Leber von 1 großen, frisch gefangenen Herbstforelle

Die Leber wird herausgenommen, die Gallenblase entfernt, ohne sie zu verletzen. Die Leber, solange man den Fisch ausnimmt, in eine Schüssel mit kaltem Wasser legen, dann auswaschen und das Einweichwasser wegtun. Die Leber dann für fünf bis zehn Minuten in klarem Wasser köcheln, bis sie gar ist. Herausnehmen und abkühlen lassen, dabei das auf dem Wasser schwimmende Öl abschöpfen und aufheben.

Die Leber mit einer Gabel oder den Händen zerdrücken und eventuell etwas Wasser zugeben, damit eine dicke cremige Paste entsteht, ähnlich Buttercreme. Dann die Krähenbeeren zugeben und so lange vermischen, bis alle Beeren von der Paste überzogen sind. Dies wird ohne sonstige Gewürze gegessen.

Bei den Inuit gibt es viele natürliche Methoden des Haltbarmachens für die Beeren: Einfrieren und später mit Robbenfett- oder -öl verzehren. Oder zusammen mit anderen Beeren in eine Robbenhaut gestopft einlegen. Auch in Fett eingelegt wurden sie und dann in einem Birkenrindenbehältnis in einer Erdgrube aufbewahrt.

Um Krähenbeeren zu trocknen, wurden sie bei den kanadischen Inuit zuerst zerstampft, dann in einem langen Fichtenrinden-Trog mit heißen Steinen gekocht und auf Brettern zum Trocknen ausgebreitet. Vor dem Verzehr kochte man sie noch einmal in Wasser.

Junge Triebe und Blätter

Die Kalaallit Grönlands benutzen die frischen grünen Blätter als Gewürz- und Teekraut. Sie gelten grün zum Beispiel als würzige Suppenzutat für Fischsuppe, Robben-, Walfisch oder Vogelgerichte. Es heißt, die frischen Blätter enthielten wertvolle Öle und seien deshalb gesund. Getrocknet hätten sie weniger Wert. Dennoch werden auch getrocknete Triebe und Blätter für Teezubereitungen verwendet oder in kleinen Mengen zu Gemüsegerichten dazugegeben. Es wird beschrieben, dass die Blätter und Triebe in manchen Gegenden magenreizend wirken könnten, was vermutlich mit regionalen Schwankungen der Pflanzeninhaltsstoffe zusammenhängen könnte.

Den Tee aus frischen Blättern und Zweigen der Krähenbeere habe ich in Grönland probiert, er schmeckte warm ganz gut, würzig mild, etwas ähnlich dem Thymian. Abgekühlt wird er etwas bitter.

Die Blätter der anderen Beerensorten ergeben meinem Empfinden nach einen schmackhafteren Tee, aber mein Lieblingstee ist mit Abstand Porst (*Ledum groenlandicum*), der unten beschrieben wird.

Man kann die Krähenbeeren- und -zweige für exquisite Speisen nutzen, indem man zum Beispiel ihr Aroma in Form von Rauch einsetzt. Hier zwei Rezepte meiner grönländischen Freundin Gitte:

MOSCHUSOCHSEN-TARTAR MIT KRÄHENBEERENZWEIGEN GERÄUCHERT

1 Stück frisches mageres Moschusochsenfleisch oder anders
Wild- oder Rindfleisch, am besten vom Filet
3 bis 4 Krähenbeerenzweige

Mit einem scharfen Messer werden Fleischscheiben vom Stück abgeschabt, sodass es ganz kleine hauchzarte Scheibchen oder Stückchen ergibt. Es wird also nicht geschnitten. Von diesem geschabten Fleisch wird ein esslöffelgroßes Stück locker auf ein Brett gesetzt, dann die Krähenbeerenzweige hineingesteckt und diese angezündet. Sofort stülpt man ein größeres weites Glas von mindestens zehn Zentimeter Durchmesser darüber, am besten ein Cog-

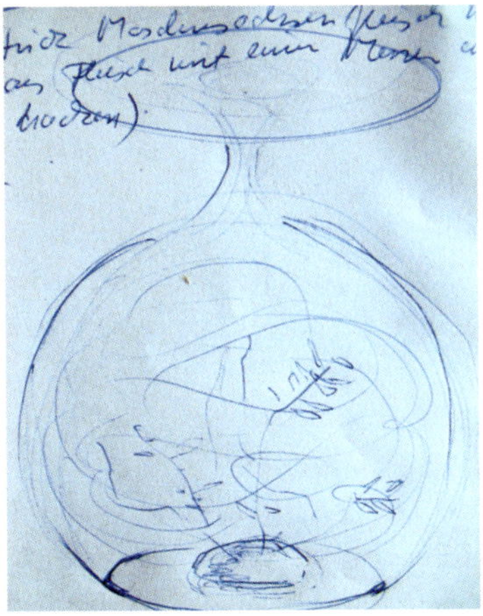

Gittes Zeichnung zum Rezept mit Moschusochsen-Tartar und Krähenbeerenzweigen

nac-Glas. Das Fleisch wird im Rauch zehn Minuten stehen gelassen und aromatisiert. Damit dies funktioniert, muss es ganz frisch geschabt sein, sonst nimmt es das Aroma nicht mehr an. Es wird gleich darauf verzehrt und benötigt keine anderen Gewürze.

Sammelzeiten

Krähenbeerenkraut wird während der Blütezeit im Frühjahr und vor Erscheinen der Beeren gesammelt und im Schatten oder an einem luftigen dunklen Ort getrocknet. Die Beeren werden gesammelt, wenn sie reif, also schwarz und saftig sind, was je nach Höhenlage im Sommer oder Spätsommer der Fall ist. In arktischen Regionen können die Beeren in guten Beerenjahren auch noch im darauffolgenden Frühjahr gesammelt werden, wenn sie den Winter über gefroren an den Sträuchern geblieben und noch gut sind.

Krähenbeeren und das Schneehuhn

Schneehühner fressen gern Krähenbeeren, aber auch andere Beeren sowie Knospen und Zweigspitzen einiger hochalpiner Pflanzen. Bei den Kalaallit Grönlands gelten Schneehühner als Leckerbissen, was ich bestätigen kann. Wir hatten das Glück, vom Cousin meiner Freundin Gitte mit zwei Schneehühnern als Trekkingproviant versorgt zu werden. Das Fleisch ist dunkel, rasch gar und sehr aromatisch-zart.

In den Alpen nehmen die Schneehuhn-Populationen ständig ab, werden aber dennoch leider mancherorts bejagt. Ich wurde einmal von einem Schneehuhn beim Pflanzenfotografieren beobachtet. Auch können ihre Federn gefunden werden, vor allem dort, wo Krähenbeeren wachsen.

Schneehühner sammeln die von ihnen gefressenen Krähen- und andere Beeren, Knospen und Samen in einer Vorratsblase. Wenn die Kalaallit ein Schneehuhn für eine Mahlzeit zubereiten, wird diese Blase herausgenommen, aufgeblasen und getrocknet aufgehängt.

Aus dem Inhalt der Schneehuhnblase soll man einen sehr guten Schnaps bereiten können, indem man die Samen zuerst trocknet und dann zwei Monate in Schnaps einlegt. Voraussetzung ist natürlich, dass Schneehühner so zahlreich vorkommen, dass sie gejagt werden dürfen.

Krähenbeeren in Medizin und Forschung

Angaangaq erzählte, dass die Krähenbeere von allen Beeren die größte Medizin sei. Seine Mutter und Großmutter hätten dies erzählt. Auch in Sibirien gilt die Krähenbeere in der Volksheilkunde als große vielseitige Heilpflanze und wird zum Beispiel bei Kopfschmerzen, Müdigkeit, Depressionen, Überarbeitung, Schlaflosigkeit, Ödemen und Wassersucht, Blasenentleerungsstörungen, Lähmungen, Krämpfen, Magen-Darm-Beschwerden, Stoffwechselproblemen, Augenerkrankungen und Bluthochdruck eingesetzt.

Wie wahr das uralte Wissen der Kalaallit Grönlands ist, scheint sich so langsam durch aktuelle Forschung zu bestätigen. Zum Beispiel sind Krähenbeeren unter all den hier aufgelisteten Beeren diejenigen mit dem mit Abstand höchsten Gehalt an wertvollen Antioxidantien.

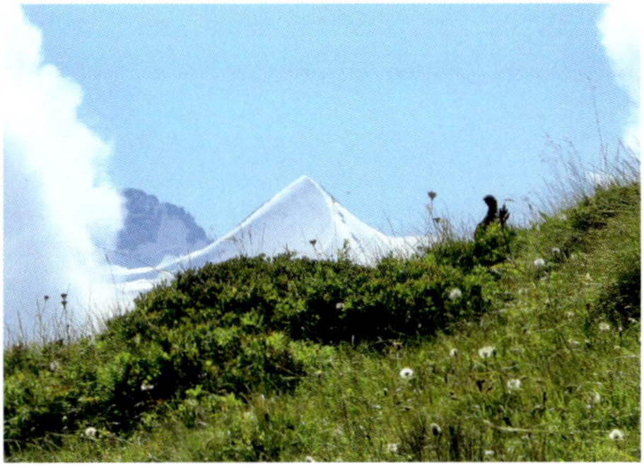

Alpenschneehuhn rechts im Bild, Berner Oberland

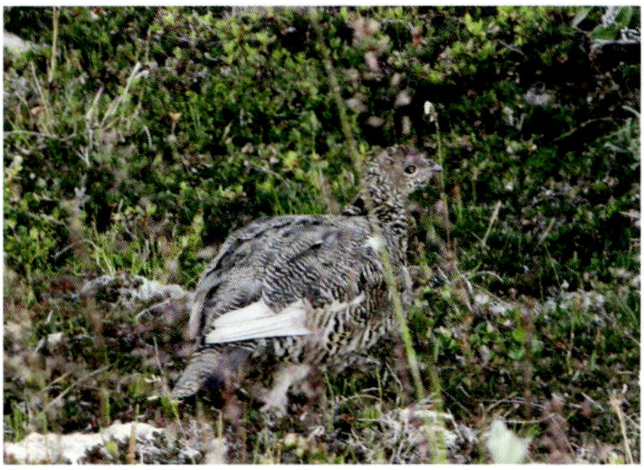

Schneehuhn im braunen Sommerkleid in Grönland im Juli, im Winter ist es weiß

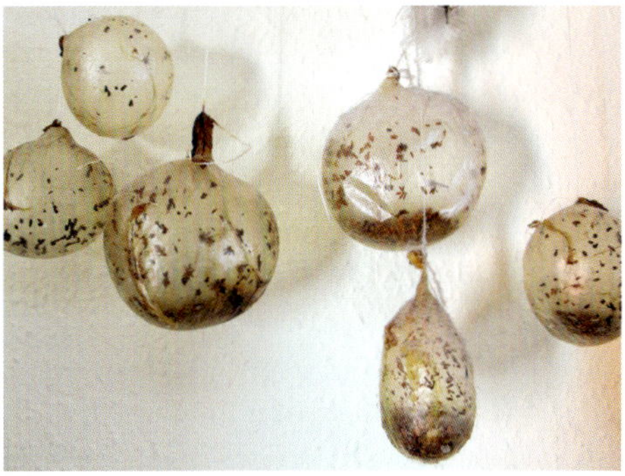

Schneehuhnblasen mit Inhalt, unter anderem aus Beeren wie Krähenbeeren, Samen und Weidenknospen. Sisimiut, Grönland

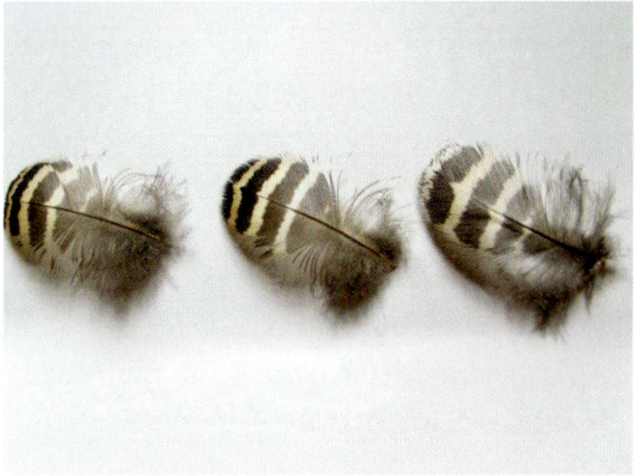

Schneehuhnfedern

Weitere der hier angegebenen volksheilkundlichen Anwendungen berichten indigene Volksgruppen Alaskas, deren Wissen von Ann Garibaldi im Rahmen des Alaska Natural Heritage Programms an der Universität von Alaska in Anchorage 1999 zusammengetragen wurde. Das jeweilige Volk ist, sofern bekannt, nachfolgend in Klammern aufgeführt.

Eine Forschergruppe aus Tschechien[197] veröffentlichte 2016 einen Übersichtsartikel zu Forschungsstudien mit Krähenbeeren in der Fachzeitschrift Molecules. Die bis dahin gewonnenen wissenschaftlichen Erkenntnisse unterstützen den indigenen Gebrauch als sehr wertvolles und gesundes Nahrungsmittel sowie manche volksheilkundliche Anwendung der Inuit-Völker und sind nachfolgend auszugsweise nachzulesen.

Für Magen und Darm

Magen-Darm-Beschwerden, saurer Magen, Durchfall (Upper Tanana, Athabascan, Sibirien)

Die Abkochung oder der Tee aus den Zweigen und Blättern wurde bei Durchfall verwendet sowie bei »saurem Magen«. Auch die gekochten Beeren verzehrte man bei Durchfall.

Zum Abführen und Reinigen (Bella Coola)
Die grünen Blätter abgekocht, werden auch als abführende Arznei eingesetzt.

Wassertreibend und fiebersenkend (Cree, Woodlands)

Kindern mit Fieber wurde als mildes wassertreibendes Mittel eine Zubereitung aus den Zweigen und Blättern verabreicht. Auch in der Chinesischen Medizin ist die Fiebersenkung durch die Einnahme wassertreibender Kräuter eine gebräuchliche Methode bei bestimmten fiebrigen Erkältungskrankheiten. Die sibirische Volksheilkunde setzt Krähenbeeren-Abkochungen und -Tee auch bei Wasseransammlungen und Beschwerden beim Wasserlassen ein.

Erkältungen, Brustenge (Upper Tanana, Athabascan)

Eine Abkochung aus Blättern und Zweigen der Krähenbeere zusammen mit Hudson Bay Tea (das ist Porst-Tee) und jungen Weißfichtenspitzen wurde bei Erkältungen und bei Nierenbeschwerden getrunken. Dieser Tee galt als schleimlösend und wärmend. Bei Brustenge wurden die Blätter gekocht und der Sud als Tee getrunken.

Antibakterielle und pilzwidrige Wirkung

In einem Laborversuch an menschlichen Bronchialzellen (diese kleiden die Atemwege der Lunge aus) zeigte Krähenbeerensaft eine wachstumshemmende Wirkung auf Pneumokokken-Bakterien, ein häufiger Erreger von Atemwegsinfektionen. Auch kann der Beerensaft die Anhaftung der Bakterien an die Atemwegszellen verhindern und damit möglicherweise vor Infekten schützen.[198] Weitere Studien stellten ebenfalls antibakterielle Effekte von Krähenbeeren fest, so gegen Micrococcus luteus, das Hautinfekte auslösen kann; gegen Bacillus subtilis sowie starke Wirkungen gegen Bacillus cereus, das Durchfälle auslösen kann.[199] Zudem fanden sich starke Hemmwirkungen gegen den Erreger eitriger Infekte, Staphylokokkus aureus, sowie moderate Hemmwirkungen gegen den Pilz Candida albicans.[200]

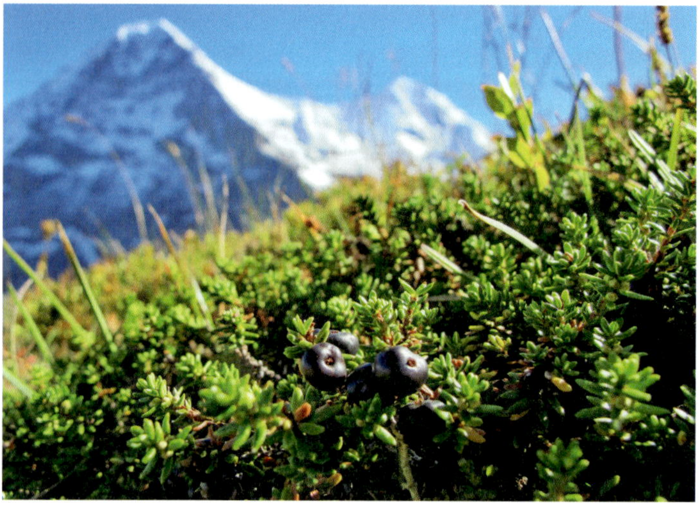

Krähenbeerenpolster, *Empetrum hermaphroditum*, im September

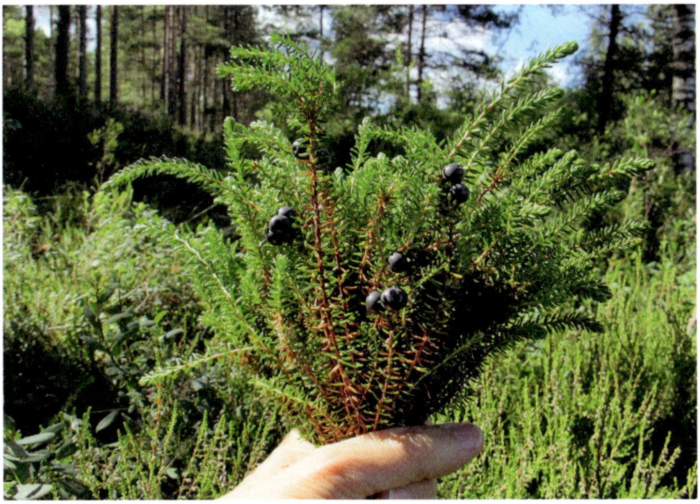

Krähenbeerenstrauß, im Norden von Lettland gepflückt

Wundheilmittel

In Sibirien werden aus Abkochungen von Krähenbeerenkraut und -beeren Lotionen zur Behandlung von Wunden hergestellt. Hierbei werden fünf Teelöffel zerkleinertes Kraut mit einem halben Glas Wasser fünf bis sieben Minuten gekocht und die Abkochung zu einer Hautlotion weiterverarbeitet.

Gegen Milzbrand der Huftiere

In Russland werden Krähenbeeren eingesetzt bei Anthrax-Erkrankungen von Huftieren, auch Milzbrand genannt, die durch Bacillus anthracis hervorgerufen wird.

Wirkung gegen Tuberkulose-Bakterien

Laborversuche ergaben deutliche hemmende Wirkungen eines alkoholischen Extraktes von Pilz-Endophyten (Pilzen, die im Krähenbeeren-Strauch wachsen) auf den Erreger von Tuberkulose, Mycobakterium tuberculosis.[201] Auch weitere Krähenbeerenextrakte wiesen Wirkungen gegen Tuberkulosebakterien auf.[202]

Nervenheilmittel

In Russland, insbesondere in der sibirischen Volksheilkunde, werden Krähenbeerenzubereitungen bei Epilepsie, Nervenlähmungen, Schlafstörungen, Migräne und anderen Nervenerkrankungen, sogar bei psychiatrischen Erkrankungen wie Schizophrenie eingesetzt. Telyatyev erwähnte, das Kraut habe eine ausgeprägte krampflösende Wirkung.[203] An der staatlichen Medizinischen Universität Sibiriens in Tomsk wurde mit Krähenbeerenextrakt geforscht und aufgrund dieser Studien das antiepileptische Medikament Empetrin entwickelt: ein Chloroform-Extrakt aus Krähenbeerenzweigen.[204] Volksheilkundlich werden verschieden stark zubereitete Abkochungen aus Krähenbeerenzweigen oder -beeren angewendet.

KRÄHENBEERENKRAUT-ABKOCHUNG BEI MIGRÄNE

Hierfür werden zwei Esslöffel getrocknetes Krähenbeerenkraut mit einem halben Liter Wasser in einem Topf mit Deckel gekocht, dann auf die Seite gestellt und mit Deckel noch 40 Minuten warm gehalten. Davon werden vier bis fünf Mal täglich je drei Esslöffel eingenommen.

KRÄHENBEERENABSUD BEI EPILEPSIE

Ebenfalls ein sibirisches Rezept, das bei Epilepsie eingesetzt wird. Hierfür werden 60 Beeren mit einer Tasse kochendem Wasser überbrüht und in diesem Wasser 30 Minuten gekocht. Danach nimmt man es vom Herd und lässt es zugedeckt über Nacht ziehen. Davon werden täglich sieben Esslöffel eingenommen in Form einer Kur für ein bis zwei Wochen. Dann wird eine Pause eingelegt, nach der eine weitere Kur dieser Art erfolgen kann.

KRÄHENBEERENZUBEREITUNG BEI ALKOHOL- ODER DROGENENTZUG

Eine Anwendung in Sibirien ist eine Abkochung von vier Esslöffeln zerkleinertem getrocknetem Krähenbeerenkraut in einem Liter Molke. Diese wird in eine Thermoskanne abgesiebt und fünf Mal täglich ein Glas davon getrunken.

Antientzündlich auf die Harnwege

In Korea werden Krähenbeeren als antientzündlich wirkendes Mittel bei Blasen- und Harnröhrenentzündungen sowie Nierenentzündungen volksheilkundlich eingesetzt.[205] Auch in Russland kennt die Volksmedizin Krähenbeeren bei Nieren- sowie bei Lebererkrankungen.

Eine Abkochung aus Zweigen und Blättern der Krähenbeere oder Beerensaft gilt laut Ann Garibaldi als hilfreiche Nierenmedizin bei den Upper Tanana und Athabascan in Alaska.

Auch in Sibirien kennt man eine Krähenbeerenabkochung bei Nierenerkrankungen. Dort werden drei Esslöffel zerkleinertes Kraut mit einem Liter kaltem Wasser zum Kochen gebracht, dann vom Herd genommen und noch zehn Minuten ausgezogen. Hiervon trinkt man bei Nierenerkrankungen ein Glas morgens nüchtern. Dieselbe Zubereitung wird abends getrunken gegen Müdigkeit.

Augenmedizin

Entzündete Augen, Gewächse in den Augen (Upper Tanana, Athabascan, Inupiat, Sibirien)

Von Krähenbeeren heißt es, sie könnten die normale Sehfähigkeit wiederherstellen. Die abgekühlte Abkochung aus Krähenbeerenwurzeln wird für Augenwaschungen benutzt – bei entzündeten Augen oder bei »Gewächsen« oder Neubildungen in oder rund ums Auge.

Wahrscheinlich sind hier Gerstenkörner, Warzen sowie das Flügelfell oder Pterygium gemeint. Letzteres ist eine Bindehautwucherung, die bei wind- und lichtexponierten Augen häufiger vorkommt und langsam vor die Linse wächst und damit die Sicht stören kann.

Es gibt bei Ann Garibaldi die Fallbeschreibung einer Frau, deren Augen zwei bis drei Wochen lang täglich mit Tee aus der Stammrinde gewaschen und die Augenwucherung danach sanft mit weichem Fichtenteer betupft worden sei. Am Ende hätte sich das Gewächs vom Auge gelöst und konnte entfernt werden, sodass die Sicht der Frau lebenslang gut geblieben sei.

Schneeblindheit, Augenentzündungen, trockenes Auge, Glaukom und Grauer Star (Inupiat, Athabascan, Sibirien)
Die kanadischen Inupiat und Athabascan verwendeten hierfür laut Jones und Garibaldi Krähenbeerensaft, der ins Auge getropft wurde. Sogar für Katarakt (Grauer Star, eine Linsentrübung) soll die Krähenbeere in Form eines Tees aus den Wurzeln und Zweigen geholfen haben. Oder ebenfalls, indem der Beerensaft ins Auge geträufelt wurde. Auch Zubereitungen aus den Pflanzenstämmen nahm man bei Katarakt.

Gegen trockene Augen, Glaukom und Grauen Star wird in Sibirien ein Auszug hergestellt, indem ein Esslöffel getrocknetes Kraut in zwei Esslöffel Wasser gedämpft werden. Abgekühlt wird es durch ein Stofftuch gepresst und davon fünf bis sechs Mal täglich ein Tropfen ins Auge getropft. Dies wird in Form einer 90-tägigen Kur angewendet.

Krähenbeerenabkochung zur Augenstärkung
In Sibirien werden zwei Esslöffel Krähenbeeren oder -zweige mit 500 Milliliter kochendem Wasser überbrüht, fünf bis sieben Minuten auf kleiner Flamme gekocht, vom Herd genommen und mehrere Stunden stehen gelassen. Von dieser Abkochung werden zwei bis drei Esslöffel in ein halbes Glas Wasser gegeben und getrunken, dies zwei bis drei Mal täglich.

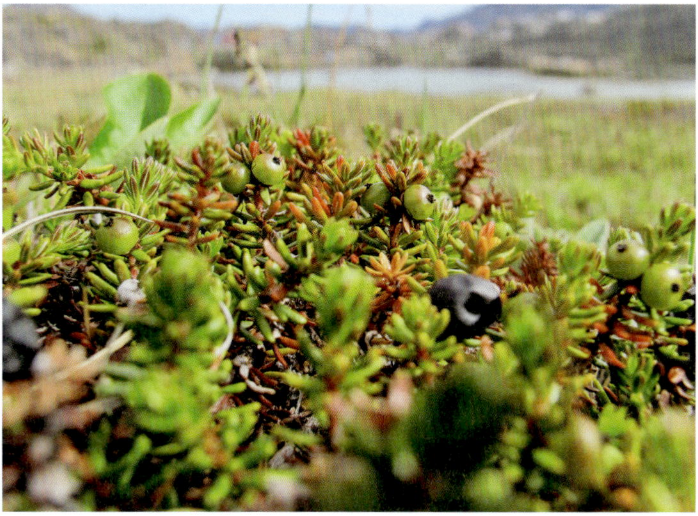

Krähenbeerenstrauch mit unreifen Beeren und dunklen Beeren des Vorjahres, Sisimiut, Grönland im Juli

Wenn die Abkochung aufgebraucht ist, können die Beeren erneut mit kochendem Wasser übergossen und zubereitet werden, so lange, bis die Abkochung gelb ist. Für eine Augenstärkung wird diese Kur sieben bis zehn Tage durchgeführt.

Eine Krähenbeerenabkochung wird auch für Augenwaschungen und -bäder bei trockenen Augen verwendet.

Schmerzen (Athabascan, Kalaallit)

Auflagen auf schmerzende Körperstellen wurden mit den in Wasser gekochten Blättern gemacht.

Angaangaq erwähnte die Krähenbeere als eine Schamanenmedizin: Wenn man sie auf bestimmte Weise zubereiten würde, könne sie Schmerzen wegnehmen. Sie hätte dann einen ähnlichen Effekt wie Opium. Auch mit den anderen Beeren wäre dies möglich, zum Beispiel mit Heidelbeeren. Aber wie es genau geht, hat er mir gegenüber nicht ausgeführt.

Haut

Bessert Hautschutzwirkung und Hautfeuchtigkeit

Eine kosmetische Studie an 36 Frauen, die zweimal täglich über 28 Tage auf einer Seite der Schläfe dreiprozentigen Niacinamid-Extrakt und auf der anderen Seite 0,1-prozentigen Birkenrinden- sowie 0,5-prozentigen Krähenbeerensaft-Extrakt auftrugen, zeigte bessere Hautschutzwirkungen und geringere Feuchtigkeitsverluste der mit dem Pflanzenextrakt behandelten Hautseite. Niacinamid ist ein Derivat des wasserlöslichen Vitamins B3 und in der Kosmetik beliebt, da es in mehreren Personenstudien positive, die Hautalterung verzögernde Effekte zeigen konnte.[206]

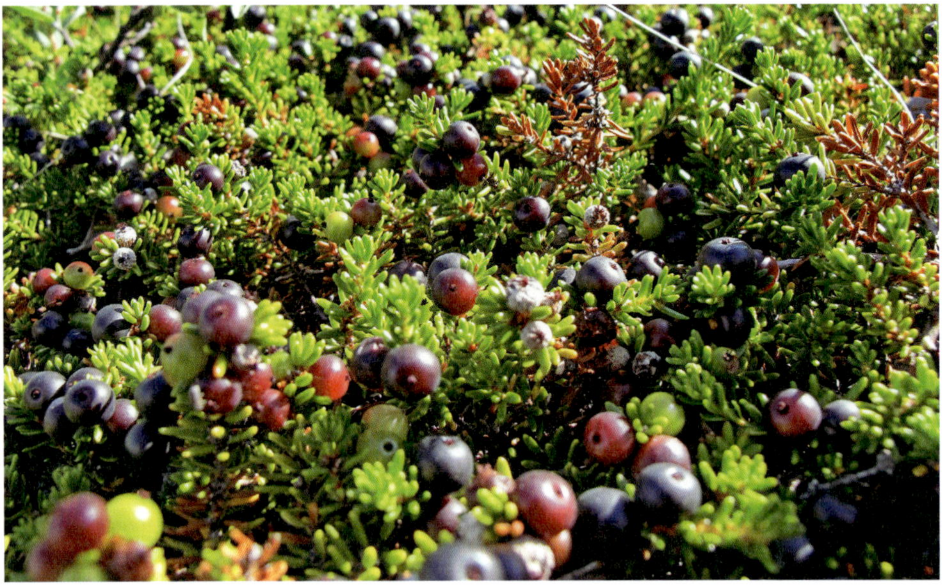

Krähenbeeren im Morgenlicht, Grönland

Schutz der Hautzellen vor UV-B-Strahlung
Mehrere Laborstudien an menschlichen Hautzellen zeigten schützende Wirkungen von Krähenbeerenextrakten gegen Schäden, die von UV-B-Strahlen ausgelöst werden können.[207]

Hautheilend und verjüngend
Innerlich und äußerlich angewendet, gelten Zubereitungen aus Krähenbeeren und deren Zweigen in Sibirien als heilend bei Hauterkrankungen und als hautverjüngend.

HAARSPÜLUNG GEGEN SCHUPPEN UND HAARAUSFALL

Vier Esslöffel zerkleinerte frische oder getrocknete Krähenbeerenzweige mit Blättern werden mit einem halben Liter kochendem Wasser überbrüht und mit Deckel eine Stunde ausgezogen. Dann wird es abgesiebt und als Haarspülung verwendet. Diese Spülung nicht wieder mit Wasser ausspülen.

Krähenbeeren-Johannisbeer-Saft als Anthocyaninquelle
In einer doppelblinden, randomisierten, kontrollierten Cross-Over-Patientenstudie wurde Probanden mit Krähenbeerenpulver (100 Gramm Pulver pro Liter Saft) angereicherter schwarzer Johannisbeersaft verabreicht. Dieser angereicherte Saft enthielt insgesamt doppelt so viele Polyphenole wie reiner Johannisbeersaft. Der Gehalt an Anthocyaninen (etwa 180 Milligramm pro 100 Gramm) und Flavonolen verdoppelte sich durch Zugabe des Krähenbeerenpulvers, der Gehalt an Phenolsäuren verdreifachte sich. Im Urin der Personen mit kombiniertem Beerensaft wurden höhere Stoffwechselprodukte dieser Polyphenole gemessen als bei Personen, die reinen Johannisbeersaft getrunken hatten. Auch waren Blutzuckerspiegel und Insulinausschüttung dieser Probanden nach der Einnahme von Zucker ausgeglichener als bei der Kontrollgruppe.[208]

Zum Ausgleich von Bluthochdruck
Die sibirische Volksheilkunde setzt Krähenbeeren auch zur Unterstützung bei Bluthochdruck ein.

Blutfettsenkende Wirkung
In einer bereits zitierten Patientenstudie aus Korea wurde 51 Gesunden vier Wochen lang täglich zwei Gramm Krähenbeerenpulver verabreicht. Dabei erhöhte sich der Gehalt an Antioxidantien in deren Blut messbar, und es wurden signifikant tiefere Spiegel des Gesamtcholesterins und LDL (das sind ungünstige Fette im Blut) festgestellt.[209]

Mückenabwehr
Krähenbeerenzweige werden in Nunavut im Norden Kanadas zur Mückenabwehr gebraucht.[210]

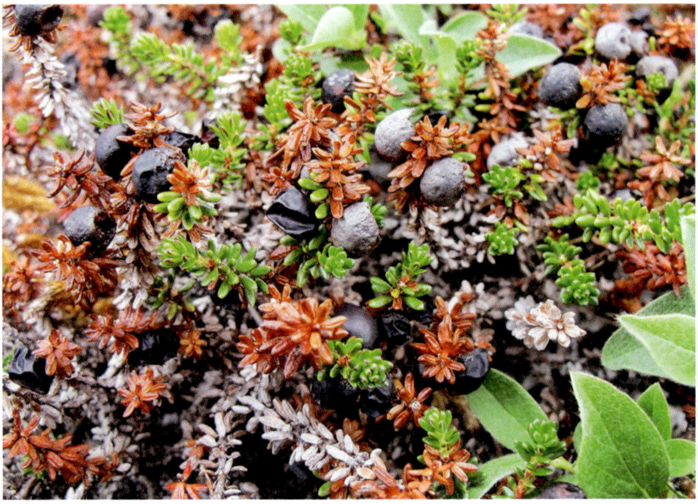

Krähenbeeren mit teilweisen verschimmelten Beeren und abgestorbenen Zweigen, Sisimiut, Grönland. Eine solche Pflanze sollte man nicht sammeln

Kontraindikationen

In sibirischen Quellen wird erwähnt, dass Krähenbeerenzubereitungen nur nach ärztlicher Verordnung angewendet und nicht in der Schwangerschaft und Stillzeit eingenommen werden sollen.

Wie oben bei Heidelbeeren und Moorbeeren beschrieben, sollte man auch bei der Krähenbeere darauf achten, dass kein Schimmelbefall an Beeren oder Stängeln ist, denn Schimmelpilze können giftig sein und Gesundheitsstörungen verursachen. Auch für Krähenbeeren wurde nachgewiesen, dass sich durch Verkehr und Industrie erzeugte giftig wirkende Stoffe in der Nähe entsprechender Straßen, Flughäfen oder Fabriken in ihnen anreichern können. Selbst an so abgelegenen Orten wie in Illulisat in Grönland wurde das bemerkt.[211] Und auch die Anreicherung von teils giftigen Metallen in der Nähe geothermischer Orte in Island wurde gezeigt.[212]

Bärenstarke Beerendiät

Die Bären machen es uns vor: Im Sommer und Herbst sind Beeren ein Hauptnahrungsbestandteil bei vielen von ihnen, zum Beispiel beim nordamerikanischen Grizzlybären. Auch Eisbären werden in den kurzen arktischen Sommern von der Natur auf Bee(ä)rendiät gesetzt, da sie ohne Eis keine Chance haben, ihre Hauptnahrungsquelle, die Robbe, zu jagen.

Alle Beeren sind sehr nahrhaft und gesund. An den hier aufgeführten Arten wird deutlich, wie wertvoll sie für den Körper sind. Man geht heute davon aus, dass insbesondere die reichlich enthaltenen Flavonole, Flavone, Phenole und Anthocyanide das Auftreten der häufigsten Krankheiten wie Herz-Kreislauf-Erkrankungen, Krebserkrankungen und Diabetes verhindern oder reduzieren können und lebensverlängernde Effekte haben, wenn sie in der Nahrung reichlich vorkommen.[213]

Wer die gesunden Beeren noch leichter in den Alltag integrieren möchte, kann sie zum Beispiel tiefgefroren das ganze Jahr aufbewahren und gelegentlich wie einen Aufbrühkaffee zubereiten. Wir haben dies in einer Reisegruppe einmal in einem traditionellen russischen Restaurant genossen, dort wurden Heidel-, Preisel- und Sanddornbeeren und etwas Pfefferminze mit kochendem Wasser aufgebrüht und dann durch ein Sieb gedrückt getrunken. Ein sehr leckerer und gesunder Genuss!

Blätter und Stängel können auch verwendet werden

Noch einmal zur Erinnerung, weil es für uns eher ungewohnt ist: Die Inuit-Völker wie auch die Traditionelle Chinesische Medizin verwenden nicht nur die Beeren, sondern ebenfalls, wie bei allen besprochenen Beerenarten, Blätter, Blüten und Stängel. Denn meist enthalten gerade die Blätter noch mehr wertvolle Inhaltsstoffe wie antioxidative phenolische Komponenten[214] und sie sind über die Beerensaison hinaus verfügbar. So können schmackhafte und heilkräftige Tees zubereitet oder, wer es ausprobieren will, auch der als kräftigend geltende »Ochsensehnenreis« hergestellt werden.

Noch ein Wort zur Forschung im Bereich der Beeren

Gerade bei einem so weit verbreiteten, wohlschmeckenden und ungefährlichen Nahrungsmittel wie den hier besprochenen Beeren käme der Wissensstand zu deren Heilwirkungen sicherlich schneller vorwärts, wenn Forschungen von vornherein am Menschen durchgeführt würden. Denn Laborversuche an Zellen vermissen die komplexen Stoffwechselprozesse des menschlichen Verdauungssystems, und Tierversuche sind ebenfalls nur begrenzt interpretierbar aufgrund der Stoffwechselunterschiede zwischen Mensch und Tier. Außerdem wünsche ich mir, dass wir Menschen wieder mehr Respekt vor allem Lebendigen haben und endlich damit aufhören, Tiere für Forschungszwecke zu missbrauchen.

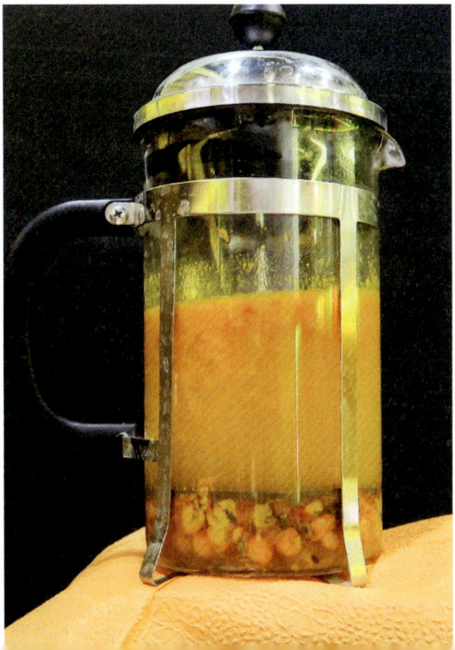

Russischer Beerentee

BLUMIGE UND DUFTIGE

DIE ARTENGRUPPE DER WEIDENRÖSCHEN

Epilobium spp., Niviarsiaq, Paannaaq (Kalaallisut), Gederams (dän.), Willowherb, Fireweed (engl.)

Die Artengruppe der Weidenröschen gehört zu den Nachtkerzengewächsen (Onagraceae). Weltweit gibt es ungefähr 200 Arten, vor allem in Nordamerika und Eurasien inklusive der Holarktis.

Sinnvolle Namen

Der lateinische Name *Epilobium* bedeutet *Epi* = »über« und *lobium* = »Kapsel« und benennt die Beobachtung, dass Weidenröschen von unten nach oben blühen, also neue Blüten oberhalb von Samenkapseln stehen. *Chamerion* ist griechisch und bezeichnet mit *chamae* »tiefliegend« oder »auf dem Boden« sowie *erion* »Wolle«. *Angustifolium* bedeutet »schmalblättrig«, *latifolium* »breitblättrig«. Nach der Weide ist es benannt wegen der Ähnlichkeit seiner Blätter mit Weidenblättern.

Alte Namensbezeichnungen für das Waldweidenröschen wie Roter Flachs, Wilder Flachs, Roter Hanf, Binskraut oder Seidelbast deuten auf die frühere Verwendung der Samenwolle und Stängel als Fasern und Flachsersatz. Diese Nutzung war in Europa, bei den First Nations Nordamerikas sowie bei den Inuit verbreitet.

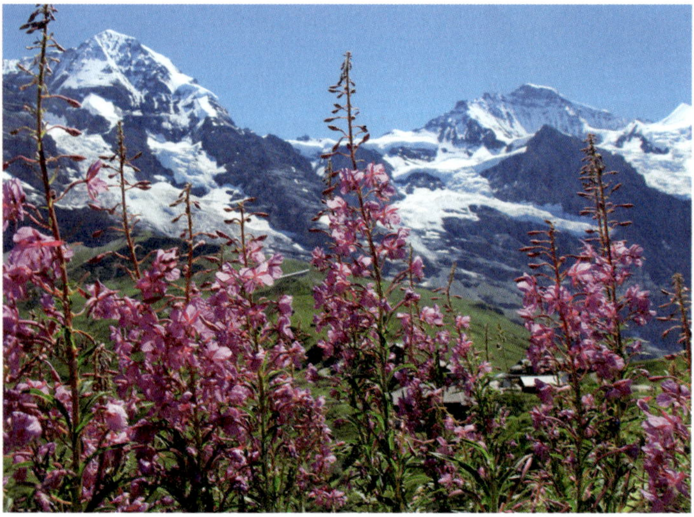

Waldweidenröschen, auch Schmalblättriges Weidenröschen, *Epilobium angustifolium* L., Kleine Scheidegg im Juli

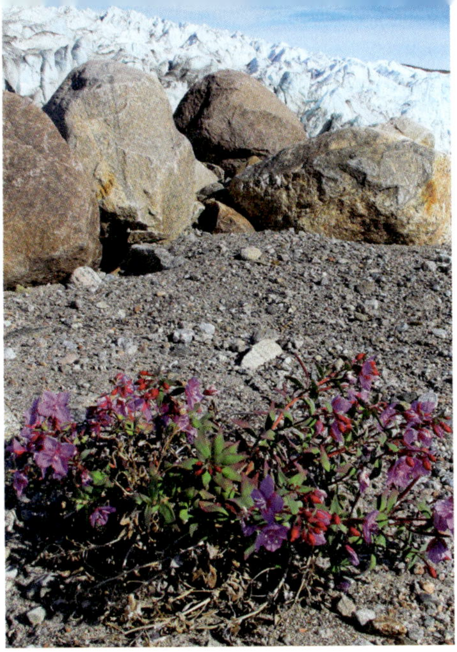

Arktisches oder Breitblättriges Weidenröschen, *E. latifolium* L., am Inlandeis, Kangerlussuaq, Grönland im Juli

Weiter drücken Volksbezeichnungen wie Geißblumen, Ziegenstängel, Schafchrut, Schmandkraut, Milchkraut, Ziegenmeckl oder Butterstriezel die Nutzung als Viehfutter aus. Weidenröschen gilt als nahrhaft und steigernd für die Milchbildung bei Mensch und Tier. Heute noch wird von den Landwirten in Kalabrien, Süditalien, Weidenröschen als aufbauendes Tierfutter bei Mangelernährung der Haustiere eingesetzt.[215]

Bezug zum Feuer, Heilmittel bei Wunden und Feuerbrand

Viele alte Volksbezeichnungen im Deutschen und Englischen wie Brandkraut, Feuerkraut, Feuer-Schosskraut, St. Antoniuskraut, Fireweed, Köhlerblum deuten auf den in mehrfacher Hinsicht gegebenen Bezug des Weidenröschens zum Feuer. Erstens entstanden diese Namensbezeichnungen sicher wegen der Eigenschaft des Weidenröschens, auf verbrannten Flächen zu wachsen. Es gilt als Anzeiger für brandgerodete Flächen.

Zweitens hat vor allem das Waldweidenröschen auffällige feuerrote Stängel und Blüten. Großflächig bewachsene Waldweidenröschen-Felder sehen von Weitem aus, als würde es dort brennen. Seine Blüten öffnen sich am aufrechten Stängel von unten nach oben, sie »brennen« wie das Feuer herauf. Nach der Blüte entsteht eine weiße Samenwolle, die wie weißer Rauch aussieht und davonfliegt. Diese Samenwolle ist ebenfalls ein guter Zunder und Kerzendocht.

Zudem gilt es als altes Heilmittel bei Brandwunden und anderen brennenden Wunden oder Hautbeschwerden, auch bei brennenden Prostata- und Blasenbeschwerden.

In Grönland wächst Breitblättriges Weidenröschen (*E. latifolium*) als eine der ersten Pflanzen auf dem jungfräulichen Land, das vom schmelzenden riesigen Inlandeisgletscher nun nach Jahrtausenden wieder freigegeben wird.

Weidenröschenarten

Waldweidenröschen

Es heißt auch Schmalblättriges Weidenröschen, *Epilobium angustifolium* L., auch *Chamerion angustifolium* L., früher *Chamaenerion angustifolium* L., und ist wohl das bekannteste und auffälligste Weidenröschen im europäisch-sibirischen Raum. Es ist eine der ersten Pflanzen, die auf durchgewühlter, gestörter Erdoberfläche wächst, zum Beispiel wenn die Natur oder der Mensch umgegraben hat. Es findet sich zahlreich auf rohen Böden wie Kahlschlägen, Rodungsflächen, nach Waldbränden, an Ufern und Schuttplätzen.

Nach dem Zweiten Weltkrieg besiedelte es als erste Pflanze zerbombte Plätze, sodass ihm Namen wie »Trümmerblumen« oder »bombweed« im Englischen gegeben wurden. Ob die Leute wohl damals von seiner nahrhaften und auch schmackhaften Verwendung in der Küche gewusst haben und es in den Kriegs-Kochtöpfen landete? Meine Großeltern berichteten nichts darüber. Wohl aber betonten sie immer, wie gut wir Enkel es hätten, den Hunger nicht zu kennen. Daher war es meinem Großvater sehr wichtig, uns die essbaren Wildpflanzen nahezubringen. Das Weidenröschen ist dabei zudem ein recht schmackhaftes und heilkräftiges Kraut.

Das Arktische oder Breitblättrige Weidenröschen

Dieser Vertreter der Weidenröschen (*E. latifolium* L.) ist die Nationalblume von Grönland, sein grönländischer Name Niviarsiaq bedeutet wörtlich übersetzt »schönes Mädchen«. Gitte meinte zu dieser Namensgebung, die Blütenfarbe sei so frisch rosa wie die Wangen eines jungen Mädchens. Interessant ist, dass Weidenröschen auch für heile und schöne Haut eingesetzt wird, vielleicht schwingt diese Wirkung im Kalaallit-Namen ebenfalls mit.

Es wächst rund um die Erde in der borealen Zone, ist also sehr weit verbreitet von Nordamerika, Kanada, Grönland, Island, Russland, Sibirien bis zum Himalaya und hoch hinauf in Tibet. Nicht verwunderlich, dass einige nördliche Regionen wie das Yukon-Territorium in Kanada, die Hedmark-Region in Norwegen und die südliche Ostrobothnia-Region in Finnland Weidenröschen als Emblem führen.

Weitere Weidenröschenarten

Von den im deutschsprachigen Raum und den Alpen vorkommenden Weidenröschen fallen die großblütigen am meisten ins Auge, besonders Waldweidenröschen, *E. angustifolium* L., seltener *E. spicatum* L. genannt, sowie in den Alpen Fleischers Weidenröschen, *E. fleischeri* Hochst., und Rosmarin-Weidenröschen, *E. dodonaei* Vill. Weniger auffällig sind die kleinblütigen Weidenröschenarten, von denen in der *Flora Helvetica* 17 Arten aufgeführt sind.[216]

Beschreibung des Weidenröschens

Waldweidenröschen

Das Waldweidenröschen, *E. angustifolium* L., wird mit 50 bis 150 Zentimetern recht hoch, steht aufrecht und ist meist unverzweigt und unbehaart. Die Blätter sind wechselständig, direkt am Stängel sitzend oder kurz gestielt, schmal-lanzettlich und mehr oder weniger ganz-

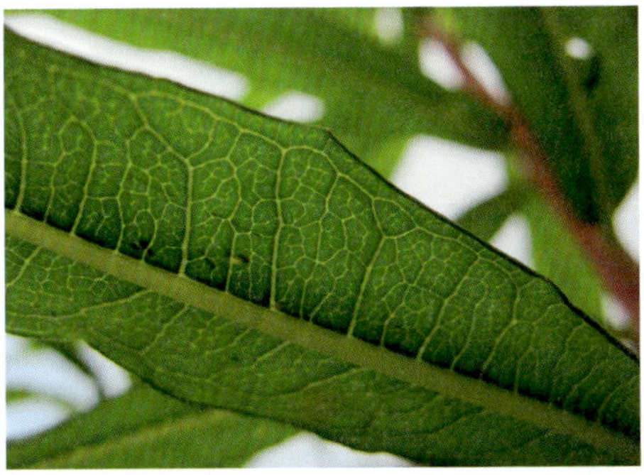

Waldweidenröschen: Die Blattunterseite mit leicht nach unten gebogenem Blattrand und den dort wieder zusammenlaufenden Blattadern, *E. angustifolium* L., im Juni

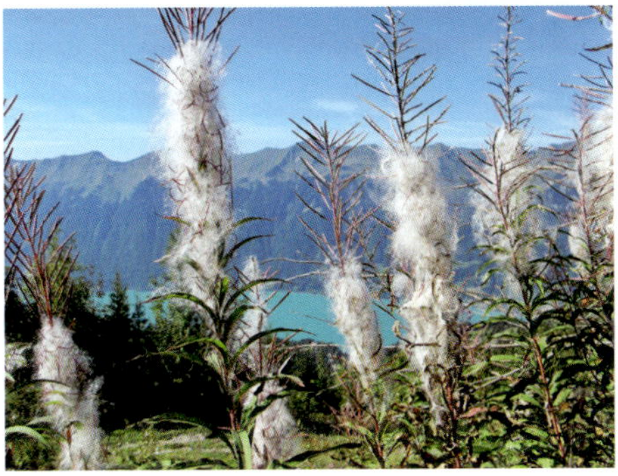

Waldweidenröschen-Samenstände (*E. angustifolium*), Berner Oberland im August

randig (nicht gezähnt). Der äußerste Blattrand ist etwas nach unten gebogen, die Blattunterseite ist bläulich-grün mit feiner Netzaderung, die am Blattrand wieder zusammenläuft. An dieser speziellen Aderung lässt es sich erkennen und von ähnlichen Pflanzen unterscheiden, auch wenn es nicht blüht.

Die Blüten sind pinkfarben traubenförmig über das oberste Stängeldrittel verteilt und blühen von unten nach oben. Sie haben ein schönes kreuzförmiges Ornament mit vier hellrosa Kronblättern und vier dazwischen kreuzförmig angeordneten tiefroten schmalen Kelchblättern. Die Kronblätter sind breit gerundet oder etwas ausgerandet, 15 Millimeter lang, der Nagel kurz, der Griffel gebogen, die Narben zuletzt sternförmig ausgebreitet. Es wird beschrieben, dass es eine selten vorkommende weißblütige Variante des Waldweidenröschens gibt, die uranhaltige radioaktive Böden anzeigen soll.

Die einzelnen Blüten sind nach wenigen Tagen verblüht und bilden lange, schmale, vierkantige und vierfächerige Fruchtschoten, die von der Spitze her aufreißen und mit silbrig-feinem weißem Haarschopf versehene, sehr gut fliegende Samen freigeben. Diese Frucht- bzw. Samenschoten sind ein Erkennungsmerkmal aller Weidenröschenarten, also sehr charakteristisch. Im Spätsommer erkennt man Waldweidenröschen-Standorte von Weitem an den wie große Kerzen aufrecht stehenden, leuchtend weißen Samenbüscheln.

Verwechslungsmöglichkeiten mit möglichen Giftpflanzen

Wenn man die Blätter des Waldweidenröschens im Frühling vor der Blüte sammeln will, könnte man sie eventuell mit giftigen Liliengewächsen verwechseln. Ein sicheres Unterscheidungsmerkmal sind jedoch die am Blattrand wieder zusammenlaufenden Blattadern, wie oben beschrieben und abgebildet. Dies ist neben der Blattform mit dem umgebogenen Blattrand typisch fürs Waldweidenröschen.

Fleischers Weidenröschen, E. fleischeri L.

Diese Pflanze besitzt dem Waldweidenröschen sehr ähnliche, schön ornamentale, bis zu drei Zentimeter große Blüten mit vier hellrosa Kronblättern und dazwischen vier kreuzförmig angeordneten tiefroten schmalen Kelchblättern. Je vier rötliche Staubblätter mit grauen Staubbeuteln sitzen in zwei Kreisen, die Narbe ist vierlappig.

Es lässt sich zum Beispiel an sonnigen Ufern von Bergbächen wie im Wallis finden. Es ist nicht ganz so hoch, bis zu 30 Zentimeter, oft verzweigt, die Stängel niederliegend und bogig aufsteigend. Der Blattrand ist anders als beim Waldweidenröschen nicht nach unten gebogen und fein-drüsig gezähnt.

Arktisches/Breitblättriges Weidenröschen, E. latifolium (L.) Holub

Das arktische Weidenröschen traf ich häufig in Grönland an. Seine Blüten sind gleich wie bei Fleischers Weidenröschen, können jedoch mit bis zu fünf Zentimeter noch größer werden und sitzen am Ende jedes Stängels. Die Staubblätter sind etwas länger als die Fruchtblätter und können damit eine Selbstbestäubung ermöglichen. Dies ist in den insektenarmen nördlichen Verbreitungsgebieten rund um den Polarkreis sinnvoll.

Die Blätter sind grund- und wechselständig spiralig an den Stängeln angeordnet und fast ganzrandig mit vier bis sieben Zähnen punktiert gezähnt. Sie sind sitzend oder zwei Millimeter gestielt und kahl oder können besonders an den Blattadern borstig behaart sein. Wie der lateinische Name ausdrückt, sind sie breiter als bei den anderen Arten, elliptisch und bläulich-grün gefärbt.

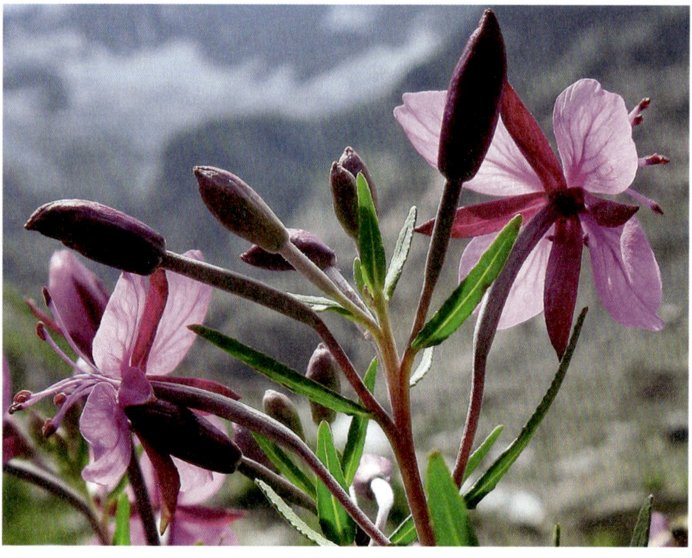

Fleischers Weidenröschen mit leicht gezähntem Blattrand, *E. fleischeri*, Wallis im August

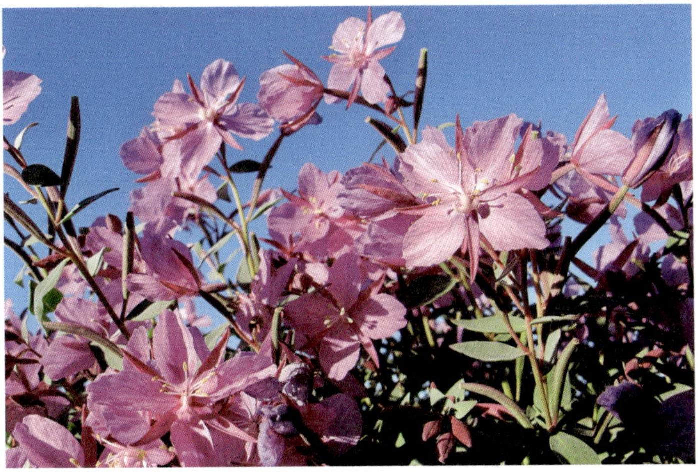

Arktisches oder Breitblättriges Weidenröschen, *E. latifolium*, auch *Chamerion* oder *Chamaenerion latifolium* genannt, Sisimiut, Grönland im Juli

Eine Nahrungs-, Nutz-, Heil- und Schutzpflanze

Bei den Inuit, Sami und nordamerikanischen Indigenen gelten Arktisches oder Breitblättriges Weidenröschen (*E. latifolium*) sowie Schmalblättriges oder Waldweidenröschen (*E. angustifolium*) als sehr gesunde Allzweck-Nahrungsquellen. Alle Weidenröschenarten, auch die kleinblütigen, sind essbar und in der Küche oder als Heilkraut verwendbar. Am häufigsten wird hierzulande für die Küche Waldweidenröschen genommen, da es am ergiebigsten ist.

Wertvolle Inhaltsstoffe

Vitaminreich

Das Waldweidenröschen enthält reichlich Vitamin C und Vitamin A (von beiden deutlich mehr als Orangen) sowie Schleimstoffe, Zucker, Stärke, Pektin und in den Blättern, Knospen und Stängelspitzen etwa 30 Prozent Eiweiß und 10 Prozent Zellulose.

Polyphenole, Flavonoide und Phenolsäuren

Eine polnische Forschergruppe um Anna Nowak fasste 2022 die bisher zum Waldweidenröschen erschienenen Fachartikel in Bezug auf Inhaltsstoffanalysen und Hautanwendungen zusammen.[217] Sie erwähnte, dass bisher 250 verschiedene Inhaltsstoffe in den Pflanzen festgestellt worden seien.

Der Reichtum an Antioxidantien begründet sich nicht nur mit den genannten Vitaminen, sondern vor allem mit wertvollen Polyphenolen, zu denen makrozyklische Tannine gehören wie Oenothein B. Weiter sind Flavonoide und Phenolsäuren enthalten. Zu diesen Flavonoiden gehören Myricetin, Myricitrin, Isomyricitrin, Quercetin, Kaempferol, Rutin, Epicatechin-Hyperosid, Isoquercetin sowie deren Glycoside. Die hauptsächlich enthaltenen Phenolsäuren sind Gallsäure, 4-Hydroxybenzoesäure, Kaffeesäure, Chlorogensäure, Rosmarinsäure, Ellaginsäure, Protocatechinsäure und Zimtsäure.[218]

Blätter und Stängel enthalten auch kleine Mengen ätherischer Öle, davon hauptsächlich Terpene wie Anethol, Betabisabolen, Alphacaryophylen, Caryophylen, Eugenol, Linalool, Pelargol und Menthol. Zudem wurden unter anderem Lignane und Fettsäuren gefunden.

Laut bisheriger Analysen variieren die Inhaltsstoffe in den einzelnen Weidenröschenspezies, die stärkste Radikalfängeraktivität wurde in Kleinblütigen Weidenröschen, *E. parviflorum*, gefunden. Tannine sind in Wurzeln und Stängeln im Juli am reichhaltigsten, Flavonoide in Blättern und Blüten während des gesamten Sommers in größter Konzentration enthalten.[219]

Waldweidenröschen-Blüten beinhalten mehr Oenothein B, verglichen mit den Blättern, die mehr Oenothein A aufweisen. Qercetin-, Myricetin- und Kaempferol-3-O-Rhamnosid kommen nur in den Blüten vor. Der blühende Stängelanteil enthält am meisten Polyphenole mit 250 Milligramm pro Gramm Trockengewicht und bemerkenswert große Mengen an Oenothein A und B.[220]

Antioxidantien in fermentiertem Tee

Aus Weidenröschenblättern wird traditionell ein fermentierter Tee (Rezept im nachfolgenden Kapitel) zubereitet. Auch dieser ist reich an Antioxidantien.

Eine Forschergruppe untersuchte die Inhaltsstoffe von Waldweidenröschen-Blättern vor und nach Fermentation. Fermentierte Waldweidenröschen-Blätter hatten dieselbe antioxidative Kapazität wie unfermentierte Blätter. Da durch den Fermentationsprozess pflanzliche Enzyme freigesetzt werden, findet eine Aufspaltung mancher enthaltenen Substanzen wie Eiweiße und Zuckerstoffe in deren Teilkomponenten statt. So wurde festgestellt, dass sich der Eiweißgehalt verringerte und der Aminosäurengehalt erhöhte. Auch die Menge der Polysaccharide nahm durch Fermentation ab zugunsten einer Zunahme der Mono- und Disaccharide. Der Chlorophyllgehalt reduziert sich bei gleichbleibenden Gesamtlipid- und Karotinoidmengen. Die Gesamtmenge an phenolischen Komponenten nahm etwa um die

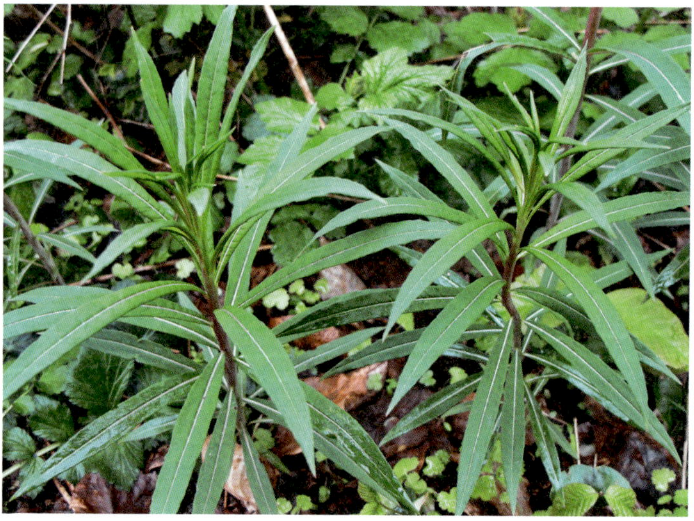

Junge Waldweidenröschen-Triebe, Bern im April

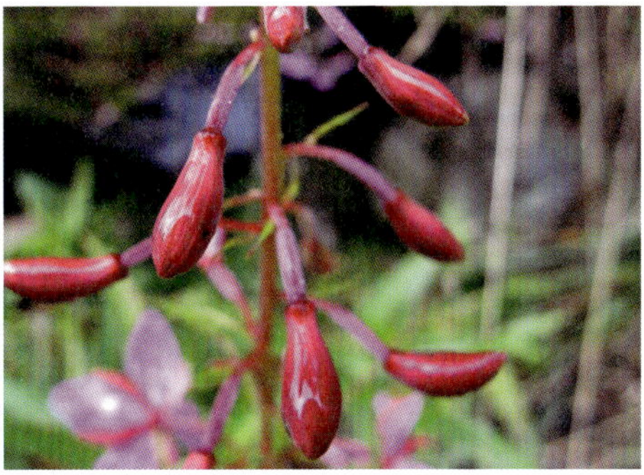

Waldweidenröschen-Blütenknospen im Regen (*E. angustifolium*), Wallis im August

Hälfte ab, auch gab es wesentliche Änderungen einzelner Stoffgruppen innerhalb dieser Komponentenklasse. So nahm der Gehalt an Tanninen durch Fermentation um 93 Prozent ab, neu erschien der dunkle und antioxidativ wirkende Farbstoff Melanoidin durch die Fermentation, der Gehalt an Flavonoiden blieb hingegen ungefähr gleich.[221]

Nahrhafte Wildnisspeise

Stängelsprosse und Blüten

Die alten Traditionen Europas, Nordamerikas und der Inuit-Völker kennen die jungen Schösslinge, Triebspitzen und geschälten Stängel des Wald- und Arktischen Weidenröschens roh oder gekocht als Gemüse. Manche verwenden geschälte Stängeltriebe wie Spargel. Auch ältere Stängel werden geschält und das Innere dann gegessen. Um die Stängel für das ganze Jahr haltbar zu machen, legen die Inuit sie in Robbenfett ein. Sie werden auch blanchiert und dann mit Robbenfett oder -speck gekocht oder gedämpft zubereitet. Die Blüten und Blütenknospen ergeben roh, gegart oder gebraten eine Zutat für Salate, Gemüsegerichte oder für Tee.[222] Aus den Blüten kann zudem ein duftiger rosa Blütensirup oder -gelee hergestellt werden.

Inuit-Stämme aus Alaska wie Inuktitut und Inupiat sowie aus Kamtschatka in Nordost-Russland bereiten aus den Blüten und Stängeln oder aus den getrockneten Wurzeln einen Sirup, der wegen seiner klebenden Eigenschaften Beerenkuchen zugegeben wird, damit sie beim Trocknen fest und haltbar werden. Auch das Stängelmark wird im Frühling und Sommer herausgeschabt und als süßer Snack roh gegessen. In der Sonne getrocknet, wird es als Süßmittel genommen und von Kindern gern gegessen. In Kamtschatka wird dieses Mark »Kipri« genannt, zu einem Sirup gekocht sowie als Bierwürze für das Roggenmalzbier Kwas verwendet. Auch soll Kipri in Kamtschatka zusammen mit unreifen Moorbeeren, den Stängeln des großen Bärenklaus und Fliegenpilzen zu einem Bier fermentiert worden sein, das wahrscheinlich schamanisch genutzt wurde.[223] Mit sechs Gewichtsteilen Kipri und einem Teil Stängeln des großen Bärenklaus wurde zudem ein Essig hergestellt.

Die violetten Stängel und rötlichen Blätter sind Beigaben zu Salaten. Mit Weidenröschensprossen wird Fisch geräuchert, der Rauch soll zudem Moskitos fernhalten.

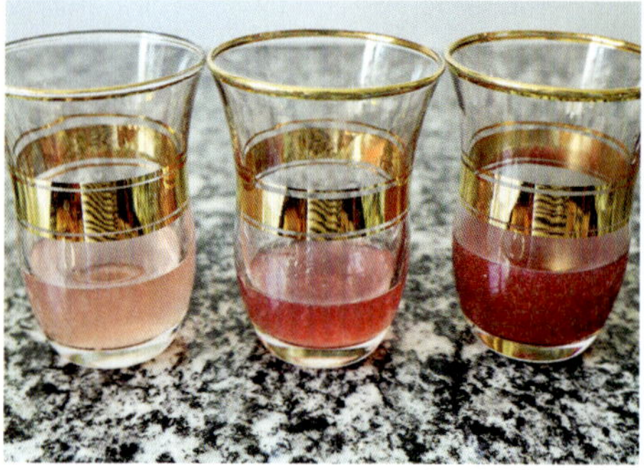

Weidenröschen-Blütensirup, links nur kurz aufgekocht, mittig fünf Minuten, rechts zehn Minuten ausgekocht. Mit längerer Kochzeit ergibt sich eine kräftigere Farbe

REZEPT FÜR WEIDENRÖSCHEN-BLÜTENSIRUP

2 Handvoll Blüten
½ l Wasser
½ Tasse Zucker (oder mehr)
je nach Geschmack etwas Zitronensaft

Alles zusammengeben und aufkochen, bis das Wasser schön rosa gefärbt ist. Dann die Blüten heraussieben und die rosa Flüssigkeit in 15 bis 20 Minuten zu einem Sirup einkochen, dabei nach der Hälfte der Kochzeit den Deckel abnehmen, damit es leicht eindickt. Wenn die Blüten länger gekocht werden, intensiviert sich der Farbton des Sirups.

REZEPT FÜR WEIDENRÖSCHEN-BLÜTENGELEE

3 bis 4 kleine Handvoll frische Blüten
1 l Wasser
1 kg Gelierzucker
50 ml Zitronensaft

Die Blüten in einen Topf geben, mit dem kaltem Wasser auffüllen, sodass die Blüten gut bedeckt sind, und über Nacht stehen lassen. Dann einmal aufkochen und so lange ziehen lassen, bis das Wasser rosa gefärbt ist. Absieben und die Blüten wegtun. Zu dem rosa Wasser den Gelierzucker und den Zitronensaft geben und aufkochen, drei bis maximal fünf Minuten kochen lassen. Vor dem Abfüllen eine Gelierprobe machen, indem man einen Klecks Gelee auf eine im Kühlschrank aufbewahrte Untertasse gibt. Wenn der Klecks beim Abkühlen die richtige Konsistenz hat, das warme Gelee in ausgekochte Marmeladegläser füllen. Wenn es bei der Probe noch zu flüssig ist, etwas länger kochen.

REZEPT FÜR WEIDENRÖSCHEN-BLÜTENKNOSPEN-KAPERN

400 ml Obstessig
200 ml Wasser
½ EL Salz
1 TL brauner Zucker
¼ TL Zimt nach Geschmack
4 Handvoll Weidenröschen-Blütenknospen
Sonnenblumen- oder Olivenöl

Essig, Wasser, Salz, Zucker und Zimt in einem Topf mit Deckel kurz aufkochen. Dann die Weidenröschen-Blütenknospen portionsweise etwa eine halbe bis eine Minute lang in dem Essigwasser sieden/blanchieren, herausfischen und mindestens zwei Stunden abtropfen lassen. In gut verschließbare Gläser geben und mit so viel Sonnenblumenöl, Olivenöl oder anderem gutem Speiseöl auffüllen, dass das Öl gut übersteht.

Die Wurzeln sind essbar

Im Frühling kann man die süß schmeckenden Wurzeln ausgraben und roh oder gegart in Salaten oder für Gemüse zubereiten. Getrocknet und zu Mehl gemahlen, gekocht und den Absud als Getränk bereitet, geröstet als Kaffeeersatz kann man sie genießen. Vor der Blüte gesammelt und ohne braune Fasern sollen die Wurzeln besser schmecken. Nach der Blüte können sie etwas bitter und zäh werden.

Blätter

Die Blätter sind roh oder gegart in Salaten oder Gemüsen einsetzbar. Sie werden von den Inuit roh mit Robbenblut und Fett vermischt als Beilage gereicht. Früher wurden Speisen beim Aufbewahren mit Weidenröschenblättern abgedeckt, um sie zu schützen, quasi als aromatischer, fäulnisabwehrender Deckel.

Die Blätter schmecken in Öl gebraten gut als knusprige Chips.

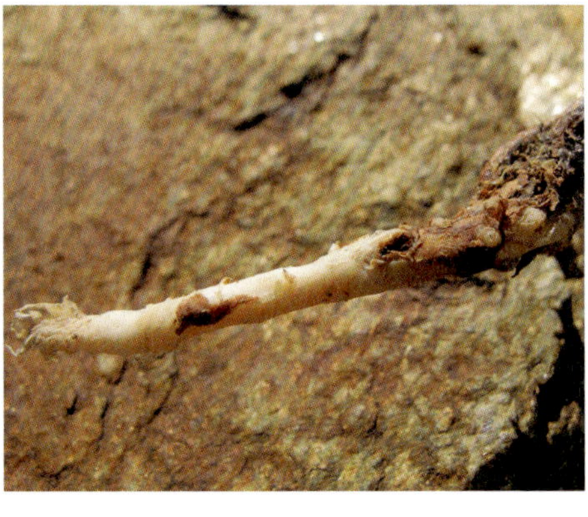

Von der äußeren Haut befreite Wurzel von Fleischers Weidenröschen, *E. fleischeri*, Wallis im August

Nahrhafte Weidenröschen-Abkochung
Eine Abkochung aus Waldweidenröschen (*E. angustifolium*), die erst nach der Blüte gesammelt wurden, schmeckt sehr mild, etwas milchig, weich und kann wirklich gut in größeren Mengen getrunken und auch Kindern gegeben werden. Wenn man das Kraut hingegen während der Blüte sammelt, schmeckt die Abkochung weniger gut, herber.

Für die Abkochung werden Stängel und Blätter ohne Blüten und Wurzeln gewaschen und klein geschnitten, dann in Wasser so lange gekocht, bis die gewünschte Stärke erreicht ist, zum Beispiel 15 bis 30 Minuten lang. Diese Abkochung wurde in der kanadischen Inuit-Tradition Babys als nahrhafte Beikost gegeben und allgemein als Alltagstee getrunken, um eine gute Gesundheit zu erhalten.

REZEPT FÜR WEIDENRÖSCHEN-ABKOCHUNG

1 Handvoll kleingeschnittenes getrocknetes
oder frisches Weidenröschenkraut mit Stängeln
1 l Wasser

Das Kraut mit dem Wasser in einem Topf mit Deckel zum Kochen bringen und bei geringer Hitze 15 bis 20 Minuten köcheln lassen, absieben und den Tee warm trinken. Dasselbe Kraut kann noch einmal auf dieselbe Weise ausgekocht werden.

Kräftigender Iwans Tee
In Russland wird Weidenröschen-Blättertee Iwans Tee oder auch Koporye-Tee genannt und war ein im ganzen Land getrunkener Alltagstee, meist in fermentierter Form. Der früher sehr kostbare Schwarztee wurde laut Kobert[224] um 1890 häufig mit fermentiertem Weidenröschentee gestreckt, bevor bezahlbarer Schwarztee Einzug hielt. Iwans Tee gilt dort ebenfalls als kräftigend und heilsam für vielerlei Beschwerden. Eine Forschungsstudie zeigte, dass Tee aus fermentiertem Waldweidenröschen stärker Eisen-(III)-reduzierend wirkte als der nichtfermentierte Extrakt. Somit unterstützt fermentierter Weidenröschentee unter anderem, Eisen aus der Nahrung besser aufzunehmen. Nichtfermentierter Tee wirkte hingegen stärker gegen freie Radikale.[225]

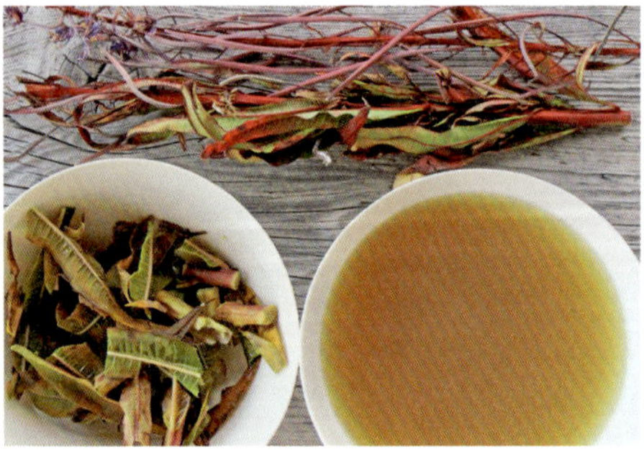

Waldweidenröschen-Abkochung (rechts) nach der beschriebenen Zubereitung. Das Kraut (oben) wurde gesammelt, als die letzten Blüten gerade verblüht waren und es schon bräunliche Blattspitzen bekam. Es schmeckt dann viel besser als im Sommer und sollte mit den kleingeschnittenen Stängeln und Blättern gekocht werden. Das abgekochte Kraut ist in der linken Tasse, es kann ein zweites Mal ausgekocht werden

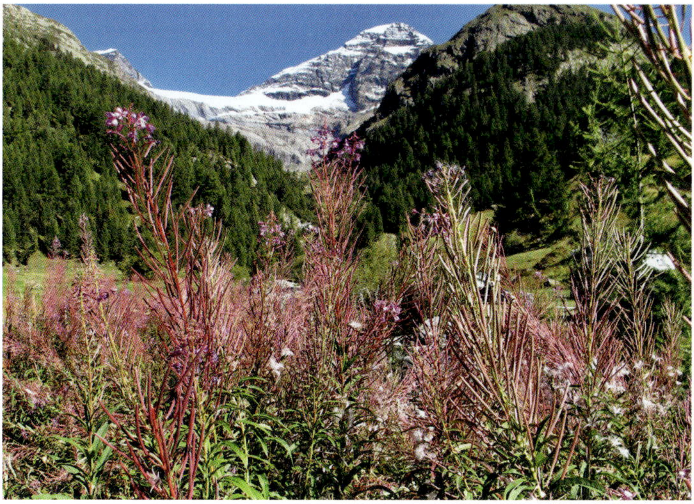

Waldweidenröschen am Ende der Blütezeit, Wallis im September. Jetzt ist eine gute Zeit zum Sammeln für Tee

REZEPT FÜR FERMENTIERTEN WEIDENRÖSCHENTEE

Das obere Drittel von blühenden oder bereits fast verblühten Stängeln pflücken und für etwa vier Stunden anwelken lassen. Das Kraut muss danach noch feucht sein. Dann Blätter, Blüten und Blütenknospen abzupfen, in eine Schüssel geben und wiederholt mit den Händen gut durchkneten oder auf einem Holzbrett mit dem Nudelholz mehrfach wallen. Danach auf ein sauberes Küchentuch ausbreiten, mit wenig klarem Wasser besprühen oder befeuchten, das Tuch fest zusammenrollen und luftdicht verschlossen (zum Beispiel in einem großen Einmachglas oder in einer Küchenfolie eingewickelt) bei Zimmertemperatur bis zu drei Tage im Dunkeln liegen lassen, hierbei fermentieren die Blätter und werden dunkler.

Dann das Tuch aufrollen, die Blätter an einem dunklen luftigen Ort oder im Backofen bei 40 Grad Umluft ganz trocknen lassen und danach luftdicht aufbewahren. Nun sind die fermentierten Teekräuter fertig.

Sammelzeiten

Die optimale Sammelzeit für Waldweidenröschen zur Teezubereitung ist laut kanadischer Inuit-Tradition im Herbst, wenn die Pflanze schon fast verblüht ist, aber die Blätter noch grün sind. Dann hat der Tee die stärkste Heilkraft und am meisten Geschmack. Eine Studie zeigte auf, dass gerade am Ende der Blütezeit der Gehalt an wertvollen Polyphenolen in der Pflanze am höchsten ist.[226]

Die Blätter und Stängel können getrocknet aufbewahrt und den ganzen Winter lang für Tee verwendet werden.

Wer Blütenknospen, Blüten und frische Blätter sammeln möchte, sollte diese vom oberen Stängeldrittel nehmen und das untere Drittel stehen lassen, so treibt die Pflanze oft wieder aus und bildet erneut Blüten – eine naturschonende Sammelweise, ähnlich wie auch Wildtiere von oben her fressen.

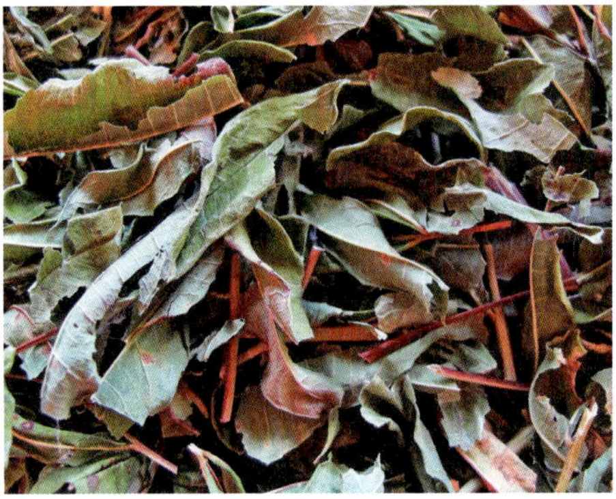

Getrocknete Blätter und Stängel des Waldweidenröschens

Beim Trocknen der Kräuter beachten, dass die Blüten nachreifen und man Wolken von Weidenröschensamen in der Wohnung oder am Trocknungsort erzeugt, die gern an Wolle und Stoffen haften. Mir ist das passiert, die wirklich sehr gut fliegenden Samen verteilten sich beim leichtesten Lufthauch in der ganzen Wohnung und blieben dann dekorativ auf meinem Polstersofa hängen. Zumindest können auch die Samen laut TCM für einen nierenstärkenden Tee verwendet werden.

Tierfutter

Weidenröschen gelten als Pferde-, Schweine-, Elch- und Hirschfutter. Es wurde beim Stamm der Upper Tanana auch Hundefutter beigefügt, zum Beispiel die mit Fisch gekochten Sprosse.

Heilanwendungen des Wald- und Arktischen Weidenröschens (*E. angustifolium* und *E. latifolium*)

In der Heilkunde arktischer Völker werden Weidenröschen vorwiegend für Magen-Darm-Beschwerden, Wunden, Hautprobleme und Infekte eingesetzt. Man kennt auch die Verwendung bei Blasen- und Prostatabeschwerden, letztere sind jedoch mehr in der europäischen Tradition mit Schwerpunkt Osteuropa betont.[227] In China wird das Kraut bei Husten und Asthma, die Samen zur Stärkung der Nierenenergie verwendet. Seit man die Inhaltsstoffe vermehrt erforscht und besonders deren Wirkungen auf die Prostata und männlichen Hormone kennt, ist das Weidenröschen auch in der wissenschaftlichen Phytotherapie wieder populärer bei entsprechenden Beschwerden geworden. Die russische Tradition hat in alten Kräuterbüchern das Weidenröschen sehr verehrt und ihm viele Heil- und auch magische Wirkungen zugeschrieben.

Aktivierung des Immunsystems und entzündungshemmend

Vermutlich stehen viele traditionelle und moderne Heilwirkungen im Zusammenhang mit nachgewiesenen, teilweise starken entzündungshemmenden Wirkungen und Inhaltsstoffen der verschiedenen Weidenröschenarten.

So aktivierte Waldweidenröschen-Extrakt, insbesondere der Inhaltsstoff Oenothein B, mehrere Zellarten des Immunsystems, vor allem Phagozyten, die auch Fresszellen genannt werden, weil sie Abbaustoffe, Bakterien, Viren in sich aufnehmen und dadurch unschädlich machen.[228] Oenothein B kommt auch in zottigen und kleinblütigen Weidenröschen in hohen Mengen (über 2 Prozent des Rohmaterials) vor und spielt für die immunstärkende und entzündungshemmende Wirkung eine wichtige Rolle. In einem Zellversuch wirkte Oenothein B ähnlich stark entzündungshemmend wie das Medikament Indometacin. [229] Es scheint die Immunabwehr gegen Krebszellen, Bakterien und Viren zu stärken.[230]

Wässriger Extrakt stärker entzündungshemmend

Eine österreichische Forschergruppe zeigte bereits 1989 in einem Tierversuch, dass wässriger Waldweidenröschen-Extrakt starke entzündungshemmende und abschwellende Wirkungen durch eine Hemmung der Prostaglandinausschüttung hatte, im Gegensatz zum alkoholischen Extrakt. Hierbei war das Waldweidenröschen deutlich stärker entzündungshemmend als Kleinblütiges Weidenröschen.[231]

Starke antiinfektiöse Wirkung gegen Bakterien, Viren und Pilze

Im Laborversuch zeigten Ethanolextrakte des Waldweidenröschens, Kleinblütigen Weidenröschens und Zottigen Weidenröschens Wirkungen gegen grampositive Bakterien, Hefen und Pilze, wobei die Extrakte nicht zellschädigend waren. Auch für reine Blätter- oder reine Blütenextrakte des Waldweidenröschens wurde diese antibakterielle und antimykotische (anti-Pilz-) Wirkung erforscht.[232]

Laborversuche wiesen Wirkungen gegen die Bakterienstämme E. coli, P. aeroginosa, S. aureus, Bacillus cereus, Salmonella typhimurium, Serratia lutea, S. marcescens, Enterococcus faecalis, Enterococcus faecium, K. pneumoniae, P. aeruginosa, P. fluorescens, B. subtilis, Bacillus pseudomycoides, Bacillus thuringiensis auf. [233] Interessant ist hierbei, dass auch gegen die gefährlichen MRSA-Bakterien sowie gegen Micrococcus luteus gute Hemmeffekte beim alkoholischen Extrakt gefunden wurden, die stärker waren als die der Antibiotika Vancomycin und Tetracyclin.[234]

Ein wässriger Extrakt aus Waldweidenröschen hatte starke pilzabtötende Wirkungen gegen Pilze wie Candida[235], M. canis, T. tonsurans und Anthroderma spp.[236]

Schützt die Darmflora

In einer Laborforschungsarbeit an normalen Darmbakterien E. coli schützte Waldweidenröschen-Extrakt die Bakterien vor schädlichen Wirkungen gängiger Antibiotika. Dies würde darauf hindeuten, dass Weidenröschentee Antibiotika-Nebenwirkungen auf den Darm, die meist zu Durchfall führen, hemmen könnte.[237] Verdaute Waldweidenröschen-Extrakte störten trotz der nachgewiesenen antibakteriellen Wirkungen auf oben genannte Bakterienstämme die für die Darmflora wichtigen Lactobacillus- und Bifidobacterium-Stämme nicht.

Bakterienhemmender Weidenröschenhonig

Weidenröschen bilden eine reiche Bienenweide. Für finnischen Waldweidenröschen-Honig wurden ebenfalls deutliche antibakterielle Wirkungen aufgezeigt.[238]

Lindert Beschwerden der Prostata

Alle Weidenröschenarten, doch vor allem Waldweidenröschen (*Epilobium angustifolium*) sowie Kleinblütiges Weidenröschen (*Epilobium parviflorum*) gelten volksheilkundlich bei Prostatabeschwerden als hilfreich und werden nachweislich hierfür seit mindestens 30 Jahren eingesetzt. Die Europäische Heilmittelkommission EMA hat in einer HMPC-Monografie von 2014 ihre Anwendung bei Beschwerden in Folge gutartiger Prostatavergrößerung angegeben.[239] Im deutschsprachigen Raum werden volksheilkundlich vor allem die nachfolgend beschriebenen kleinblütigen Weidenröschenarten hierfür eingesetzt, wobei sich diese Anwendung nicht nur auf sie beschränkt.

Es gibt zwar immer mehr Forschung zu Weidenröschen, bisher jedoch nur eine Studie an Personen. Dies ist eine randomisierte doppelblinde placebokontrollierte Untersuchung mit 128 Männern, welche die günstigen Wirkungen des Waldweidenröschens auf Prostatabeschwerden bestätigte. Hierbei wurde sechs Monate lang Weidenröschen-Extrakt in Kapselform eingenommen, ohne dass Nebenwirkungen beobachtet wurden.[240]

Die Wirkung ist auch aus meiner Erfahrung gut. Ich habe in meiner Praxis öfter die Abnahme der PSA-Werte (ein Marker im Blut für Prostataerkrankungen) und den Rückgang von Blasenentleerungsstörungen unter der einfachen Therapie mit Tee aus Kleinblütigem Weidenröschen beobachten können. Der Tee ist dabei gut zu trinken, Nebenwirkungen konnte ich bisher keine feststellen, im Gegenteil. Manche Anwender können mit dieser Teekur auch besser schlafen, denn Weidenröschen wirken zudem leicht beruhigend und haben Anti-Stress-Effekte.

Hemmende Wirkung auf Prostatakrebs- und weitere Krebszellen

Begleitend zur schulmedizinischen Therapie kann Weidenröschen bei Prostatakrebs eingesetzt werden. Forschungsstudien an Zellen konnten für wässrige Extrakte aus den drei Weidenröschenarten Wald- (*E. angustifolium*), Kleinblütiges (*E. parviflorum*) und Zottiges Weidenröschen (*E. hirsutum*) wachstumshemmende Wirkungen auf hormonabhängige Prostatakrebszellen aufzeigen.[241] Auch Brustkrebszellen sowie Melanom-, Darm-, Lungen- und Leberkrebszellen wurden am Wachstum gehemmt.[242] Hierbei hatte der Inhaltsstoff Oenothein B den stärksten Effekt. Auch für Rosmarin- (*E. dodonaei* oder *E. rosmarinifolium*) und Vierkantiges Weidenröschen (*E. tetragonum*) wurde diese hemmende Wirkung aufgezeigt, wobei nicht nur Oenothein B verantwortlich scheint, sondern weitere aktive Pflanzeninhaltsstoffe.[243] Die Ellagitannine Oenothein A und B in Weidenröschen hemmten die für vermehrtes Prostatawachstum verantwortlichen Enzyme 5-Alphareductase und Aromatase.[244] Ellagitannin wird durch menschliche Darmbakterien zu Urolithinen verstoffwechselt. Urolithin C hemmte am stärksten das Zellwachstum, die PSA-Sekretion und die Arginase-Aktivität der Prostatazellen.[245]

REZEPT FÜR WEIDENRÖSCHENTEE

Ein Teelöffel getrocknetes oder frisches Weidenröschenkraut (Blätter und Stängel) pro Tasse kochendes Wasser aufbrühen und zehn Minuten mit Deckel ziehen lassen. Jeweils eine halbe Stunde vor dem Frühstück und vor dem Abendessen eine Tasse trinken, dies möglichst über sechs und mehr Monate.

Der Tee kann bei Prostatabeschwerden, häufigem nächtlichem Wasserlassen, gutartiger Prostatavergrößerung, erhöhtem PSA-Wert und begleitend zur schulmedizinischen Therapie bei Prostatakrebs genommen werden. Man kann Kleinblütiges (*Epilobium parviflorum*), Wald- (*E. angustifolium*) oder Zottiges Weidenröschen (*E. hirsutum*) verwenden, denn für alle drei Arten gibt es Hinweise in der Forschung für hemmende Wirkungen auf das Wachstum von Prostatazellen und Prostatakrebszellen.

Diese Kur sollte man mindestens drei Monate lang durchführen, besser sechs bis neun Monate. Wenn man einen stärkeren Effekt möchte, würde ich die verschiedenen Weidenröschenarten wochenweise abwechselnd nehmen. Auch kann man vom Waldweidenröschen die Stängel und Blätter 20 Minuten lang auskochen (eine Handvoll pro Liter Wasser). Den Sud abgesiebt in eine Thermoskanne füllen und über den Tag verteilt trinken, mindestens drei Wochen lang bei milden Beschwerden. Bei starken Beschwerden würde ich diese intensivere Teekur mindestens drei bis sechs Monate durchführen.

Natürlich sollten die Beschwerden zuerst von einer Fachperson untersucht worden und ein bösartiges Geschehen ausgeschlossen sein. Doch kann auch im letztgenannten Fall eine zu den schulmedizinischen Maßnahmen begleitend eingenommene Weidenröschen-Kur hilfreich sein.

Wurzeln bei Nieren- und Blasenbeschwerden

Ebenfalls werden Abkochungen aus Weidenröschenwurzeln und weiteren Nieren-Blasen-Kräutern volksheilkundlich als Heilmittel bei Nierenproblemen oder bei Störungen des Wasserlassens der Männer verwendet.

Frauenheilkunde

Weißfluss, Uterusblutungen

In der russischen Volkstradition wurde in der Gegend Perm die Abkochung aus Waldweidenröschen bei Weißfluss und auch bei Uterusblutungen eingenommen.

Milchfluss fördernd

Indigene Völker der Arktis und Alaskas wie die Alutiiq-Inuit setzten eine Weidenröschenabkochung aus dem oberirdischen Kraut ein, um den Milchfluss stillender Mütter zu fördern.

Als Bettstroh für Gebärende

Im alten Europa wurden Gebärende und Wöchnerinnen auf besondere Kräuter gebettet, die desinfizierend, duftend, schützend, entspannend oder stärkend wirken. Das Weidenröschen war eines dieser Bettstrohkräuter, zusammen mit Quendel, echtem Labkraut, Mariengras,

Leinkraut, Dost, Kamille, Waldmeister, Steinklee, Gundelrebe, Heilziest und noch so manch anderem Kraut.

Verdauung, Magen-Darm-Beschwerden

Interessant ist, dass Weidenröschen sowohl bei leichten Durchfällen wie auch gegen Verstopfung volksheilkundlich eingesetzt werden. Möglicherweise hat diese Bewandtnis mit ausgleichend wirkenden hautheilenden Effekten zu tun, denn Magen und Darm sind, wie auch die äußere Körperhaut, ein »Hautorgan«, genauer gesagt ein Schleimhautorgan. Mit den nachgewiesenen antiinfektiösen Eigenschaften reguliert das Weidenröschen zudem möglicherweise die Darmflora. Auch die leicht krampflösenden Eigenschaften könnten diese Wirkung auf Darmbeschwerden in der Volksheilkunde erklären.

Bei Magenverstimmung, Magen- oder Sodbrennen und Verstopfung wird eine stärkere, also lange ausgekochte Zubereitung aus Weidenröschenblättern eingenommen. Es wird so lange gekocht, bis der Sud eine sehr dunkle Farbe bekommt. Auch der Verzehr einer Handvoll frischer Weidenröschenblätter gilt bei Magenverstimmung als hilfreich.

Einlauf oder Tee bei Verstopfung

Ein Tee der Wurzel und der inneren Rinde wurde Babys als Einlauf bei Verstopfung verabreicht. Für Erwachsene bereitete man bei den Yupik-Inuit Tee aus Blättern, die am Ende des Sommers und im beginnenden Herbst gesammelt wurden und trank ihn gegen Verstopfung.

Schluckauf

Ein Kaltauszug aus dem ganzen Kraut wird wiederholt in kleinen Schlucken genommen, bis die Beschwerden abgeklungen sind. Ich habe bei Schluckauf auch wiederholt gute Erfahrungen gemacht mit Akupunktur oder Pressen des Akupunkturpunktes Pericard 6, der zwei Daumenbreit oberhalb der Handgelenksfalte in der Mitte der Unterarm-Innenseite zwischen den beiden Unterarmsehnen liegt und mit etwas festem, gerade nicht schmerzhaftem Druck wiederholt gepresst wird.

Magen- oder Darmschmerzen, -entzündungen oder andere Beschwerden

Die Yupik der Nunivak-Insel bereiteten hierfür Tee aus Weidenröschenblättern zu. Auch eine Abkochung aus Weidenröschenblättern mit weiteren Magen-Darm-Kräutern wurde hierfür eingenommen.

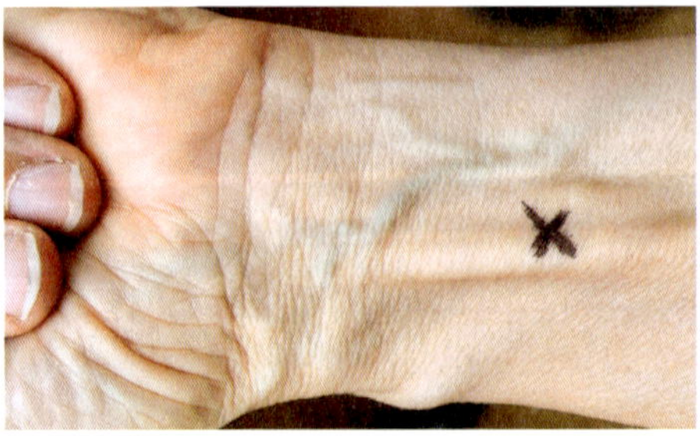

Akupunkturpunkt Pericard 6, hilfreich zum Beispiel bei Schluckauf

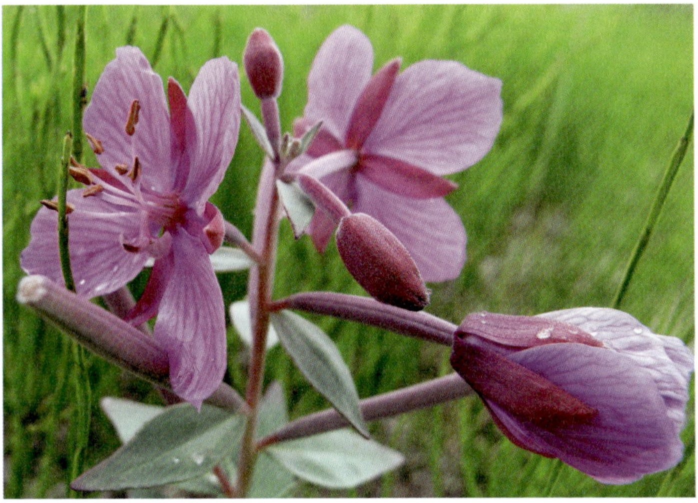

Arktisches Weidenröschen, *E. latifolium*, Kangerlussuaq, Grönland im Juli

Gut- und bösartige Magentumore

Hierbei sollen, natürlich kombiniert mit schulmedizinischen Maßnahmen, Abkochungen aus Weidenröschenblättern hilfreich sein.[246]

Gallenblasenentzündung, Durchfälle, Parasiten

In der tibetischen Medizin werden die Samen des Breitblättrigen Weidenröschens (*E. latifolium* L.) von August bis September gesammelt und getrocknet. Samen und Kraut gelten als bitter und kalt und werden bei Entzündungen oder Beschwerden der Gallenblase, bei Durchfällen durch Hitze (Entzündung), Darmparasiten oder bakteriellen Fehlbesiedlungen eingesetzt.[247] Auch die Cree in Kanada setzen Tee aus der ganzen Pflanze gegen Darmparasiten ein. In Russland wird eine Abkochung des frischen Krauts gegen Durchfälle angewendet.

Hämorrhoiden-Blutung

Tee aus Wurzeln und Blättern wurde bei den Cheyenne gegen Hämorrhoiden-Blutungen getrunken.

Hauterkrankungen und Wunden

Aus jahrtausendelanger Volkstradition wird moderne Medizin und Kosmetik

Quasi alle arktischen Völker setzten Weidenröschen für Hautbeschwerden ein, und zunehmend finden sich in der Forschung unterstützende Ergebnisse für diese uralten volksmedizinischen Anwendungen. Nowak et. al. erwähnen Studien, in denen antientzündliche-, antioxidative-, antibakterielle-, antiaging- und antitumorale Wirkungen vorwiegend in Laborversuchen festgestellt wurden, während normale Hautzellen nicht geschädigt werden.[248]

In Europa, Kanada, USA und Japan sind kosmetische Produkte wie Cremes im Handel, die wässrige, alkoholische und ölige Auszüge aus Weidenröschen enthalten. Ein Beispiel ist der patentierte Waldweidenröschen-Extrakt der kanadischen Firma Fytokem Inc.

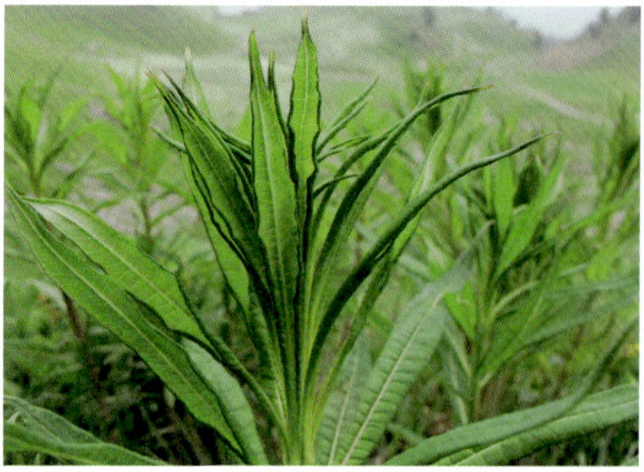

Waldweidenröschen vor der Blüte,
E. angustifolium, im Juni

in Saskaton. Die damit hergestellten Produkte werden als Anti-Aging-, Pflege- und Schönheitsprodukte verkauft. Der Fytokem-Extrakt wird gegen Hautirritationen eingesetzt zum Beispiel als After-Shave, After-Sun-Lotion, gegen Windeldermatitis und in Mundspüllösungen.[249] Rogers erwähnt, dass dieser Extrakt in fünfprozentiger Anwendung gegen Hautirritationen deutlich erfolgreicher war als einprozentige Cortisoncreme.[250]

Hautalterung vorbeugend

Der Extrakt vom Waldweidenröschen konnte in einer Forschungsstudie an menschlichen Hautzellen und freiwilligen Versuchspersonen vor stressbedingten Alterungsprozessen durch UV-Licht schützen.[251] Auch wurden Anti-Aging-Effekte in Form von einer Hemmung der die Hautalterung begünstigenden Enzyme Elastase und Collagenase gefunden.[252]

Volksheilkundliche Hautanwendungen: Blätter und Stängel als Wundauflage

Die frischen oder getrockneten Blätter und gespaltenen Stängel gelten als heilsam bei Schnittwunden, Insektenstichen und anderen Hautproblemen. Man nimmt ein gewaschenes frisches Blatt und legt es auf. Breiumschläge mit zerstampften frischen oder getrockneten Trieben und Blättern werden auf Quetschungen, Abszesse oder Splitter in der Haut aufgebracht. Auch die frischen geteilten oder gequetschten Stängel werden beispielsweise bei den Dena'ina Athabascan für Wundauflagen bei eitrigen Hauterkrankungen verwendet. Bei Mundgeschwüren wird ein Brei aus den Blättern möglichst lange im Mund gehalten.

Destilliertes Hydrolat gegen Akne

Ein aus frischen Blüten und Blättern durch Destillation gewonnenes Hydrolat wird direkt auf die Haut gesprüht – als Toner sowie gegen Akne. Weidenröschenextrakte sollen laut Angaben mancher Kosmetikhersteller antibakterielle Wirkungen auch gegen die Akne verursachenden Erreger aufweisen. In Cremes und Ölen zugefügt, soll es irritierte Haut beruhigen. Auch bei Ekzemen, Neurodermitis oder Psoriasis gilt es als lindernd. Bei Hauterkrankungen der Kinder gilt Weidenröschensalbe als heilsam.[253]

Da alkoholische Weidenröschenauszüge meist bessere Wirkungen gegen Bakterien zeigten, empfehle ich bei infektiösen Hauterkrankungen wie Akne, Zubereitungen aus Weidenröschentinktur zu nehmen. Auch kann diese innerlich eingenommen werden. Hingegen sind wässrige Weidenröschenzubereitungen stärker entzündungshemmend. Somit wäre die innerliche Einnahme von Tee oder Abkochung und eine äußere Anwendung von alkoholischen Auszügen in Cremes bei entzündlichen Hautbeschwerden eine gute Kombination.

REZEPT FÜR WEIDENRÖSCHENTINKTUR

1 Handvoll frisches kleingeschnittenes Kraut des oberen Stängeldrittels am Ende der Blütezeit gesammelt
ein gut verschließbares Schraubglas
30- bis 40-prozentiger Alkohol wie Obstbrand, Rum oder Wodka

Die kleingeschnittene Pflanze in das Schraubglas füllen, mit dem Alkohol so auffüllen, dass er alles gut bedeckt und noch etwas übersteht, gut verschließen und mindestens einen Monat an einem dunklen Ort bei Zimmertemperatur stehen lassen. Zwischendurch immer wieder schütteln, am Ende in ein steriles Schraubglas absieben. Die Einnahmedosis ist drei bis vier Mal täglich 20 Tropfen. Diese Tinktur kann auch zu Creme verarbeitet oder in eine fertige Creme dazugerührt und dann äußerlich bei Hauterkrankungen angewendet werden.

Weidenröschen-Samen-Umschlag
Ein Brei aus Weidenröschensamen (mit Haaren) vermischt mit Öl gilt ebenfalls als heilsame Wundauflage.

Wurzel- und Stängelbrei bei Abszessen, Wunden und Hauterkrankungen
Brei aus geschälten frischen, mazerierten oder gerösteten und dann zerstampften Wurzeln wurde zum Beispiel bei den Alutiiq, Ojibwa und Cree als Umschlag bei Verbrennungen, Wunden, Eiterbeulen, Abszessen und Hauterkrankungen aufgetragen, um die Infektion zu heilen. Die Ojibwa nahmen hierfür die Wurzel, befeuchteten sie und stampften sie so lange, bis sie eine lederige Konsistenz aufwies. Dieser Brei wurde als Umschlag auf Wunden oder Abszesse aufgebracht. Unter Outdoor-Bedingungen kann die geschälte Wurzel gekaut und dieser Brei auf Schnitte und Wunden geklebt werden.

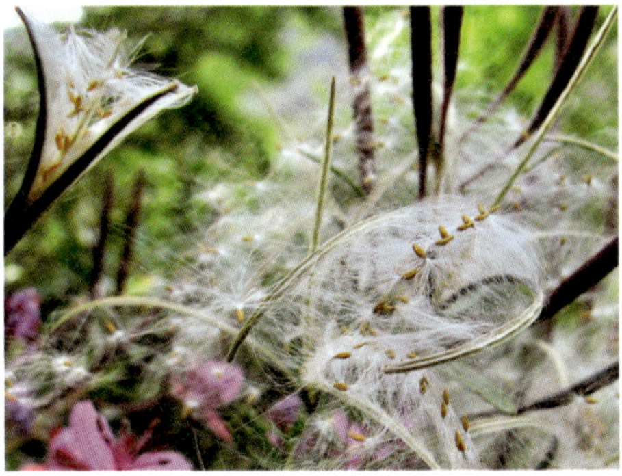

Samen von Fleischers Weidenröschen, *Epilobium fleischeri*, Wallis im August

Auch der Absud oder das Pulver aus den Wurzeln wird als Umschlag für Wunden eingesetzt.[254] Für Abszesse wurde neben der Wurzel des Waldweidenröschens auch die Wurzel des kleinblütigen Drüsigen Weidenröschens, *E. glandulosum,* verwendet.

Eine Tierversuchsstudie bestätigte wundheilende Wirkungen.[255]

Outdoor-Pflaster

Zusammen mit dem Harz der in Kanada häufigen Balsamtanne (*Abies balsamae*) oder hierzulande Tannen- oder Fichtenharz ergeben Weidenröschensamen oder auch -blätter ein gutes Wundpflaster in Outdoor-Situationen.

REZEPT FÜR WEIDENRÖSCHEN-BLÜTENÖL

ein gut verschließbares Schraubglas
ein flacher runder Stein, der ins Schraubglas passt
1 gute Handvoll frische Blütenknospen, Blüten und Blätter vom oberen Stängeldrittel
¼ l Sonnenblumen- oder Olivenöl

Das Glas und den Stein desinfizieren, zum Beispiel durch Waschen in der Spülmaschine bei über 80 Grad oder durch Auskochen in kochendem Wasser, dann trocknen. Die frische Pflanze klein schneiden, in das Schraubglas gegeben, den Stein obendrauf legen damit das Kraut unter das Öl gepresst wird. Mit dem Öl aufgießen, sodass alle Pflanzenteile gut mit Öl bedeckt sind.

Vier Wochen im Dunkeln ausziehen lassen, danach absieben. Falls sich Kondenswasser am Glasrand oder Deckel bildet, dieses abwischen, es fördert Schimmelbildung oder Fäulnis. Manche ziehen das Öl auch zwei Wochen an der Sonne aus. Welche Variante besser ist, kann ich nicht beurteilen. Das Öl ist ein gutes Hautöl bei gereizter, trockener Haut und kann auch in Cremes mitverarbeitet werden.

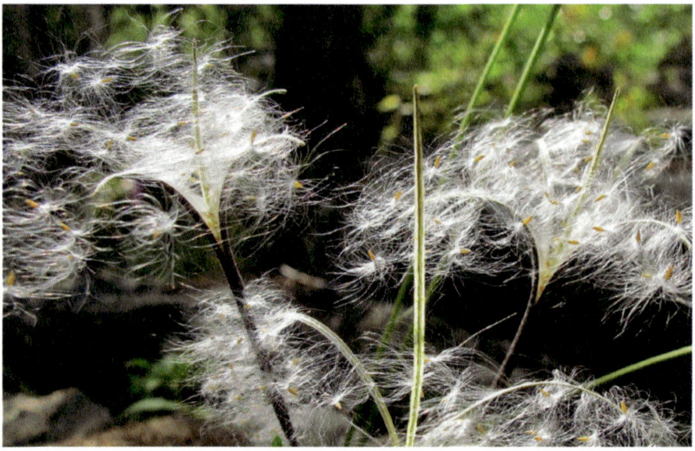

Fleischers Weidenröschen, *Epilobium fleischeri,* im Samenstand, Wallis im August

Weidenröschenwurzel für zahnende Babys

Im kanadischen Nunavut wird Babys die rohe Wurzel zur Beruhigung zum Kauen gegeben, dies besonders auch während des Zahnens. Man sollte nur aufpassen, dass die Wurzelstücke lang genug sind, sodass sie sich nicht daran verschlucken können, und sie wegnehmen, wenn das Kind sie zu weit heruntergekaut hat. Sie sollen das Zahnen erleichtern und zudem nahrhaft sein. Wahrscheinlich wird hierzu die im Frühling gesammelte Wurzel genommen, die süßer schmeckt und weicher ist als die Herbstwurzel.

Bei Infekten

Wirksam bei Halsweh, Halsentzündung, Aphthen, Mundgeschwüren, Husten und Tuberkulose

Tee oder Abkochung aus den Wurzeln gilt als Halsweh- und Hustenmittel. Beides wurde früher bei Tuberkulose und Auszehrung in deren Folge getrunken.

In Irland wird Weidenröschentee aus den Blüten als Gurgelmittel bei Mundaphthen und -entzündungen sowie Halsschmerzen eingesetzt. Frischsaft, der aus Blüten gepresst wurde, gilt als Antiseptikum.

Breiumschläge bei Hals-Nasen-Ohrenentzündung

Brei aus frischen zerstampften Blättern und Blüten, der in ein feuchtes Küchenpapiertuch eingewickelt wurde, kann bei Hals-, Ohren- oder Nasenentzündungen sowie Sinusitis direkt aufgelegt und bei Bedarf noch mit einer Wärmflasche darüber verstärkt werden.

Ölauszug der Blätter bei Sinusitis

Die Sami ziehen die Blätter in Öl aus, das bei Nasennebenhöhleninfekten (Sinusitis) wiederholt in die betroffene Region einmassiert wird.

Keuchhusten und Asthma

Die Abkochung aus der getrockneten Wurzel wird vom Volk der Sai'Kuz bei Asthma eingesetzt. Auch in China gilt Weidenröschen als heilsam bei Atemwegsinfekten, Keuchhusten und krampflösend bei Asthma. Hierfür wird ein Kaltauszug oder die Abkochung aus der ganzen Pflanze in kleinen Schlucken immer wieder eingenommen, bis sich die Hustenkrämpfe beruhigt haben.

Gegen Schmerzen

Umschläge aus Weidenröschenrinden-Tee wird hierzu auf die schmerzende Stelle aufgelegt. Als allgemeines Schmerzmittel wird eine Teezubereitung aus Weidenröschenkraut und -wurzeln getrunken. Eine Tierversuchsstudie mit aus Waldweidenröschen-Urtinktur gewonnenem Trockenextrakt bestätigte schmerzlindernde Effekte.[256]

Kopfschmerzen und Migräne

Tee aus Weidenröschenkraut und -wurzeln oder auch aus Blüten und Blättern wird bei Kopfschmerzen getrunken. Zudem kann ein Umschlag mit einem Tuch gemacht werden, das in lange gekochte Weidenröschenabkochung getunkt wurde. Dieses wickelt man um den Kopf, so heiß, wie es erträglich ist. Die heilenden Inhaltsstoffe ziehen in die Haut ein, und die Wärme verursacht Schwitzen, das zur Heilung beitragen soll.

Nervenberuhigend, schlaffördernd, gegen Stress, mild antidepressiv

Dem Tee aus Blättern wird eine nervenberuhigende und schlafförderne Wirkung zugeschrieben, was ich in meiner Sprechstunde ebenfalls beobachten konnte. Tee aus Blüten und Blättern gilt in Irland als Anti-Stress-Tee sowie als mildes Antidepressivum.

Delirium tremens, Epilepsie

Die russische Volkstradition kennt die Anwendung der Waldweidenröschen-Abkochungen bei Epilepsie und Delirium tremens. Letzteres ist ein potenziell lebensgefährlicher Verwirrtheitszustand bei Entzug von Medikamenten, Alkohol oder anderen Drogen.

Weitere Heilanwendungen

Bauchwandschwäche

Bei inneren Bauchbeschwerden, die beim Heben von zu schweren Lasten entstanden sind, wurde früher die Abkochung aus den Wurzeln eingenommen. Heute werden Bauchwandschwäche oder-brüche, auch Hernien genannt, in der Regel operiert.

Knie- und andere Schwellungen

Hierfür bereitet man Umschläge der zerquetschten Wurzeln. Auch bei anderen Schwellungen gelten Waschungen aus Wurzelzubereitungen als heilsam.

Blutreinigend

Die Wurzeln werden als blutreinigende Medizin bei den Cree in Kanada eingesetzt. Die Haida verzehren hierfür junge geschälte Sprosse. Dies soll zudem gutaussehend machen sowie die Eingeweide bewegen und damit abführen.

Mildes blutstillendes Mittel

Tee aus Weidenröschenblättern gilt laut Rogers als mildes blutstillendes Mittel bei leichtem Nasenbluten, blutigem Sputum, leichten Hämorrhoiden- oder Gebärmutterblutungen.[257] Um die blutstillende Wirkung zu verstärken, kann der Tee mit weiteren blutstillenden Pflanzen wie zum Beispiel Hirtentäschel, Blutwurzel oder den nachfolgend beschriebenen Frauen- und Silbermantel ergänzt werden.

Kräftigend für invalide Personen

Diesen bereitet man Bäder aus der Abkochung der ganzen Pflanze.

Als Kälteschutz und bei Erfrierungen

Das Pulver der inneren Rinde wird von Blackfoot-Indianern als Kälteschutz in Gesicht und Hände einmassiert. In Russland werden gepulverte Waldweidenröschen-Blätter auf Erfrierungswunden aufgetragen.

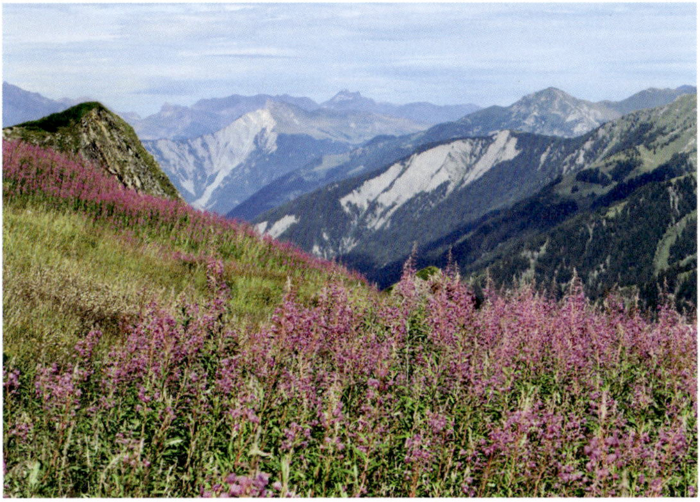

Waldweidenröschen-Blüte (*E. angustifolium*), Mont-Blanc-Region

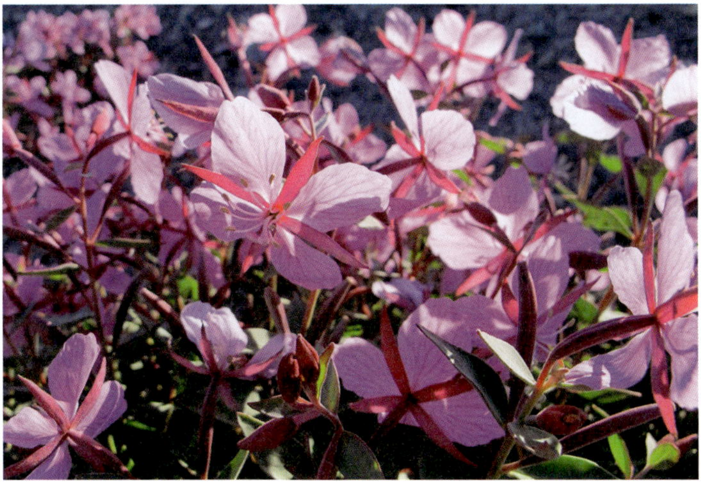

Arktisches Weidenröschen, *E. latifolium*, Kangerlussuaq, Grönland im Juli

Heilmittel gegen Haarausfall bei Männern
Im nordamerikanischen Raum werden Präparate aus Waldweidenröschen gegen Haarausfall bei Männern eingesetzt.[258] Anscheinend mit Erfolg, wenn sie lange genug (ein Jahr lang) angewendet werden.

Beugt Vitamin-C- und A-Mangel vor
Wegen des hohen Vitamin-C- und Vitamin-A-Gehalts gilt frisch verzehrtes Weidenröschen oder der Tee daraus als Heilmittel der Vitamin-C-Mangelkrankheit Skorbut und als hilfreich bei Frühjahrsmüdigkeit.

Einstufung nach TCM und Tibetischer Medizin

Das Waldweidenröschen wird im chinesischen Pinyin *Za Cao* genannt. Es gilt dort als Hitze klärend, Schleim ausleitend und die Samen als Tonikum für Nieren-Qi und Nieren-Yang. Ihm werden kühlende, reizlindernde, krampflösende, schleimlösende, leicht adstringierende und tonisierende Wirkungen zugeschrieben. Das Kraut wird gegen Husten und Asthma eingesetzt.

In der Tibetischen Medizin werden Waldweidenröschen-Samen als bitter und kühlend beschrieben[259], die TCM setzt sie bei Impotenz ein.

Gute Verträglichkeit, auch im Alltag

Bei den Inuit-Völkern und in Russland ist Weidenröschentee ein Alltagstee, und von dort wird nicht über Nebenwirkungen berichtet. Auch die oben genannte Patientenstudie konnte bei sechsmonatiger Einnahme eines Weidenröschenextraktes keine Nebenwirkungen beobachten. Dasselbe galt für die Studie zur äußerlichen Anwendung.

Dennoch findet man im Internet aus den USA Warnungen vor einer möglichen betäubenden Wirkung des Weidenröschentees. In der traditionellen Volksmedizin gilt dieser Tee als leicht beruhigend, aber nicht betäubend, und wird gerade auch für Kinder eingesetzt. Die als beruhigend beschriebene Wirkung ist wohl eher im Sinne einer Entspannung zu sehen. In meiner Praxis konnte ich bei der Anwendung des Tees als Prostataheilmittel keine solchen und auch keine anderen Nebenwirkungen beobachten. Ich habe von dem Tee selbst tagelang einen Liter täglich in Form einer 20-minütigen Abkochung getrunken und keine Nebenwirkungen festgestellt.

Auch wird im Internet zur Vorsicht geraten bei Schwangeren oder Stillenden, dies aus theoretischen Überlegungen aufgrund der im Laborversuch gezeigten wachstumshemmenden Wirkungen des Weidenröschens auf die hormonabhängigen Prostatazellen. Man postuliert wohl, auch andere hormonabhängige, weibliche Zellen könnten im Wachstum gehemmt werden. Hierzu fand ich bisher keine Warnhinweise, weder bei den Forschungsstudien noch in der traditionellen Volksmedizin. Bei Moerman wird ein indigener Stamm erwähnt, der Weidenröschentee als giftig erachtet. Bei allen 14 anderen dort erwähnten Quellen gilt es als ungiftiges Nahrungsmittel und wird bei den kanadischen Inuit wegen seiner nährenden Eigenschaften zudem als Babynahrung verwendet.[260]

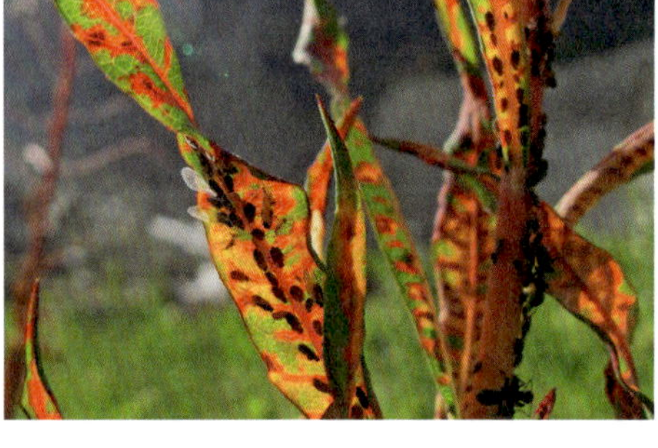

Bunt gefärbte Blätter des Waldweidenröschens, *E. angustifolium*, mit Läusekolonie, Wallis im August. Solche Pflanzen sollte man nicht sammeln

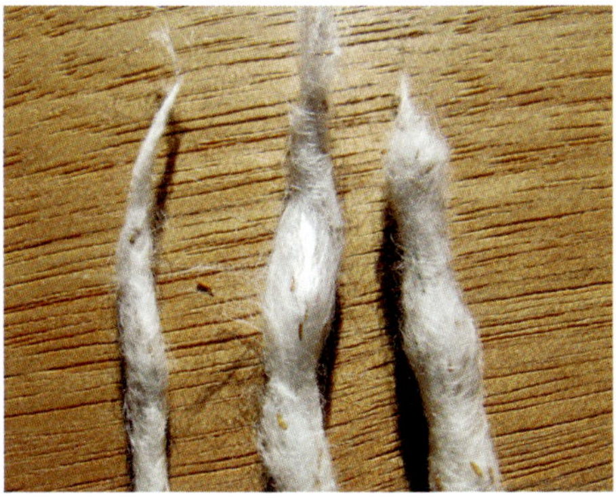

Kerzendochte aus Weidenröschensamen

Zur Vorsicht muss man natürlich generell in der Schwangerschaft und Stillzeit vor der Einnahme von allen Tees oder Heilmitteln abraten, von denen man nicht sicher weiß, dass sie unbedenklich sind.

Keine von Pilzen oder Insekten befallenen Pflanzen sammeln

Wie im Kapitel zu den Heidelbeeren erwähnt, gilt generell, dass seltsam aussehende Pflanzen, die möglicherweise von Pilzen oder Insekten befallen sind, nicht gesammelt werden sollten. Denn insbesondere bei Pilzbefall können sich giftige Stoffe in oder an der Pflanze bilden.

Fasern, Dochte, Kissen und noch mehr

Bei manchen nordamerikanischen Indigenen werden die wolligen Samen des Schmalblättrigen und Arktischen Weidenröschens als Kerzendocht verwendet. Weil sie gut zusammenhalten, sind diese Kerzendochte sehr einfach zu drehen, wie im obigen Bild zu sehen ist. Sie brennen stundenlang und lassen sich auch gut ausblasen und wieder anzünden.

Man muss bei den als Brennstoff verwendeten Fetten, die in warmem Zustand flüssig sind, den Docht an den Lampenrand lehnen, damit er nicht im flüssigen Fett verschwindet und gelöscht wird. Oder, wie in Tibet üblich, um einen dünnen steifen Grashalm oder Holzsplitter wickeln. So brennt er dann stundenlang.

Zunder, Funkenfänger

Weidenröschensamen gelten als guter Zunder. Die sanft verkohlten, aber nicht verbrannten wolligen Samen werden auch als guter Funkenfänger benutzt, um Feuer anzufachen, ähnlich Zunderschwamm.

Fasern für Schnüre und Netze

Die äußeren Stängelfasern ergeben gute Schnüre, wenn sie im Sommer vor der Blüte gesammelt werden. Hierfür wird die Stängelhaut in Streifen abgeschält und getrocknet. Danach werden sie wieder gewässert und mindestens sechs oder mehr Streifen zusammengeflochten oder zu Schnüren gedreht, die als Netze oder Packschnüre dienen können.

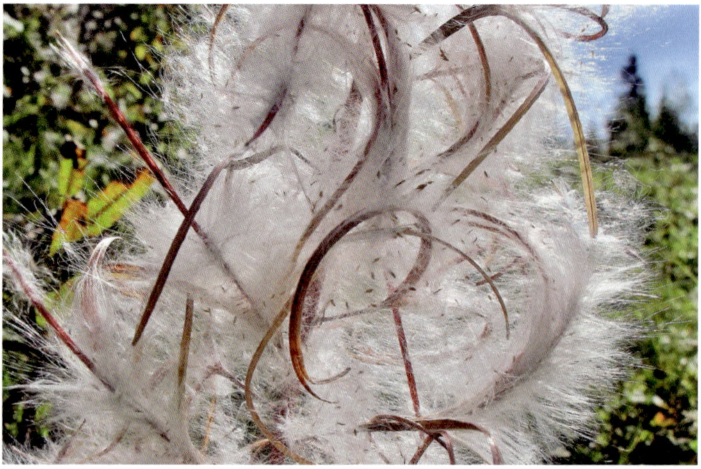

Wollige Samen des Waldweidenröschens, *E. angustifolium*

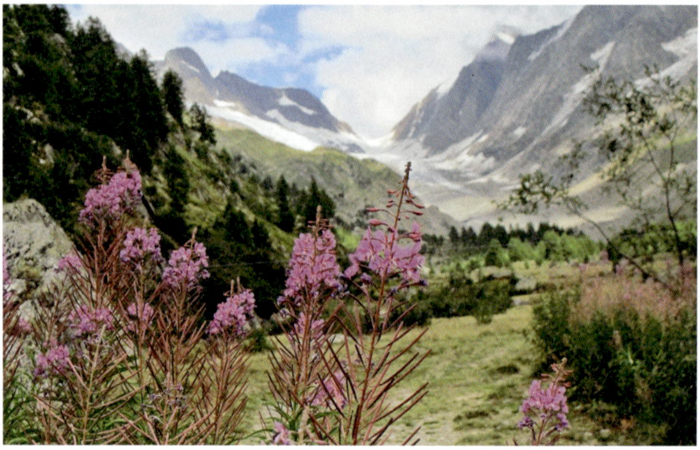

Waldweidenröschen (*E. angustifolium*), Lötschental im September

Als Füllstoff und zum Stoffeweben

Die Weidenröschensamen wurden auch zusammen mit Wolle oder anderen Tierhaaren wie Ziegen- oder Hundehaaren zu Stoffen verwoben. Gemischt mit Entenfedern und -daunen nahm man die Samenwolle als gut isolierende Deckenfüllung.

Wasserdichte Leder

Bei den Blackfoot rieb man Weidenröschen-Blütenknospen und -Blüten auf Riemen und Handschuhe aus Rohhäuten, um diese wasserdicht zu machen.

Zeitanzeiger für Hirsche und Rentiere

Die Blütezeit der Weidenröschen zeigte den Cree und Ntlakapamux (Thompson) an, dass nun die Rentiere oder Hirsche fett wurden. Die Reife der weißen Samenbüschel fiel in die Paarungszeit der Tiere, in der sie bereits gut genährt waren.

Medizinisches Instrument

Weidenröschenstängel nahm man bei den Oberen Tanana, um Eiter aus Furunkeln oder Schnittwunden zu entfernen.

Bogensehnen haltbar machen

Für diesen Zweck verwendeten mehrere indigene Stämme Nordamerikas frische Weidenröschenblätter, mit denen sie die Bogensehnen einrieben.

Dem heiligen Antonius geweiht

Weidenröschen wurde früher dem heiligen Antonius zugeordnet und Antoniuskraut genannt. Antonius gilt als der Patron des Feuers, der zudem giftige Tiere und böse Geister vertreiben kann. Diese Wirkung wurde auch Weidenröschen zugeschrieben, was Volksbezeichnungen wie Unholdenkraut noch ausdrücken. Antonitermönche setzten Weidenröschen früher gegen die Krankheit »Antoniusfeuer« ein. Das ist eine sich mit brennenden Schmerzen und fleckigen rotblauen Hautgeschwüren äußernde Erkrankung, eine Durchblutungsstörung in den feinen Adern der Finger und Zehen, im Herzmuskel und in den Nieren. Auch Erbrechen, Durchfälle, Wahnvorstellungen und Kopfweh treten dabei auf.

Wahrscheinlich vermochten die Mönche dieses Antoniusfeuer mit dem Weidenröschen wegen seiner kühlenden, wundheilenden und entzündungshemmenden Wirkungen zu besänftigen. Auch die hautheilenden Eigenschaften sprechen für den Einsatz bei Geschwüren der so Erkrankten, dazu die beruhigenden und schmerzlindernden Eigenschaften gegen diese »brennende« Krankheit.

Ursache des Antoniusfeuers war der Verzehr von mutterkornhaltigem Brot und Mehlspeisen. Die als Ergotismus bezeichneten Beschwerden kamen durch die blutgefäßverengende Wirkung des auf Getreidekörnern wachsenden Mutterkornpilzes zustande, wenn zu viel mit Mutterkorn verunreinigtes Mehl gegessen wurde. Es enthält den Giftstoff Ergotamin, der heute in der Schulmedizin als Medikament eingesetzt wird, zum Beispiel bei Kopfschmerzen.

Weidenröschen und Wildschwein

Dem heiligen Antonius wird als Tier das Schwein zugeordnet. Volksbezeichnungen wie Schweinskraut, Eberkraut, Eberrich deuten auf den Bezug des Weidenröschens zum Eber, also zum männlichen Schwein. Den Germanen und ihrem Götterpaar Freyr und Freya war

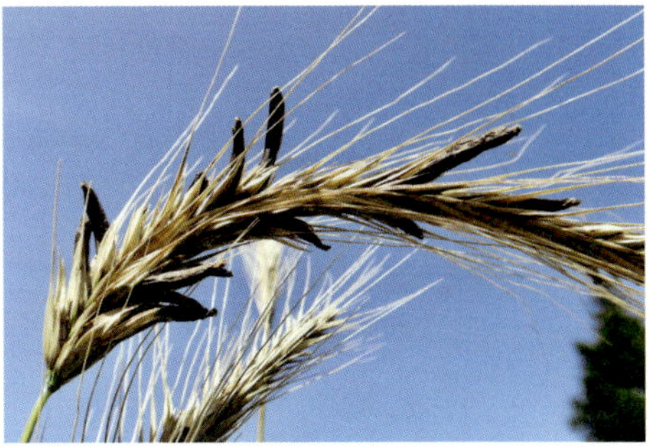

Die überlangen schwarzen Körner an dieser Gerstenähre sind das giftige Mutterkorn

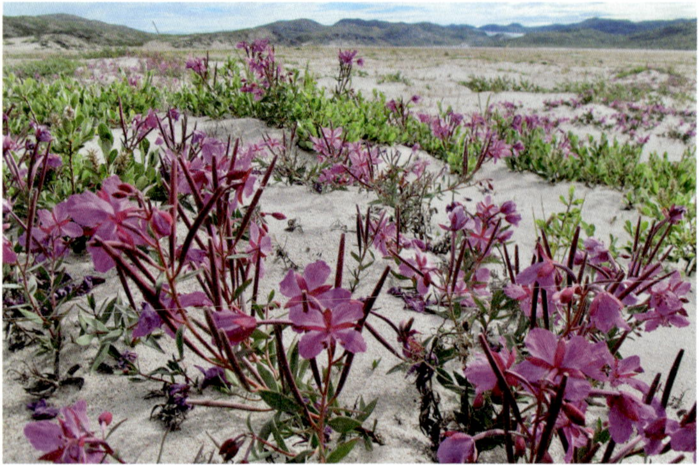

Arktisches Weidenröschen, *E. latifolium* L., Holub, im sandigen Flussbett des Schmelzwasserflusses, Kangerlussuaq

der Eber heilig und ein natürlicher Bewohner der heiligen (Eichen-)Haine. Sie trugen während Kämpfen laut Christian Rätsch Ebersymbole als starken Schutz. Wildschweine ernähren sich gern von Weidenröschen. Sie sind wahre Feinschmecker und finden mit ihrer feinen Nase alle Leckerbissen der Natur, und das sind nicht nur Trüffel.

Verwendung bei »schießenden« Zähnen und für den »Schoß«

Der alte Name »Schosskraut« soll sich laut Marzell auf den »Schuss« der Zähne und daraus resultierender Schmerzen bezogen haben, gegen die Weidenröschen eingesetzt wurden. Wahrscheinlich ist hiermit die Heilanwendung der Weidenröschenwurzel zum Draufbeißen beim Zahnen der Kinder gemeint, die bis heute bei den kanadischen Inuit noch üblich ist.

Als Schoß wird im deutschen Sprachraum die Genitalregion bezeichnet, und weil das Weidenröschen ein traditionelles Mittel bei Prostata- und Blasenbeschwerden ist sowie als Bettstroh für Gebärende verwendet wurde, ist möglicherweise auch dieser Schoß gemeint.

Weih- und Schutzkraut

In Deutschland wurde und wird mancherorts noch heute ein besonderer Kräuterstrauß an Maria Himmelfahrt, dem 15. August, geweiht. Zu diesem Kräuterstrauß gehörte auch das Weidenröschen. Es galt früher als blitzabwehrend. Bei Donner wurden Weidenröschen laut Marzell ins Kaminfeuer geworfen, um vor Blitzeinschlag zu schützen. Entzaubern konnte man mit dem Weidenröschen, und es sollte wie der heilige Antonius vor giftigen Tieren und Unholden schützen.

Der Experte für psychoaktive Pflanzen Christian Rätsch erwähnte, dass sibirische Schamanen Presssaft des Waldweidenröschens nehmen, um darin Fliegenpilze einzulegen. Diese werden dann für rituelle Trancezustände verzehrt.

KLEINBLÜTIGE WEIDENRÖSCHENARTEN

Zum Beispiel *Epilobium parviflorum*

Pflanzenbeschreibung

Kleinblütige Weidenröschenarten werden von den großblütigen unterschieden anhand ihrer viel kleineren Blüten, deren Blütenblätter, botanisch Kronblätter genannt, vier Millimeter bis zwei Zentimeter lang sein können. Sie sind von hellrosa bis pink gefärbt. Wie die großblütigen Arten besitzen sie die für Weidenröschen charakteristischen Samenschoten, ein wesentliches Erkennungsmerkmal. Dies sind lange, schmale, vierkantige und vierfächerige Fruchtschoten, die von der Spitze her aufreißen und mit silbrig-feinem weißem Haarschopf versehene, sehr gut fliegende Samen freigeben.

Untereinander kann man kleinblütige Arten leicht verwechseln, es gibt aber keine giftige Art, und alle können für Teezubereitungen genommen werden. Lanzettblättriges (*E. lanceolatum*) und Durieus Weidenröschen (*E. duriaei*) sind in der Schweiz laut *Flora Helvetica* als stark gefährdet oder vom Aussterben bedroht eingestuft und sollten nicht gesammelt werden.

Eine in den Alpen häufige Art mit kleineren Blüten ist das Quirlblättrige Weidenröschen, *Epilobium alpestre*. Es kann bis zu 80 Zentimeter hoch werden, hat einen zwei- bis vierkantigen, wenig verzweigten Stängel mit dicht behaarten Längslinien. Typisch sind die Blätter, die immer zu dritt oder viert als Quirl auf gleicher Höhe am Stängel entspringen. Die Blätter sind nicht gestielt und umfassen am Ursprung den Stängel teilweise.

Inhaltsstoffe: antioxidativ, antientzündlich, antibakteriell und antikrebswirksam

Eine Forschungsstudie zu Inhaltsstoffen von mehreren kleinblütigen Weidenröschenarten fand in allen die auch im Waldweidenröschen vorhandenen Polyphenole und Flavonoide mit deren antioxidativem, antientzündlichem, antimikrobiellem und krebszellwachstumshemmendem Potenzial. Untersucht worden waren die zur Blütezeit gesammelten Blätter und oberirdisches Kraut von Zottigem Weidenröschen (*E. hirsutum*), Kleinblütigem (*E. parviflorum*), Sumpf- (*E. palustre*), Rosmarin- (*E. dodonaei*) und Waldweidenröschen (*E. angustifolium*). Zum Beispiel enthielten alle Arten hohe Konzentrationen der antioxidativ wirkenden Caftarinsäure, am meisten davon war im Kraut des Kleinblütigen Weidenröschens enthalten. Alle untersuchten Arten enthielten zudem ähnlich viel oder noch mehr Oenothein B verglichen mit dem Waldweidenröschen. Die höchsten Oenothein-B-Gehalt wiesen die oberirdischen Pflanzenteile des Rosmarin-, Kleinblütigen- und Zottigen Weidenröschens auf, die ersten beiden doppelt so viel wie die Waldweidenröschen. Die höchsten Polyphenolwerte wurden bei einer Extraktion mit dreißigprozentigem Ethanol erreicht.

Interessanterweise analysierte die Forschergruppe auch die zur Blütezeit gesammelten Wurzeln vom Zottigem Weidenröschen, die im Gegensatz zu den oberirdischen Pflanzenteilen kaum oder keine Polyphenole und Flavonoide enthielten. Auch wurden allgemein

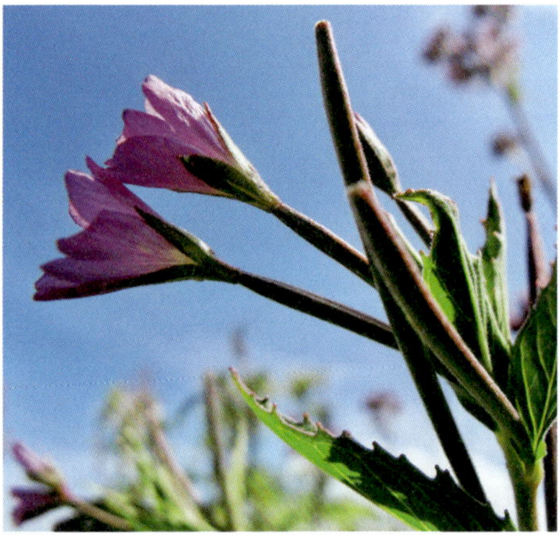

Blüten des Quirlblättrigen Weidenröschens, *E. alpestre* Krock., Berner Oberland im Juli

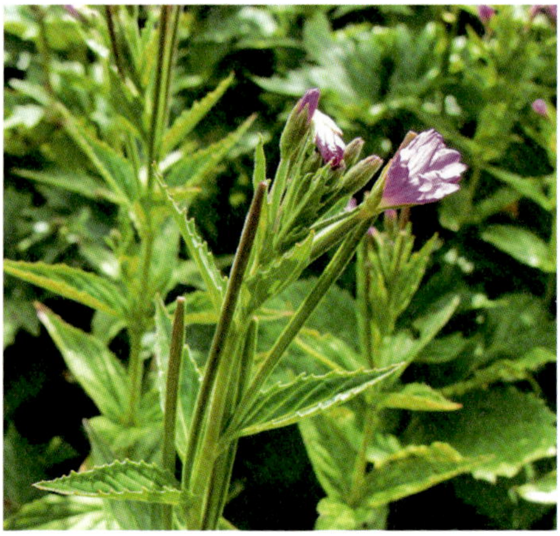

Quirlblättriges Weidenröschen, *E. alpestre*, Berner Oberland im Juli

moderate Wirkungen gegen grampositive Bakterien und Pilze bei guter Wirkung gegen Bacillus cereus und Enterococcus faecalis gefunden. Bei Labortests an Prostatakrebszellen zeigten die oberirdischen Pflanzenteile des Rosmarin-Weidenröschens die stärkste Antikrebswirkung.[261]

Für die Küche und als Tee

Wie bei den oben beschriebenen großblütigen Weidenröschenarten können auch von den kleinblütigen Arten die jungen Triebspitzen, Blätter und Blüten im Frühling und Sommer zu Salaten oder Gemüsegerichten verwendet werden. Grundsätzlich können alle oben bei den Waldweidenröschen erwähnten Rezepte ebenfalls mit den kleinblütigen Weidenröschenarten genutzt werden. Für Heiltee nehme ich das ganze Kraut mit Blüten und Samenständen von Frühling bis Spätsommer.

Heilwirkung und Forschung zu kleinblütigen Weidenröschenarten

Volksheilkundlich gelten alle kleinblütigen Weidenröschen als heilwirksam. Maria Treben nennt mehrere Arten, wie das in Grönland und den Alpen vorkommende Sumpfweidenröschen (*E. palustre*), Rosenrotes (*E. roseum*), Dunkelgrünes (*E. obscurum*), Lanzettblättriges (*E. lanceolatum*), Bergbach- oder Kiesweidenröschen, das auch Fleischers Weidenröschen genannt wird (*E. fleischeri*), Hügel- (*E. collinum*), Berg- (*E. montanum*) und Alpenweidenröschen (*E. anagallidifolium*).[262]

Im Gegensatz zu obigen Ausführungen zum Waldweidenröschen (*E. angustifolium*) beschrieb Maria Treben dieses sowie das Zottige Weidenröschen (*E. hirsutum*) als nicht heilkräftig. Inzwischen ist der Kenntnisstand weiter gewachsen, und beiden werden Heilwirkungen zugeschrieben.

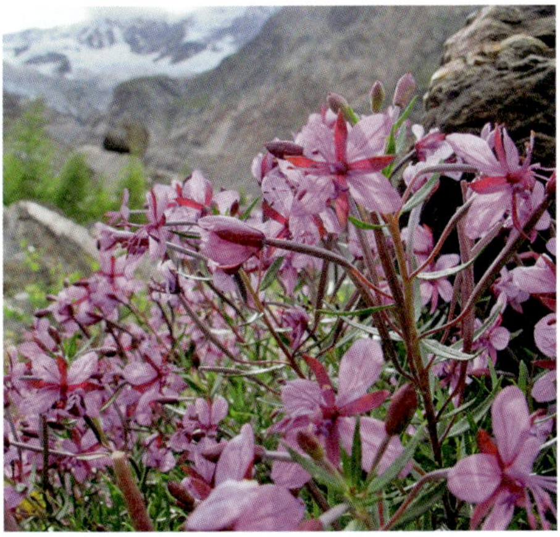

Fleischers Weidenröschen, *E. fleischeri*, auch Bergbach- oder Kiesweidenröschen genannt, Wallis im August

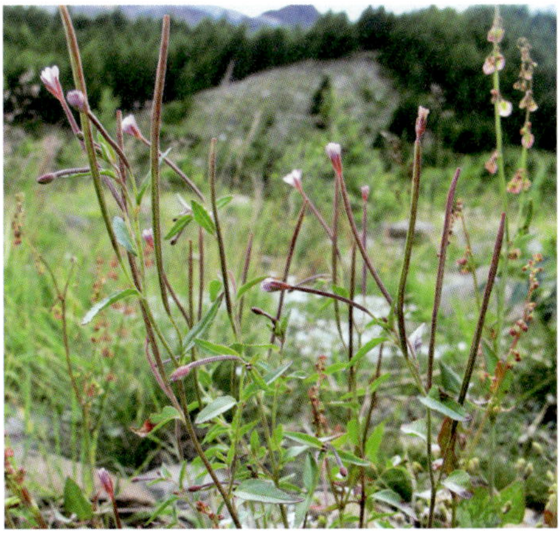

Bergweidenröschen, *Epilobium montanum*, Wallis im August

Dennoch sind kleinblütige Weidenröschenarten noch wenig erforscht. Die Volksheilkunde setzt diese annähernd äquivalent zu großblütigen Arten ein, insbesondere für Prostata- und Blasenbeschwerden.

Erfolgreiches Heilmittel bei Leiden von Prostata, Niere und Blase

Für das Kleinblütige Weidenröschen, *E. parviflorum*, wurde wie auch für das Schmalblättrige Weidenröschen eine HMPC-Monografie der europäischen Heilmittelbehörde veröffentlicht, in der dessen Anwendung bei gutartigen Prostatabeschwerden wie erschwertem Wasserlassen und häufigem Harndrang aufgeführt wurde.

Eine randomisierte, doppelblinde, placebokontrollierte Studie bei 57 Männern von 2013 zeigte bei dreimonatiger Anwendung des Präparates ProstateEZE Max® eine deutliche Besserung der Prostatabeschwerden mit signifikant reduzierter Häufigkeit des Wasserlassens.[263] Dieses Präparat enthält neben Kleinblütigem Weidenröschen auch Gartenkürbis, Lykopin, Rinde des Afrikanischen Pflaumenbaumes und Sägepalmextrakt.

Tee aus den kleinblütigen Weidenröschenarten gilt in der deutschen Volkstradition als heilkräftig bei gut- und bösartigen Prostataerkrankungen und Blasenbeschwerden bis hin zu Blasenkrebs. Natürlich sollte bei Krebserkrankungen das Weidenröschen begleitend zur schulmedizinischen Behandlung eingesetzt werden.

WEIDENRÖSCHENTEE FÜR PROSTATALEIDEN

Man sammelt die obere Stängelhälfte mit Blüten und Blättern vom Kleinblütigen Weidenröschen, *E. parviflorum*. Für nachhaltiges Sammeln sollte man die untere Pflanzenhälfte stehen lassen, so treibt diese wieder aus und kann noch einmal blühen. Die Droge wird kleingeschnitten und kann frisch oder getrocknet für Tee verwendet werden.

WEIDENRÖSCHENTEE-KUR

Ein gehäufter Teelöffel Kraut vom Kleinblütigen Weidenröschen, *E. parviflorum*, mit einem viertel Liter kochendem Wasser überbrühen und kurz ziehen lassen. Jeweils morgens nüchtern vor dem Frühstück und abends eine halbe Stunde vor dem Abendessen wird eine Tasse dieses Tees warm getrunken.

Je nach Schwere des Leidens sollte dieser Tee nach meiner Erfahrung möglichst lange, mindestens sechs Wochen bis zu einem halben Jahr eingenommen werden, auch begleitend zu einer eventuellen schulmedizinischen Behandlung.

Meine bisherigen Praxiserfahrungen mit diesem Tee sind gut. Er lindert die Beschwerden, kann die PSA-Werte (Prostatamarker im Blut) reduzieren helfen und ist zudem gut verträglich.

Ich habe aus dem Kleinblütigen Weidenröschen auch eine Abkochung bereitet, wie dies bei Inuit-Völkern mit Waldweidenröschen und Arktischem Weidenröschen gemacht wird. Diese ist in Aussehen, Farbe und Geschmack derjenigen aus Waldweidenröschen gleich. Für eine stärkere Heilwirkung empfehle ich die Abkochung für zwei bis drei Wochen zu verwenden und dann auf den milderen Tee zu wechseln.

WEIDENRÖSCHENABKOCHUNG

Eine Handvoll frisches oder getrocknetes kleingeschnittenes Kraut vom Kleinblütigen Weidenröschen, *E. parviflorum*, mit einem Liter Wasser mit Deckel 15 Minuten auf kleiner Flamme köcheln lassen, danach absieben und warm über den Tag verteilt trinken.

Weitere wissenschaftliche Forschungsarbeiten zu kleinblütigen Weidenröschenarten, vor allem zu *E. palustre*, sind oben im Kapitel der großblütigen Weidenröschen enthalten.

Beinschmerzen, Muskelkrämpfe

Die Hopi benutzten auch Drüsiges Weidenröschen, *E. glandulosum*, eine in Nordamerika wachsende kleinblütige Weidenröschenart, gegen Beinschmerzen. Navaho-Kayenta machten mit Tee aus dem Drüsigen Weidenröschen eine Lotion und Umschläge gegen Muskelkrämpfe.[264]

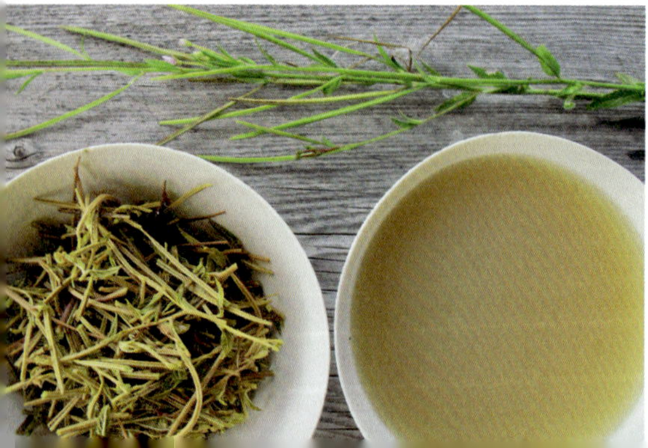

Abkochung (rechts) aus dem frischen Kraut (oben) einer kleinblütigen Weidenröschenart, 15 Minuten ausgekocht, links das ausgekochte Kraut

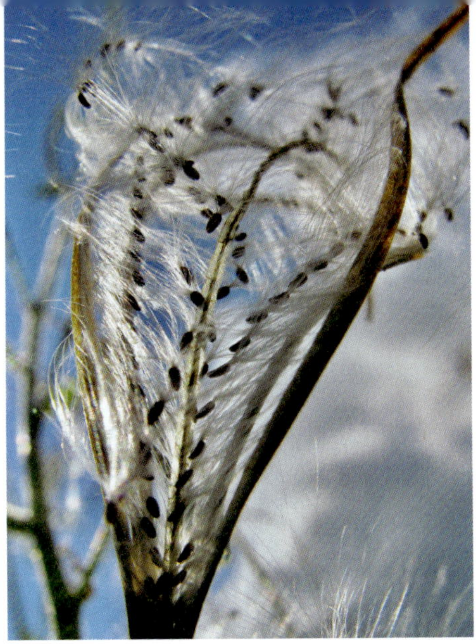

Samenstand des Kleinblütigen Weidenröschens, *E. parviflorum*, im August

Durchfall verschiedener Ursache

Volksheilkundlich werden auch die kleinblütigen Weidenröschenarten bei Magen-Darm-Beschwerden, insbesondere gegen Durchfall verwendet. Eine Tierforschungsstudie mit ethanolischen Pflanzenauszügen an Mäusen zeigte für die Weidenröschenarten Zottiges (*Epilobium hirsutum* L.), Sumpf- (*E. palustre* L.), Rosmarinblättriges (*E. rosmarinifolium* L.), Wald- (*E. angustifolium/spicatum* L.) sowie Vierkantiges Weidenröschen (*E. tetragonum* L.) dosisabhängig gute Wirkungen gegen Durchfall bei sehr geringer Toxizität.[265]

Entzündungshemmend und krebszellwachstumshemmend

Für ein Extrakt aus Zottigen Weidenröschen (*E. hirsutum* L.) wurden im Tierversuch an Mäusen gute antientzündliche und krebszellwachstumshemmende Wirkungen gefunden.[266]

ALPENROSEN

Rhododendron spp., Oqaasaq (Kalaallit), Alperose (dän.), Rosebay, Rhododendron (engl.)

Immergrün und hoch oben wachsend

Alpenrosen wachsen auf erstaunlichen Höhen und sind als immergrüne Sträucher wie auch die bereits beschriebenen immergrünen Beerenarten wahre Eiszeitpflanzen. Sie haben wohl die letzte Eiszeit über dem Gletschereis in den hohen Berglagen überlebt oder sind aus Eurasien eingewandert und trotzen Eis und Kälte wie wenige andere Pflanzen. In Tibet wächst laut dem tibetischen Arzt Dr. Dawa die dortige Art *Rhododendron laudanum* auf unglaublichen 3800 bis 4800 Höhenmetern!

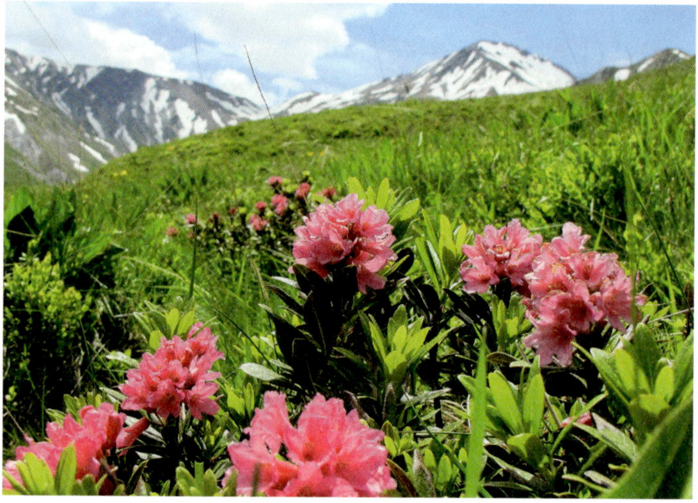

Rostblättrige Alpenrose, *Rhododendron ferrugineum* L., Mont-Blanc-Region im Juni

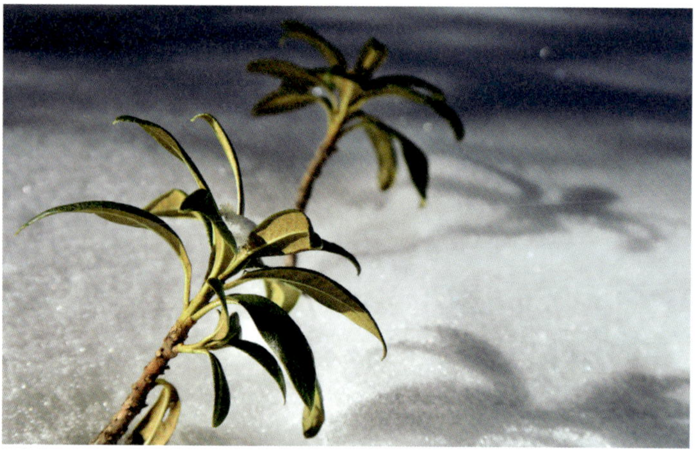

Die immergrüne Rostblättrige Alpenrose, *Rhododendron ferrugineum* L., im Februarschnee

Wir haben hierzulande wohl die Heilwirkungen der Alpenrosen vergessen, doch ist dieses Wissen bei den arktisch-sibirischen, nordamerikanischen und Himalaya-Völkern vorhanden, das ich hier zusammengefasst beschreiben möchte. Man muss natürlich die Unterschiede der einzelnen Arten beachten, denn es gibt je nach Art verschiedene Heilwirkungen wie auch Unterschiede in deren Giftigkeit.

Alpenrosen gehören zur großen Familie der Rhododendren, von denen es weltweit über 1000 Arten gibt, darunter giftige und ungiftige sowie heilwirksame Arten. Rhododendren sind aufgrund ihrer Blütenpracht beliebte Gartengebüsche, und oftmals finden sich in Parks und Gärten asiatische oder amerikanische Rhododendrenarten wie zum Beispiel Baumrhododendron, *Rhododendron arboreum* Smith, dessen Blüten essbar und in seiner nepalesischen Heimat eine beliebte Kinderspeise sind. Andere Arten werden als Tee oder zu Heilzwecken eingesetzt.

Sie gehören wie die oben besprochenen Beerensträucher ebenfalls zu den Erikagewächsen. Noch näher sind sie mit Sumpfporst verwandt, dem ein eigenes nachfolgendes Kapitel gewidmet ist. Dass Alpenrosenarten sogar in der gesamten Arktis und Subarktis vorkommen wie in Grönland, Island, Sibirien sowie dem nördlichen Kanada und auch heilkundliche Volkstradition aufweisen, ist vielleicht weniger bekannt. In Grönland begegnete mir die wunderschön pink blühende Arktische Alpenrose, *R. lapponicum* (L.) Wahlenberg. In den Alpen kommen Bewimperte Alpenrose, *R. hirsutum* L., und die abgebildete Rostblättrige Alpenrose, *R. ferrugineum* L., sowie Hybride aus beiden Arten vor.

Die alpinen Arten: Rostblättrige und Bewimperte Alpenrose, *R. ferrugineum* L. und *R. hirsutum* L.

Pflanzenbeschreibung und Vorkommen

Die Alpenrosenblüte gehört für viele Bergwanderer zu einem wunderbaren Bergrauscherlebnis. Die Pflanzen werden nicht zuletzt Almrausch genannt. Dabei ist hier nicht, wie manche vielleicht hoffen mögen, eine psychoaktive Wirkung gemeint. Mit »Rausch« bezeichnet man in den Alpenregionen ein kleines Gebüsch.

Ihre mit kurzen dreieckigen Kelchzipfeln versehenen und doldenartig an den Zweigenden im Frühsommer bis Hochsommer zu sechs bis zwölf erscheinenden leuchtend pinkroten, bis 1,5 Zentimeter langen Blüten verwandeln manche Berghänge in wunderschöne rosarot strahlende »Rosenbeete«, die auch ähnlich duften.

Die Sträucher werden bis zu einem Meter hoch und haben immergrüne, derbe, oval bis lanzettliche, anderthalb bis vier Zentimeter lange ganzrandige Blätter, deren Rand nach unten gebogen ist.

Die Bewimperte Alpenrose hat im Gegensatz zur Rostblättrigen Alpenrose an den Blatträndern feine, etwa einen Millimeter lange Wimpern, ein gutes Unterscheidungsmerkmal. Sie wächst auf kalkhaltigen Böden im Gegensatz zur Rostblättrigen Alpenrose, die Kalk meidet und Silikatböden bevorzugt. Die Blattunterseite der Rostblättrigen Alpenrose ist rostbraun gefärbt.

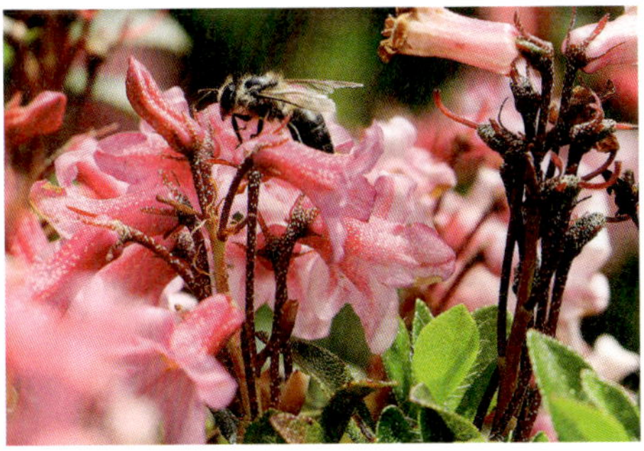

Blühende bewimperte Alpenrose, *Rhododendron hirsutum* L.

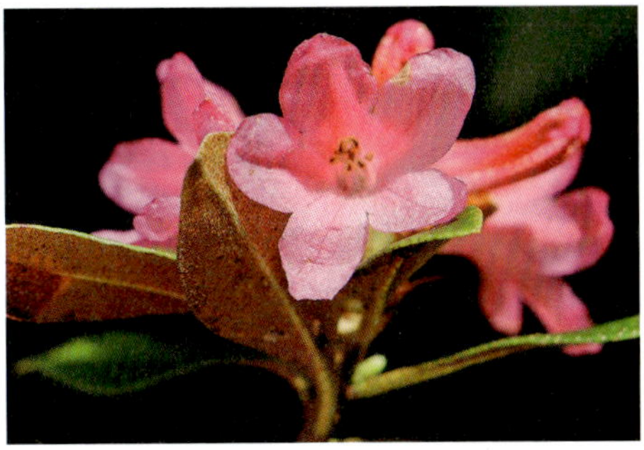

Blüte und Blatt der Rostblättrigen Alpenrose, *Rhododendron ferrugineum* L., deren Blattunterseite rostrot fein getüpfelt ist

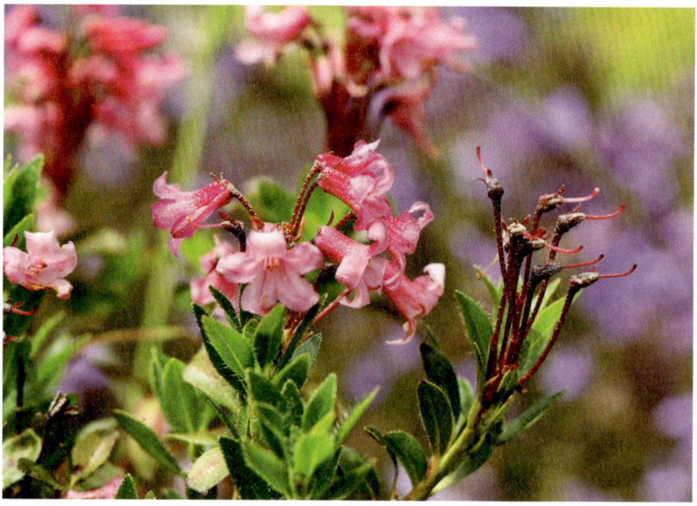

Bewimperte Alpenrose, *Rhododendron hirsutum* L., Botanischer Garten Bern im Juni

Ungiftig für den Menschen

Unsere zwei einheimischen alpinen Alpenrosen sind für den Menschen ungiftig. Die Vergiftungszentrale der Schweiz konnte mir dies mit Hinweis auf eine Forschungsstudie bestätigen.[267] Leider ist dies noch kaum bekannt, denn im Internet finden sich meist gegenteilige Informationen, obwohl die Ungiftigkeit auch manchmal in Zeitungsartikeln publiziert wird.[268] Vermutlich wird die historische und interessante Geschichte des (aufgrund Gehalts an Grayanotoxinen) leicht giftigen pontischen Rhododendrons und dessen berauschendem Honig, die weiter unten erwähnt wird, auf unsere einheimischen Arten übertragen. Veröffentlichte Vergiftungsfälle beim Menschen konnte ich keine finden.

Schaut man die aktuellen Forschungsstudien hierzu an, die nachfolgend aufgeführt sind, wird dies bestätigt, denn es konnten bisher weder in Rostblättriger Alpenrose, *R. ferrugineum*, noch in Bewimperter Alpenrose, *R. hirsutum*, relevante Mengen von Giftstoffen nachgewiesen werden. Auch gibt es alte Anwendungserfahrungen mit Teekuren gegen Rheuma, die keine Nebenwirkungen beschrieben. Die angegebenen Dosen sollten dennoch eingehalten werden, da mir unbekannt ist, ob bei Überdosierungen Nebenwirkungen auftreten könnten.

Für Weidevieh gibt es hingegen eindeutig Vergiftungsberichte.[269]

Ungiftige Inhaltsstoffe

Bei Inhaltsstoffanalysen getrockneter Blätter wurden keine Giftstoffe gefunden. In bisherigen Analysen vor allem von der Rostblättrigen Alpenrose konnten keine oder nur minimale Spuren von Grayanotoxinen nachgewiesen werden. Eine Untersuchergruppe machte beispielsweise Blattanalysen und Zelltests auf Vitalität, Proliferation und Toxizität.[270] Der darin getestete wässrige Extrakt wies keine negativen, sondern positive Effekte für die Zellaktivität auf.

Die oben bereits erwähnte Studie von Seephonkai et al. fand zellabtötende Wirkungen auf Krebszellen von in Alpenrosen enthaltenen Ferrogenen.

Kleinste Dosen von Acetylandromedol in Rostblättriger Alpenrose
Bei Dr. Duke's Analyse der Blätter von Rostblättriger Alpenrose fanden sich in absteigender Menge Ursolsäure, Tannine, Zitronensäure, Arbutin, Alpha-Amyrin, Beta-Amyrin, Friedelin und Acetylandromedol. Gerade Letzteres gilt als giftig, es war jedoch nur 1 ppm (ein Millionstel Gewichtsanteil) Acetylandromedol in den Blättern enthalten und nicht ersichtlich, aus welcher Region die analysierten Pflanzen stammten.[271]

Alpenrose in der Küche

Wenn Sie Alpenrosentee oder Gelee einmal ausprobieren wollen, folgen hier die Rezepte dazu. Ich möchte jedoch darauf hinweisen, dass die angegebenen Mengen eingehalten werden sollten, da trotz obiger Hinweise auf die Ungiftigkeit der alpinen Alpenrosenarten mögliche Vergiftungserscheinungen bei Einnahme großer Mengen nicht sicher ausgeschlossen sind.

Gelee und Bergtee aus den Blüten
Ich kenne Alphirten, die aus Alpenrosenblüten ein wohlschmeckendes Gelee zubereitet und ohne Nebenwirkungen verzehren. Natürlich werden bei einer üblichen Portion hierbei nur geringe Mengen verzehrt, vielleicht ein Teelöffel Gelee pro Scheibe Brot. Ich durfte davon kosten und habe es als sehr köstlich und gut bekömmlich erlebt. Zudem finden sich kleine Mengen getrocknete Alpenrosenblüten in traditionellen Bergteemischungen.

REZEPT FÜR ALPENROSEN-BLÜTENGELEE

3 bis 4 kleine Handvoll frische Alpenrosenblüten
1 l Wasser
1 kg Gelierzucker
50 ml Zitronensaft

Die Blüten in einen Topf geben, mit einem Liter kaltem Wasser auffüllen, sodass die Blüten gut mit Wasser bedeckt sind, und über Nacht stehen lassen. Dann einmal aufkochen und so lange ziehen lassen, bis das Wasser rosa gefärbt ist. Absieben und die Blüten wegtun. Zu dem rosa Wasser Gelierzucker und Zitronensaft geben und aufkochen. Drei bis maximal fünf Minuten kochen lassen. Vor dem Abfüllen eine Gelierprobe machen, indem man einen Klecks Gelee auf eine im Kühlschrank aufbewahrte Untertasse gibt. Wenn der Klecks beim Abkühlen die richtige Konsistenz hat, das warme Gelee in ausgekochte Marmeladegläser füllen. Wenn es bei der Probe noch zu flüssig ist, etwas länger kochen.

Mit diesem Rezept können auch aus anderen essbaren Blüten wie den weiter unten beschriebenen Glockenblumen oder zum Beispiel Rosenblüten wunderbare duftige Gelees gezaubert werden.

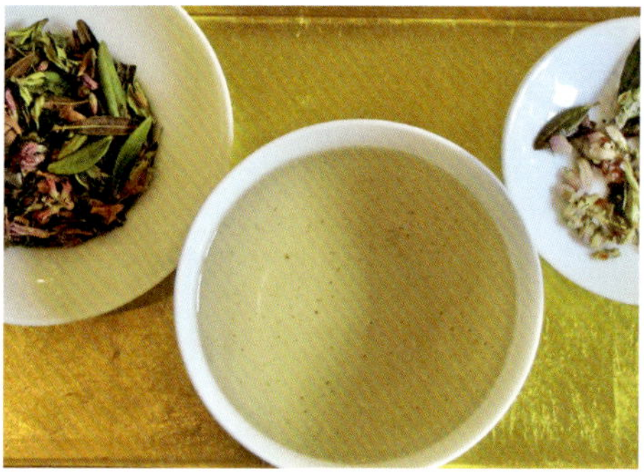

Alpenrosen-Teezubereitung, links getrocknete, rechts aufgebrühte Frühjahrstriebspitzen mit Blütenknospen

Volksheilkunde und Forschung zu alpinen Alpenrosen

Antibakteriell, antiviral und krebswidrig

In einer Studie mit Blattextrakten verschiedener Rhododendronarten aus dem Bremer Rhododendron-Park wurden für die Rostblättrige Alpenrose antibakterielle Wirkungen und gute Zellverträglichkeit festgestellt. Zudem bewirkte diese Art den programmierten Zelltod, was im Hinblick auf Krebsforschung interessant erscheint.[272] Wässriger Blattauszug bremste zudem das Anhaften und Ausbreiten von Bakterien, die Zahnfleischentzündungen auslösen können.[273]

Wässriger Alpenrosenauszug zeigte Wirkungen gegen den für Fieberbläschen im Mundbereich verantwortlichen Herpes-Simplex-Virus.[274]

Gegen Rheuma, Gicht und Gelenksentzündungen

In der Schweiz gibt es alte Arztberichte der Anwendung von Alpenrosenblättern beider einheimischer Arten als Tee gegen Gelenksbeschwerden wie Gicht und Rheuma, die diese Teekur als gut bekömmlich und auch als heilwirksam beschreiben.[275] Vergiftungssymptome wurden damals bei einer vierwöchigen Teekur mit drei Tassen täglich nicht beschrieben. Interessanterweise versuchte man hierbei den günstigen einheimischen Ersatz für die damals sehr teuer gehandelte sibirische Alpenrosenart *Rhododendron adamsi*, deren gute antirheumatischen und Gicht lindernden Heilwirkungen bekannt waren.

Bei chronischen Gelenksentzündungen (Arthritiden) empfahl Madaus eine Teemischung mit Alpenrose, die ich hier wiedergebe.

TEE MIT PREISELBEERBLÄTTERN UND ALPENROSE

50 g Preiselbeerblätter (Folium Vaccinii vitis idaeae)
50 g Alpenrosenblätter (Folium Rhododendri)

Von der Mischung werden zwei Teelöffel mit einer Tasse kochendem Wasser überbrüht, zehn Minuten mit Deckel ziehen gelassen und dreimal täglich eine Tasse getrunken. Wenn man dies ausprobieren will, empfehle ich, unbedingt die Dosis einzuhalten.

Für eine Teekur mit Alpenrose allein sind übliche Mengen ein Teelöffel getrocknete Triebspitzen pro Tasse kochendem Wasser. Davon werden maximal drei Tassen täglich getrunken, bis zu drei Wochen lang.

Rheumasalbe

Salbenzubereitungen aus tief dosierten Blättern der Rostblättrigen Alpenrose, *Rhododendron ferrugineum* L., werden äußerlich eingerieben gegen rheumatische Schmerzen. Auch in der klassischen Homöopathie findet Alpenrose verdünnt Verwendung bei Rheuma.[276]

Alpenrosenöl

Ebenfalls gegen Rheuma, Gliederschmerzen und zur Heilung von Geschwüren wurde früher ein Öl verwendet, das durch Aufguss von fettem Öl über Alpenrosenknospen hergestellt wurde und unter dem Namen Olio di Marmotta in Savoyen bekannt war.

Breiumschläge der Blätter bei Gelenkschmerzen

Die frischen zerquetschten Blätter wurden gegen Rheuma und Gelenksteifigkeit aufgelegt.

Harn- und schweißtreibend, schmerzlindernd, blutdrucksenkend

Alpenrosenblätter beider alpiner Arten *(R. ferrugineum* und *R. hirsutum)* und Tee daraus wurden von Dr. Ferdinand Müller[277] sowie bei Pahlow[278] als bitter-adstringierend, harn- und schweißtreibend sowie betäubend, womit schmerzlindernd gemeint war, beschrieben.

Als heilsam gegen Kopf-, Nerven- und Muskelschmerzen gilt in der alpinen Volksheilkunde ein Tee aus Rostblättriger Alpenrose mit einer maximalen Tagesdosis von sechs Gramm Droge.

Dieser Tee wird ebenfalls zur Blutdruckreduktion getrunken.

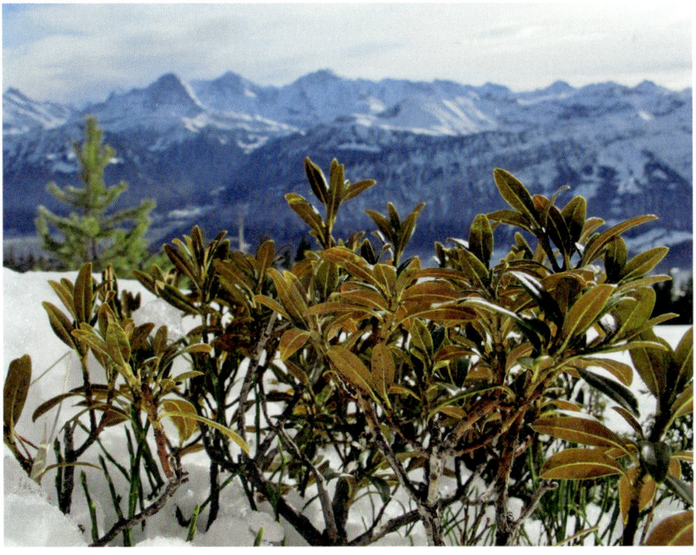

Rostblättrige Alpenrose, *Rhododendron ferrugineum* L., Berner Oberland im Januar

Hautbild verbessernd
Es gibt Untersuchungen mit einem Glycerin-Wasser-Auszug aus Blättern der Rostblättrigen Alpenrose, die eine positive Wirkung auf Hautrötungen und Hautelastizität zeigten: nach äußerlicher Anwendung einer zweiprozentigen Emulsion dieses Auszugs. Für diese günstigen Hautwirkungen werden vor allem die enthaltenen Flavonoide, insbesondere Hyperosid, Naringenin, Farrerol und Tayifolin verantwortlich gemacht.[279]

Sibirische Alpenrose

Rhododendron adamsii Rhedes, *Rhododendron fragrans* Maxim

In Sibirien wird diese Alpenrosenart auf Burjatisch Sagaan-Dale genannt, was »weiße Flügel« bedeutet. Weitere sibirische Namen sind »Lebensverlängerndes Kraut« oder »Sibirischer Kraut-Ginseng«. In der Mongolei heißt sie Terelj Dali.

Siegreiche Krieger
Nach alter Sage sollen in frühen Zeiten siegreiche Krieger nach der Heimkehr ihre Speere in die Hänge der Sagan-Berge gestoßen haben, um diesen die Kraft zu übertragen. Nach einiger Zeit erschien dort die Sibirische Alpenrose, die einen Mann mit Stärke und Gesundheit erfüllen könne.

Früher war der Gebrauch der Pflanze nur der Elite erlaubt gewesen: Herrschern, um ihnen ein langes Leben zu ermöglichen, Kriegern für Kraft und »Spirit« oder Schamanen für Heilanwendungen. Heute werde es eher von besonderen Personengruppen wie Geologen, Astronauten, Soldaten, Sportlern und traditionellen Heilern gebraucht, heißt es.

Duftender Sagaan-Dale-Tee
Aus dieser in hochgelegenen felsigen Hängen oder Waldrändern Sibiriens wachsenden Alpenrose (*Rhododendron adamsii*) wird heutzutage ein wohlriechender Tee bereitet. Wir konnten ihn während einer Kräuterreise der Kräuterschule PhytAro von Peter Germann[280] nach Sibirien 2017 genießen. Wir wurden gewarnt, nur kleine Mengen zu nehmen, da er sonst leicht giftig sein könne. Ich hatte mir damals eine kleine Menge mitgebracht und wie

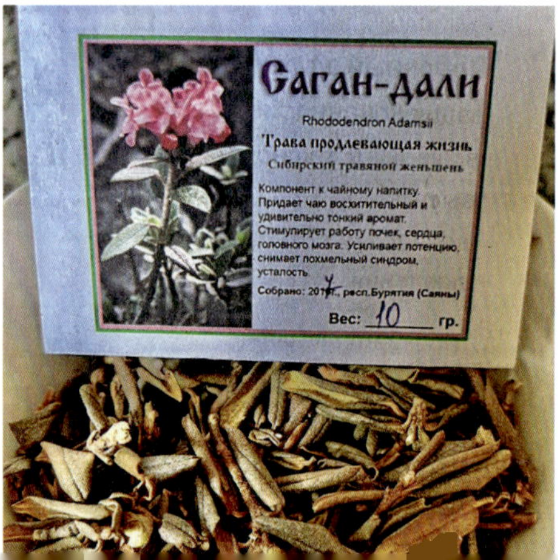

Sibirischer Sagaan-Dale-Tee

empfohlen zubereitet. Er war gut bekömmlich, und ich hatte den Eindruck, tatsächlich eine stimmungsaufhellende Wirkung zu spüren, aber vielleicht kam das auch von dem wirklich wunderbar duftigen Aroma dieses Tees. Wolf-Dieter Storl schrieb über diese Reise ein sehr lesenswertes und viel lokales Kräuterheilwissen enthaltendes Buch namens *Wolfsmedizin*.

Für diesen Tee werden die obersten Triebspitzen mit den noch ungeöffneten Blütenansätzen im Frühjahr oder Frühsommer vor der Fruchtbildung gesammelt und an einem schattigen Ort getrocknet. Davon nimmt man pro Kanne Tee nur zwei oder drei Blättchen und gibt es anderem Tee als Parfüm bei, zum Beispiel Grüntee, Schwarztee oder andere Kräutertees, die dann wie üblich zubereitet werden. Da die Blätter ähnlich wie Sumpfporst ledrig-zäh sind, können sie wie auch Grüntee zwei bis drei Mal aufgebrüht werden und geben dann immer noch ihr feines blumig-würziges Aroma und damit ihre Wirkstoffe ab.

Ich habe mir von der Sibirienreise leider nur ein Päckchen Sagaan-Dale-Tee mitgebracht und finde, er ist wirklich ein Genuss! Leider kann ich Sie nicht daran riechen und davon kosten lassen, aber vielleicht gelingt es mir, Ihre Freude an der unglaublichen Vielfalt der Kräuterteewelt mit diesem Buch zu nähren oder zu wecken. Und eventuell finden Sie die äußerst frostresistente Art *Rhododendron adamsii* im Pflanzenhandel und geben ihr ein feuchtes, windabgewandtes, kühles, aber helles Plätzchen im Garten auf neutraler bis saurer Erde, dann können Sie diesen Genuss auch mal testen.

Manche Händler führen Sagaan-Dale-Tee in ihren Shops[281], sollten Sie ihn einmal kosten wollen.

Sibirisch-mongolisch-tibetische volksheilkundliche Anwendungen

Volksheilkundliche Wirkungen der Sibirischen Alpenrose (Rhododendron adamsii) in Burjatien/Sibirien, der Mongolei und Tibet

Wirkt stoffwechselanregend, stärkt die Blutgefäße und das Herz-Kreislauf-System. Wird bei Herzschwäche mit Ödemen als Diuretikum eingesetzt. Stärkt Nieren und Galle. Verbessert die Körperkraft, Ausdauer, Leistungsfähigkeit und sexuelle Kraft, entgiftend und Alkoholauswirkungen lindernd. Sie soll auch bei nervösen Magenbeschwerden helfen sowie wasser-, schweißtreibend und fiebersenkend wirken.

Sagaan-Dale-Tinktur als antiinfektiöses Mittel

Eine Tinkturzubereitung aus Sagaan-Dale-Blättern, die in Wodka ausgezogen wurden, wird als schweißtreibendes Erkältungsmittel, gegen Schleimhauterosionen im Mund, als Desinfektans und bei gynäkologischen Beschwerden verwendet. Wässrige Blattauszüge werden gegen Mundschleimhautentzündungen und Zahnfleischerkrankungen genutzt.

Energiestärkend, entspannend und weitere Wirkungen

In der Mongolei gilt der Tee als heilsam bei Schleimerkrankungen, Husten, Lungenkrankheiten, Halsentzündungen, Gallenbeschwerden, zum Ausleiten von Winderkrankungen, als energiestärkend und appetitanregend. Der Geschmack wird mit bitter und sauer beschrieben, die Wirkung als warm und leicht.

In Tibet gilt er als entspannend und hilfreich bei Schlafstörungen, Kopfweh sowie Erschöpfung. Das getrocknete Kraut wird auch für reinigende Räucherungen verwendet.

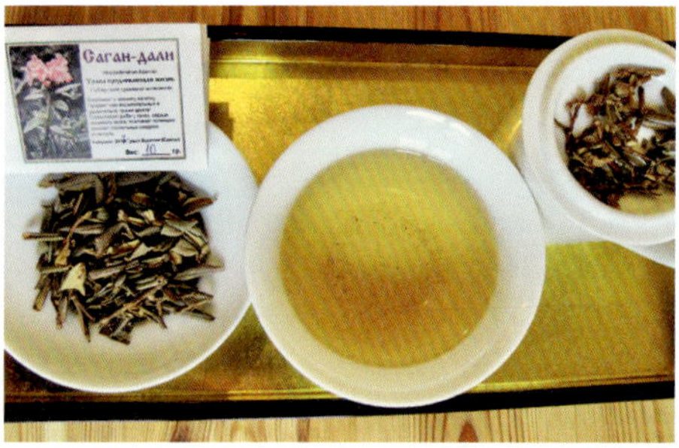

Sagaan-Dale-Teezubereitung, links das getrocknete, rechts das aufgebrühte Kraut

Eine Untersuchergruppe fand in Labor- und Tierstudien Unterstützung für diese stärkenden Effekte und diskutierte Sagaan-Dale-Kraut als mögliches Adaptogen.[282]

Teezubereitung für Heilzwecke

Hierfür werden laut Packungsbeilage des Sagaan-Dale-Tees drei bis fünf getrocknete Blätter oder ein Teelöffel getrocknete Triebspitzen mit einer Tasse kochendem Wasser aufgebrüht, mit Deckel sieben bis maximal 30 Minuten ziehen gelassen und zwei bis maximal drei Tassen täglich für kurze Zeit getrunken. Man soll während dieser Teekur mindestens noch zwei bis drei Liter Flüssigkeit täglich zu sich nehmen wegen der trocknenden Wirkung des Tees.

Alte Anwendungen beschrieben auch die Einnahme von der zu feinem Pulver gemahlenen Droge, die mit der gleichen Menge Honig vermischt wurde. Der Effekt sollte sofort eintreten, wenn dies auf leeren Magen eingenommen wurde.

Antibakterielle und blutdrucksenkende Inhaltsstoffe von Rhododendron adamsi

Die oberirdischen Pflanzenteile enthalten 11,1 Prozent ätherisches Öl: Germacron, b-Elemenon, g-Elemenon, Gumulen, Pharnesin, s-Cadinen, d-Guaien, Bisabolen, Nerolidol, Unicampher, Cariophyllin. Die Blätter enthalten 4,85 bis 6,9 Prozent Tannine, 0,02 Prozent ätherische Öle, Cardenolide. Für die Inhaltsstoffe wurden antibakterielle und blutdrucksenkende Wirkungen nachgewiesen.[283]

Nebenwirkungen

Bei zu langer Anwendung oder zu hoher Dosierung kann sich laut Telyatyev der Blutdruck erhöhen.[284] Auch kann es bei Überdosierung zu verzögertem Wasserlassen, Nierenfunktionsstörungen und Übererregung, Durchfall oder Hautausschlägen kommen.

Bei Allergien oder Überempfindlichkeit gegen die Pflanze darf sie selbstredend nicht angewendet werden.

Weitere Rhododendronarten in der tibetischen und nepalesischen Medizin

Die traditionelle tibetische Medizin kennt die dort in äußerst großen Höhen bis auf 4800 Meter wachsenden Arten und verwendet manche auch heilkundlich. Interessehalber habe ich sie hier mitaufgenommen, möchte jedoch darauf hinweisen, dass manche Arten auch als leicht giftig gelten und daher nur von ausgebildeten Fachpersonen heilkundlich eingesetzt werden sollten.

Eine Ausnahme bilden die nektarsüßen Blüten des Baumrhododendron, *Rhododendron arboreum* Smith, der auch hierzulande manchmal angepflanzt wird und dessen Blüten in seiner nepalesischen Heimat besonders von Kindern in kleinen Mengen verzehrt werden. Man bereitet dort zudem Blütengelees damit und bringt sie als Blütenopfer in Tempeln dar. In der Heilkunde gelten sie als leicht bitter mit neutraler Temperaturwirkung und werden bei Fieber, Kurzatmigkeit, Eiter im Brustbereich, zur Entgiftung, bei unregelmäßiger Menstruation sowie bei Störungen der Blutgerinnung eingesetzt, zudem gegen im Hals steckengebliebene Fischgräten.[285] Sie sind die Nationalblume Nepals.

Die zwischen Mai und Juli gesammelten Blüten von *Rhododendron laudanum*, den es weiß- und rotblütig gibt, gelten laut dem tibetischen Arzt Dr. Dawa als süß, bitter bis adstringierend, leicht, warm und trocken. Sie werden für Störungen des Wasserhaushaltes eingesetzt bis zu schweren Graden von Ödemneigung wie geschwollenen Beinen, bei Heiserkeit, Bronchitis, Lungenkrankheiten und in der Rekonvaleszenz zur Stärkung. Die Blätter gelten als warm mit scharfer Qualität und helfen bei Appetitmangel, Verdauungsschwäche, Hauterkrankungen und Muskelverspannungen. Auch die Blüten von *Rhododendron przewalski* werden bei Hauterkrankungen, Hautentzündungen und gegen eitrige Erkrankungen eingesetzt. Aufgrund ihres feinen Duftes gelten sie auch als Parfum, das Holz dieses Strauches dient für schöne Schnitzarbeiten und zum Räuchern.

Rhododendron nivale Hook F. gilt als warm, scharf, trocknend und wird gegen alle Kältekrankheiten eingesetzt, ebenfalls bei Durchfall und Ödemen sowie pulverisiert als Zugabe zu Wundwaschungen und -cremes oder Wundpulver.[286]

Großer Rhododendron/Riesenrhododendron, Rhododendron maximum L., Great Rhododendron/Great Laurel

In europäischen Gärten und Parks findet sich häufig der mit den Alpenrosen nah verwandte Große Rhododendron als Zierstrauch angepflanzt. Er stammt aus dem östlichen Nordamerika und besitzt dekorative weiße, rosafarbene oder rote Blüten. Das nordamerikanische Volk der Cherokee nutzt diese Rhododendronart für heilkundliche Zwecke.

Brei aus den zerstampften Blättern wird bei Kopfschmerzen aufgelegt. Zusammen mit anderen Kräutern werden die Blätter für schmerzstillende Salben eingesetzt. Umschläge mit einer Teezubereitung aus den Blättern werden auf schmerzende Körperstellen aufgetragen, nachdem dort die Haut etwas aufgekratzt wird.

F. Müller preist in seinem Kräuterbuch von 1866 äußerlich aufgelegte Breiumschläge aus Blättern dieses als balsamisch adstringierendes und narkotisches Heilmittel beschriebenen Strauches als ausgezeichnetes Mittel gegen Rheuma und Gicht.[287] Gegen Rheuma gilt bei den Cherokee eine Abkochung der Blätter zusammen mit anderen Kräutern innerlich eingenommen als heilwirksam.

Die Teezubereitung aus den Blättern wird bei Herzbeschwerden angewendet.

Das Rhododendronholz wird zum Schnitzen gebraucht, u. a. für Löffel oder Pfeifen.

Rocky-Mountain-Alpenrose, Rhododendron albiflorum

Diese in Nordamerika vorkommende weißblühende Art wird von den Ntlakapamux bei schweren Magenkrämpfen eingesetzt: Es wird eine Rindenabkochung getrunken.

Mit Fett vermischtes pulverisiertes und verbranntes Holz wird vom Volk der Okanagon zu abschwellenden Umschlägen gebraucht. Die Skokomish kennen Abkochungen aus den Knospen als Erkältungs- und Halsschmerzmittel. Auch wird dort Brei aus den zerkauten Knospen auf Schnittwunden aufgelegt oder bei Magengeschwüren die Knospen gekaut und verzehrt. Okanagon-Colville kennen Teezubereitungen aus den Blättern.[288]

Giftig oder heilsam? Die Geschichte vom Toll-Honig

Im Jahre 370 vor Christus berichtete der griechische Historiker Xenophon im Werk *Anabasis* über ein griechisches Söldnerheer, das auf dem Rückzug einer verlorenen Schlacht an der Schwarzmeerküste Pontischen Honig verzehrt hatte und darauf an Durchfall, Brechreiz, Betrunkenheit bis hin zu Bewusstseinsverlust litt, was sich aber am nächsten Tag wieder normalisiert hatte.

Der Römer Strabo berichtete, im Jahre 67 vor Christus seien Soldaten des Konsuls Gnaeus Pompeius Magnus von Einheimischen durch Verabreichen von Pontischem Honig kampfunfähig gemacht und anschließend erfolgreich überwältigt worden.

Diesen »Toll-Honig« gibt es noch heute, er enthält vorwiegend Nektar des dort wachsenden Pontischen Rhododendrons, *Rhododendron ponticum* L. Und auch bis heute werden gelegentlich Vergiftungserscheinungen oder Rauschzustände durch den Genuss dieses Honigs berichtet, jedoch bisher nur für Honig aus der türkischen Schwarzmeerregion oder aus Nepal und nicht für Honig aus den Alpen. Man führt diese Giftwirkung vor allem auf die in den dortigen Regionen im Pontischen Rhododendron vorkommenden Grayanotoxine zurück. Diese Toxine können im Honig je nach Herkunft und der enthaltenen Blütenarten in verschiedenen Konzentrationen enthalten sein. Symptome bei schwerer Vergiftung mit Grayanotoxinen sollen Übelkeit, Erbrechen, Schwindel, Muskelschwäche, Krämpfe, Sehstörungen und Herzbeschwerden bis hin zu Herzrhythmusstörungen sein.

Rhododendronhonig als Volksheilmittel

Interessanterweise werden gerade Honige aus Rhododendronarten als traditionelles Volksheilmittel bei Magen-Darm-Beschwerden, Bluthochdruck, Herzschwäche, Zuckerkrankheit, Asthma, Husten und als Aphrodisiakum verwendet. Laut einer Untersuchung der Europäischen Lebensmittelbehörde seien die häufigsten Nebenwirkungen nach dem Genuss von pontischem Honig bei Männern im Alter zwischen 40 und 65 Jahren aufgetreten, die zudem unter Bluthochdruck litten. Man geht davon aus, dass diese Männer Rhododendronhonig in größeren Mengen als Aphrodisiakum eingenommen hätten.

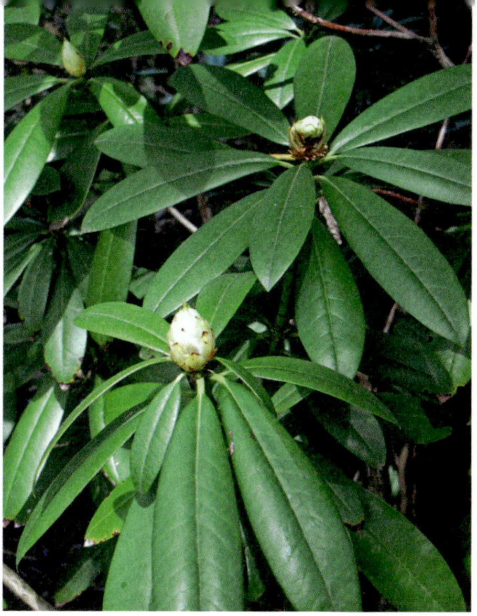

Pontischer Rhododendron, *Rhododendron ponticum*, Botanischer Garten Bern im April

Behördliche Prüfung von Rhododendronhonig

Die Europäische Union ließ prüfen, ob diese Honige nun giftig seien, wobei eine Untersuchung vom März 2023 zu dem Schluss kam, dass der Honig für den Verzehr für alle Altersgruppen unbedenklich sei, wenn die Gesamtmenge an Grayanotoxinen GTX I und III pro Kilogramm Honig nicht mehr als 0,05 Milligramm betrage.[289] Hierbei wurde jedoch betont, dass es keine ausreichenden Daten darüber gebe, welche Grayanotoxinarten ab welcher Dosis und Dauer des Verzehrs Giftwirkungen verursachen würden. Dennoch wurde aufgrund von Beobachtungen die genannte Menge als sicher deklariert.

Interessant ist hierbei auch, dass der Gehalt an Grayanotoxinen laut Lechtenberg et al. selbst im Pontischen Rhododendron durch Trocknung rasch abnimmt, sodass möglicherweise trockene Pflanzenzubereitungen wie Tee deutlich weniger giftig sein könnten verglichen mit Honig.[290]

Vorsicht bei Rhododendren

Sei es nun Pontischer Rhododendron, die alpinen Alpenrosenarten oder weitere Rhododendronarten: Manche werden volksheilkundlich in kleinen Mengen als Nahrungs-, Genuss- oder Heilmittel verwendet, und manche gelten als zumindest leicht giftig aufgrund möglicherweise enthaltener Grayanotoxine. Daher sollten die Arten sicher unterschieden werden können, nur die sicher essbaren Arten in den üblichen Mengen verwendet und die giftigen Arten natürlich nicht verzehrt oder heilkundlich »ausprobiert« werden.

SILBERWURZ

Dryas octopetala L., Umerluusaq (Kalaallisut), Fjeldsimmer oder Almindelig rypelyng (dän.), Mountain Avens (engl.)

Uralt wie Dryaden

Silberwurzen wurden im 16. Jahrhundert als Zwergeichen, griechisch *Chamaedrys,* bezeichnet (griech. *chamei* = »zwergartig« und *drys* = »Eiche«). Dies aufgrund ihrer den Eichenblättern sehr ähnlichen elliptisch bis eiförmigen, am Blattrand stumpf gekerbten und ledrigen Blätter. Wohl hat die später von Linné benutzte Bezeichnung Dryas mit den in der griechischen Mythologie auf Eichen vorkommenden, ewig lebenden und unvergänglich schönen Eichennymphen, den Dryaden, zu tun. Wie die mythischen Dryaden kann auch die Silberwurz uralt werden, nämlich über 5000 Jahre!

Im Deutschen heißt sie auch Bergnymphe, Alpengamänderlein, Gathau, Hirtzwurz, Kateinl. Und schön wie die sagenhaften Nymphen ist sie ebenfalls. Sie lebt in Symbiose mit Pilzen an den Wurzeln, die ihr das Überleben in den harschen arktisch-alpinen Regionen erleichtern. Ihre Wurzelknöllchen speichern Stickstoff aus der Luft.

Pflanzenbeschreibung

Silberwurz gehört zu den Rosengewächsen, besitzt jedoch meist acht anstelle der sonst bei Rosengewächsen üblichen fünf Blütenblätter.

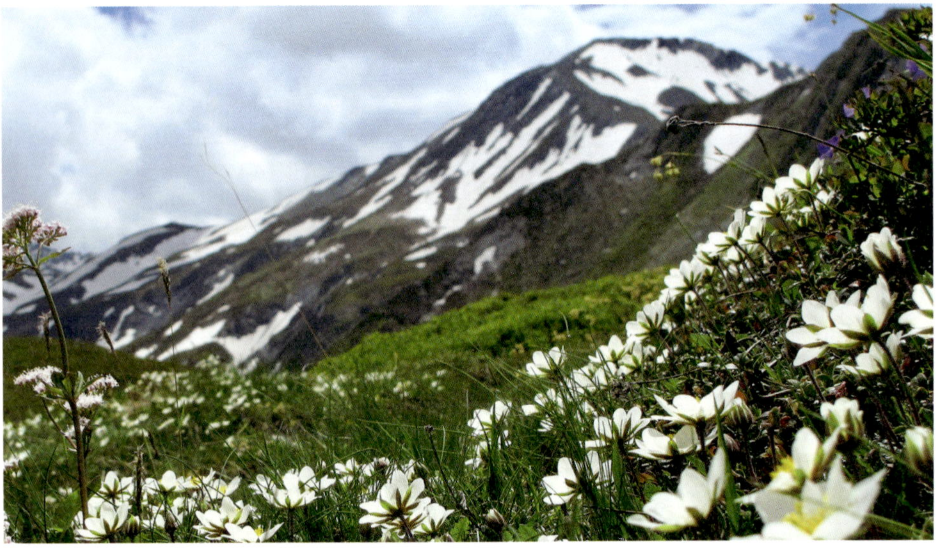

Blühende Silberwurz, *Dryas octopetala* L., im Schneetal, Mont-Blanc-Region im Juni

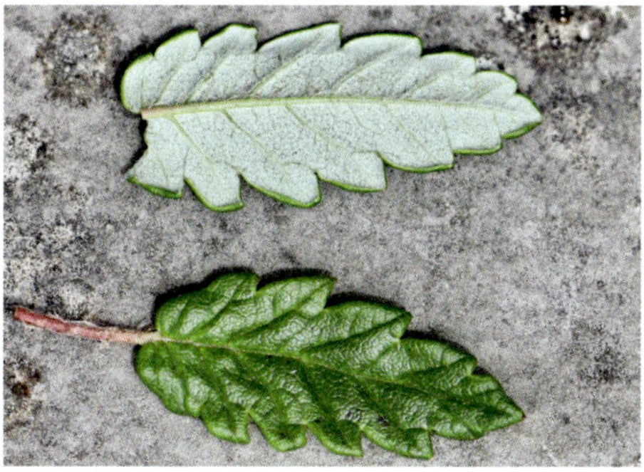

Silberwurzblatt, *Dryas octopetala* L., mit der typischen Eichenblattform und der weißlichen Blattunterseite, links

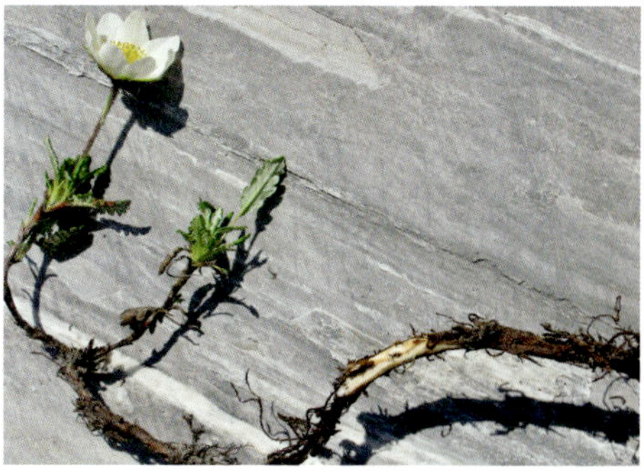

Blühende Silberwurz mit Wurzel

Es gibt verschiedene Silberwurzarten, in Europa und Grönland kommen die weißblühenden Arten *Dryas octopetala* L. und *Dryas integrifolia* vor, letztere mit ganzrandigen Blättern. In Alaska und Kanada gibt es auch die gelbblühende Art *Dryas drummondii.* Sie sind teppichbildende immergrüne und sogar verholzende kleine Sträucher, die mehr in die Breite wachsen und nur drei bis zehn Zentimeter hoch werden. Die in den Alpen häufigste Art ist weißblühend, die Blüten sitzen einzeln auf einem sehr gerade aufstehenden behaarten Stängel. Die Blätter sind oberseits dunkelgrün mit regelmäßig tief und stumpf eingeschnittenem Blattrand, ähnlich Eichenblättern, und deutlich sichtbarer, vertiefter Aderung. Die Blattunterseite ist fein weißfilzig, silbrig behaart. Die Blätter fühlen sich dick-ledrig an und haben einen kurzen Stiel. Sie sind immergrün.

Nach der Blüte bilden sich spitz zulaufende, zusammengedrehte, mit einem langen behaarten Flugstiel (Fruchtblatt) besetzte Samen, die wie kleine Zwergenhüte aussehen. Sie drehen sich langsam auf und bilden vor dem Abflug weiße leuchtende Büschel mit einem mehr oder weniger »unordentlichen Bart«, wie es die Kalaallit-Inuit Grönlands nennen.

Fossile Silberwurz wird in Gesteinsablagerungen aus der Dryaszeit gefunden und war damals in Mitteleuropa und Skandinavien weit verbreitet. Das war während der letzten Kaltzeit im Pleistozän, etwa zwischen 11 700 bis 10 700 vor unserer Zeitrechnung. Nach ihr wurde dieser Eiszeitabschnitt benannt. Ganz Mitteleuropa und Skandinavien waren zu diesen Zeiten Tundralandschaften, wie man sie heute in der Arktis und in hoch gelegenen Bergregionen wie den Alpen vorfindet. Silberwurz ist also ein wirkliches Eiszeitrelikt. Wie viele Rosengewächse ist auch Silberwurz essbar. Als Nationalblume Islands wird sie dort traditionell heilkundlich verwendet, wie auch in der Arktis, Grönland und den Gebirgsregionen Europas.

Wertvolle Orientierung im Gelände

Mehrere Kalaallit in Grönland haben mir erklärt, sie benutzten Silberwurz zur Orientierung in der Landschaft, denn ihre Blüten sind immer zur Sonne ausgerichtet, auch wenn es neblig oder dunkel ist und man nicht weit sieht. Wer also den Sonnenstand in Relation zum Wohnort kennt, findet wieder nach Hause.

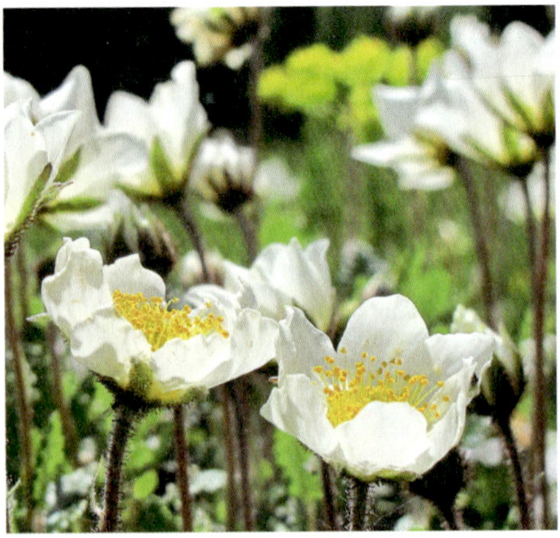

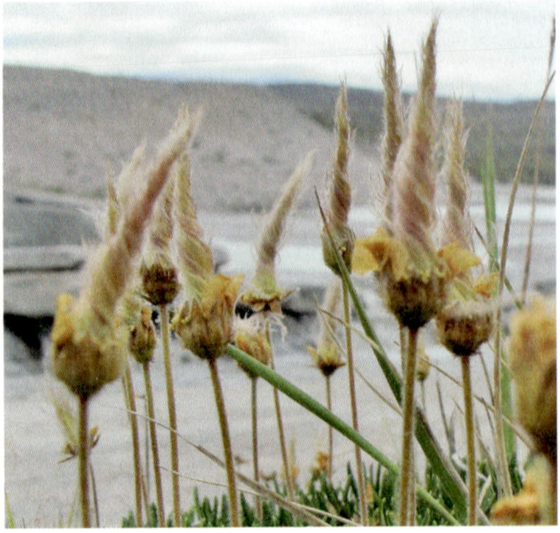

◀ Silberwurzblüte, Mont-Blanc-Region im Juni
▶ Samen zusammengedreht, Grönland im Juli

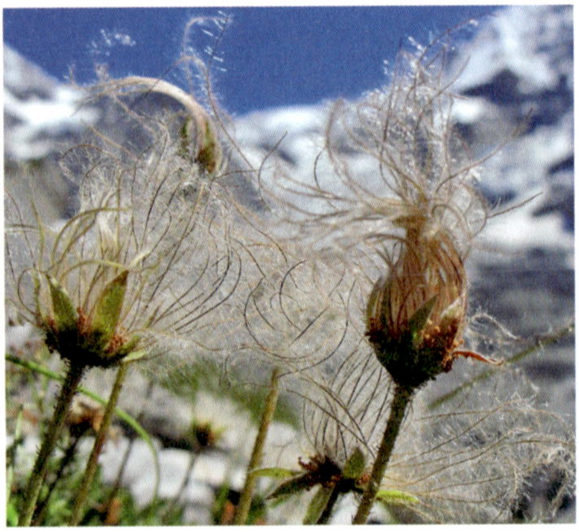

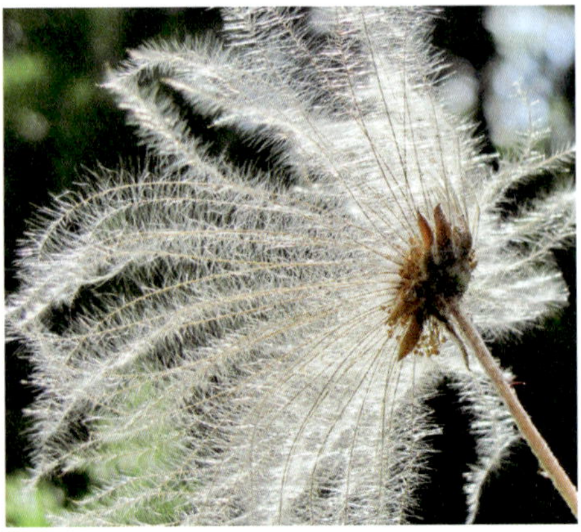

◀ Samenbüschel halb aufgedreht, Jungfrauregion im August
▶ Samenstand entfaltet, Wien im Juli

Und wer in Grönland schon einmal auf Trekkingtour war, weiß, wie schwierig die Orientierung in der Tundralandschaft sein kann, insbesondere bei schlechter Sicht. Meine grönländische Freundin Gitte berichtete, wie sie wiederholt erschöpfte und verirrte Wanderer in Westgrönland suchen gehen mussten.

Zeit- und Wetteranzeiger

Die kanadischen Inuit sagen laut Aalasi, dass der Herbst naht und es Zeit für die Wintervorbereitungen ist, wenn sich die Samenhaare der zuerst zusammengedrehten Silberwurz-Samenschöpfe beginnen auszudrehen.[291] Auch zeigen offene lockere Blüten schönes Wetter, eng geschlossene dagegen kaltes Wetter.

Richtungsweisend

Weil diese Pflanze so hilfreich ist, sagt man bei den Inuit, man dürfe nicht darauf treten oder sie absichtlich zerstören. Auch sei es früher bei Geburten üblich gewesen, dass die Hebamme den Kopf des Kindes während der Geburt ganz sanft in Richtung der Silberwurz, nämlich zur Sonne (im Uhrzeigersinn), drehte.

In manchen Regionen geschützt

Silberwurz ist in Deutschland geschützt und darf dort nicht wild gesammelt werden. Sie kommt in der Arktis, Subarktis und den Alpen jedoch recht häufig vor und kann je nach Standort, also bei großem Vorkommen, in einigen Ländern in kleinen Mengen gesammelt werden.

Wertvolle antioxidative Inhaltsstoffe

In Forschungsstudien wurden neben Gerbstoffen (Tanninen) und Flavonol-Glycosiden, organische Selenide, lineare Alkylbenzensulfonate LAS und Oligosaccharide in Silberwurzextrakt gefunden. Diese wirkten stärker antioxidativ als Vitamin E. Silberwurzextrakt zeigte sich als starker Fänger freier Radikale (verhindert Krankheits- und Abbauprozesse) sowie als stark bremsend auf Lipidperoxidation und stark antioxidativ.[292]

Generell gelten antioxidativ wirkende Pflanzen als Mittel zum Schutz vor Krankheiten und vor Abbauprozessen und somit als Hilfen für ein gesundes langes Leben. Die Eiszeitpflanze Silberwurz, die ja selbst bis zu unglaubliche 5000 Jahre alt werden kann und noch seit der letzten Eiszeit wächst, hat es also in sich. Vielleicht kommt daher der »silbrige« Name.

Zubereitungen

In Island, bei den Sami und in den Alpen werden die oberirdischen Pflanzenteile ohne Wurzel im Frühsommer gesammelt und für Tee oder Tinkturen verwendet.[293]

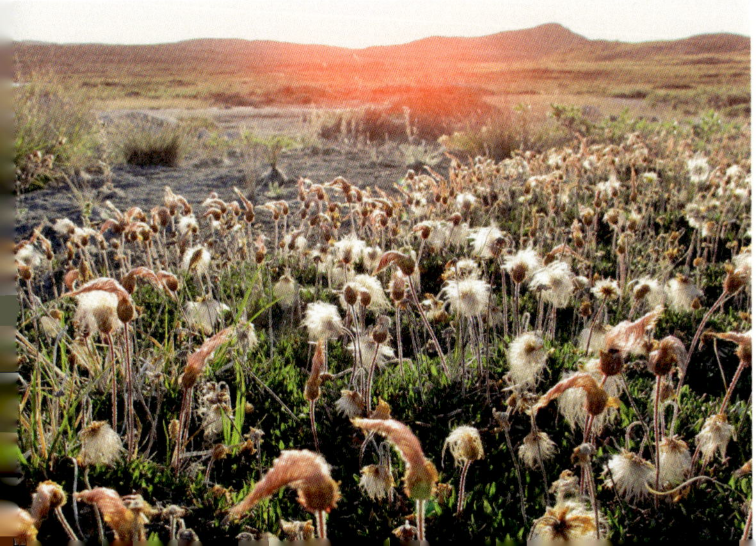

Silberwurz-Samenstände beginnen sich aufzudrehen, Grönland im Juli

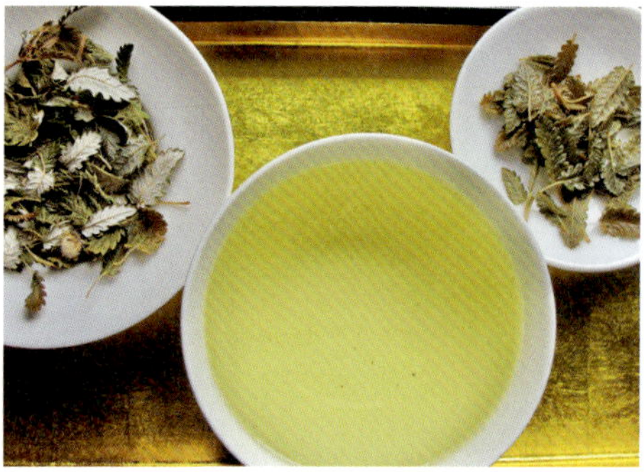

Tee aus getrockneten Silberwurzblättern, links die getrockneten, rechts die aufgebrühten Blätter. Er schmeckt fein mild aromatisch

SILBERWURZTEE, KAISERTEE

Man nimmt einen Teelöffel der frischen oder getrockneten Blätter pro Tasse kochendes Wasser, zehn Minuten ziehen lassen, drei bis vier Tassen täglich. In Österreich nennt man diesen Tee unter anderem »Kaisertee«.[294]

SILBERWURZTINKTUR

Ein Teil frische oberirdische zerkleinerte Pflanze mit fünf Teilen dreißigprozentigem Alkohol mischen und einen Monat im Dunkeln stehen lassen, dabei regelmäßig schütteln und danach absieben. Von der Tinktur können 20 bis 30 Tropfen pur oder mit wenig Wasser verdünnt dreimal täglich eingenommen werden.

Silberwurzpulver
In manchen Bergregionen wird auch die getrocknete Pflanze pulverisiert und dieses Pulver mit Wasser verrührt zum Beispiel für Mundspülungen verwendet.

Heilwirkungen in der Volksmedizin

Stärkend und Selenreich
Silberwurz ist eine pflanzliche Selenquelle. Für den menschlichen Stoffwechsel ist dieses ein wichtiges Spurenelement und wird zum Beispiel für das Immunsystem, als Antioxidans und zur Produktion von Schilddrüsenhormonen gebraucht. Vegetarisch lebende Personen neigen eher zu Selenmangel, und Silberwurzblätter könnten hier abhelfen. Genaue Mengenangaben für den Tagesbedarf kann ich leider nicht angeben. Doch wäre diese Selenquelle eine einheimische Alternative zu ebenfalls selenreichen Paranüssen, da sich die Nüsse mit natürlichen radioaktiven Substanzen anreichern und damit zu erhöhter Strahlenbelastung führen können, wenn sie längere Zeit in größeren Mengen genossen werden. Drei Paranüsse täglich sollen den Tagesbedarf an Selen decken und gelten als unbedenklich.

Nervenstärkender Tee

Tee aus Blättern der Silberwurz schmeckt nicht nur gut, er soll auch nervenstärkend und leicht beruhigend wirken. Es heißt zudem, man könne nach einem abendlichen Silberwurztee gut träumen. In den Alpen gilt Silberwurztee als Mittel gegen Schlaganfall.

Energiestärkend

Nach der Isländerin A. L. Jóhannsdóttir kann Silberwurz gemäß den Kriterien der TCM das Mitten-Qi stärken. Er gilt bei den Sami allgemein als stärkend und blutreinigend.

Bergtourentee

In Südtirol gilt Tee aus Silberwurz als hilfreich bei anstrengenden Bergtouren, da er das Herz unterstütze und die Atmung erleichtere.

Heiligkreuztee

Im Gadertal ist eine Teekombination bekannt aus je gleichen Teilen Silberwurzblüten und -blättern, Sand- oder Feldthymian, auch Quendelkraut genannt, *Thymus serpyllum* L. und Moschusschafgarbe *Alchemilla moschata*, die in der Schweiz auch Iva genannt wird. Von diesem Tee werden kurmäßig über drei Wochen ein bis zwei Tassen täglich gegen allgemeine Krankheit oder auch bei Nervenleiden getrunken.[295]

Antiinfektiös: Gegen Erkältungskrankheiten, Naselaufen, Husten

Im Alpenraum gilt Silberwurztee als Mittel gegen Erkältungen und Atemwegsinfekte. Die Sami bereiten ein Pulver aus getrockneten Silberwurzblättern und Mädesüß, das in die Nase geschnupft wird bei Naselaufen.

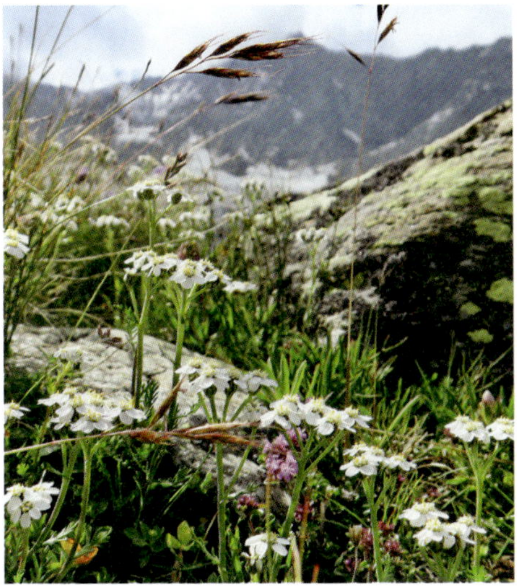

Moschusschafgarbe, *Alchemilla moschata* Wulfen, Schweiz im Juni

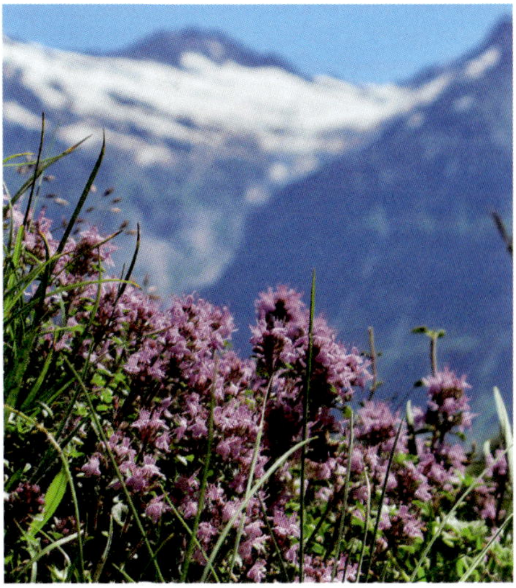

Feldthymian, *Thymus serpyllum* L., Schweiz im August

Bei den Sami wurde gegen hartnäckigen Husten zudem mit Silberwurz geräuchert. Heute würde man wohl eher Dampfinhalationen zubereiten.

Entzündungen der Mundschleimhaut, Mundgeschwüre, Halsentzündungen
Hierbei werden Mundspülungen mit lauwarmem Tee aus den Blättern gemacht. Auch die Tinktur kann hierfür genommen werden. Sie sollte so verdünnt sein, dass sie im Mund nicht mehr brennt.

Weitere Heilanwendungen
Magen-Darm-Beschwerden
Bei Durchfall, Magen- oder Darmgeschwüren, insbesondere auch mit Blutungen, wird Silberwurztee volksheilkundlich eingesetzt. Ebenfalls bei zu aktivem Darm oder zu viel Schleimbildung im Verdauungstrakt.

Herzbeschwerden
Tee aus den Blättern gilt als wirksam bei Herzbeschwerden.

Entzündungen der Genitalschleimhäute
Hierfür können Sitzbäder und Vaginalspülungen mit Silberwurztee gemacht werden.

Warzen
Frischer Saft aus den Blättern wurde auf Warzen gestrichen.

Adstringierend
Wie Analysen ergaben, enthält Silberwurz starke Antioxidantien und wirkt durch Gerbstoffe adstringierend. Somit kann dieser Tee bei allen Beschwerden eingesetzt werden, wo zusammenziehende, Sekretionen stillende Eigenschaften benötigt werden.

Augenreiniger
Die kleinen Blütenstängel wurden bei den Inuit zum sanften Entfernen von Fremdkörpern aus den Augen verwendet, da sich diese gut an den kleinen Haaren der Stängel auffischen lassen. Hierbei muss der Stängel in die Richtung gedreht werden, in die sich auch die Blüte zur Sonne hin dreht.

Farbe und Futter

Die Pflanze wurde auch zum Einfärben von Stoffen verwendet und ergibt gelbe und braune Farbtöne.

Silberwurzblätter werden gern von Rentieren abgeweidet. Für Schneehühner sind sie ein wichtiges Winterfutter.

WOLLGRÄSER

Eriophorumarten, Ukaliusaq (Kalaallisut), Polar-Kæruld (dän.), Arctic Cottongrass (engl.)

Angaangaq erzählte zum Wollgras: »Für uns ist es die wichtigste Pflanze im Winter. Weil sie die ist, die Licht in unser Leben bringt. Was sie tut: Sie kreiert Licht. Und Feuer. Mit ihr kannst du Feuer machen, selbst im Regen. Man kann es auf vielerlei Weise gebrauchen. Für Kleidung haben wir es nie benutzt.«

Pflanzenbeschreibung

Der lateinische Name *Eriophorum* kommt aus dem Griechischen von *érion* für »Wolle« und *phoréein* für »tragen«. Man kann alle Wollgrasarten an ihrem weißen wolligen Samenschopf gut erkennen, der von Weitem leuchtet. Sie gehören zu den Sauergrasgewächsen (Cyperaceae).

Der weiße Schopf besteht aus Perigonborsten oder Blütenhüllfäden, die nach der Blüte zu langen Fäden heranreifen, an denen die zwei bis drei Millimeter lange gelbbraune Frucht hängt, und stellt somit den Samenstand dar. Dieser sitzt endständig, also am Ende eines aufrechten, bis zu 60 Zentimeter hohen Stängels, der bei Scheiden-Wollgras wie für Cyperusarten typisch am oberen Ende dreikantig ist. Scheuchzers- und Schmalblättriges Wollgras besitzen dagegen einen runden oder fast runden Stängel.

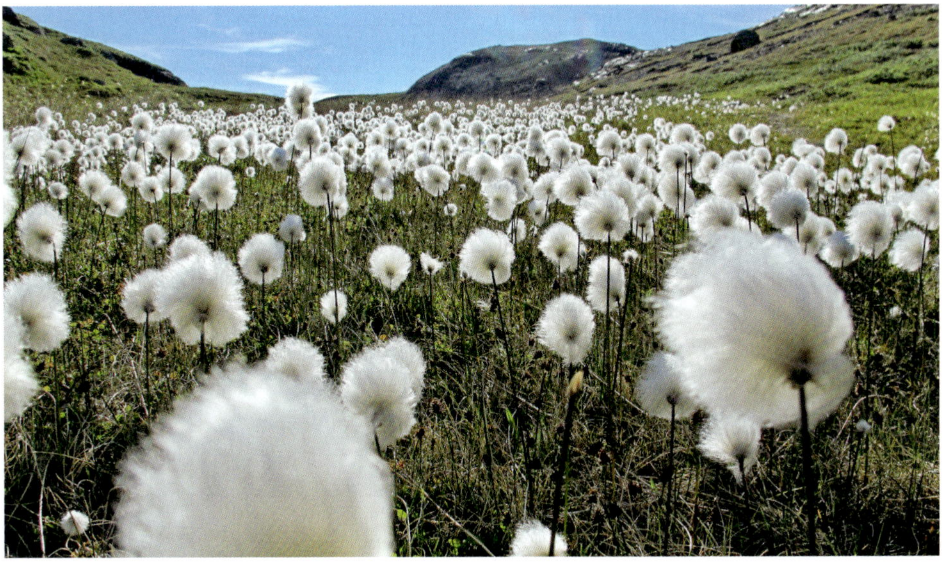

Scheuchzers Wollgras, *Eriophorum scheuchzeri* Hoppe, Kangerlussuaq, Grönland im Juli. Es hat wie das Scheiden-Wollgras, *E. vaginatum*, einzeln stehende Ähren, also auf jedem Stängel eine Ähre, ein »Wollbüschel«, das bei Scheuchzers Wollgras kugelig ist, beim Scheiden-Wollgras eiförmig. Es kann zehn bis 30 Zentimeter hoch werden

Für die Schweiz werden fünf verschiedene Arten beschrieben: Scheiden-Wollgras (*Eriophorum vaginatum*), Scheuchzers Wollgras (*Eriophorum scheuchzeri*), Breitblättriges Wollgras (*Eriophorum latifolium*), Schmalblättriges Wollgras (*Eriophorum angustifolium*) und das seltene Zierliche Wollgras (*Eriophorum gracile*).

Wollgras ist je nach Region unter Schutz gestellt

Man muss die einzelnen Arten nicht unbedingt unterscheiden können, da sie alle gleich verwendet werden und es keine giftige Art gibt. Zu beachten ist jedoch, dass Wollgras in manchen Ländern geschützt ist und nicht gesammelt werden darf. So gelten Zierliches (*E. gracile*) und Breitblättriges Wollgras (*E. latifolium*) europaweit als gefährdet, hier sollte man in Europa von der Wildsammlung absehen und zu deren Erhalt beitragen, zum Beispiel indem man sie im eigenen Garten anpflanzt oder zum Schutz ihres meist feuchten Standortes beiträgt. Aufgrund der attraktiven Samenstände sind Wollgräser für Gärten mit feuchten Standorten interessant und entsprechend problemlos im Gartenhandel erhältlich.

Die Verwendung als Nahrung

In Europa wurde in uralten Zeiten die Wurzel aller Wollgrasarten im Herbst und Winter als Nahrung verwendet. Bei den Inuit Alaskas verzehrt man die unteren zwei bis sieben Zentimeter der rohen Stängelenden von den verschiedenen Wollgrasarten. Hierzu wird ein Grashalm ausgezogen und das Stängelende gekaut, vor allem bei den großgewachsenen Gräsern. Dies wird für Menschen mit einer schwachen Gesundheit empfohlen, um wieder fit zu werden. Schmalblättriges Wollgras (*Eriophorum angustifolium*) soll am ergiebigsten sein.

Auch die Wollgraswurzeln werden roh oder gekocht gegessen. Ich habe dies probiert und die Wurzeln vom Scheuchzers Wollgras und dem Schmalblättrigen Wollgras in Grönland ausgegraben. Es ist nicht so viel dran an einer Wurzel, aber in Hungersituationen kann

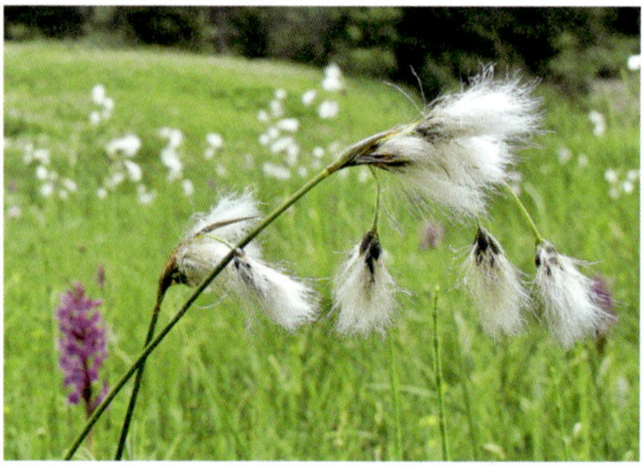

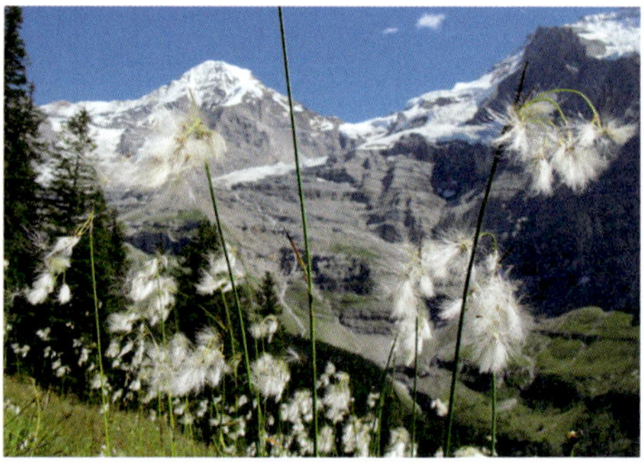

◀ Breitblättriges Wollgras, *Eriophorum latifolium* Hoppe, Mont-Blanc-Region im Juni
▶ Schmalblättriges Wollgras, *Eriophorum angustifolium*, Berner Oberland im Juli. Es hat wie das Breitblättrige (*E. latifolium*) und das Schlanke (*E. gracile*) Wollgras mehrere verschieden lang gestielte Ähren auf einem Stängel, die doldenförmig überhängen. Es unterscheidet sich von beiden anderen Arten durch glatte Ährenstiele und vom Breitblättrigen Wollgras durch fast runde Stängel und unterirdische Ausläufer

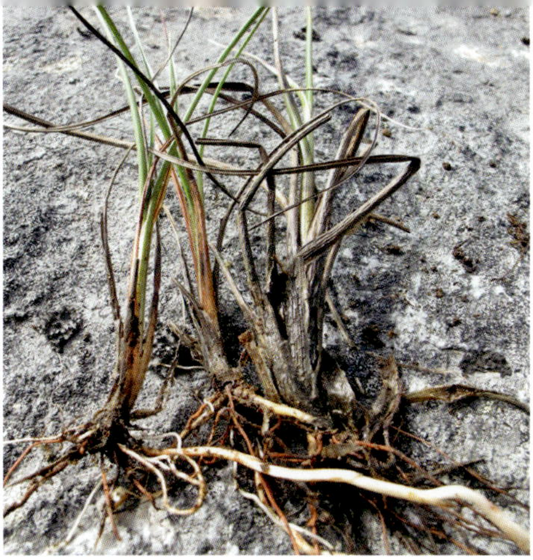

Schmalblättriges Wollgras, *E. angustifolium*, Sisimiut, mit Wurzelausläufern, Grönland im Juli

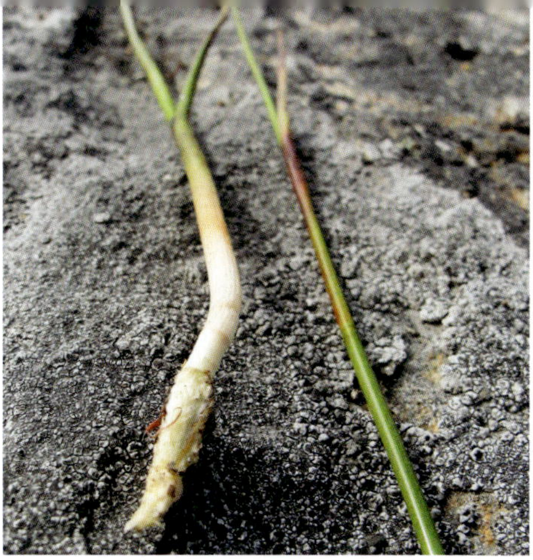

Das freigeschälte, essbare weiße Wurzelende des Schmalblättrigen Wollgrases, *E. angustifolium*, Sisimiut, Grönland im Juli

in einer arktischen Wollgraswiese doch rasch eine Handvoll sättigende Wurzeln zusammengesammelt werden.

Man muss zuerst die Wurzel säubern und von den feinen Seitenwurzeln befreien, auch die äußere Haut kann weggeschabt werden. Zurück bleibt das schneeweiße Stängelende mit Wurzel, das roh oder gekocht verzehrt wird. Es schmeckt angenehm süßlich-kartoffelähnlich.

Man könnte sich das Sammeln erleichtern, indem man in der Tundra die Vorratshöhlen von Mäusen oder Lemmingen leert, die diese Wurzeln schon gesammelt haben. Jedoch nicht ohne den Tieren eine Ersatzspeise zu hinterlassen, wie es bei den Inuit üblich ist, um sie nicht zu gefährden, da sie vor dem nächsten Winter nicht mehr genug Zeit haben, ihren Vorrat wiederaufzufüllen und verhungern könnten.

Zur Aufbewahrung werden bei den Inuit die Wurzeln und Stängelenden mit kochendem Wasser überbrüht und gewaschen, dann von den Haarwurzeln befreit, die Oberflächen getrocknet und alles in Öl eingelegt, meist zusammen mit der süß schmeckenden Wurzel des Süßklee (*Hedysarum alpinum*). Letztere wird von Inuit-Völkern generell zum Süßen von Speisen verwendet.

Inhaltsstoffe

Wertvolle Flavonoide in den Stängeln

Eine Analyse der oberirdischen Teile von Scheuchzers Wollgras ergab, dass darin wertvolle Flavonoide enthalten sind, für die antiinfektiöse Eigenschaften gegen Pilze und Bakterien sowie antioxidative Eigenschaften gefunden wurden.[296]

Wachse in Samenbüscheln

In Russland wurden die weißen Samenhaarbüschel des Scheidigen Wollgrases analysiert und darin 6,6 Prozent wachsartige Substanzen gefunden, 30 Prozent Xylan (ein pflanzliches, nahezu wasserunlösliches Heteropolysaccharid), Galaktan sowie Pektinsubstanzen.[297]

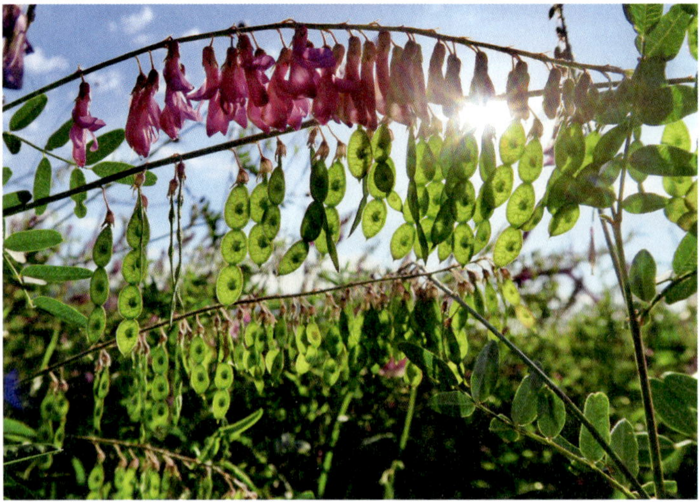

Alpen-Süßklee, *Hedysarum hedysaroides* L.

Wollgras als Heilmittel und zur Körperpflege

Nabelpflege und Wundreiniger

Bei den kanadischen Inuit wurden die weißen Wollgrasbüschel zum Reinigen des Nabels der Neugeborenen verwendet, indem sie es über Nacht auf den Nabel legten, damit es die Sekrete aufsaugt und leicht reinigt. Wegen seiner mild desinfizierenden Eigenschaften wurde es ebenso zum Reinigen von Wunden, als Auflage bei Eiterbildung und bei Ohreninfektionen benutzt sowie in Form von Kompressen auf blutende Wunden gelegt. Es diente als natürlicher Wattebausch, zum Beispiel als Ohrpfropf bei ausfließenden Ohrsekreten. Um es immer dabei zu haben, wurde es in die Seiten der Stiefel gesteckt.

Das Volk der Dena'Ina kaute laut Ann Garibaldi Wollgrasblätter und legte den Pflanzenbrei auf Insektenstiche.

Gegen Durchfall und Koliken

In Europa wurde Wollgras früher gegen Durchfall und Bauchkoliken eingesetzt. Auch galt das Stängelmark als hilfreich bei Brandwunden.

Magenbeschwerden und andere Magen-Darm-Erkrankungen

In Sibirien wird schmalblättriges Wollgras, *E. angustifolium,* volksheilkundlich in Form von Tee bei Magengeschwüren und anderen Verdauungsbeschwerden verwendet. Auch Dena'Ina Alaskas kennen Wollgras gegen Magenverstimmung als äußerliche Anwendung und binden hierfür fünf Büschel um den Hals.

Epilepsie und Rheuma

Scheiden-Wollgras, *E. vaginatum*, das auch Scheidiges Wollgras genannt wird, gilt in Sibirien als heilsam bei Epilepsie und Rheuma.

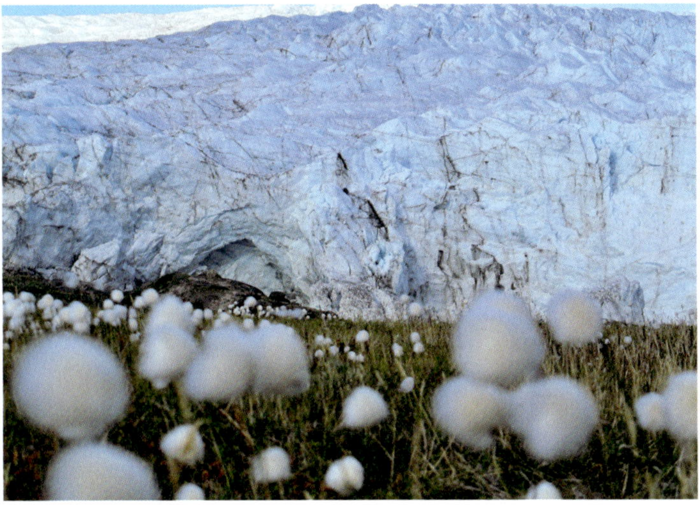

Wollgraswiese am Rand des Inlandeises, Kangerlussuaq, Grönland im Juli

Alltagspraktischer Helfer

Heilende Kissenfüllung und Matratze bei den Inuit

Kissen wurden mit Wollgras gefüllt als Kopfkissen für jemanden, der krank war, laut Aalasi besonders bei Kopfweh.[298] Wollgras zwischen zwei Tücher eingenäht, wurde als feine, gut isolierende Matratze für Kleinkinder verwendet. Auch als Futter für Fausthandschuhe oder Stiefel wurde es benutzt. Als beste Sammelzeit galt der Spätsommer, aber man konnte es auch früher nehmen.

Weben und Nähen

Die trockenen Stängel des Schmalblättrigen Wollgrases und anderer Wollgrasarten wurden längsgeteilt und zum Weben und Nähen von Grasmatratzen, für Schuheinfassungen und Sommer-Sohleneinlagen gebraucht.

Wollgras als Fischköder

Das Volk der Upper Tanana nutzt Wollgrasbüschel als Köder beim Fischen von Äschen (Thymallus sp.).

Lampendochte

Bei den Inuit wurde Wollgras hauptsächlich als Docht für Fettlampen benutzt. Dies sind flache, aus Stein gehauene und mit einem Rand versehene Schalen und werden im grönländischen Kalaallisut Kuschlat genannt. Sie stellen, wie der Herd als zentrale Feuerstelle in der eurosibirischen Tradition, ein besonderes Herzstück des Iglus oder Hauses dar, um das sich die ganze Familie versammelt.

Um solch einen Docht herzustellen, werden gleiche Teile Wollgrasbüschel (ohne Stängel) und Lampenmoos gezupft, vermischt und mit etwas Fett zwischen den Händen zu

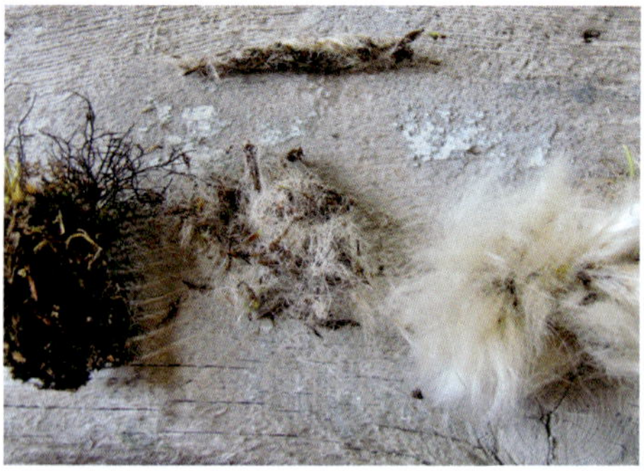

Links Torfmoos, rechts Wollgrasbüschel, in der Mitte beide zusammengemischt, darüber der daraus mit etwas Fett gedrehte Docht

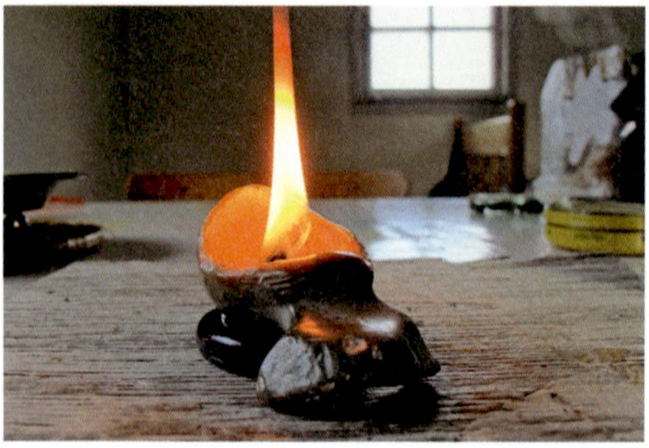

Wollgrasdocht in kleiner Fettlampe

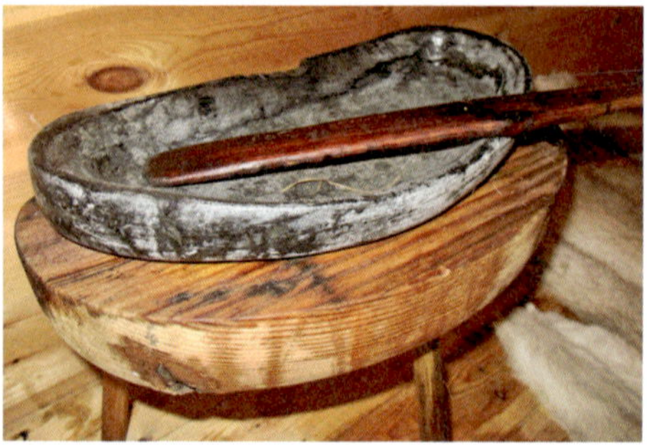

Traditionelle grönländische Feuerschale Kuschlat

einem Docht gerollt. Auch die wolligen Samen der Arktischen Weide, Torfmoos (*Sphagnum*) oder die faserigen Samen des Waldweidenröschens können hierfür genommen werden (wie bei den Weidenröschen beschrieben). In eine Schale mit Fett hineingetaucht, brennt er gut und langsam wie ein Kerzendocht.

In den steinernen traditionellen Feuerschalen kochten die grönländischen Inuit die Speisen und unterhielten ein Feuer (hauptsächlich mit Robbenfett als Brennstoff) zum Heizen und Beleuchten ihres Wohnraums.

Wollgrastorf als Faserstoff

Bei der Torfbildung spielt Wollgras eine wichtige Rolle, vor allem Scheiden-Wollgras (*E. vaginatum*) beim »Wollgras-Torf«, der viel in Russland vorkommt. Aus dieser Torfart können aufgrund ihrer faserigen Struktur durch verschiedene Verarbeitungsformen Fäden und Fasern hergestellt werden, die allein oder mit Wolle, Baumwolle, Seide und anderem vermischt zu Kissenfüllungen, Dochten, Textilien, Zunder, Matten, Matratzen, Teppichen, Decken und Hygieneartikeln verarbeitet werden. In Form der sogenannten Torf-Watte kann es als Brennstoff direkt oder mit Phenol verarbeitet benutzt werden. Auch zur Papierherstellung kann Wollgras-Torf dienen.

Frühlingsnahrung für Rentiere

In den Tundragebieten Russlands dient vor allem Scheiden-Wollgras als wichtige Nahrungsquelle für Rentiere im frühen Frühling.[299]

Bodenanzeiger

Alle Wollgrasarten warnen nicht nur Wanderer vor moorigem Untergrund, sie zeigen auch torfigen Boden und für Landwirte ungünstige Heuqualität an.

MARIENGRAS

Süßgras, *Hierochloe alpina/odorata* (L.) P. Beauv., Ivigaq, Ivigannguaq (Kalaallisut), Fjeld-Festgræs (dän.), Alpine Sweetgrass (engl.)

Angaangaq benannte Mariengras auf Englisch als Sweetgras und erzählte: »Mariengras ist für mich die Nummer eins im Buch, die allerwichtigste Pflanze. Die Pflanze, die dir hilft, unzerbrechlich zu werden. Was sie tut, wenn du sie pflückst und umgekehrt aufhängst, ist: Sie duftet. Ihr Duft wird lebendig. Wenn sie auf der Erde wächst, duftet sie nicht, erst wenn sie von der Sonne beschienen wird.

Das ist, warum wir Eskimo sagen: Sie ist das einzige Gras, das die Sprache des Schöpfers spricht. Das einzige Gras, das Licht aussendet. Und es ist so wichtig. Es macht mich traurig, wenn Leute über grönländische Pflanzen schreiben und die Einheimischen nicht dazu befragen. Wenn sie nicht fragen, warum wir es Iviganguaq nennen., was wundervoll duftendes Gras bedeutet.

Mariengras ist die allerwichtigste Pflanze. Und es ist wirklich gesund, sie zu haben. Du kannst Tee von ihr trinken, und du kannst ihr Öl nehmen. Alles, was es braucht, ist: Du nimmst die Samen und machst ein Öl daraus. Dieses Öl ist sehr gut für die Haut. Und wenn du Tee trinkst, ist es sein Öl, das ähnlich wirkt wie Robbenfett: Es macht dein Inneres geschmeidig, es ist sehr gut.

Und da sind viel, viel mehr gute Dinge im Mariengras, die wir Eskimo realisieren. In den alten Tagen hatten wir die Technologie nicht, das Öl zu gewinnen. Heute haben wir die Möglichkeit, das Öl ganz herauszupressen, und damit haben wir eine komplett neue Medizin, die wir nutzen können, basierend auf den uralten Lehren. Das ist etwas, was wir nutzen könnten – aber es wird nicht gemacht. (Anmerkung der Autorin: Weil oftmals auf die Aus-

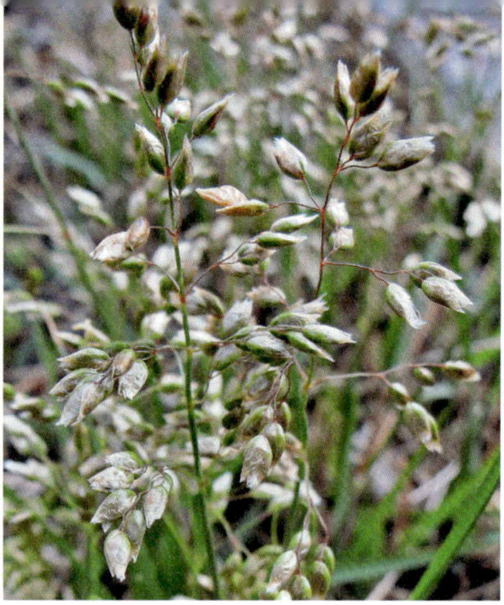

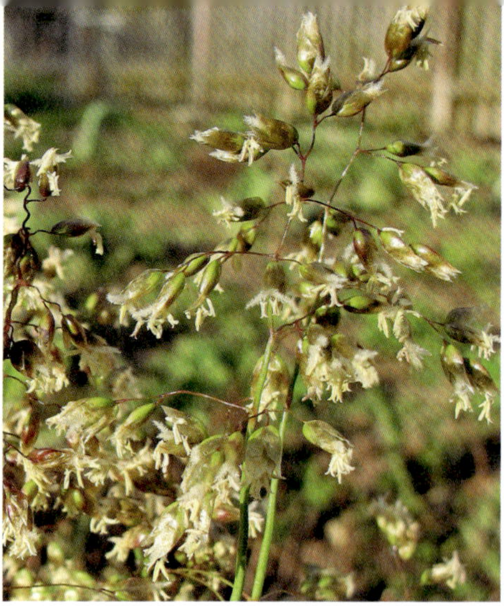

◀ Mariengras, *Hierochloe odorata* (L.) P. Beauv., vor der Blüte in meinem Garten
▶ Mariengrasblüte, *Hierochloe odorata* (L.) P. Beauv. Die Pflanze bildet bis fünf Zentimeter lange Rispen mit dünnen, gewellten Ästchen und dreiblütigen Ähren. Die vier bis sechs Millimeter langen Hüllspelzen schließen die Blüten ein. Grannen hat es keine

sagen der Inuit nicht gehört wurde, ihre Erfahrung nicht ernst genommen wurde. Es gibt inzwischen ätherisches Hierochole-Öl zu kaufen[300].)

Und natürlich ist Iviganngu aq, das Mariengras, in der spirituellen Lehre sehr wichtig. Diese Lehre handelt davon, wie du und ich unzerbrechlich werden können. Es ist die Süßgraszeremonie der Kalaallit-Grosmütter, der ›Tanz des Lebens‹. (Darum wird es im Abschnitt »Der Tanz des Lebens: Süßgraszeremonie der Kalaallit-Großmütter« noch gehen.)

Deshalb habe ich immer Mariengras zu Hause. Ich mache mir Mariengrastee. Eine ganze Kanne voll, ungefähr einen Liter. Ich nehme den Mariengraszopf, zerbrösle das Gras und koche es aus, so lange bis es gut riecht. Man kann getrocknetes oder frisches Gras nehmen. Was beim Auskochen passiert, ist, dass das Öl des Mariengrases ins Wasser geht, und das ist sehr wichtig.«

Heilige Namen

Der griechische Pflanzenname *Hierochloe* bedeutet »heiliges Gras«, die lateinische Bezeichnung *odorata* bedeutet »duftend«. Auch Namen wie Marias Bettstroh oder unser Liebfrauen-Bettstroh, Heilig Gras deuten darauf, dass die Pflanze als sehr wertvoll, als heilig erachtet wurde und wahrscheinlich in vorchristlichen Zeiten einer Mutter-Göttin geweiht war.

Süßgräser und die Ernährung der Welt

Mariengras gehört zur Familie der Süßgräser (Poaceae). Man denkt wohl kaum daran, welchen Wert diese Pflanzenfamilie hat, die mit etwa 12 000 Arten eine der größten Familien der Blütenpflanzen darstellt und weltweit Gras- und Steppenlandschaften prägt. Sämtliche Getreidearten wie Weizen, Hafer, Gerste, Roggen, Hirse, Mais und Reis gehören in diese

Familie, wie auch das Gras auf Weideland. Süßgräser tragen somit den größten Teil zur Ernährung von Mensch und Weidetieren bei – und dies seit Urzeiten.

Bei den indigenen Präriebewohnern der großen Steppen Nordamerikas heißt es, dass Mariengras die erste Pflanze gewesen sei, die Mutter Erde bedeckte. Daher ist es die Nummer eins und wird bei Zeremonien zum Dank für die Gaben der Erde oft verwendet.

Suchen und Finden

Süßgräser haben einen runden Stängel, der meist hohl ist und Knoten hat, die sich beim Mariengras am Grund einander nähern. An der Basis der Blattspreite haben Süßgräser ein Blatthäutchen, das dem Stängel anliegt.

Mariengras mag sonnig-feuchte Standorte, und so wächst es gern an Ufern und in Mooren. Es kann 20 bis 60 Zentimeter hoch werden, mit aufrecht stehenden Stängeln. In den feuchten Tundragebieten Nordamerikas und Kanadas sowie im Norden Eurosibiriens kommt es recht häufig vor, in der Schweiz gilt es als stark gefährdet, in Deutschland darf es nicht wild gesammelt werden. Deshalb habe ich es mir im Garten und im Topf angepflanzt. Viele Wildpflanzengärtnereien verkaufen es und schicken es auch zu.[301]

In der Natur habe ich es bisher nur einmal entdeckt, was neben der Seltenheit noch andere Gründe haben mag. Die nordamerikanischen Indigenen und die Sami geben an, sie würden es gut an den im Vergleich zu anderen Gräsern breiteren und längeren Blättern erkennen, die an der Basis oft rötlich sind. Bei den Sami heißt es, man finde es aufgrund seines Duftes, den es am Nachmittag am stärksten verströme oder wenn es zu welken beginnt. Man sagt auch, wir Weißen würden es nie finden, wenn es nicht gerade blüht. Angaangaq erzählte: »Schau am Flussufer nach Gras. Es ist das Gras, das die Sprache des Schöpfers spricht. Weil es das Licht des Schöpfers reflektiert, es reflektiert das Sonnenlicht. Nimm das Gras ohne die Wurzel und hänge es umgekehrt zum Trocknen auf. Sein Duft wird bis zu 15 Jahre lang leben. Es macht dich stark.«

Mein Mariengras glänzt wirklich im Sonnenlicht, andere Gräser jedoch auch.

Erst recht glänzte es, als es von Läusen befallen wurde, aufgrund des klebrig-glänzenden Zuckersaftes der Läuseausscheidungen. Solch ein Mariengras schmeckt dann wohl im Tee tatsächlich süß, Süßgras wortwörtlich. Da sich wahrscheinlich auch ein Schimmelpilz auf meinem Gras dazugesellte, habe ich es nicht ausprobiert.

Inhaltsstoffe

Der charakteristische vanilleähnliche Duft des Mariengrases ist auf den Gehalt an Cumarinen zurückzuführen. Laut Telyatyev steigt dieser Gehalt durch Trocknung[302], frisches Gras enthält nur etwa 0,2 Prozent Cumarine. In Blättern und Blüten ist zudem Ascorbinsäure, in den Wurzelstöcken Umbelliferon enthalten.

Inhaltsstoff Cumarin: Ein pflanzliches Antidepressivum?

Cumarine sind eine Stoffgruppe, die in vielen Pflanzen und dort in vielen verschiedenen chemischen Derivaten vorkommt. Der Name geht zurück auf die französische Bezeichnung

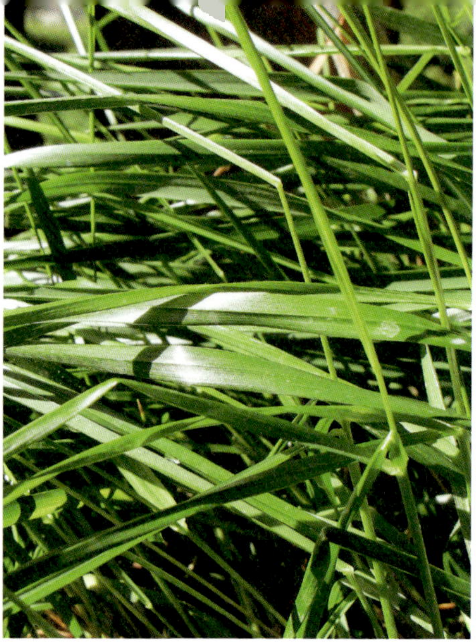
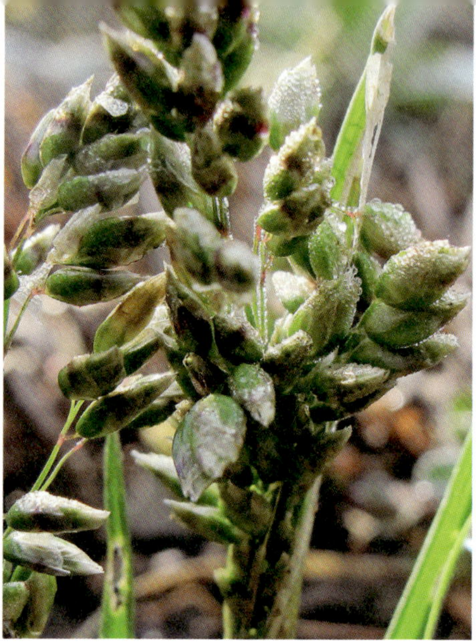

◄ Mariengras, *Hierochloe odorata* (L.) P. Beauv., in meinem Blumentopf im Juni. Vor allem die Blattunterseiten glänzen
► Mariengrasähre im Morgentau, *Hierochloe odorata* (L.) P. Beauv.

Coumarou für die Tonkabohne, aus der zum ersten Mal die duftende farblose Substanz Cumarin isoliert wurde.[303] Cumarin wirkt in Form verschiedener chemischer Derivate als starker Hemmer der Monoaminooxidase (MAO) im Zentralen Nervensystem. Es gibt einige MAO-Hemmer auf chemischer Basis auf dem Markt, die als stark wirksame Antidepressiva, bei Ängsten, Zwängen, aber auch als Parkinson- und Alzheimer-Medikamente eingesetzt werden.[304]

Nun lässt sich aufgrund der traditionellen Anwendung des Mariengrases bei verschiedenen indigenen Völkern als beruhigendes, schlafförderndes und stimmungsaufhellendes Mittel vermuten, dass dies mit dem Cumaringehalt zusammenhängt. In der Forschung gibt es Hinweise auf antidepressive Effekte von verschiedenen pflanzlichen Cumarinderivaten[305], jedoch noch nicht für Mariengras. Doch Mariengras hat womöglich das Potenzial, ein pflanzliches Parkinson-, Antidepressions- und Alzheimer-Medikament zu sein!

Forschung zu Cumarin

Cumarin lindert Lymphschwellungen

Das im Mariengras enthaltene Cumarin ist in vielen Pflanzen enthalten, es ist für den vanilleähnlichen Duft verantwortlich, wie auch zum Beispiel beim Waldmeister (*Galium odoratum*) oder dem Echten Honigklee (*Melilotus officinalis*). Auch in vielen Nahrungsmitteln sind Cumarine enthalten, zum Beispiel in Karotten, Sellerie und Pastinaken. Für Cumarin sind mehrere Wirkungen belegt: Es hat abschwellende und entzündungshemmende Eigenschaften, erhöht den Lymphfluss, lindert Venenentzündungen, verringert Schwellungen nach Operationen, verbessert den venösen Rückfluss. Vor allem bei Lymphödem, also einer Gewebeschwellung aufgrund eines gestörten Lymphflusses, hat es positive Wirkungen gezeigt.[306]

Cumarin scheint günstig bei Herz-Kreislauf-Erkrankungen zu sein

In niedrigen Dosen schützt es die Wände der Kapillaren, also der kleinen Blutgefäße, und wirkt hemmend auf die Synthese von Prostaglandin, einem Entzündungsbotenstoff. Diese Wirkungen sind sehr ähnlich zu denen des niedrig dosierten Aspirins, sodass vermutet wird, dass Cumarin ähnlich wie Aspirin zum Schutz vor koronarer Herzkrankheit eingesetzt werden könnte. Es wies in Laborstudien thrombozytenaggregationshemmende Wirkungen auf.[307] Man könnte spekulieren, dass die Aspirin-Einnahme durch cumarinhaltige Pflanzen überflüssig werden könnte. Dies ist nach bisherigem Wissensstand aber nicht der Fall, sodass ich Patienten mit einer entsprechenden Bedarfslage doch rate, weiterhin das in den üblichen kleinen Dosen verabreichte und meist gut verträgliche Aspirin einzunehmen.

Wirkung auf das Immunsystem und Krebserkrankungen

In kleinen Dosen wirkt Cumarin stimulierend auf das Immunsystem und hemmend auf krebsfördernde Mechanismen. Mills und Bone erwähnen mehrere alte Studien an Personen mit Krebserkrankungen, denen Cumarintabletten in Dosen von 50 bis 7000 Milligramm pro Tag verabreicht wurden. Dabei konnten hemmende Wirkungen auf den Fortschritt der Krebserkrankung bei schwarzem Hautkrebs (malignem Melanom), Nierenzellkrebs und anderen Krebsarten festgestellt werden. Das Cumarin wurde gut vertragen.[308]

Wahrscheinlich hat es deshalb so wenig Nebenwirkungen, weil Cumarin nach oraler Einnahme im Menschen rasch zum unwirksamen Umbelliferon abgebaut wird. Durch die gleichzeitige Einnahme von Grapefruitsaft scheint dieser Abbau aber verzögert zu werden.

Nun gab es 1994 aufgrund von Tierversuchen, bei denen nach Verabreichung sehr hoher Cumarindosen bei den Labortieren erhöhte Leber- und Nierenkrebsraten auftraten, behördliche Dosisbeschränkungen von cumarinhaltigen Nahrungsmitteln wie zum Beispiel Zimt. Inzwischen ist klar geworden, dass Menschen und Tiere Cumarine verschieden verstoffwechseln und es sehr darauf ankommt, welches Cumarinderivat aufgenommen wird. Es gibt inzwischen aus der Forschung jedenfalls Hinweise auf antitumoröse und antitumorale Wirkungen von Cumarin.[309] Auch versucht man, mit Cumarinderivaten neue Krebsmedikamente zu entwickeln.[310] Und wie oben bereits erwähnt, wurden positive Wirkungen einer begleitenden Einnahme pflanzlicher Cumarine bei Krebstherapien beobachtet.[311]

Cumarine und Blutverdünner

Die Substanz Cumarin kann durch Bakterien chemisch so verändert werden, dass sie an einer Stelle eine zusätzliche Hydroxylgruppe bekommt. Dadurch entsteht die sehr stark blutverdünnende Substanz Dicoumarol, die heute in der Medizin zum Beispiel bei der Gefahr einer Bildung von Blutgerinnseln (zum Beispiel bei starker Arterienverkalkung, nach Herzinfarkt, bei Thromboseneigung, Lungenembolie) als Medikament eingesetzt wird. Diese Substanz entsteht in der Natur, wenn cumarinreiche Pflanzen wie Mariengras oder der in Wiesen wachsende Steinklee, auch Honigklee genannt (*Melilotus species*), verdirbt, also von Fäulnisbakterien befallen wird. Das kann so weit gehen, dass Vieh innere Blutungen bekommt, wenn es von diesem fauligen Heu frisst. Alle verbreiteten Pflanzencumarine besitzen nicht diese chemische Veränderung, solange die Pflanzen nicht faulig sind. Gesunde cumarinhaltige Pflanzen, die weder Schimmel noch Fäulnis haben, sind unbedenklich.

Mariengras für die Küche

Vanillearoma und Tee

Die Samen können gegessen werden. Das vanilleähnliche Aroma des Grases kann wie beim Waldmeister zum Beispiel zum Aromatisieren und Verfeinern von Getränken oder Süßspeisen verwendet werden. Man kann hierzu angewelktes Mariengras in einem Sieb mit dem Getränk übergießen. Fleischhauer empfiehlt, es nicht in das Getränk hineinzuhängen und nicht mehr als drei Gramm pro Liter zu verwenden, da es sonst Kopfschmerzen erzeugen könnte.

Wahrscheinlich ist es als Tee aufgebrüht weniger kopfschmerzerzeugend, denn in der Tradition der Inuit und nordamerikanischen Völker wird dieser Tee bei allerhand Beschwerden wie Erkältungen getrunken, wie unten ausführlicher beschrieben ist. Das im Mariengras enthaltene Cumarin wird nach der Einnahme im menschlichen Organismus wie erwähnt rasch zum unwirksamen Umbelliferon abgebaut.

Mariengrastee habe ich mehrmals ausprobiert und konnte eine entspannende Wirkung beobachten, ohne dass irgendwelche Nebenwirkungen aufgetreten wären. Dies bei Einhalten der angegebenen Dosierungen.

Gewürz

In Sibirien wird getrocknetes Mariengras als Gewürz für Marinaden, besonders für Fischgerichte gebraucht.

Alkoholischer Auszug in Sibirien

Die im Hochsommer (Juli/August) gesammelten Blätter und jungen Triebe werden in Sibirien mit Ethylalkohol kalt ausgezogen. Dieser Extrakt bzw. die Tinktur wie auch getrocknetes Gras wird in der Lebensmittelindustrie, zum Beispiel zum Aromatisieren alkoholischer Getränke, sowie als Medizin eingesetzt.

Mariengrasextrakt schützt Schmalz und Rapsöl vor dem Oxidieren (Ranzigwerden)

Dies wurde in einer Untersuchung festgestellt. Das Gras könnte somit Fetten für längere Haltbarkeit beigegeben werden. Auch Salbeiextrakt zeigte diesen Effekt.[312]

Volksheilkundliche Anwendungen

Für die Nerven

Stimmungsaufhellend, antidepressiv und schlaffördernd

Bei den grönländischen Inuit wird Mariengras als Medizin für die Nerven, für Ängstlichkeit und Depressionen gebraucht. Zum Beispiel, indem man einen Mariengraszopf neben das Bett legt. Ich habe dies ausprobiert, der angenehme vanilleähnliche Duft erfüllt das Schlafzimmer und wirkt beruhigend und schlaffördernd.

Beruhigender Tee
Mariengrastee gilt als beruhigend und reinigend. Angaangaq sagte über das Mariengras: »Es hilft, deinen Körper, deinen Geist und die Seele in Einklang zu bringen. Es bringt dich in deine Balance, sodass du den Tanz des Lebens tanzen kannst.«

REZEPT FÜR MARIENGRASTEE

Für den Tee wird ein Teelöffel kleingeschnittenes getrocknetes Mariengras mit einer Tasse kochendem Wasser aufgebrüht, dann zehn Minuten mit Deckel ziehen gelassen. Das Kondenswasser des Deckels vor der Einnahme wieder in die Tasse tropfen lassen.

Ich würde eine durchschnittliche Dosis einhalten, ohne dass ich irgendwelche Quellen zur Dosierung vorliegen hätte. Dies aus persönlicher Erfahrung, bei der ich mit maximal drei Tassen Tee täglich für maximal eine Woche keine Nebenwirkungen wie Kopfweh beobachtet hatte.

Antiinfektiös

Erkältung, Husten, Heiserkeit, verstopfte Nase
Tee und Rauch des Mariengrases wird bei Erkältungen, Husten und Heiserkeit von den Blackfoot und Flathead in Nordamerika eingesetzt. Bei verstopfter Nase wird Mariengras zusammen mit den Samen von Wiesenraute (meadow rue, Thalictrum) als Tee eingenommen. In Sibirien kennt man Mariengrastinktur und -tee gegen Fieber und Tuberkulose.

Haut- und Geschlechtskrankheiten, gereizte Augen
Mariengrastee oder -Abkochung wird in der chinesischen und nordamerikanischen Volksheilkunde für Waschungen bei Haut- und Haarkrankheiten wie rauer und aufgesprungener Haut und bei gereizten Augen gebraucht. Auch bei den Kalaallit Grönlands heißt es, dass Öl aus Mariengras gut für die Haut sei. Männer tranken Tee aus Mariengrasblättern bei Geschlechtskrankheiten.

Hinweise für antientzündliche und Abbauprozesse hemmende Effekte ergeben sich aus der Forschung, die in Mariengras zwei Substanzen entdeckte, die freie Radikale abfangen und somit antioxidativ wirken. Dies könnte möglicherweise vor Entzündungs- und Abbauprozessen, Alterungsprozessen bis hin zur Krebsentstehung schützen.[313] Eine weitere Laborforschungsstudie an Zellkulturen und Fruchtfliegen isolierte aus Mariengras die Einzelsubstanz 5.8-Dihydroxycoumarol mit antioxidativen Eigenschaften, das als Einzelsubstanz jedoch auch die Zellentartung förderte.[314]

Schützendes Bettstroh
Mariengras wurde früher als wohlriechendes, vor Ungeziefer und Infekten schützendes Bettstroh bei Geburten verwendet. Auch die Blackfoot bereiten Mariengraswasser zum Baden oder Beduften und Räuchern der Mutter während der ersten 34 Tage nach der Geburt oder geben es jungen Frauen, um die Geburt zu erleichtern.

Für Magen, Darm und weitere Anwendungsbereiche

Magen-Darm-Beschwerden, appetitanregend, zellschützend

In der Traditionellen Chinesischen Medizin (TCM) wird Mariengras als bitter, warm und ungiftig wirkend beschrieben. Es wurde für Magenbeschwerden verwendet, zum Beispiel für Magen- und Bauchschmerzen mit einem Kältegefühl oder gegen Übelkeit und Erbrechen. Auch in Sibirien kennt man diese Anwendung und setzt Mariengras zudem als appetitanregendes Mittel in Form von Tee oder Tinktur ein.

In einer Tierforschungsstudie konnte gezeigt werden, dass Mariengras schützend vor Leberzellschäden durch Alkohol wirkte.[315]

Bei Kräfteverfall

Bei Auszehrung, also Gewichtsabnahme, mit allgemeinem Kältegefühl wurde die Pflanze in der TCM zusammen mit gleichen Teilen *Artemisia argyi* (chinesischer Beifuß) verbrannt und die Asche mit Hirse zu Pillen geformt eingenommen. Auch bei den Inuit heißt es, Mariengras mache stark. In Nordamerika wird Mariengras als Stärkungsmittel bei indigenen Zeremonien gekaut, besonders, wenn sie mit längerem Fasten verbunden sind.

Schmerzmittel

Bei scharfen inneren Schmerzen wird bei den Flathead Tee aus Mariengras getrunken.

Duftbad, Parfüm, Mottenschutz, Infektabwehr und Schutz vor unerwünschten Energien

In der indigenen nordamerikanischen und Inuit-Tradition werden die Blätter in Wasser eingelegt, um Haare und Haut damit zu waschen. Auch als duftender Körper- oder Haarschmuck findet es frisch oder getrocknet Anwendung. Mariengraszöpfe legt man zwischen die Kleider, ähnlich wie man bei uns den ebenfalls cumarinhaltigen Waldmeister in die Schränke hängt, um Motten fernzuhalten.

Auch in China bereitet man aus Sämlingen und Blättern des Mariengrases eine Abkochung als duftenden Badezusatz oder Waschwasser. Dies sollte vor Attacken bösartiger Kräfte schützen. Heute würde man wohl sagen, es beugt Infektionskrankheiten vor. Vielleicht sind damit aber auch ungute Stimmungen gemeint.

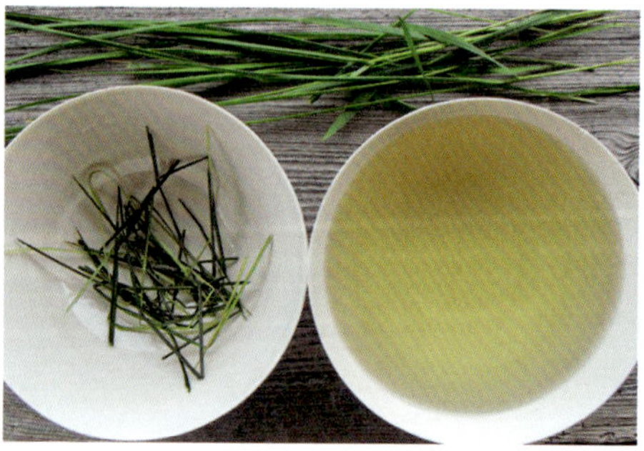

Mariengrastee (rechts), oben das frische, links das abgebrühte Gras. Es schmeckt angenehm aromatisch-mild

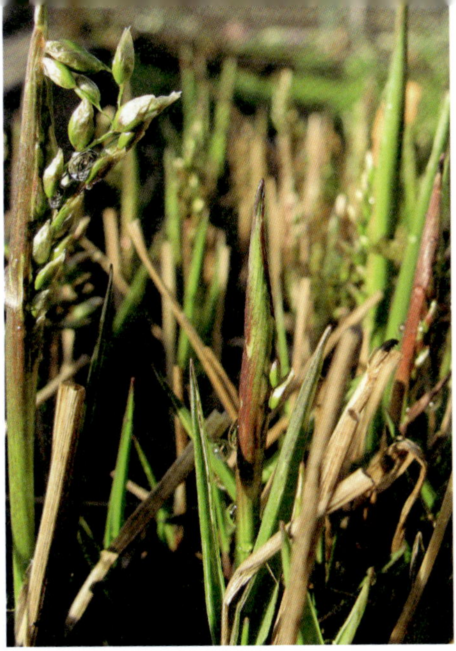

Austreibende Mariengrasblüte, *Hierochloe odorata* (L.) P. Beauv., im März

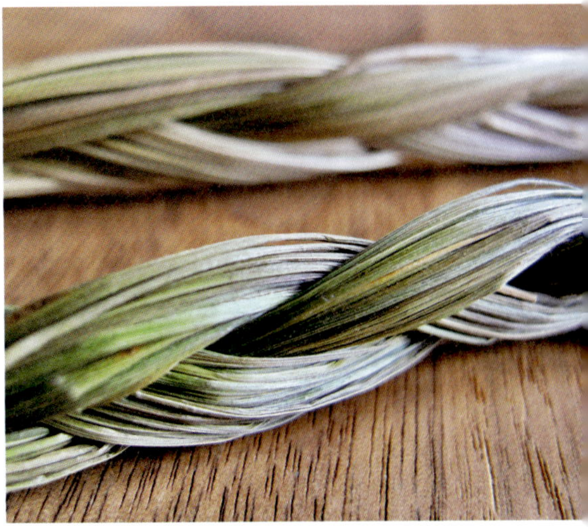

Mariengraszöpfe aus nordamerikanischer Hierochloe

Haarstärkungsmittel
Gelatine aus lange ausgekochten Tierhufen wurde zusammen mit Mariengrasblättern als Haartonikum innerlich eingenommen.

Zeremonialpflanze

Mariengras wird bei vielen indigenen Völkern Amerikas und Kanadas, Grönlands und Eurosibiriens als klärend, reinigend und eine gute Energie erzeugend erachtet, weshalb es eine der großen Zeremonialpflanzen darstellt. Beim täglichen Gebet oder auf dem Altar wird damit geräuchert, auch bei Friedenszeremonien, Sonnentänzen und Initiationen wurde und wird es gebraucht. Es erinnert insbesondere bei First Nations Nordamerikas wie den Haudenosaunees (Iroquois) daran, die Erde und alle ihre Gaben zu respektieren, zu achten und ihr dankbar zu sein. Als Gabe für die Ahnen und Spirits, zum Schutz vor unerwünschten Energien, um Übles und Schädliches fernzuhalten und für zeremonielle Gegenstände und Orte wird es, meist zu Zöpfen geflochten, verwendet.

Zum Bemalen der Pfeifen in der Sonnentanzzeremonie, manchmal mit rotem Ocker vermischt, und bei den Heiligen Pfeilzeremonien gebraucht man Mariengras. Es war (und ist vielleicht immer noch) Teil manchen Kopfschmucks, in den es eingeflochten wurde.

Auch in der christlichen europäischen Tradition wurde Mariengras zeremoniell verwendet und zum Beispiel bei Festen vor die Kirchentüren gestreut.

DER TANZ DES LEBENS: SÜSSGRASZEREMONIE DER KALAALLIT-GROSSMÜTTER

Angaangaq erzählte von der uralten Zeremonie des Süßgraszopfes, die ihnen von ihren Großmüttern übergeben wurde. Dabei zeigte er, wie zerbrechlich ein einziger getrockneter Grashalm ist. Doch wenn man drei Stränge Süßgras zusammenflicht, wird dieser Zopf stark und biegsam. Er führte aus:

»Der Zopf, den man aus drei Strängen von Süßgrasbündeln zusammenflechten kann, ist biegsam und unzerbrechlich zugleich. Es ist ein Symbol dafür, wie unzerbrechlich du wirst, wenn Körper, Verstand und Herz/Spirit vereint sind. Dann bist du wahrlich in Balance. Balance ist, wenn du dein Gleichgewicht findest zwischen deinem Körper, deinem Verstand und deinem Spirit/Herz. Wenn du beginnst, deinen Körper, deinen Verstand und dein Herz zusammenzuflechten, wie das Süßgras zusammengeflochten ist, werden dir erstaunliche Dinge passieren. Wenn du darüber nachdenkst … was ist so erstaunlich, einfach nur wenn man einen Graszopf flicht? Aber dies ist die Zeremonie, die uns von unserer Großmutter gegeben wurde. Und sie hatte es von ihrer Großmutter, und diese wiederum von ihrer Großmutter. Und so weiter. Wir können das zurückführen bis ins beginnende 17. Jahrhundert. Wenn man Körper, Verstand und Spirit/Herz in Balance hat und zusammenflicht, dann beginnt der Verstand, stark zu werden. Was bedeutet das? Dein Verstand wird so stark, dass du lernen kannst, zu akzeptieren, was all diese wundervollen Menschen auch immer denken, wie sie denken, worüber sie denken. Das ist die Kraft, die wir alle haben können. In unserer heutigen Welt ist es so schwierig, zu akzeptieren, was die Leute denken. Und wir mögen es nicht, wenn Leute anders denken. Wir glauben ihnen nicht. Wir akzeptieren sie nicht, wir anerkennen sie nicht. Wir stimmen ihnen nicht zu in dem, was sie glauben, wir anerkennen es nicht. Und das lernen wir, wenn wir in Balance kommen.

Und dein Spirit/Herz kann stark werden. Er kann unzerbrechlich werden. Was bedeutet das? In deinem Spirit/Herzen kannst du so stark werden, dass du akzeptieren kannst, was immer diese Menschen glauben, wie sie glauben, wem sie glauben, warum sie glauben.

Und dann, wenn du dieses Gleichgewicht findest, in deinem Verstand und deinem Spirit/Herzen, dann wird dein Körper agil werden. Er kann so beweglich werden, dass du beginnen kannst zu tanzen. Wir nennen dies, den Tanz des Lebens zu tanzen. So agil kann dein Körper sein. Das ist so. Ich habe das Ballett Schwanensee gesehen. Weißt du, was das bedeutet? Es bedeutet den Tanz des Lebens. Doch vorher, bevor du so weit gekommen bist, bist du, ist dein Körper, dein Verstand, dein Spirit/Herz so zerbrechlich wie ein Grashalm.

Aber das Allerwichtigste für euch und mich ist, uns selbst kennenzulernen. Uns selbst zu akzeptieren, zu verstehen, zu lieben. Und wenn wir uns selbst akzeptieren, verstehen und lieben, dann können wir die anderen auch akzeptieren, verstehen und lieben. Und dann werden wir so stark und unzerbrechlich wie ein geflochtener Süßgraszopf. Dies ist die Zeremonie, die uns unsere Großmütter gegeben haben, sodass wir unzerbrechlich werden können.

Wenn wir die Leute betrachten, dann sehen wir entweder ihren Verstand oder wir sehen ihren Körper oder wir sehen ihren Spirit. Aber wir sehen sie nicht komplett. Denn sie fühlen all die verschiedenen Dinge, aber sie sagen nicht das, was sie fühlen. Oder sie denken all die verschiedenen Dinge, aber sie zeigen nicht, was sie denken. Und ihr Körper, er ist einfach, er lebt einfach so, unbewusst. Aber Ivigannguaq, das Mariengras, kann uns befähigen, das Ganze zu erleben. Die ganze Person, komplett. Es befähigt uns, den Tanz des Lebens zu tanzen, wenn wir komplett sind, in Balance. Dann sind wir stark. Dann wird der Körper agil, und der Verstand wird so stark, dass er akzeptieren kann, was andere denken. Und natürlich im Spirit: Wenn wir in Balance sind, dann sind wir so stark, dass wir akzeptieren können, was immer andere Leute glauben.

Die Welt ist wirklich nur eine. Aanakasaa, meine Großmutter, lief als junges Mädchen auf den großen Berg bei Kangerlussuaq. Und sie sagte, alles, was sie sah, war nur eine Erde. Es gibt nur eine Erde, eine Welt. Das war so um 1900. Heutzutage wissen wir, es gibt nur eine Erde. Aber wegen der Art, wie wir sind, akzeptieren wir die Leute nicht. Aber wenn du in Balance kommst, wie mit Mariengras, wirst du die Stärke haben, jedermann zu akzeptieren. Das ist es, was ich daran mag. Deshalb ist es für mich die wichtigste Pflanze hier im Buch.

Denn ohne dieses Verständnis werden wir andere Leute immer als seltsam betrachten, ihre Ideen sonderbar finden, sie nicht verstehen. Weil wir die Kraft nicht haben, weder in unserem Verstand noch in unserem Spirit. Weil wir nicht leben wie das Mariengras. Wir werden faul, bekommen große Bäuche, schauen nur Fernsehen, tun nichts mehr. Wir gehen gern in die Natur, aber es braucht zu viel Energie, wir treffen gern unsere Freunde, aber die denken anders. Wir treffen gern andere Leute, aber sie glauben etwas anderes. Auch wir (Kalaalit) werden wie die westlichen Leute, wir möchten nur, dass die anderen uns verstehen, wir wollen sie nicht verstehen. Das ist, was in der Lebensrealität von heute passiert. Deshalb ist Mariengras die Nummer eins.«

Die Schönheit sehen: Die Zeremonie des Räucherns

Mariengras wird neben anderen Kräutern auch bei den Kalaallit zum Räuchern verwendet. Angaangaq erklärte hierzu: »Was ist so besonders am Räuchern? Rauch ist das Einzige, das sich vor unseren Augen ins Nichts auflöst. Der Rauch kann all die unguten Dinge von dir heben, die du trägst:

Dinge, die du gesehen hast und nicht hättest sehen sollen,
die du gehört hast und nicht hättest hören sollen,
die du gedacht hast und nicht hättest denken sollen,
die du gesprochen hast und nicht hättest sprechen sollen,
die du geschluckt hast und nicht hättest schlucken sollen,
die du gerochen hast und nicht hättest riechen sollen,
die du geschmeckt hast und nicht hättest schmecken sollen,
die du gespürt hast und nicht hättest spüren sollen,
die du getan hast und nicht hättest tun sollen.

Und du bittest den Rauch, all das von dir zu nehmen, all die unguten Dinge von dir zu heben. Und dann, wenn sich der Rauch auflöst, dann kannst du die ganze Schönheit von dir selbst und von den anderen sehen. Du kannst ihre Schönheit sehen. Und dann kannst du beginnen, den Tanz des Lebens zu tanzen.«

Mariengras und die heilige Pfeifenzeremonie

Angaangq erklärte zum Mariengras und dessen Verwendung in der heiligen Pfeifenzeremonie Folgendes: »Du rauchst es nicht. Du räucherst es. Rauchen ist keine Tradition. Das gilt für alle indigenen Völker Nordamerikas und Südamerikas. Die heilige Pfeifenzeremonie ist kein Rauchen. Es ist ein Räuchern. Du kreierst Rauch. Es brennt nicht, es räuchert nur. Und du reinigst dich selbst mit dem Rauch. Und du nimmst die Pfeife, weil du Frieden finden möchtest, Frieden in dir. Du kannst nicht Frieden da draußen kreieren.

Weißt du, da sind so viele, viele Missverständnisse zwischen der Welt der Indigenen und der großen weiten Welt. Nordamerikanische und südamerikanische indigene Völker benutzen die Pfeife. Sie tun es nicht, um da draußen Frieden zu kreieren, sie tun es, um inneren Frieden zu finden. Ich kann nicht Frieden für dich machen. Du musst selbst Frieden für dich finden. Wenn du Frieden findest, dann kann ich das sehen, dann werden wir verbunden.

Die Pfeife ist ein sehr, sehr kraftvolles Instrument des Altars für den großen Einen (den Schöpfer). Es ist nicht, um Frieden für die Welt zu kreieren, denn das kann niemand, nicht einmal der beste Medizinmann kann das. Was er kann in seiner Zeremonie für den inneren Frieden, ist, dass ich Frieden finde in mir, mithilfe der Pfeife.

Meine Pfeife kann Frieden in dir kreieren. Das ist die Bedeutung der Pfeife. Die wahre spirituelle Bedeutung ist, dass du Frieden in dir findest. Frieden in deinem Verstand, Frieden in deinem Spirit, Frieden in dem, was du siehst, Frieden in dem, was du hörst, Frieden in dem, was du riechst, Frieden in dem, was du schmeckst, Frieden in dem, was du sagst, Frieden in dem, was du fühlst, Frieden in dem, was du denkst, was du in dir hast, das ist Frieden. Die Zeremonie der Pfeife wird dir das bringen. Die anderen mögen immer noch kämpfen, aber du findest Frieden in dir.

Das ist die Bedeutung der Pfeife. Dies sollte Teil des Buches sein. Denn es sind die fundamentalen Medizinpflanzen der Erde. Wir benutzen Tabak, Steppenbeifuß, Mariengras und Zeder. Dies sind die Pfeiler der Pflanzenmedizin. Das Einzige, das die Eskimoleute nicht haben, ist Tabak, weil er hier nicht wachsen kann. Aber bald wird er wachsen in unserem Land. Wenn das große Eis weggeschmolzen ist, werden wir Tabak haben. Tabak ist eine sehr wertvolle geheime Medizin, denn er ist gut für dein Herz. Nicht zum Rauchen, aber zum Bewahren und Halten. Du hältst ihn in deiner linken Hand nah am Herzen. Nicht rauchen, nur ein paar Minuten in der Hand halten.« Angaangaq hielt still, atmete ruhig tief

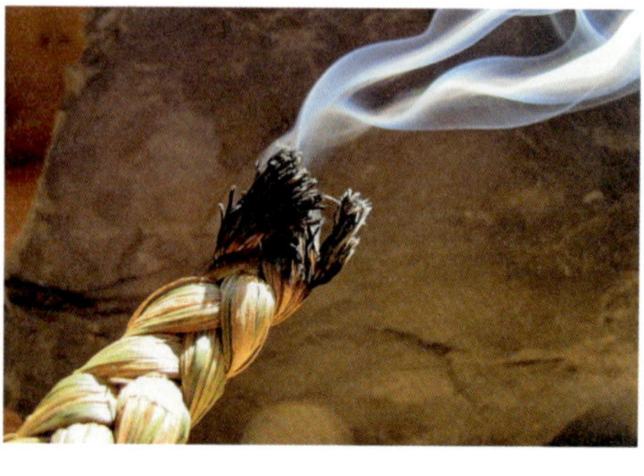

Europäischer Mariengraszopf beim Räuchern

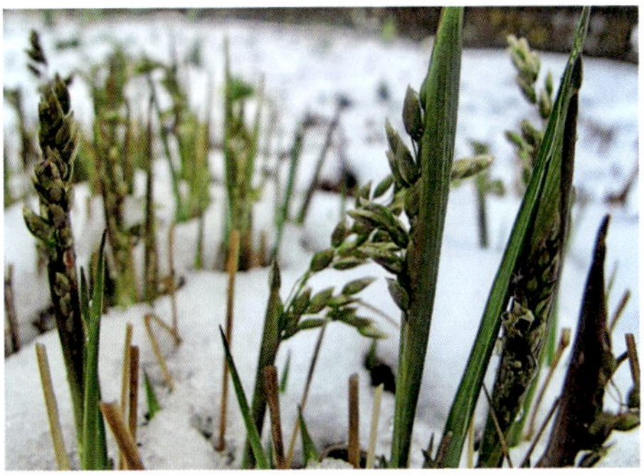

Mariengras, *Hierochloe odorata* (L.) P. Beauv., im Märzenschnee

ein und aus. »Das ist es. Du benutzt den Tabak in der Pfeife oder beim Räuchern. Aber wenn er ›veredelt‹ ist mit all den Chemikalien wie zum Rauchen, ist er tödlich. Und wenn du Steppenbeifuß rauchst, ist er tödlich. Aber wenn du ihn in der Pfeifenzeremonie räucherst, ist er so wunderschön, der Duft. Der arktische Steppenbeifuß (Gletscherbeifuß), er ist so wunderbar. Mariengras ist so wunderbar.«

Räuchern, »Kinnickinnick«

Viele nordamerikanische Stämme wie Blackfoot, Cheyenne, Kiowa, Lakota, Menominee und weitere nehmen Mariengras als eine Zutat zum Räuchern oder für ihre Kräutermischungen, mancherorts Kinnickinnick genannt, die sie dann in der heiligen Pfeifenzeremonie rauchen. Seine beruhigende, fast einschläfernde Wirkung wird von vielen genutzt, um in einen meditativen Zustand zu kommen. Viele cumarinhaltige Pflanzen werden in dieser Weise in alten Traditionen verwendet.

Insektenschutz

Weit verbreitet ist die traditionelle Anwendung von Mariengras zum Schutz vor Insekten. Eine Untersuchung verschiedener Inhaltsstoffe auf deren insektenabwehrende Wirkungen unterstützt diese traditionelle Anwendung. Sie ergab, dass Cumarin und Phytol die stärksten Mückenschutzwirkungen aufweisen.[316]

Wetterschutz

Um sich vor Blitz und Donner zu schützen oder um Schutzgeister herbeizurufen, verbrannte man Mariengras.

Tiermedizin

Bei Satteldruck und zum Aufmuntern der Pferde

Pferde mit gereizter Haut unter dem Sattel wurden mit Mariengrasblättern behandelt. Sättel wurden mit Mariengras ausgestopft, damit sie gut riechen, und vor der Jagd wurde Pferden Mariengras gefüttert, um sie gut gelaunt zu machen.

Katzengras
Es dauerte eine Zeitlang, bis ich realisierte, warum mein Mariengras im Topf vor meinem Eingang nie richtig lang wurde. Doch dann beobachtete ich, wie die Katzen meiner Nachbarschaft es mit Vorliebe fraßen. Es muss ihnen wohl sehr guttun, denn sie besuchten diesen speziellen Grastopf regelmäßig. So regelmäßig, dass ich schon Ärger mit den Nachbarn bekam, weil sie dachten, ich würde ihre Katzen »abwerben«.

Matten, Körbe, duftende Matratzen

Wenn man sich den beruhigenden Effekt des Mariengrases vorstellt, wie muss es dann wohl sein, auf einer Mariengrasmatte zu schlafen? Solche Matten und auch Körbe werden daraus hergestellt oder es wird in Kissen und Matratzen mit eingefüllt. Zum Nähen nahm man das nasse Gras, ließ das genähte Stück gut trocknen und versiegelte dann die Nähte mit Harz.

In den USA gibt es mehrere Korbflechttraditionen. Die Potawatomi-Autorin und -Botanikerin Robin Wall Kimmerer beschreibt in ihrem sehr lesenswerten Buch *Geflochtenes Süßgras*[317] die uralte Tradition des Süßgrassammelns und -flechtens sowie die Verbindung zwischen Mensch und Natur, wie sie in ihrem Volk gelebt wird.

Auch afrikanisch-stämmige Amerikaner flochten nach alter afrikanischer Tradition spezielle Körbe vor allem aus Mariengras, die durch ihre Siebfunktion dazu dienten, das Reiskorn von der Spreu zu trennen oder auch um den Reis oder andere Nahrungsmittel aufzubewahren.[318] Wenn man heute von der Insekten abwehrenden und antibakteriellen Wirkung des im Mariengras enthaltenen Cumarins weiß, erklärt sich, dass solche Körbe besonders gut geeignet sind, um Getreide aufzubewahren.

Füllmittel von Lederstiefeln

Traditionelle Lederstiefel bei den grönländischen Inuit wie auch bei den Sami bestehen aus einem weichen dünnen Innenschuh und einem oft verzierten äußeren Fellschuh, dazwischen wurde zur Isolation Gras gestopft, wofür gern auch Mariengras verwendet wurde.[319]

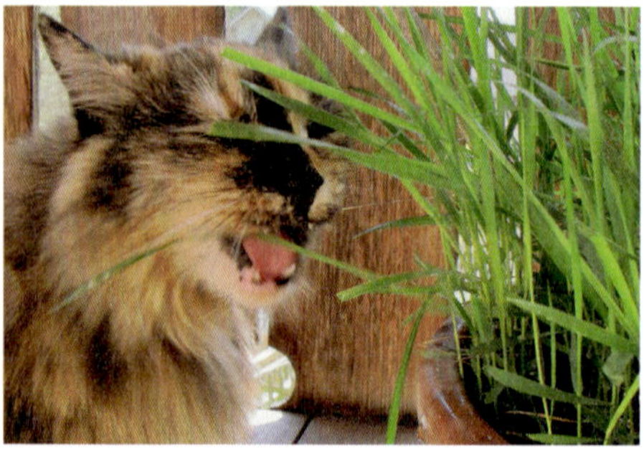

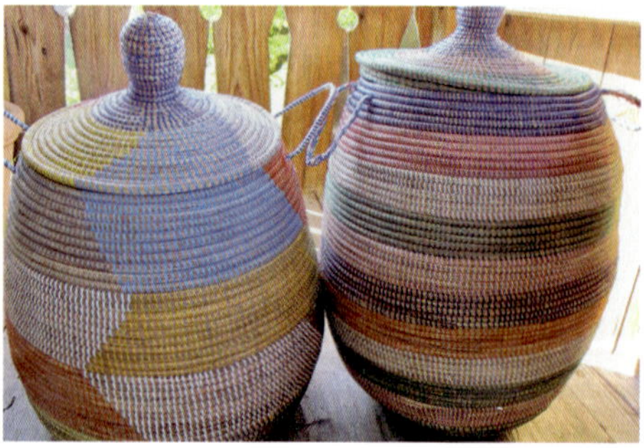

◀ Nachbarskatze Diva an meinem Mariengras
▶ Afrikanische verzierte Graskörbe. Ihr Grasduft mit leichter Vanillenote hält sich über viele Jahre

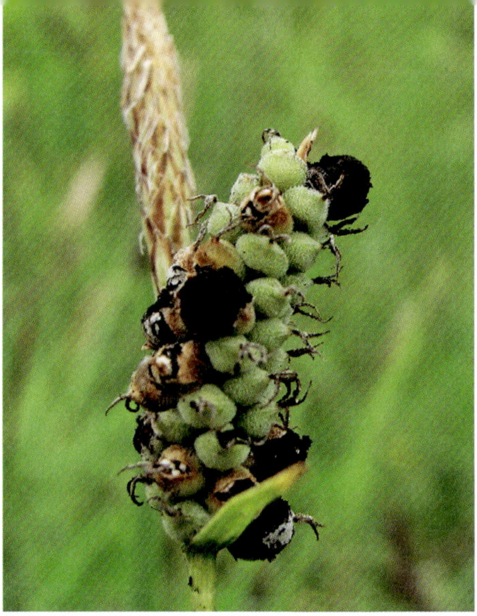 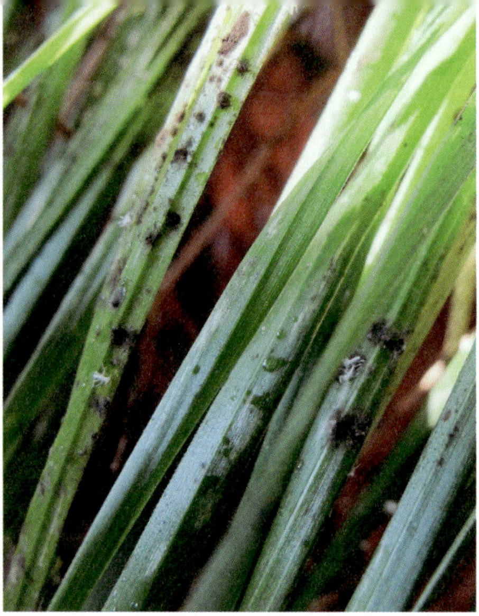

◀ Beispiel für Mutterkorn-Pilzbefall an der Sauergrasart Filz-Segge, *Carex tomentosa* L. Der Mutterkornpilz ist erkennbar an den größeren kohlschwarzen Körnern. Solche Grassamen dürfen nicht gesammelt werden

▶ Mariengras, *Hierochloe odorata* (L.) P. Beauv., mit Läuse- und Schimmelbefall, der an den dunklen Flecken und dem grauen Puder (oben links) erkennbar ist. Solches Gras sollte nicht verwendet werden

Man konnte die Füllung, wenn das Gras nass geworden war, einfach durch trockenes Gras oder auch den Innenschuh durch einen trockenen Ersatzschuh ersetzen und so wieder für warme trockene Füße sorgen.

Auf Pilzbefall achten

Bei allen Pflanzen muss man darauf achten, dass sie nicht von einem Pilz befallen sind. Gräser können wie auch Getreide vom giftigen Mutterkornpilz besiedelt werden. Außerdem können Schimmelpilze auf Mariengras giftige Wirkungen verursachen. Deshalb sollte man kein Gras mit Flecken oder mit größeren schwarzen Samenkörnern nehmen!

Weitere Gräser, die wie Mariengras eingesetzt werden

Dem Mariengras nah verwandte, ebenfalls cumarinhaltige und damit duftende Gräser werden auch für Zeremonien und auch sonst als Ersatz für Mariengras eingesetzt. Dazu gehören Ruchgräser, *Anthoxanthum* spp., und Wald-Flattergras, *Milium effusum* L.[320]

ARTENGRUPPE GLOCKENBLUMEN

Campanula sp., Tikiusaaq, Sianiusat (Kalaallisut), Blåklokke (dän.), Harebell (engl.)

Die Glocke

»Ich bin in aller Munde,
ich tue frohe Kunde
für Kranke und Gesunde.«

Manchmal lässt sich das Wesenhafte einer Pflanze über Musik und Sprachkunst erfassen, insbesondere wenn man die kostbare Gelegenheit hat, sich einer Pflanze einmal tief hinzugeben und mit ihr zu meditieren. Als wir in einer Gruppe an einem schönen Sommernachmittag im Schwarzwald eine solche wunderbare Meditation auf einer duftigen Blumenwiese erleben durften, schien es jemandem, als vernehme er den unhörbaren Klang der Glockenblume als das eingangs genannte Gedicht.

Ihr lateinischer Name *Campanula* bedeutet »Glöckchen« – nach der besonderen Blütenform in himmlischem Blau. Glockenblumen gibt es schon seit Jahrmillionen, mindestens seit dem mittleren Miozän[321] (vor etwa 11 bis 16 Millionen Jahren), lange bevor der Mensch die Glocke erfand. Es scheint plausibel, dass die Form der Kirchenglocken von dieser zarten Blume abgeschaut wurde, die früher als Verkünderin des himmlischen Naturgesanges oder des Elfengesanges galt.

Als sich die Menschen von der Naturverbundenheit entfernten, konnten nur noch Elfen diesen zarten Gesang hören und die Menschen nahmen eiserne Glocken, um die göttliche himmlische Botschaft erklingen zu lassen, wie es in einer Mythe heißt … Und oft beinhalten Mythen, wie auch diese, eine tiefere Wahrheit. So gibt es spannende Zusammenhänge zwischen den Heilwirkungen der Glockenblumen und der Farbe Himmelblau, dem

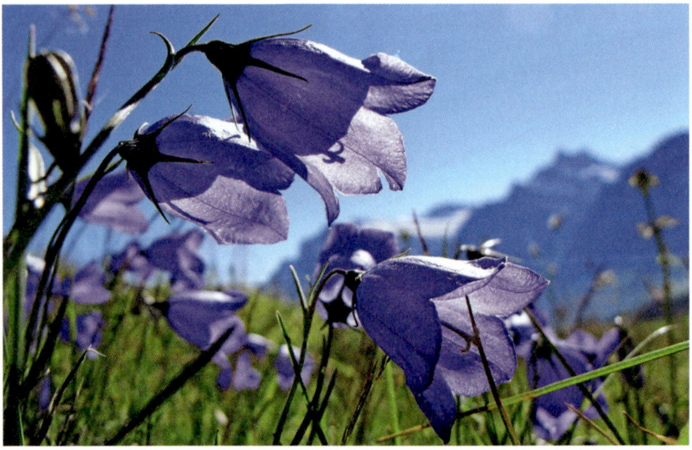

Rundblättrige Glockenblume, *Campanula rotundifolia* L., Berner Oberland im Juli

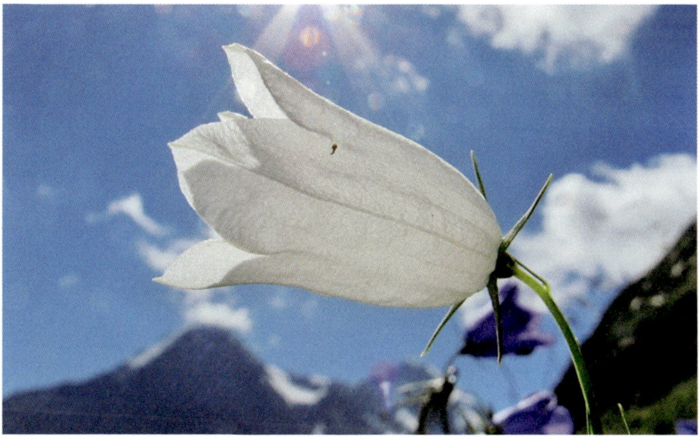

Weiße Variante der Rundblättrigen Glockenblume, *Campanula rotundifolia* L., Berner Oberland im Juli

Klang der menschlichen Stimme und dem Halschakra, wie im Kapitel »Glocken, Blumen, Himmelblau und das Halschakra« weiter erläutert wird.

Pflanzenbeschreibung

Für die Schweiz sind in der *Flora Helvetica* 22 Glockenblumenarten aufgeführt. Alle Arten zeichnen sich durch glocken- oder trichterförmige Blüten aus, die fünf Zipfel, also fünf Blütenblätter aufweisen, die am Grund zusammengewachsen sind, wodurch die Glockenform entsteht. Der Fruchtknoten ist unterständig, die Fruchtkapsel verkehrt kegelförmig und öffnet sich am Grund mit drei Löchern.

Es gibt weltweit etwa 300 bis 500 Glockenblumenarten, wobei durch neuere Analysen festgestellt wird, dass manche der bisher zu den Glockenblumen gezählten Arten zu anderen Gattungen gerechnet werden müssen, wie zum Beispiel die Hasenglocken. Da diese Neueinteilung noch nicht abgeschlossen ist, bitte ich um Nachsicht, sollte eine der hier vorgestellten Arten später in eine andere Pflanzenfamilie eingeteilt werden.

Glockenblumen (und Teufelskrallen) in der Küche

Man denkt vielleicht nicht als Allererstes ans Verspeisen bei der Betrachtung all der zarten und schönen vielfältigen Glockenblumenarten. Sie haben schon viele Dichter und Schreiber angeregt und kommen in manchen Märchen vor, wie in »Rapunzel mit dem langen Haar«. Insbesondere in Verbindung mit Naturwesenheiten und Feen oder Hexen werden sie in Legenden und Märchen assoziiert.

Doch stellen sie zudem eine wertvolle und schmackhafte Wildspeise dar. Und manche Art wird auch volksheilkundlich verwendet. Natürlich sollte man vor dem Verzehr die Art sicher erkennen und von anderen Pflanzengattungen unterscheiden können. Auch für viele Insekten sind Glockenblumen eine wertvolle Nahrung, und manche Wildbienen sind sogar auf Glockenblumen spezialisiert.

Schmackhafter Wildsalat und Gemüsepflanze

Gartenfreunde haben mit diesen sehr dekorativen Blumen einen robusten und winterharten »Wildsalat« zur Verfügung, den es sich lohnt, anzupflanzen. Denn die Blüten, Blütenknospen, jungen Sprosse, Blätter und Wurzeln der Glockenblumen und ihrer Untergruppe, der Teufelskrallen (*Phyteuma* spp.) sind essbar. Samen oder Setzlinge sind im Handel erhältlich.[322]

Angaangaq erzählte, dass die Blüten der Rundblättrigen Glockenblume süß schmeckten und viel Nektar enthielten, weshalb sie bei den grönländischen Inuit gern gegessen würden. Deshalb würden sie auch von den Bienen geliebt. Die Blüten von allen Glockenblumenarten können roh gegessen werden. Die Blüten der Rundblättrigen Glockenblume und weiterer Arten haben einen feinen Honiggeschmack, der in der Arktis oder in den Hochalpen deutlich stärker ist als im Flachland (wenn man vor den Bienen dran ist). Sie ergeben zudem eine schöne und schmackhafte Salatzugabe. Man kann zudem einen wunderschönen blau-lila Sirup aus den Blüten kochen.

REZEPT FÜR GLOCKENBLUMENSIRUP

2 Handvoll Blüten
½ l Wasser
½ Tasse Zucker oder mehr

Alles zusammengeben und aufkochen, bis das Wasser schön blau gefärbt ist. Dann die Blüten heraussieben und die blaue Flüssigkeit in 15 bis 20 Minuten zu einem Sirup einkochen, dabei nach der Hälfte der Kochzeit den Deckel abnehmen, damit es leicht eindickt. Wenn man etwas Zitronensaft dazugibt, wird der Farbton mehr violett. Je mehr Zitronensaft, desto mehr geht die Farbe ins Rötliche.

Ich habe beim Ausprobieren nur eine Handvoll Blüten gehabt und diese mit der Hälfte obiger Mengen zubereitet. Zuerst versuchte ich, den Blauton mit etwas (basisch wir-

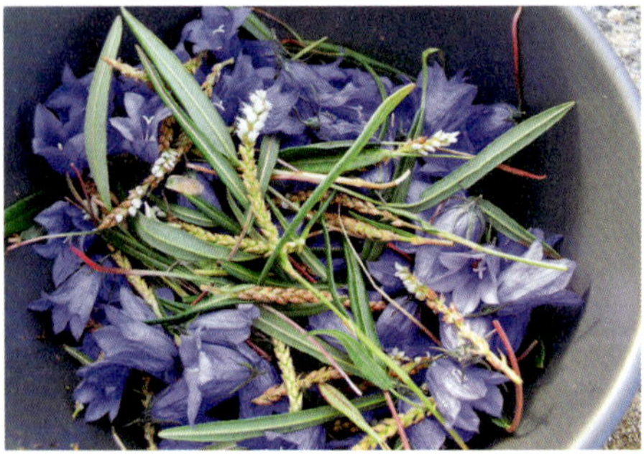

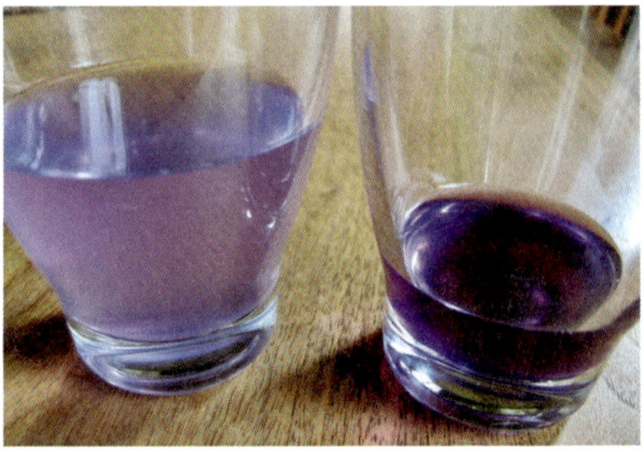

◀ Trekkingsalat in Grönland im Juli mit Glockenblumenblüten und Knöllchen-Knöterich
▶ Glockenblumensirup aus Rundblättrigen Glockenblumen, *Campanula rotundifolia* L., mit Wasser trinkfertig (links) und unverdünnt (rechts)

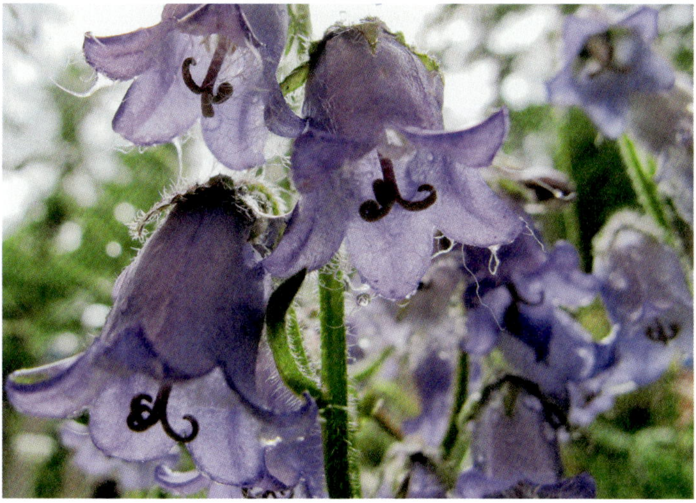

Bärtige Glockenblume, *C. barbata* L., im Regen, Wallis im August

kendem) Backpulver zu intensivieren, was aber leider eine graue Farbe ergab. Nach Zugabe von etwa zwei Teelöffeln Zitronensaft wurde die Farbe wieder schön lila. Dieser Effekt ist chemisch gesehen eine Indikatoreigenschaft. Dies bedeutet, durch den Farbton wird der Säure- oder Basenbereich der Flüssigkeit angezeigt.

Glockenblumen selbst haben für mein Empfinden nur ein leichtes Aroma, das vielleicht etwas an Veilchen erinnert. Dafür ergeben sie eine wunderschöne Farbe.

Auch ein feines blaues Blütengelee kann aus Glockenblumenblüten zubereitet werden.

REZEPT FÜR GLOCKENBLUMENGELEE

3 bis 4 gute Handvoll frische Glockenblumenblüten
1 l Wasser
1 kg Gelierzucker
50 ml Zitronensaft

Die Blüten in einen Topf geben, mit einem Liter kaltem Wasser auffüllen, sodass die Blüten gut mit Wasser bedeckt sind, und über Nacht stehen lassen. Dann einmal aufkochen und so lange ziehen lassen, bis das Wasser blau gefärbt ist. Absieben und die abgesiebten Blüten wegtun. Zu dem bläulichen Wasser Gelierzucker und Zitronensaft geben und aufkochen, drei bis maximal fünf Minuten kochen lassen. Vor dem Abfüllen eine Gelierprobe machen, indem man einen Klecks Gelee auf eine im Kühlschrank aufbewahrte Untertasse gibt. Wenn das Gelee beim Abkühlen die richtige Konsistenz hat, in ausgekochte Marmeladengläser füllen. Wenn es noch zu flüssig ist, etwas länger kochen.

Wer es gern etwas samtig mag, kann auch die Blüten der im Wallis häufigen Bärtigen Glockenblume (*C. barbata* L.) versuchen. Diese erkennt man an ihren weißlichen »Barthaaren« an den Blütenzipfeln sowie an einem zwischen den Kelchzipfeln herabgeschlagenen herzförmigen Anhängsel.

Junge Sprosse und Wurzeln essbar

Die jungen Sprosse aller Glockenblumenarten können im Frühjahr wie Spargelgemüse, die Blätter zu Salaten bereitet werden. Von der Knäuelblütigen Glockenblume (*Campanula glomerata*), Marienglockenblume (*C. medium*), Pfirsichblättrigen Glockenblume (*C. persicifolia*), Ackerglockenblume (*C. rapunculoides*), Rapunzelglockenblume (*C. rapunculus*) und Nesselglockenblume (*C. trachelium*) kann man im Herbst bis Winter die Wurzeln roh oder gekocht verwenden.

Die Wurzeln der in Gärten oftmals gepflanzten Ballonblume, *Platycodon grandiflorum* A. DC, werden in ihrer asiatischen Heimat als Gemüse verwendet. Sie sollen nur gekocht verzehrt werden, da sie roh eventuell leicht giftig sind.

Geschützte Arten nicht verwenden

Natürlich müssen die in den jeweiligen Ländern nach der Artenschutzbestimmung geschützte Arten geschont werden und dürfen nicht gepflückt werden. In Deutschland sind dies derzeit *C. boloniensis, C. cervicaria, C. lanata, C. latifolia, C. thyrsoides.*[323]

Die Ackerglockenblume trägt im Volksmund Namen wie Esswurzel und Speckwurzel. Wenn man sie im Herbst am Hauptstängel auszieht, kommt der kleine Wurzelstock des Stängels zum Vorschein, aber die dicken Wurzelausläufer bleiben im Boden, weshalb man sie sorgfältig graben sollte.

Mittelalterlicher Rapunzelsalat

Die Rapunzel-Glockenblume, *Campanula rapunculus* L., wurde früher in den Gärten wie heute Feld- oder Ackersalat angebaut und ihre Blätter laut Marzell für Salat geerntet. Auch die Wurzeln können zu wohlschmeckendem Gemüse gekocht oder roh im Salat verwendet werden. Die lateinische Bezeichnung *rapunculus* (möglicherweise von lat. *rapum* = »Rübe«) weist darauf hin. Inzwischen findet man sie wieder auf Pflanzenmärkten und im Samenhandel.

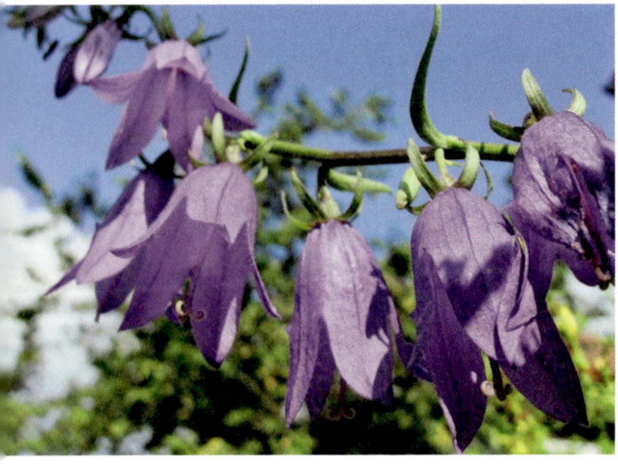

Ackerglockenblume, *C. rapunculoides* L., in meinem Garten im Juli. Sie kann bis 70 Zentimeter hoch werden und trägt die Blüten in einer langen Traube zu einer Seite hin. Ihre Kelchzipfel (die schmalen grünen Blätter am Beginn der Blüte) sind abstehend oder zurückgebogen. Ihre jungen Triebe schmecken fein-süßlich, die Wurzel kann ebenfalls gegessen werden und schmeckt leicht mehlig-süßlich

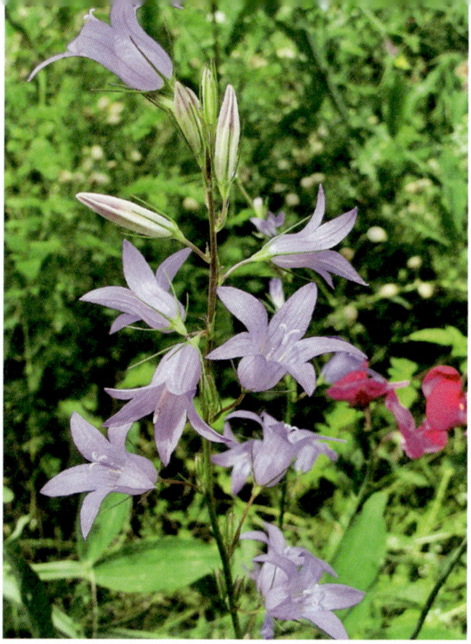

Rapunzel-Glockenblume, *Campanula rapunculus* L., am Straßenrand in Bern im Juni

Ob das Fräulein Rapunzel in Grimms Märchen vielleicht deshalb so dichtes langes Haar hatte, weil die Mutter während der Schwangerschaft immer den vitamin- und mineralienreichen Glockenblumen-Rapunzelsalat aus dem Garten der Zauberin aß?

Glockenblumen als Volksheilpflanzen

Obwohl gerade in den Alpenregionen besonders viele Glockenblumen und auch viele ihrer Arten vorkommen, scheint deren heilkundliche Anwendung dort eher in Vergessenheit geraten zu sein. Nicht so aber in anderen Kulturen wie zum Beispiel bei indigenen Völkern der Arktis und Subarktis, Nordamerikas und Chinas. So findet man heilkundliche Verwendungen einiger Glockenblumenarten in dortigen Volkstraditionen, von denen hier nur ein kleiner Auszug aufgeführt wird.

Erntezeitpunkt

Wer Glockenblumen verwenden möchte, sammelt das oberirdische Kraut mit Blüten während der Blütezeit. Wenn die Wurzel verwendet wird, sollte sie im Herbst nach dem Absamen der Pflanze gegraben werden.

Glocken, Blumen, Himmelblau und das Halschakra

Verschiedene Glockenblumen werden traditionell bei Halsbeschwerden verwendet. In mehrfacher Hinsicht drückt sich hier mit den Glockenblumen ein Bezug zum Klang aus. Nicht nur wurden sie in alten Zeiten in Europa mit dem Klang der Feen oder Naturwesen assoziiert. Ihre Blütenform der Glocke ist ebenfalls ein Symbol des Verkündens.

Die Farbe Himmelblau öffnet sich in die unendliche Weite des Himmels und wird in der 5000 Jahre alten Lehre des Yoga dem Kehlkopfbereich, dem energetisch betrachteten Halschakra, zugeordnet.[324] Es gilt als Sitz des authentischen Selbstausdrucks unseres göttlichen Wesens. Die Stimme, das Wort als Manifestation unserer ureigenen Wesenheit.

Halschakra und eigene Wahrheit

In der Yoga-Lehre hat das Halschakra einen Bezug zum Lebensalter der Jugend. Wenn gerade in diesem Alter Einstellungen aufgeprägt werden, die nicht der eigenen inneren Wahrhaftigkeit entsprechen, kann dies zu Störungen dieses Chakras und damit verbunden zu körperlichen Beschwerden im Mund-Nasen-Halsbereich führen, insbesondere wenn das Selbstbewusstsein noch nicht so stark in der eigenen Wahrheit verankert ist. Aus Angst vor Verurteilung, Ablehnung oder Kritik können dann eigene Ideen, Wahrheiten oder Bedürfnisse nicht gut ausgedrückt werden. Sie werden zurückgehalten oder an das Außen angepasst und sind dann für das ureigene Selbst nicht mehr wahrhaftig. Auch die Wahrheit der anderen kann nicht mehr gut aufgenommen werden.

Körperlich kann sich dies durch wiederkehrende Beschwerden im Hals-, Schilddrüsen-, Rachen-, Nasenbereich, im Mund-, Zahn- oder auch Schulter-Nacken-Bereich äußern.

Glücklicherweise hat die Natur wie so oft auch hier viele wundervolle Heilpflanzen parat, die bei diesen Beschwerden Abhilfe verschaffen können. Gerade bei Halsbeschwerden sind es unter anderem Glockenblumenarten. Aber auch der blau blühende Salbei wäre eine bei uns bekannte wirkungsvolle Halsheilpflanze, die als Tee und in weiteren Zubereitungen wie Halsspray oder Lutschtabletten im Handel erhältlich ist.

Bei einem gehemmten Halschakra können auf der psychischen Ebene Meditationen, Übungen oder Therapien (zum Beispiel Gesang, Klangheilung, Rhetoriktraining) helfen. Es sind Maßnahmen, die das Finden und Ausdrücken der ureigenen Wahrheit und Einstellung unterstützen sowie helfen, Ängste vor Verurteilung oder Kritik abzubauen. Insbesondere der Ausdruck über die Stimme, wie Singen, Sprechen, sowie über den Körper, wie Tanzen, oder andere kreative Ausdrucksformen, die das Selbst nach außen zeigen, können hier Heilung bringen.

Mehrere der nachfolgend beschriebenen Glockenblumenarten, wie zum Beispiel Knäuelglockenblume (*C. glomerata*) sowie Nesselglockenblume (*C. trachelium*), gelten in der europäischen und sibirischen Volkstradition als Medizin gegen Halskrankheiten, wofür man Tee oder Absud aus der Pflanze trinkt und damit gurgelt.

Alte Volksbezeichnungen für Glockenblumen wie Seechglöckli oder Seichglöckli weisen zudem auf die volksheilkundliche Anwendung bei Blasenbeschwerden hin.

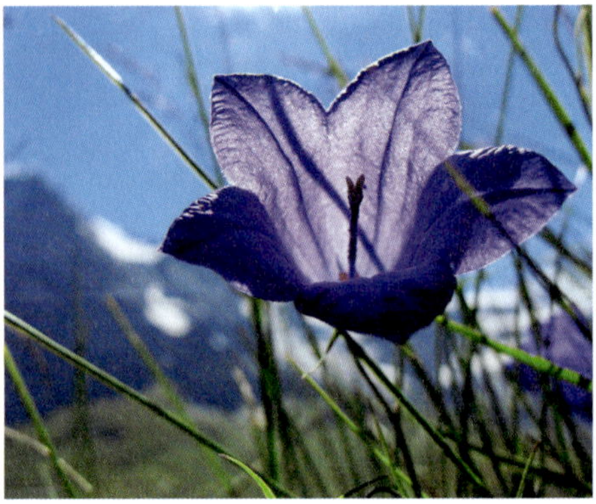

Blüte der Rundblättrigen Glockenblume, *Campanula rotundifolia* L.

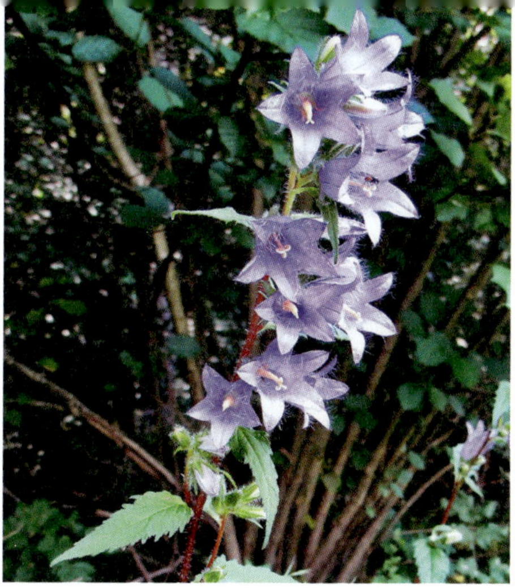 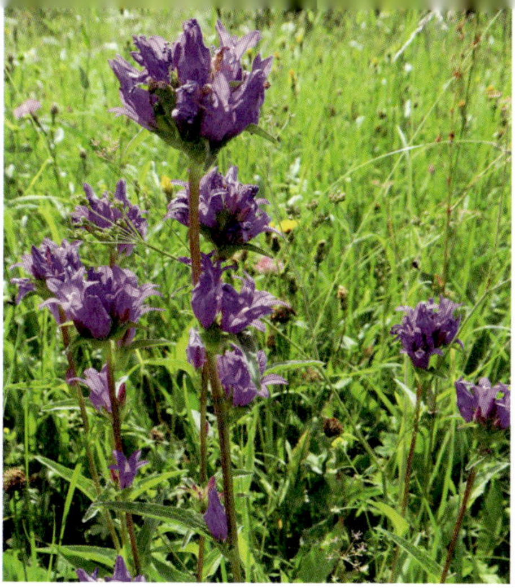

◄ Nesselblättrige Glockenblume, *C. trachélium* L., mit doppelt gezähnten, gestielten, unten herzförmigen und oben lanzettlichen Blättern
► Knäuelglockenblume, *C. glomerata* L. Ihre Blüten befinden sich in einem endständigen, von Hüllblättern umgebenen Kopf in den oberen Blattwinkeln

Knäuelglockenblume

Campanula glomerata L., Nøgleklokke (dän.), Clustered Bellflower, Danes Blood (engl.)

Diese Glockenblumenart kommt in ganz Eurasien vor und wird in der Volksheilkunde verwendet. Der Name kommt daher, dass ihre Blüten am Ende des kantigen und starren, aufrecht stehenden Stängels in Knäueln mit bis zu 20 Blüten sitzen. Dazu finden sich auch Blüten in den Blattachseln des oberen Stängelabschnitts.

Ihre Volksnamen wie Zäpfleinkraut und Halskraut deuten auf die oben genannten Heilwirkungen auf den Hals und das Halszäpfchen hin. In der sibirischen Volksheilkunde wird sie dazu noch für weitere Beschwerden eingesetzt.

Antientzündlich, antiinfektiös

GLOCKENBLUMENTEE BEI HALSBESCHWERDEN UND MUNDENTZÜNDUNGEN

Ein Teelöffel getrocknetes Kraut mit Stängeln und Blüten der Knäuel- oder Nesselglockenblume wird mit einer Tasse kochendem Wasser aufgebrüht. Mit Deckel zehn Minuten ziehen lassen und damit warm gurgeln. Der Tee kann zudem in kleinen Schlucken getrunken werden. Für eine stärkere Wirkung das Kraut etwa drei Minuten auskochen.

Gegen Fieber und Husten
Pulverisierte Samen oder eine Abkochung aus Kraut und Samen werden ebenfalls bei fieberhaften Infekten und Husten sowie gegen Sklerose eingesetzt.

Entzündliche Hauterkrankungen, Abszesse, eitrige Wunden
Aus der Abkochung hergestellte Lotionen gelten als Mittel gegen Erysipel, eine Hautinfektion. Umschläge mit frischen gequetschten oder getrockneten und dann gedämpften Blättern werden bei infektiösen Hauterkrankungen wie Abszessen, Furunkeln, Nagelumlauf, eitrigen Wunden, Geschwüren und anderen Hauterkrankungen wie Flechten und Pusteln eingesetzt. Auch Bäder in der Abkochung aus dem Kraut werden hierfür bereitet.

Blutstillend, schmerzlindernd, nervenberuhigend
Tee und Abkochung aus während der Blütezeit geerntetem Kraut mit Blüten wird bei gynäkologischen Blutungen sowie gegen Kopfschmerzen eingesetzt. Eine aus der Abkochung bereitete Lotion wird bei Brustschmerzen eingerieben.

Bäder in der Abkochung aus dem Kraut zusammen mit der Einnahme von Tee aus dem Kraut gelten als Mittel gegen Anfälle im Kindesalter, Epilepsie und anderen Nervenstörungen. Die pulverisierten Samen oder die Abkochung aus Kraut und Samen gelten als hilfreich gegen Gedächtnisverlust und Demenzerkrankungen.

Ballonblume/Chinesische Glockenblume

Platycodon grandiflorum A. DC/Campanula glauca THUNB, Jie Geng (pinyin), Balloon Bellflower (engl.)

Lenken die Wirkung auf den Hals
In der Traditionellen Chinesischen Medizin (TCM) werden mehrere Glockenblumenarten heilkundlich verwendet. Insbesondere die Ballonblume gilt als eine auf den Hals bezogene Heilpflanze und wird anderen Kräutermischungen beigegeben, um die Wirkung der Rezeptur auf den Hals zu lenken. Nun mag man denken, dass diese ja nur in China wachsen, doch sind Ballonblumen bei uns sehr häufige und beliebte Gartenzierpflanzen. Es ist nur kaum bekannt, dass sie zudem Heilpflanzen sind, und dazu noch sehr wirksame!

Ballonblume bei Hals- und Lungeninfekten
Ihre getrocknete Wurzel wird als Abkochung, meist zusammen mit anderen entzündungshemmenden Pflanzen, bei Bronchial-, Lungen- und Halsinfekten, Husten, Halsschwellungen, Stimmverlust und gegen Verschleimungen sowie Abszesse getrunken und damit gegurgelt.

Ihre Wirkung nach TCM gilt als scharf und bitter mit einer tendenziell wärmenden und emporhebenden Qualität. Sie wird mit drei bis zehn Gramm der getrockneten kleingeschnittenen Wurzel, die 20 Minuten ausgekocht wird, dosiert.

REZEPTUR BEI AKUTEM HALSWEH MIT DURSTGEFÜHL, HEISERKEIT, RACHENSCHWELLUNG

Tagesdosis:
6 g Ballonblumenwurzel, getrocknet
6 g Süßholzwurzel

Beide zerkleinerten Drogen zusammen in anderthalb Liter Wasser mit Deckel 20 Minuten kochen, dann in eine Thermoskanne absieben und warm über den Tag verteilt trinken, bis die Beschwerden abklingen. Dieser Rezeptur können weitere Halsschmerzkräuter wie Salbei, Odermennig oder Lindenblüten dazugegeben werden. Bei Stimmverlust können Minze sowie chinesische Holzschmetterlingssamen, Semen Oroxyli (Mu Hu Die), fünf Gramm pro Tag, dazugegeben werden, wenn die Beschwerden mit TCM-Hitzezeichen (Durst, Mundtrockenheit, rote Zunge, brennendes Gefühl) einhergehen.

Becherglockenblume

Adenophora tetraphylla (Thunberg) Fischer, Nanshashen (pinyin)

Trockener Hals, Stimmverlust

Ebenfalls in der TCM wird die Becherglockenblume eingesetzt. Sie gilt als Säfte erzeugendes Stärkungsmittel, das bei Yin- und Qi-Schwäche mit Trockenheit hilfreich ist. Dies zum Beispiel bei mangelnden Verdauungssäften mit Durst und Verstopfung, trockenem Hals mit Stimmverlust, trockenem Husten. Hierfür wird die Abkochung aus getrockneter und 20 Minuten ausgekochter Wurzel getrunken, mit einer Tagesdosis von sechs bis 20 Gramm. Sie darf wegen ihrer kühlenden Eigenschaften nur bei TCM-Hitzezeichen wie Durst, Mundtrockenheit, roter Zunge, gelbem Zungenbelag, brennenden oder heißen Beschwerden und nicht bei Kältezeichen (Frösteln, Schweißlosigkeit, kein Durst, weißer Zungenbelag) gegeben werden.

Rundblättrige Glockenblume

Campanula rotundifolia L., Tikiusaaq, Tikaasat, Sianiusat (Kalaallisut),
Grønlandsk Blàklokke (dän.), Common Harebell (engl.)

Diese Art ist mir in der Arktis und den Alpen sehr oft begegnet. Sie kommt in kühlen Regionen vor und blüht vom Beginn des Sommers bis zum ersten Frost. Zehn bis 40 Zentimeter hoch kann sie werden. Ihre Stängel sind mit kleinen, vor allem im unteren Bereich gestielten, länglich-eiförmigen bis lineal-lanzettlichen, meist ganzrandigen Blättern besetzt. Wenn sie nicht blüht, findet man sterile Blattrosetten. Der Beiname *rotundifolia* bedeutet »rundblättrig« und bezeichnet die rundlich bis herzförmigen Blätter der Blattrosetten, die an

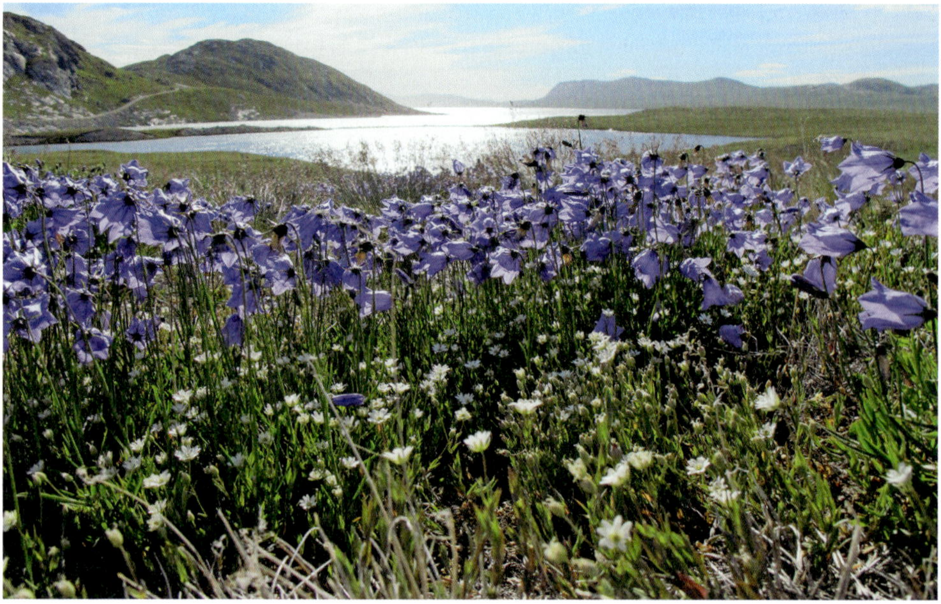

Rundblättrige Glockenblumen, *Campanula rotundifolia* L., im arktischen Wind, Grönland im Juli

der Oberfläche glänzen, lang gestielt und im Gegensatz zu den Stängelblättern gezähnt sind. Die Pflanze enthält einen ungiftigen weißen Milchsaft, wie viele Glockenblumenarten.

Ihre Blüten sind himmelblau bis violettblau, selten kann man auch rosafarbene oder weiße Blüten entdecken. Die blaue Farbe ist durch ein enthaltenes Anthocyanin namens Violdelphin bedingt.

Heilanwendungen in der Volkstradition Nordamerikas und Sibiriens

Bei Ohrenschmerzen

Ein mit Tee aus den Wurzeln getränkter Wattebausch wird beim Volk der Chippewa als Ohrentropfen bei Ohrenentzündungen eingesetzt.

Bei Augenentzündungen

Abkochung aus der Pflanze wird beim Volk der Ntlakapamux (Thompson) als Waschung bei Augenreizungen verwendet.

Bei Lungenerkrankungen

Eine mit anderen Pflanzen zusammengesetzte Zubereitung der Wurzel gilt bei den Ojibwe als Lungenmedizin.

Herzbeschwerden

Hierfür kauen die Woodlands und Cree die Wurzeln.

Schmerzstillend, bei Kopfschmerzen und anderen Erkrankungen
Für Kopfbeschwerden und Augenerkrankungen werden bei Navajo und Ramah Glockenblumen als zeremonielles Räuchermittel eingesetzt. Auch für »Hirsch-Infektionen«, vermutlich sind damit Infekte im Genitalbereich gemeint, da der Hirsch das Symboltier für die Liebesmedizin darstellt.

Glockenwinde

Codonopsis pilosula (Franch) Nannf, Dang Shen (pinyin)

Energiestärkendes Tonikum
Als wirksames und gut verträgliches Energiestärkungsmittel wird in der TCM die Wurzel der Glockenwinde eingesetzt, eine in der Himalayaregion verbreitete Glockenblumenfamilie. In meiner Sprechstunde benötige ich sie sehr häufig, wenn es darum geht, die allgemeine Energie zum Beispiel nach einer Krankheit wieder zu stärken.

In China gilt sie als Ginseng des armen Mannes, da sie leichter anzupflanzen und preisgünstiger ist. Wer sie in seinem europäischen Garten haben möchte, kann im Pflanzenhandel Samen oder Setzlinge bestellen. Die Pflanze ist winterhart und mag Halbschatten, sie rankt sich gern an Wänden hoch.

Stärkungsmittel Glockenwinde
Hierfür werden täglich 15 bis 40 Gramm der getrockneten und zerkleinerten Wurzel 20 Minuten ausgekocht und die Abkochung getrunken, meist in Kombination mit anderen Heilpflanzen. Zu beachten gilt hierbei, dass man solche stärkenden Tonika nicht während akuten Infekten einnehmen soll. Auch soll sie kurmäßig für maximal drei Monate genommen, die angegebene Tagesdosis eingehalten und dann wieder pausiert werden. Bei Überdosierung soll Herzklopfen auftreten können.

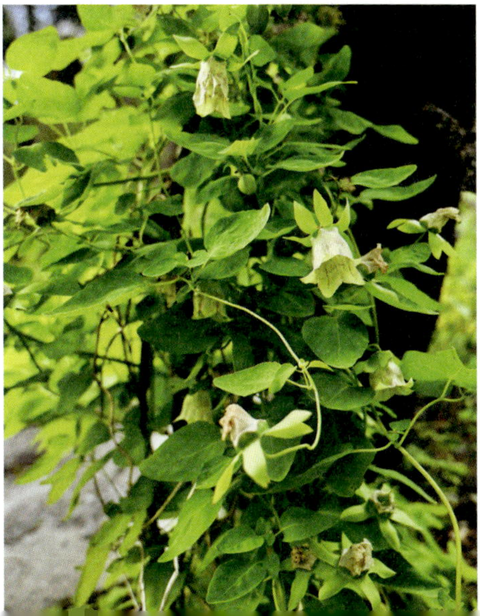

Chinesische Glockenwinde, *Codonopsis pilosula*, im Alpenpflanzengarten Schatzalp, Davos, www.alpinum.ch

Teufelskrallen

Rapunzeln, *Phytheuma* sp., Rapunsel (dän.), Rampion (engl.)

Die mit einer Ausnahme in Marokko sonst nur in Europa vorkommenden Teufelskrallen gehören ebenfalls zur großen Familie der Glockenblumengewächse. Sie gedeihen hauptsächlich in Gebirgen und Höhenlagen über 600 Meter. Ihr Name bezieht sich auf die krallenartig aussehenden Kronblätter der Blüten. Diese bilden eine kopf- oder ährenähnliche Struktur am Blütenstängelende. Die Blütenblätter, botanisch Kronblätter genannt, sind zu krallenförmigen Röhren zusammengerollt, fünfteilig, die Kronzipfel bandförmig, vorn und am Grund verwachsen, dazwischen frei. 13 Arten sind in der *Flora Helvetica* verzeichnet.

Trotz ihres vielleicht etwas abschreckenden Namens sind alle Teufelskrallenarten essbar. In der Bevölkerung der Alpen wie zum Beispiel im Wallis in der Schweiz gelten Teufelskrallen als schmackhafte essbare Wildpflanze.[325] Wie bei den Glockenblumen können junge Blätter, junge Triebe, Blütenknospen und Blüten sowie die Wurzeln gegessen werden.

Unter Schutz gestellte Teufelskrallenarten nicht verwenden

Manche Arten wie die Niedrige Rapunzel, *Phyteuma humile* Gaudin, in der Schweiz[326], mancherorts auch die Kugelteufelskrallen, *P. orbiculare* und *P. tenerum*, stehen unter Schutz und dürfen nicht wild gesammelt werden.

Es ist mir ein Anliegen, nochmals darauf hinzuweisen, dass man nur dort kleine Mengen verspeist, wo es viele dieser schönen Blumen hat, und die geschützten Arten nicht verwendet.

Wenn ich auf Bergwanderungen in Süddeutschland oder den Alpen auf Rapunzeln treffe und es viele von ihnen gibt, dann genieße ich gern diesen kleinen »Leckerbissen« als feinen Snack. Denn die Blütenköpfe und auch die jungen Blätter sind für meinen Geschmack sehr lecker.

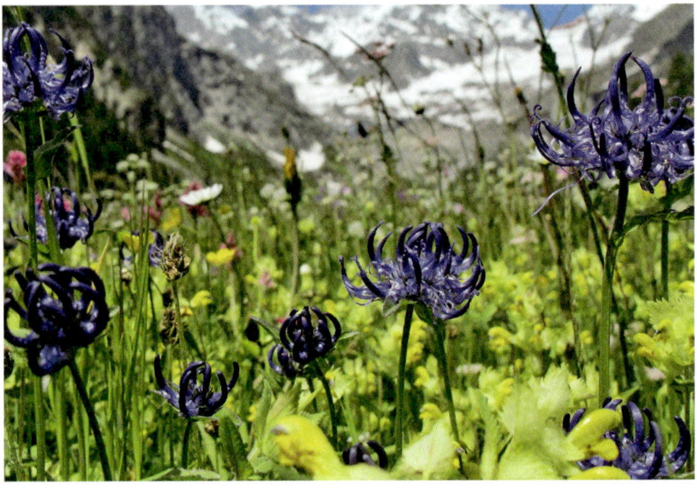

Rundköpfige Rapunzel, *Phyteuma orbiculare* L., Mont-Blanc-Region im Juni

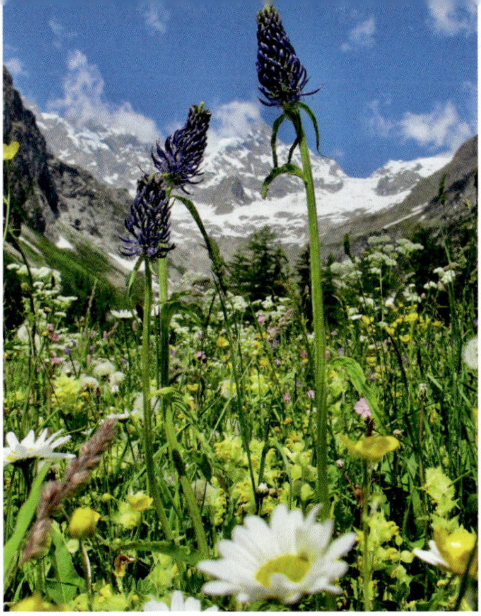

Blühende Hallers Rapunzel, *Phyteuma ovatum* H., Mont-Blanc-Region im Juni

Auch hier kann wie bei den Campanulaarten immer wieder festgestellt werden: Je höher über dem Meer man sich befindet oder je weiter im Norden, desto süßer schmecken die Blüten.

Volksheilkundlich wurde Teufelskrallen eine Wirkung gegen Krebserkrankungen zugeschrieben.[327]

Schöne und essbare Gartenpflanze

Auch hier empfehle ich Gartenfreunden sehr, sich eine oder mehrere dieser in vielerlei Hinsicht wertvollen, nämlich sehr dekorativen und dazu schmackhaften Pflanzen in den Garten zu holen. Es macht Freude und ist dazu sehr gesund, im eigenen Umfeld solche leckeren Snacks und Salate ernten zu können. Die Samen und Pflanzen einiger Teufelskrallenarten sind im Gartenhandel erhältlich. So entgeht man vielleicht auch der »Verzauberung« durch die in Nachbars Garten verlockend schmackhaften Rapunzeln …

Grimms Märchen von Rapunzel und die Glockenblumen

Die Gebrüder Grimm beschreiben in ihrer Märchensammlung die Geschichte des Mädchens Rapunzel mit dem langen Zopf. Und dies lautet zusammengefasst folgendermaßen …

Als Rapunzels Mutter schwanger war, hatte sie einen solchen Appetit auf die im nachbarlichen Garten wachsenden Rapunzeln, dass sie sich nicht beherrschen konnte und immer wieder davon naschte. Die Nachbarin bemerkte dies und verlangte Einhalt oder man müsse ihr das Kindlein übergeben, wenn der Diebstahl weitergehe.

Wohl ging der Diebstahl weiter, und so konnten die Eltern nichts anderes tun, als das dann geborene Mädchen der Nachbarin, die als Hexe galt, zu übergeben. Diese zog das Mädchen auf und sperrte es später in einen unzugänglichen Turm. Damit die Hexe nun zu Rapunzel gelangen konnte, musste diese ihr bis dahin so lang gewachsenes, zu einem dicken Zopf gebundenes schönes kräftiges Haar zum Fenster herablassen, damit die Hexe daran hinaufklettern konnte, um Rapunzel mit Essen zu versorgen. Ein Prinz beobachtet dies und klettert heimlich ebenfalls zu Rapunzel hoch, beide verliebten sich, wurden aber von der

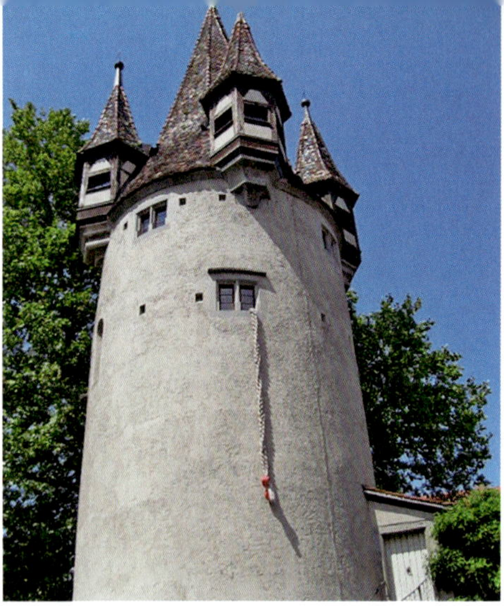

Turm mit Rapunzelzopf in Lindau[328]

Hexe ertappt. Diese schnitt Rapunzel den Zopf ab und verbannte es in eine Wüstenei, der zur Rede gestellte Prinz erblindete beim Absturz aus dem Turm und irrte daraufhin herum. Doch fanden schließlich beide zusammen, von Rapunzels Tränen wurden des Prinzen Augen benetzt und geheilt, worauf sie schließlich doch noch glücklich im Königreich des Prinzen Hochzeit feiern konnten ... Und wer diese Geschichte nicht glaubt, kann in Lindau am Bodensee immer noch den Zopf von Rapunzel am Turm hängen sehen ...

Wie hängt dies nun mit den Rapunzeln zusammen? Im Mittelalter wurden Rapunzelglockenblumen tatsächlich als Blattsalat und Wurzelgemüse angebaut. Da sie eisen- und mineralienreich sein sollen, könnten sie die damalige Entsprechung der heute üblichen Schwangerschafts-Multivitaminpräparate darstellen und vielleicht wirklich dazu führen, dass die bereits im Mutterleib solcherart gut genährten Kindlein volles kräftiges Haar bekommen und gesund und schön werden.

Interessant ist zudem, dass sowohl in Europa als auch bei Navajo-I und Ramah gemäß Marzell und Moermann Glockenblumen als Schutzblumen vor Zauberei und Hexen galten. Die Rundblättrige Glockenblume (*C. rotundifolia*) wird auch als Schutzmittel gegen das »Verschreien«, also das Bezaubern der Kinder erwähnt.

Alte Namensbezeichnungen wie Guggeblum oder Kuckucksblume deuten darauf hin, dass die Blumen und wohl auch die Wurzeln früher von Kindern gegessen wurden. So manche essbare Kinderblume ist laut Marzell nach dem Kuckuck benannt. Doch galt dieser Vogel auch als Zaubervogel.

PORST

auch Ledum genannt

Grönländischer Porst, *Rhododendron groenlandicum* (Oeder) Kron & Judd, auch *Ledum groenlandicum* Oeder, Broad-leaved Labrador Tea (engl.), Grönlandsk Post (dän.), Qajaasaq (Kalaallisut)

Sumpfporst, *Rhododendron tomentosum* Harmaja, auch *Ledum palustre* (L.), Narrow-leaved Labrador Tea, Northern Labrador Tea (engl.), Qajaasaq (Kalaallisut), Post (dän.)

Westlicher Porst, *Rhododendron columbianum*, auch *Ledum glandulosum* oder *Ledum neoglandulosum*, Western Labrador Tea, Swamp Tea, Muskeg Tea (engl.)

Alte und lateinische Namen

Das Wort Porst ist indogermanisch und bedeutet »feuerfarben«. Porst wurde bereits zu Wikingerzeiten zum Brauen eines recht berauschenden und wohl, ähnlich dem Tee aus Porst, rötlich gefärbten Bieres verwendet.

Die grönländische Kalaallit-Bezeichnung für Porst *Qajaasaq* bedeutet »wie ein kleines Kajak«, dies wegen der länglich-schmalen Form der Blätter.

Die lateinische Bezeichnung *Ledum* wurde der Pflanze laut Marzell wohl deshalb verliehen, weil sie ähnlich riecht wie das in der Antike gebräuchliche, aus Cistusarten gewon-

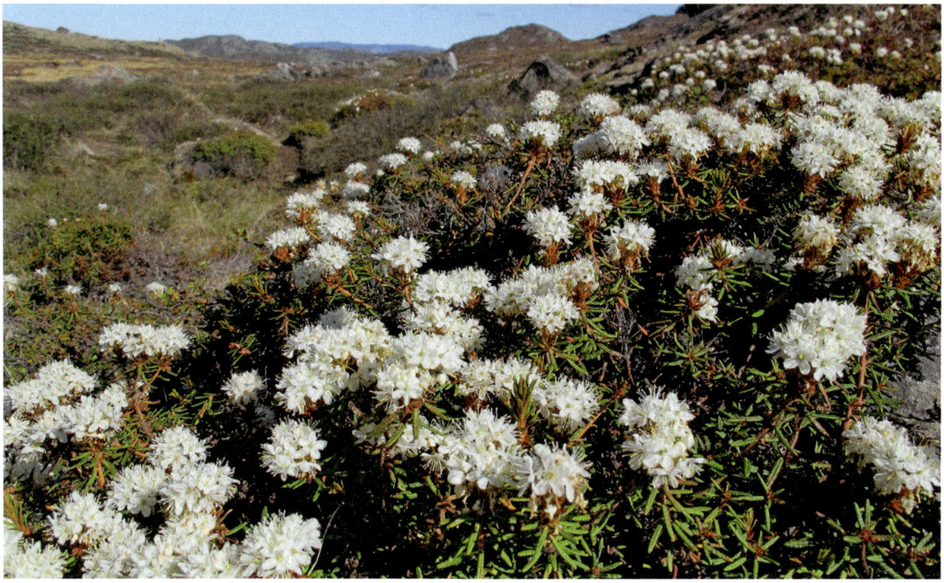

Blühender Sumpfporst, *Rhododendron tomentosum*, Kangerlussuaq, Grönland im Juli

nene Harz Ladanum. Doch vielleicht hatte Linné Porst auch nach der griechischen Sagenfigur Leda benannt? Mehr dazu kann im Abschnitt »Die schöne Leda und der Schwan« gefunden werden.

Aufgrund der botanischen Zuordnung zur Gattung der Rhododendren wurde die lateinische Bezeichnung um 1990 von Ledum in Rhododendron gewechselt. Seither finden sich beide Namensbezeichnungen in der Literatur.

Verbreitung und Beschreibung

Porst hat ein weites Verbreitungsgebiet und wächst auf nassen, kalkfreien Torfböden und Hochmooren vor allem in Gneisgebieten. Kanada, Nordamerika, Grönland, die Alpen, Nord- und Osteuropa, Mittel- und Nordasien bzw. Sibirien bis China und Japan sind seine Lebensräume, er ist ein Eiszeitrelikt. Grönländischer und Nordamerikanischer Porst gelten als nahe verwandt oder als Unterarten. Leider ist er in Mitteleuropa aufgrund der Trockenlegung von Mooren sehr selten geworden. Deshalb darf er in Deutschland nicht gesammelt werden. Er steht auf der Liste der aussterbenden Arten und kommt noch in gebirgigen Hochmooren vor. In Europa kann er von 50 bis 150 Zentimeter hoch und bis zu 30 Jahre alt werden.

Während einer Lettlandreise nahe der Ostseeküste traf ich in einem Küstenwald auf etwa einen Meter hohe Porststräucher, die ich zuerst gar nicht erkannte, da mir bis dahin nur der in Grönland nahe des Polarkreises als bodennaher, flach in die Breite wachsender, maximal fünf bis zehn Zentimeter hohe Strauch bekannt war. Man muss ganz anders schauen, um dieselben Pflanzen weiter südlich wiederzuerkennen, da sie dort doch um einiges großformatiger werden.

Porst gehört zur Familie der Heidekrautgewächse (Ericaceae) und hat aufsteigende, rostfarbig-filzige, behaarte Zweige. Seine Blätter sind immergrün, lederig und am Rand eingerollt, sodass sie dem Rosmarin ähnlich sehen, weshalb man Porst mancherorts Alpenrosmarin nannte. Die überwinternden Blätter scheinen als Reservespeicher für den Austrieb im nächsten Frühjahr zu dienen. Entfernt man diese, soll die Pflanze absterben. Die jüngeren Frühlingsblätter und Zweigspitzen können aber durchaus gepflückt werden.

Anhand der Blätter und Blüten unterscheidet man in Grönland, Kanada und Nordamerika drei Arten:

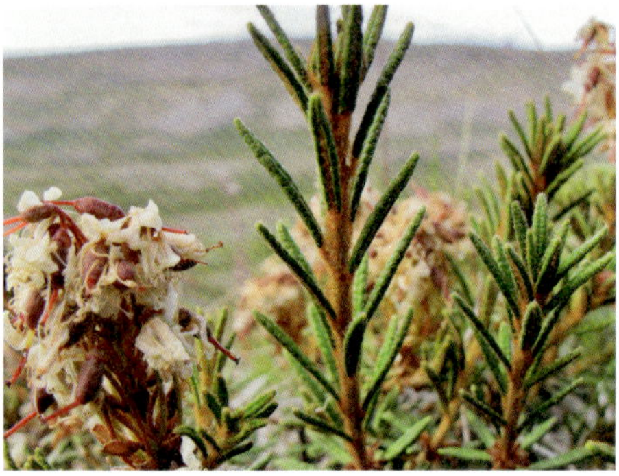

Nach unten eingerollte Blätter mit filzig-rostfarbiger Behaarung an der Unterseite wie auch am Stängel bei Sumpfporst, *Ledum palustre/ Rhododendron tomentosum*, Grönland im Juli. Anhand dieser rostbraunen flaumigen Behaarung der Blattunterseite sowie des charakteristischen aromatischen Dufts kann man Porst eindeutig erkennen und sollte ihn nicht mit anderen Pflanzen verwechseln können

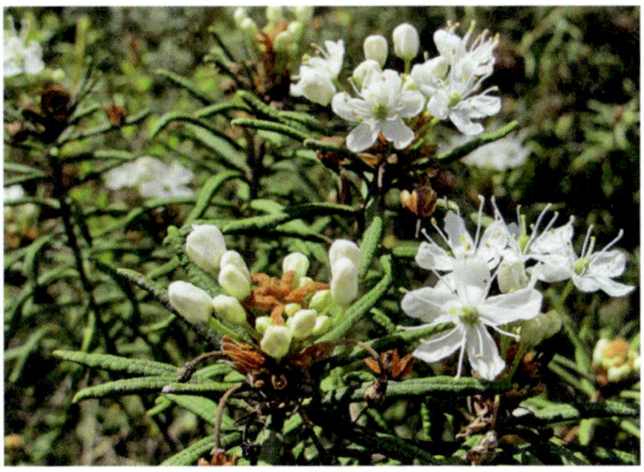
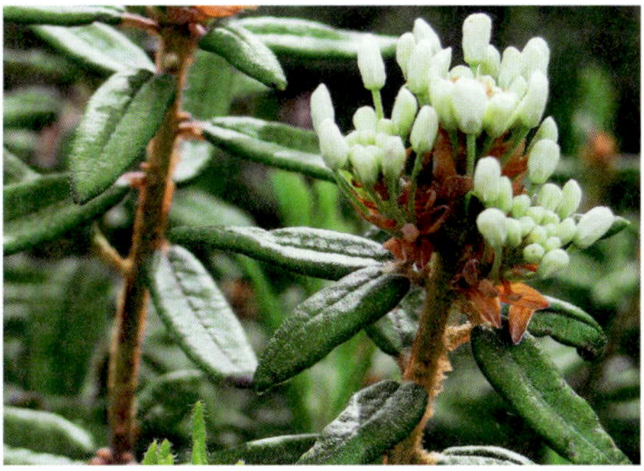

◀ Sumpfporst, *Rh. tomentosum* L., in Blüte
▶ Grönländischer Porst, *Rh. groenlandicum* Oeder (Kron & Judd), in Blüte

1) Sumpfporst, *Ledum palustre* L., auch *Rhododendron tomentosum* Hamaja genannt
2) Grönländischer Porst, *Rhododendron/Ledum groenlandicum* (Oeder) Kron & Judd
3) Westlicher Porst, engl. Labrador Tea, Swamp Tea oder Muskeg Tea genannt, lateinisch *Rhododendron columbianum* (Piper) Harmaja, auch *Ledum glandulosum* Piper oder *L. neoglandulosum* Nuttall.

Grönländischer Porst hat etwas breitere (fünf bis zehn Millimeter), lanzenförmige Blätter, die ebenfalls am Rand nach unten eingerollt sind. Westlicher Porst hat noch breitere, kurz gestielte und am Ende leicht behaarte Blätter. Im Gegensatz zu Blättern des Sumpfporsts sehen die Blätter der anderen Arten nicht nadelförmig aus.

Alle Porstarten haben endständige Blütendolden mit zehn bis 25 (bei *R. tomentosum*) und zwölf bis 30 (*R. groenlandicum*) sowie zehn bis 35 (*R. columbianum*) weißen, fünfblättrigen Blüten. Bei Sumpfporst haben diese zehn Staubblätter, bei Grönländischem Porst meist fünf bis acht (selten zehn) Staubblätter. Die Frucht ist eine fünffächrige Kapsel.[329]

Der Duft von Porst ist stark aromatisch bis scharf, deutlich stärker als frischer Rosmarin und wird mit Kampfer verglichen. Bei Tundrawanderungen riecht man ihn sofort, sobald er betreten wird.

Grönländischer Porst kommt in Kanada, Nordamerika und Grönland vor, Sumpfporst in der gesamten Subarktis von Kanada, Nordamerika, Nordeuropa, den Alpen über das Baltikum, Osteuropa, Sibirien bis Japan und China/Tibet. Westlicher Porst wächst nur im Westen Kanadas und Nordamerikas, von ihm wurden Fossilien aus dem Pleistozän gefunden.

Bedeutungsvolle Volksbezeichnungen

Die Verwendung als Bierzusatz, als Vertreiber von Ungeziefer bei Mensch und Vieh, als Frauenkraut, seine Ähnlichkeit zu Rosmarin, die weißen Blüten und rostroten Stängel, die tannenähnlichen Blätter, sein honigsüßer bienennährender Blütenduft, günstige Wirkungen auf schmerzende Gelenke und Weiteres kann man aus gebräuchlichen Volksnamen des Porstes lesen. Hier eine Aufzählung mancher der von Marzell genannten Bezeichnungen: Bie-

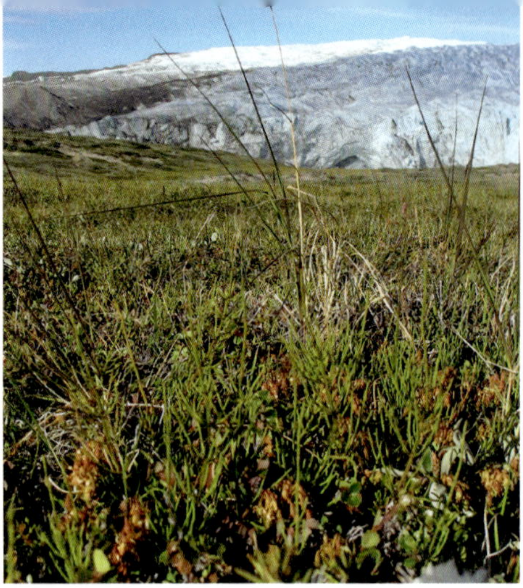

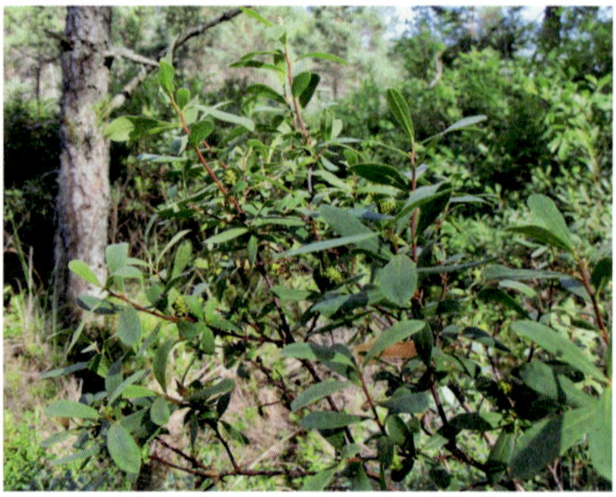

◀ Sumpfporst, *Rhododendron tomentosum*, am Verblühen zwischen Schachtelhalmen nahe des Eisschildes, Grönland im Juli
▶ Gagelstrauch, *Myrica gale*, Lettland, in einem Uferwald an der Ostsee

nenheide, Brauerkraut, Flohkraut, Gichttanne, weiße Heide, Hartheide, Kiefernporst, Kühnrost, Mottenkraut, Mutterkraut, Schlafkraut, Rausch, Rosskraut, Sautanne, Tannenporst, Waldrosmarin, Wanzenkraut, Warzenkraut, Läusekraut und Zeitheil. Vielleicht hat der Name Zeitheil mit dem verjüngenden Effekt von Porsttee zu tun, den man ihm bei den Inuit zuschreibt?

Marzell erwähnt unter anderen auch die Bezeichnungen Rostkraut und Kühnrost und vermutet einen Zusammenhang mit der rötlichen Unterseite der Blätter. Eventuell beziehen sich die rostroten Namensbezeichnungen des Porsts auch auf den gleichfarbigen, aus ihm bereiteten Labrador Tea oder auf die leuchtend rostrote Farbe der gerade verblühten Blüten.

Interessant ist der Zusammenhang mit dem oft in der Nachbarschaft von Porst wachsenden Gagelstrauch (*Myrica gale* L.), der ebenfalls traditionell zum Bierbrauen und für fast gleiche gesundheitliche Zwecke verwendet wurde, starke ätherische Öle enthält, rostrote Farbe an den Knospen und Blüten aufweist und im Volksmund gleichermaßen Porst genannt wird.

Prost! Porst als gesundes, doch berauschendes Bierkraut

So alt und vielverwendet war früher das Bierbrauen mit Porst (und dem sehr ähnlichen Gagelstrauch), dass vielleicht der Segensgruß »Prost« der Biertrinker seit Wikingerzeiten damit zusammenhängt. Im Estnischen wird Frischbier Pors, im Ostpreussischen Porsch oder Barsch genannt. Heute findet man Erklärungen, der Trinkspruch »Prosit« komme vom lateinischen Wort *prodessere* und bedeute »es nütze«. Doch wurde in Nordeuropa weit vor der Römerzeit mit Bier angestoßen. Das tatsächliche Alter dieses Brauches verschwindet in den Nebeln aetherisch-aethylischer Vorzeiten.

Getränke aus Porst sind durchaus gesund, wie nachfolgend unter den Heilwirkungen aufgeführt wird. Porst enthält dem Vitamin C an Wirkung ähnliche starke Antioxidantien und wirkt unter anderem entzündungshemmend[330], blutdrucksenkend, günstig auf Blutfette und Blutzucker, schmerzlindernd[331], antiinfektiös, antioxidativ und antikanzerogen[332]. Das als ätherisches Öl enthaltene Ledol ist leicht giftig[333] und gilt als berauschend, was sich durch die Kombination mit Alkohol verstärken soll.

Bei nordgermanischen und slawischen Völkern waren psychoaktive Kräuter laut dem Kulturanthropologen Dr. Wolf-Dieter Storl dem mächtigen und kräftigen Donnergott Thor oder Donar geweiht, der mit seinem Hammerschlag, hörbar als Donnerkrachen bei Gewittern, die Erde fruchtbar machte.[334] Von solch »durchschlagend« berauschenden Effekten des Porstbieres berichten laut Rätsch skandinavische Quellen, die durchwegs als Ursache für die Berserkerwut den Genuss von aus Porst gebrautem Grutbier nannten. Er vermutete Porstbier als Teil der damaligen Riten beim Berserkergang der jungen Männer, dem furor teutonica.[335] Porstbier war in der Ostseeregion jahrhundertelang ein verbreitetes Getränk, wurde aber dann wegen seiner Giftigkeit verboten.

Met und Kräuterbiere

Honigwein Met und/oder vergorener Birkensaft stellten nach heutigen Erkenntnissen die allerersten alkoholischen Getränke in Europa dar, erst viel später kam dann Bier hinzu. Ursprünglich sollen Met oder Bier als heilige Zeremonialgetränke bei nordischen/germanischen Völkern nur bei besonderen Anlässen getrunken worden sein, wie zum Beispiel bei der Ratsversammlung Thing. In den Beratungsrunden vor der letztlich getroffenen Entscheidung wurde unter der enthemmenden Wirkung dieser alkoholischen Getränke die eigene Wahrheit gesagt, hilfreich, um wirklich jedermanns unverhohlene Meinung zu hören. Am letzten Tag und am Höhepunkt soll dann jedoch ganz ausgenüchtert die Ratsentscheidung getroffen worden sein.

Bier wurde vor dem Reinheitsgebot laut Rätsch mit verschiedenen Kräutern für verschiedene Zwecke gebraut.[336] Birke, Gundelrebe, Engelwurz, Erdbeere, Farne, Fenchel, Fichtensprossen, Galgant, Hagebutten, Hanf, Haselnuss, Heidelbeere, Holunder und viele weitere waren zum Beispiel neben psychoaktiven Pilzen in vorchristlichen Zeiten gebräuchliche und meist gesunde Bierzutaten. Es gab Heilbiere mit je nach Krankheit passenden Kräutern, Festbiere mit stimmungsaufhellenden Zutaten wie Johanniskraut oder alkoholfreie Kraftbiere wie das heute noch für Kinder gebräuchliche Malzbier.

Porst nicht in der Schwangerschaft anwenden und Dosis einhalten

Bevor Sie von all den erfreulichen, unten aufgeführten Heilwirkungen des Porsts lesen und vielleicht so wie ich auch enthusiastisch beginnen, Labrador-Tee zu trinken, möchte ich darauf hinweisen, dass er vorsichtshalber nicht während der Schwangerschaft angewendet sowie die angegebenen Dosierungen eingehalten werden sollten. Erstens enthält er starke ätherische Öle, von deren Einnahme in der Schwangerschaft abgeraten wird. Zweitens wurde Porst als Abtreibungsmittel erwähnt. Zudem können bei Überdosierung Nebenwirkungen auftreten. Alle Pflanzen mit einem hohen Gehalt an ätherischen Ölen werden als wehenfördernd angesehen, ihre Energien bewegenden Eigenschaften möchte man in der Schwangerschaft nicht, da sie Frühgeburtlichkeit begünstigen könnten.

Inhaltsstoffe

Flavonoide, Phenole und Terpenoide

Im Porst sind Flavonoide, Phenolsäuren und Terpenoide enthalten. An Flavonoiden wurden hauptsächlich Quercetin-, Kämpferol- und Myricetin-Verbindungen in größeren Mengen gefunden. Des Weiteren Phenolsäuren wie Gallussäure-, Elagallussäure und Koffeeinsäurederivate. Auch Monoterpene und Sesquiterpene, zudem Cumarine (Fraxetin, Fraxin, Esculin und weitere) und Triterpene wie Taxerol, Uvaol, Ursolsäure, Sterole wurden entdeckt.[337] Eine Untersuchung zeigte, dass die phenolischen Komponenten für etwa 80 Prozent der starken Radikalfängeraktivität von Porstextrakt verantwortlich sind.[338]

Ätherische Öle

Alle Pflanzenteile inklusive der Samen enthalten ätherische Öle, lediglich die Menge unterscheidet sich je nach Pflanzenteil. Wie allgemein bekannt, spielen natürlich verschiedene, das Pflanzenwachstum beeinflussende Bedingungen wie Klima, Erntezeitpunkt und Standort sowie die jeweilige Unterart eine große Rolle bei der Komposition dieser Inhaltsstoffe.

Heute geht man davon aus, dass es mindestens zehn verschiedene Chemotypen von *R. tomentosum* gibt.[339] Zentral- und Nordeuropäischer Porst enthält vor allem Palustrol und Ledol[340], kanadische Pflanzen eher Ascaridol und P-Cymen als Hauptkomponenten. Ähnlich zu Kanada ergaben russische Sumpfporstanalysen hauptsächlich Limonen, p-Cymen, Sabinen and β-Myrcen als ätherische Öl-Komponenten mit eher kleinen Ledolanteilen.[341]

So fand zum Beispiel eine Analyse mit Hydrodestillation aus im Juli nach der Blüte in Finnland gesammelten Zweigen und Blättern von *R. tomentosum*, die zuerst tiefgefroren und dann luftgetrocknet worden waren, als Hauptkomponenten Palustrol (491 mg/g), β-Myrcen (399 mg/g) und Ledol (202 mg/g). Weitere Komponenten waren Cis-p-mentha-2,8-dien-1-ol, 2-methyl-6-methylen-1,7-octadien-3-on, 2,6-Dimethyl-1,5,7-octatrien- 3-ol, 9-Epi-β-caryophyllen, Leden, Viridiflorol/globulol und (epi)-Cyclocolorenon.[342] Ein Beispiel einer Analyse von *R. groenlandicum* aus Kanada ergab als Hauptkomponenten in absteigender Konzentration Alpha- und Beta-Selinen, Sabinen, Germacren und Germacron.[343]

Teekraut, Honigbonbon, Kaugummi und Schamanenpflanze: Traditionelle Verwendung von Porst in Küche und Alltag

Sammelregeln

Manche sammeln die jungen, noch nicht ganz ausgereiften Blätter und trocknen sie an einem schattigen oder dunklen, luftigen Ort. Andere sammeln die Blätter im Herbst und Winter, wenn der Saft herausgegangen ist, und sagen, dies ergebe den besten Tee.

Um die Pflanze nicht zu gefährden, wird in der Ukraine und in Sibirien nur der junge, maximal einjährige Trieb von höchstens zehn Zentimetern während der vollen Blütezeit mit oder ohne Blüten gesammelt. Da es drei Jahre dauert, bis sich die langsam wachsende Pflanze davon erholt hat, darf sie so lange nicht mehr beerntet werden. Die Pflanze wird an dunklen, warmen und trockenen Orten getrocknet. In Sibirien sagt man, man solle sich nicht in den Trocknungsräumen aufhalten, da die ätherischen Öle Kopfschmerzen auslösen könnten.

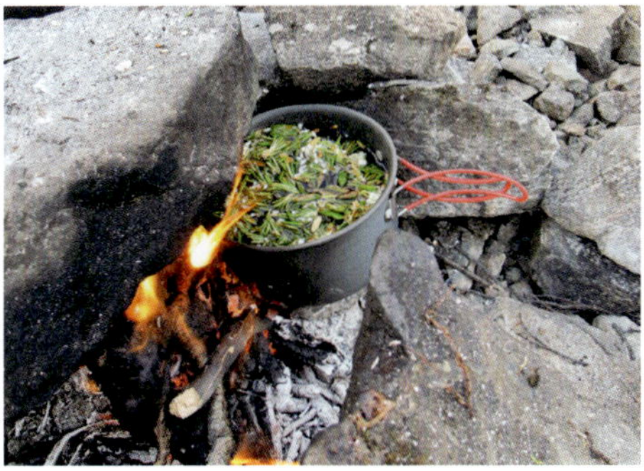

Abkochung aus Porstzweigen als Trekkingtee in Grönland. Es ist mein Lieblingstrekkingtee, und seine Wirkung gegen Erkältungen kann ich bestätigen

Bakterienhemmender Kaugummi

Angaangaq sagte: »Die Haut oder Rinde ist wie ein Kaugummi. Du schälst sie, sie fällt fast von selbst weg. Sie ist sehr dünn, wenn du sie abgeschält hast, kaust du sie einfach wie Kaugummi, nur hat es keine Luftblasen drin. Es schmeckt sehr gut.«

Eine Laborstudie zeigte auf, dass die ätherischen Öle aus Porst günstig für Mund- und Zahngesundheit sowie gegen Mundgeruch wirken können. Denn diese Öle konnten die dafür verantwortlichen Bakterien deutlich hemmen bei guter Verträglichkeit auf die Mundschleimhautzellen.[344]

»Honigbonbon«

Die Blüten enthalten sehr viel Nektar und duften süß-aromatisch. Man kann sie auslutschen, um den Honig zu kosten, oder ganz essen. Viele Blüten wurden so von den Inuit des süßen Nektars wegen gegessen, wie zum Beispiel auch Glockenblumen- und Weidenblüten. Ich habe das probiert und fand es wunderbar, ein willkommenes, auf Wanderungen Energie und Moral stärkendes »Honigbonbon«. Man kann mit den Blüten auch Salate dekorieren, Porridge oder andere Speisen würzig süßen.

Kräftige Würze für stark schmeckendes Fleisch

Getrocknete oder frische Porstblätter gelten ähnlich dem hierzulande üblichen Rosmarin als gutes und kräftiges Gewürz zu Fleischspeisen wie Wild oder auch Fisch.

Männer anlockendes Parfum

Angaangaq sagte: »Es ist wie ein Parfum, die Frauen reiben es ins Gesicht, und dann werden die Männer kommen …«

Beruhigender Raumduft

Manche nutzen frische Porstzweige, in etwas Wasser aufbewahrt, als angenehmen beruhigenden Raumduft.

Braunes Färbemittel

Porsttee oder -abkochung wurde als Farbgeber eingesetzt, um Wolle braun zu färben.

Die Körperenergie öffnend

Laut Angaangaq soll Porst die Kraft haben, den Körper von Kopf bis Fuß zu öffnen, also alle Chakren zu öffnen. Damit sei man offen für die Welt und die anderen Menschen.

Interessant ist in diesem Zusammenhang, dass die in Porst enthaltenen ätherischen Öle laut einer Studie die Hautbarriere durchlässiger machen, also helfen, Wirkstoffe besser von der Hautoberfläche in die Tiefe zu bringen.[345]

Eine Schamanenpflanze

Auch benannte Angaangaq, der schamanisch arbeitet, Sumpfporst als eine Schamanenpflanze und verglich ihn mit der südamerikanischen Droge Ayahuasca. Laut Christian Rätsch wurde Sumpfporst bei sibirischen Schamanen der Tungusen und Giljaken wie auch bei den japanischen Ainu schamanisch verwendet: zur Erzeugung hellseherischer oder prophetischer Trance, zum Beispiel bei Heilritualen. Die Wurzel sei hierzu gekaut, die frischen Blätter auf die Knie gerieben oder der Rauch eingeatmet worden. Gerade die Inhalation des Porstrauches gilt als sedativ und hypnotisch.

Möglicherweise hängt dies mit im ätherischen Öl enthaltenen Ledol zusammen. Ätherisches Porstöl könne laut Rätsch Erregungszustände und Trunkenheit bewirken, wie auch das sehr berauschende und heute verbotene, mit Porst gebraute Grutbier. Diese Wirkungen sollen dosisabhängig sein, kleine Mengen hätten aphrodisisch-berauschende Effekte. Höhere Dosierungen könnten jedoch Kopfschmerzen, Urinierbeschwerden und Nervosität auslösen.

Aufgrund des Ledols in Porst, das als giftig gilt und in zu hohen Dosen Krämpfe, Durchfall und Lähmungen auslösen kann, finden sich Warnungen vor der Anwendung von Porst, auf die weiter unten eingegangen wird.

Labrador-Tee (engl. auch Hudson's Bay Tea, Marsh Tea, Muskeg Tea)

Labrador-Tee wird traditionell von den indigenen Völkern Kanadas, Nordamerikas, Grönlands, Nordeuropas und Sibiriens getrunken. Sein Name kommt von der Region Labrador an der kanadischen Westküste, die ursprünglich nur von Inuit-Völkern besiedelt war. Die englischsprachigen Siedler nennen ihn dort auch Indian Tea oder Hudson's Bay Tea. Man kann ihn aus allen drei verwandten und dort vorkommenden Porstarten *Rhododendron groenlandicum*, *R. tomentosum* und *R. neoglandulosum/columbianum* bereiten.

Meistens werden nur die frischen oder getrockneten Blätter ohne Stängel oder Blüten dazu genommen, man kann aber auch nur die Blüten oder die Blätter mit den Stängeln verwenden. Manche Leute essen die gekochten Blätter mit. Andere rösten die Blätter vor der Teezubereitung oder mischen sie mit Schwarztee oder Pfefferminze. Labrador-Tee gilt als guter Schwarztee- oder Kaffeeersatz.

In dieser Zubereitung ist nach Rätsch keine psychoaktive oder toxische Wirkung zu erwarten. Dies kann ich aus eigener Erfahrung bestätigen. Im Internet und mancher Literatur wird vor der Anwendung von Porsttee aufgrund des Ledolgehalts gewarnt. Ledol soll aber laut Moore[346] nicht wasserlöslich sein, sodass die Teezubereitung nur wenig Ledol enthält.

Andererseits bestätigt eine Studie mit *R. groenlandicum*, dass Labrador-Tee eine wertvolle Quelle für Spurenelemente, insbesondere Mangan, sein kann. Der Tee enthält zudem

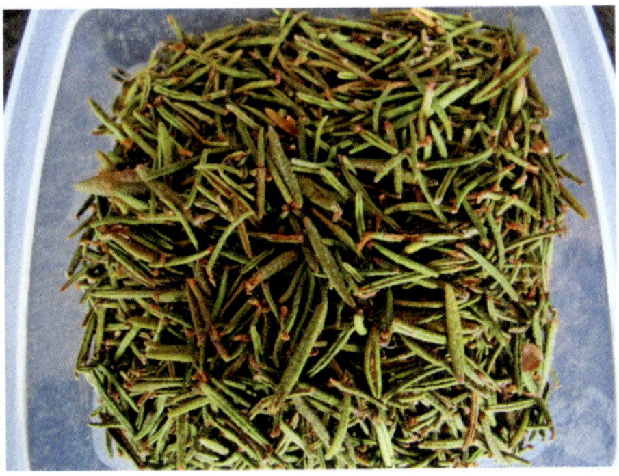 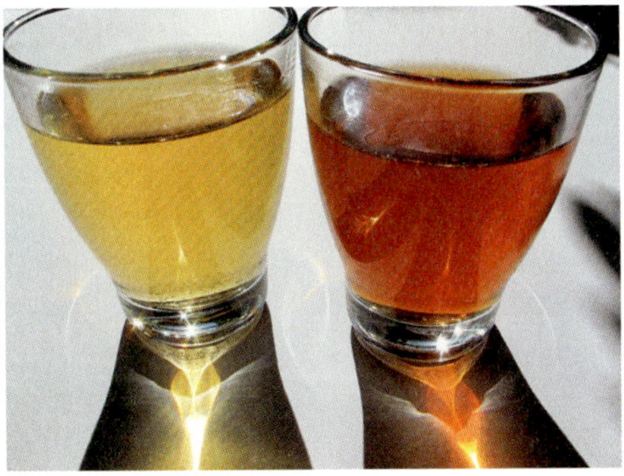

◀ Getrocknete Blätter von Sumpfporst, *Rhododendron tomentosum* bzw. *Ledum palustre*, in Grönland gesammelt
▶ Labrador-Tee aus in Grönland gesammeltem Sumpfporst, *R. tomentosum*. Links aufgebrüht und zehn Minuten mit Deckel ziehen gelassen (Aufguss), rechts 20 Minuten auf kleiner Flamme mit Deckel gekocht (Abkochung) mit einem Esslöffel getrocknetem Kraut pro Liter Wasser

Aluminium, Eisen, Zink, Kupfer und Nickel. Porst reichert nach dieser Untersuchung vermehrt essenzielle Spurenelemente an und nicht Schwermetalle mit toxischem Potenzial, sodass er als relativ sicher bezüglich Schwermetallaufnahme gilt.[347]

Ich habe den Tee längere Zeit getrunken, etwa ein bis zwei Liter täglich. Auch in Kombination mit anderen Kräutern wie Rosmarin, Fichtenspitzen, Thymian, Brennnessel und Grüntee schmeckt er gut. Ungünstige Nebenwirkungen konnte ich keine beobachten, im Gegenteil. Er wirkte sehr gut zum Vorbeugen und Behandeln von Erkältungen und scheint eine durchblutungsfördernde Wirkung zu haben. Natürlich sollte die übliche Zubereitung und Dosis eingehalten werden, da sonst Nebenwirkungen wie Benommenheit, Schwindel und weitere auftreten können, wie mehrere Quellen, auch der Inuit, berichten.

REZEPT FÜR LABRADOR-TEE

Ein leicht gehäufter Esslöffel frischer oder getrockneter, etwas zerkleinerter Porst mit einem Liter kochendem Wasser überbrühen und mindestens zehn Minuten knapp unter dem Siedepunkt heiß halten bei geschlossenem Deckel (damit die wertvollen ätherischen Öle nicht alle verdampfen). Am besten ist der Tee, wenn er etwa 20 Minuten heiß gesiedet, aber gerade nicht gekocht wurde, weil dann noch mehr ätherische Öle enthalten sind, die Farbe schön rot und der Geschmack rund wird.

Manche nehmen sogar eine Handvoll frisches oder getrocknetes Kraut pro Liter Wasser und kochen es 15 Minuten lang, was einen sehr kräftigen Tee ergibt. Die arktischen Pflanzen sollen stärker konzentriert sein, sodass ich, wie meine grönländische Freundin Gitte Lennert-Olsen es machte und auch bei Aalasi nachzulesen ist[348], für den Alltagstee nur einen Esslöffel Kraut pro Liter nehme. Dieses brühe ich dann mehrmals auf.

Norden trifft Süden: Porst mit Rosmarin als Teegetränk

Porst mit Rosmarin zusammen frisch oder getrocknet aufgebrüht zum Tee, in der Art der chinesischen Grünteetrinker, ist etwas sehr Feines: Pro Liter kochendes Wasser ein Teelöffel frisch zerkleinerter Porst und ein Esslöffel zerkleinerter Rosmarin aufbrühen, etwa 15 Minuten ziehen lassen, absieben und trinken. Die zurückgebliebenen Kräuter in der Kanne immer mit etwas Wasser bedeckt lassen und nochmals aufbrühen, beim zweiten Mal etwa 20 Minuten und länger ziehen lassen. Der Tee färbt sich dann langsam rot, bekommt ein weiches rundes Aroma und schmeckt einfach gut! Die Antioxidantien scheinen sich gegenseitig vor dem Abbau durch das Stehen an der Luft zu schützen, und die Wirkung auf den Körper verstärkt sich.

Die rote Farbe wurde früher als Signatur für das Blut, die Durchblutung und die Blutgefäße angesehen. Wenn man die bekannten Heilwirkungen von Porst und Rosmarin zusammenzählt, dann könnte dieser Tee tatsächlich eine heilende Wirkung für Durchblutungsstörungen, Bluthochdruck und Herz-Kreislauf-Erkrankungen haben.

Lauwarmer Labrador-Tee gilt bei den Inuit des Weiteren als Stärkungsmittel für Schlittenhunde.

Heilanwendungen und Forschung

Überall, wo Porst wächst, wird er heilkundlich verwendet, sei dies bei den Inuit, First Nations Nordamerikas, Balten, Skandinaviern, Russen, sibirischen Völkern oder Asiaten wie den japanischen Ainu oder auch in China und Tibet. Hier sind die mir verfügbaren volksheilkundlichen Anwendungen sowie Forschungsstudien aufgeführt.

Es scheint, dass alle drei Porst-Unterarten *R. tomentosum, R. groenlandicum* und *R. columbianum* in der Volksheilkunde ähnlich eingesetzt werden. Da *R. groenlandicum* nur in Kanada, Nordamerika und Grönland vorkommt, ist bei sibirischen und asiatischen Anwendungen immer *R. tomentosum* gemeint. Bei grönländischen und amerikanischen Anwendungen ist manchmal nicht ganz klar, welche Art gemeint ist, sodass hier meist verallgemeinernd Porst als Bezeichnung verwendet wird. Die Angaben von Angaangaq beziehen sich vorwiegend auf *R. tomentosum*, der in dessen Heimatregion Westgrönlands häufig anzutreffen ist.

Antiinfektiös, bei Atemwegsinfekten und Lungenkrankheiten

Schnupfen, Halsweh, Lymphknotenschwellungen, Grippe, Fieber, Bronchitis, Lungenentzündung, Keuchhusten, Asthma, Diphtherie, Tuberkulose, Epidemien

Für alle diese Erkrankungen wird Porst in Form von Abkochung oder Tee volksheilkundlich bei Inuit wie den Kalaallit, Inupiat, Aluutiq, Athabascan, Tlingit, Dena-Ina, kanadischen Upper Tanaana, in der Ukraine und in Sibirien eingesetzt. Rezepte für die Zubereitung und weitere Anwendungsformen sind nachfolgend aufgeführt, wobei ich die grönländische Zubereitung am wirksamsten finde.

Pharmazeutische Untersuchungen in der ehemaligen UDSSR zeigten hustenstillende Wirkungen. Bei Keuchhusten wird auch die Kombination mit Kalmus (die Wurzel von *Acorus calamus*) eingesetzt.

Die antiinfektösen Wirkungen kann ich aus eigener Erfahrung und den Erfahrungen meiner grönländischen Freunde bestätigen. Porsttee (*R. tomentosum*) hat mir selbst schon oft bei viralen Atemwegsinfekten geholfen. Während der Corona-Epidemie wurde er von Grönländern vorbeugend und therapeutisch nach deren Aussagen mit guten Erfolgen gebraucht. Insbesondere seine breite antivirale Wirkung in Kombination mit den leicht entkrampfenden, antientzündlichen, hustenreizstillenden und schleimlösenden Eigenschaften sind hierbei wohl hilfreich.

Mein grönländischer Porstvorrat war zu Beginn der Corona-Zeit bereits leergetrunken, doch gibt es glücklicherweise sehr viele weitere antivirale Heilpflanzen, auf die ich dann zurückgreifen konnte.

REZEPT FÜR PORSTTEE GRÖNLÄNDISCH

Ein leicht gehäufter Esslöffel frischer oder getrockneter, etwas zerkleinerter Porst mit einem Liter kochendem Wasser überbrühen und mindestens zehn Minuten knapp unter dem Siedepunkt bei geschlossenem Deckel heiß halten. Über den Tag verteilt einen Liter Tee warm einnehmen.

PORSTTEE SIBIRISCH BEI ATEMWEGSBESCHWERDEN

Ein Teelöffel zerkleinertes getrocknetes Kraut wird mit einer Tasse kochendem Wasser aufgebrüht und davon drei bis vier Mal täglich ein Esslöffel eingenommen.

Dampfinhalationen mit Porst
Insbesondere bei Erkältungen im Kopfbereich wird eine kleine Handvoll Kraut in einer Schüssel mit einem Liter kochendem Wasser aufgebrüht. Darauf wird der Kopf über die Schüssel gebeugt, mit einem Handtuch bedeckt und die warmen Dämpfe eingeatmet. Dies gilt als schweißtreibend, was besonders im Anfangsstadium von Infekten günstig ist.

Porstpulver schnupfen
Fein gepulverte getrocknete Porstblätter, oft zusammen mit anderen pulverisierten Infektkräutern, werden in die Nase geschnupft, besonders bei Naseninfekten. Auch Porstblüten sollen gegen Erkältung wirken, jedoch nicht so stark wie die Blätter.

Lotionen mit ätherischem Porstöl einreiben
Lotionen, denen wenige Tropfen ätherisches Porstöl zugegeben wurden, reibt man ins Gesicht um Nase und Wangen ein, um Schleim zu lösen und die Nase frei zu machen.

Kauen frischer Blätter
Insbesondere bei Beschwerden im Mund-, Nasen-, Hals- und Ohrenbereich können wiederholt ein bis zwei Blätter gekaut werden.

Breiumschläge
Diese werden mit dem frischen zerstampften oder getrockneten gedämpften Kraut auf Hals und Brust bei entsprechenden Beschwerden und gegen Fieber eingesetzt.

Porstölzubereitung bei Erkältung und laufender Nase
Zehn Gramm Sumpfporstkraut werden in Sibirien mit 100 Milliliter kochendem Pflanzenöl aufgebrüht und abgekühlt in kleinen Mengen in die Nase geträufelt.

Verdünntes ätherisches Sumpfporstöl bei Grippe und Schnupfen
Zehn Teile ätherisches Sumpfporstöl werden mit 90 Teilen Leinöl vermischt und als Emulsion in die Nase geträufelt.

Antiviral, antibakteriell und pilzwidrig

Antivirale Wirkungen konnten in einer Studie aufgezeigt werden, bei der wässriger Porstextrakt die Vermehrung von Hirnhautentzündung auslösenden, durch Zecken übertragene Viren auf Zellkulturen quasi vollständig hemmen konnte.[349] Ebenfalls gute antibakterielle Effekte wurden in mehreren Laborstudien gefunden, die bei ethanolischen (mit Alkohol ausgezogenen) Extrakten noch stärker waren als bei wässrigen.[350] Am besten antibakteriell wirkten alkoholische Porstauszüge mit 10 bis 30 Prozent oder auch 60 bis 70 Prozent Alkohol.[351]

Bei den Extraktionsmethoden waren scCO2-Extrakte stärker antibakteriell wirksam verglichen mit Hydrodestillationsextrakten, mit besonders starker Wirkung auf Staphylokokkus aureus ssp aureus.[352] Dieses Bakterium kann unter anderem Wund-, Atemwegsinfekte und Blutvergiftung verursachen. Hingegen war das Hydrodestillationsextrakt von Ledumzweigen dreimal stärker wirksam gegen den schwarzen Schimmelpilz Aspergillus niger, der Lebensmittel verderben und Pilzgifte erzeugen kann.

In der Ukraine sind reiner Porsttee oder eine Kräutermischung namens Fitobronkhol mit Porst in Apotheken erhältlich, die gegen Husten angewendet werden. Dort werden zehn Gram des getrockneten Krauts mit 200 Milliliter kochendem Wasser aufgebrüht und zwei bis drei Mal täglich ein viertel Glas davon getrunken.[353]

Frauenheilkunde

Schmerzstillend, krampflösend, blutstillend und -reinigend, abortiv
Mit Honig oder Zucker wird Porsttee laut Nancy J. Turner[354] von den Ureinwohnern British Columbias Frauen nach der Geburt zur Stärkung und Schmerzlinderung verabreicht. Auch die Thimshian gaben Frauen nach der Geburt eine Kräuterteemischung mit Porst, Muschelbrühe und Erlenrinde. Porst gilt als fördernd für den Milchfluss und als entspannend.

Ebenfalls zur Regulierung der Menstruation sowie bei Menstruations- und anderen gynäkologischen Schmerzen wird Porst verwendet. Einerseits gilt er als menstruationsauslösend, andererseits als hilfreich bei Gebärmutterblutungen. Möglicherweise hat er eine ausgleichende Wirkung. Solcherart blutungsregulierende Pflanzen kennt man auch in der TCM, die zu starke Blutungen hemmen und gleichzeitig stockenden Blutfluss beheben helfen können. Ein Beispiel ist San Qi, die Wurzel von *Panax notoginseng*.

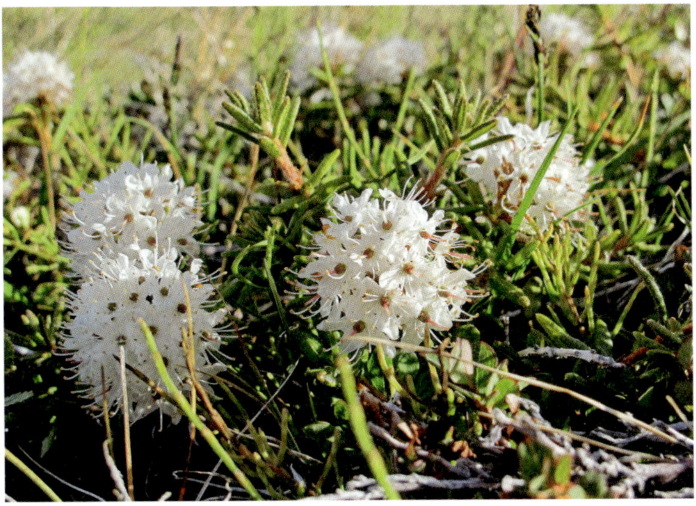

Blüte von Grönländischem Porst, *Ledum groenlandicum*, bei Sisimiut, Grönland im Juli

Porst wurde, und wird vielleicht immer noch, als Abortivum verwendet, daher sollte man ihn, wie erwähnt, nicht in der Schwangerschaft anwenden. Ab welchen Dosen und wie genau der abortive Effekt zustande kommt, ist mir nicht bekannt.

Antiinfektiös, gegen Geschlechtskrankheiten wie Syphilis, Trichomoniasis
Porsttriebe und -rinde sind eine Zutat zu einer Kräutermischung, die volksheilkundlich als Tee bei Syphilis eingenommen wird. Die sibirische Heilkunde kennt Zubereitungen aus Porst gegen Trichomonasinfekte der Geschlechtsorgane, die Tibetische Medizin auch gegen Gebärmutterentzündungen.

Die Tlingit, Haida und Tsimshian bereiteten Tee aus einer Kräutermischung mit Porsttrieben, Igelkraftwurz (*Echinopax horridum*), Drehkiefer (*Pinus contorta*) und Riesenlebensbaum (*Thuja plicata*), der laut Ann Garibaldi bei Geschlechtskrankheiten getrunken wurde.

Magen-Darm-Beschwerden
Die Abkochung aus Blättern und Stängeln wird gegen Magenschmerzen und Sodbrennen getrunken. Porsttee oder Abkochung gilt zudem als unterstützend bei Darmbeschwerden wie infektiösen Durchfällen, krampfartigen Bauchbeschwerden oder zur Regulierung der Darmtätigkeit.

Lebensmittelvergiftung
Die Inupiat in Alaska verabreichten hierfür Tee oder Abkochung aus Porst.

Gelbsucht der Kinder
Breiumschläge oder Tee wird Kindern mit Gelbsucht verabreicht.

Appetitanregend, reich an Vitamin C
Tee aus Porstblättern und -stängeln kleiner Zweige trinkt man für einen besseren Appetit und auch bei Vitamin-C-Mangel.

Schutz vor den Folgen fettreicher Ernährung, günstig bei Zuckerkrankheit
Studien an übergewichtigen Mäusen zeigten eine Besserung der Blutzuckerwerte, der Insulinresistenz und einen Schutz vor Leberverfettung sowie vor Nierenschäden bei einer Futterzugabe von Porst.[355] Diese günstigen und Diabetes bremsenden Effekte sind vor allem auf den Catechin- und Epicatechin-Gehalt zurückzuführen.[356]

Allgemein bei Krankheit

Die Upper Tanana bereiteten eine Abkochung aus Porstzweigen, Krähenbeerenzweigen und der inneren Rinde von Fichten und verabreichten dies allgemein bei Krankheit. Die Yupik räucherten mit Porst, wenn jemand krank war, und es heißt, »die Krankheit wurde mit den Pflanzenresten weggeworfen«.

Blutdrucksenkend

Porsttee gilt in der sibirischen und chinesischen Volksheilkunde als blutdrucksenkendes Mittel. Diese Wirkung wurde 1959 und 1966 am medizinischen Institut in Irkutsk untersucht.[357] Für einen stärkeren Effekt wird die Einnahme des Tees mit Fußbädern kombiniert. Die Bäder werden morgens und abends durchgeführt, wobei vier bis fünf Esslöffel getrocknetes oder frisches Porstkraut mit einem Liter Wasser ausgekocht werden. Die Abkochung wird in einen Eimer gegeben und auf die erforderliche Menge mit warmem Wasser aufgefüllt.

Hautheilmittel

Wunden, Schürfungen, Prellungen, Verbrennungen, Geschwüre, Ekzeme, Hautausschläge, wunde Brustwarzen, Nabelpflege, wunder Babypopo, Gürtelrose, Hautpilz
Angaangaq erwähnte die wertvollen Öle in den frisch zerriebenen Blättern als kostbares Heilmittel für die Haut, zum Beispiel bei Hauterkrankungen wie Ekzemen. Für die äußerliche Anwendung sprechen die bisherigen Laborforschungsarbeiten, die nicht nur die genannten antientzündlichen, schmerzlindernden und Radikalfänger-Aktivitäten aufzeigten, sondern auch die Hautbarriere öffnenden, antibaktiellen, antiviralen und pilzwidrigen Effekte.

Pulverisierte Wurzel oder Blätter werden in einem Verband oder Breiumschlag aufgelegt, dies allein oder mit Fett vermischt als Salbe. Die gekochten und pulverisierten Stängel legt man bei aufgescheuerter Haut und Schürfwunden auf. Bei frischen Wunden können ein paar Blätter gekaut und der Brei dann direkt auf die gereinigte Wunde aufgelegt werden. Für wunde Brustwarzen beim Stillen wird ein Breiumschlag aus zerstampften Blättern aufgelegt.

Der Nabel von Neugeborenen wird mit einem Umschlag aus Porstblättern und Fischöl bei Nabelschorf gepflegt. Wunde Hautstellen der Babys in den Hautfalten pflegt man mit Pulver aus den Blättern, das direkt auf die Haut gestreut wird.

Wundwaschung
Wunden werden mit der etwas abgekühlten Abkochung aus einer Handvoll Kraut pro Liter Wasser oder ein bis zwei Esslöffel Kraut pro Tasse kochendem Wasser ausgewaschen, um sie zu desinfizieren oder Brandwunden vor dem Aufbringen einer Salbe zu reinigen. Auch juckende Hautstellen, wunde Hände, aufgesprungene oder schuppende Haut, Hautausschläge werden damit gewaschen.

Shampoo gegen Schuppen
Mit Labrador-Tee wurden bei den Upper Tanana bei Schuppen die Haare gewaschen.

Pflanzenteer bei Ekzemen, Neurodermitis
In Transbaikalien, Sibirien, stellt man Teer aus Sumpfporstkraut her, der bei Ekzemen, Neurodermitis, trophischen Geschwüren und anderen Hautkrankheiten mit saurer Sahne vermischt als Breiumschlag aufgebracht wird. Für dieselben Beschwerden wird auch Porstöl eingerieben, das durch Auskochen des Krautes in Öl hergestellt wurde.

Insektenstiche, Bienen- und Wespenstiche, Bisse von Spinnen und Skorpionen
Gegen Hauterkrankungen oder Insektenstiche finden zudem Lotionen Anwendung, die aus Porstabkochung hergestellt wurden.

Homöopathische Anwendung bei Hautverfärbungen nach Blutergüssen
In alten Arztberichten werden sehr gute Wirkungen bei hartnäckigen Hautverfärbungen nach durch Verletzungen entstandenen Blutergüssen berichtet. Hierbei wurde einige Tage lang Ledum in der Verdünnung D6 verabreicht.[358]

Gift-Sumach
Bei Vergiftungen durch Gift-Sumach (Poison-ivy), der starke Hautreizungen auslösen kann, gelten laut Nancy J. Turner größere Mengen der Abkochung aus Porst innerlich eingenommen als hilfreich.[359]

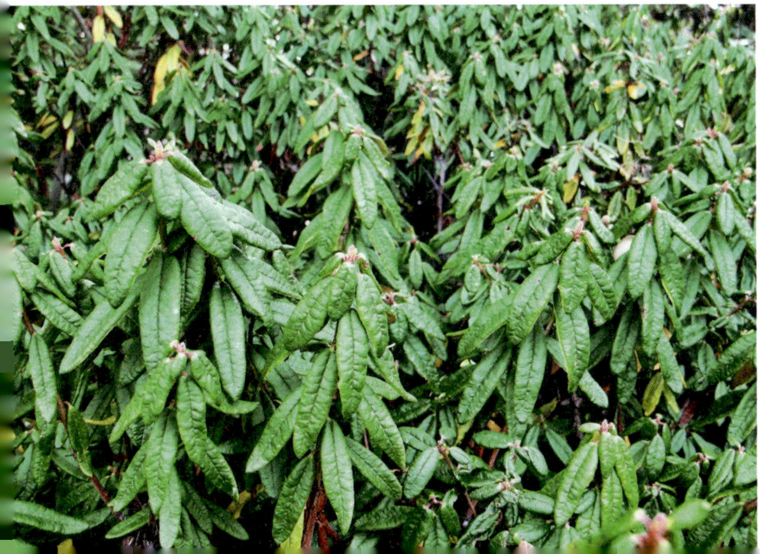

Grönländischer Porst, *Rh. groenlandicum*, Botanischer Garten Bern, im September

Schutz vor Insekten, Moskitos, Zecken, Motten

Mit Porstabsud oder -aufguss wird Mensch und Vieh gegen verschiedenerlei Ungeziefer gewaschen. Porst soll zudem gegen Darmparasiten und Würmer sowie gegen Wanzen in Betten und an Wänden helfen. Porstzweige werden gegen Insekten in Räumen aufgehängt, auch der Rauch aus halbtrockenem oder trockenem Kraut wird als Insektenschutz verwendet.[360]

Ein zehnprozentiges Öl von Porst, in Aceton verdünnt, konnte in einem schwedischen Versuch zu 95 Prozent Zecken fernhalten.[361] Es zeigte zudem gute Wirkungen als Schutz vor Moskitos, Motten und Fliegen.[362] Ältere russische Untersuchungen von Abkochung und ätherischem Öl aus Sumpfporst ergaben schädliche Wirkungen auf Protozoen (einzellige Organismen) und Regenwürmer.[363]

Bei einer Trekkingtour im mückenreichen sommerlichen Grönland testete ich diese Wirkung von ätherischem Porstöl gleich mal selbst. Die Mücken hielten tatsächlich Abstand, jedoch war das kostbare ätherische Öl unter der starken nordischen Sommersonne rasch verdunstet, und damit hielt die Wirkung nicht lange an. Ich musste also alle 30 bis 60 Minuten frisches Öl auftragen, was bei einer Wanderung unpraktisch ist. Später testete ich eine Mischung aus ätherischem Porstöl und Birkenteer in einer Salbe, was wesentlich länger anhielt und ebenfalls als eine gute Insekten- und Zeckenabwehr wirkte.

Creme und Tinktur bei Insektenstichen

Eine Creme, welche die Urtinkturen von Porst (Ledum), Schmalblättrigem Sonnenhut (*Echinacea angustifolia*), Kleiner Brennnessel (*Urtica urens*) und Zaubernuss (Hamamelis) enthielt, zeigte in einer Doppelblindstudie an 100 Freiwilligen sehr gute Resultate in der Behandlung von Insektenstichen.[364]

Laut Losch kann ebenfalls Porsttinktur äußerlich auf Insektenstiche zur Juckreizlinderung und Abschwellung aufgetragen werden.

Hautschutz vor radioaktiver Strahlung

Der Extrakt von Porst zusammen mit Engelwurzextrakt (*Angelica archangelica*) scheint eine schützende Wirkung bei radioaktiver Strahlung zu haben. Dies wurde in einer russischen Studie an Mäusen getestet.[365]

Eine Studie an Fruchtfliegen zeigte interessanterweise, dass die ätherischen Öle von Porst einen Schutz vor Missbildungen in der Folgegeneration bewirkten.[366]

Wassertreibende Nieren-Blasenmedizin

Tee oder Abkochung aus den Blättern gilt als wassertreibendes Mittel und gut für die Nieren oder bei Nierenbeschwerden. Auch bei Blaseninfekten wird Sumpfporsttee in Nordeuropa volksheilkundlich eingesetzt.

Schmerzstillend bei Zahn-, Kopf-, Gelenkschmerzen, Rheuma, Gicht, knirschenden Gelenken, Frostbeulen

Bisher ist lediglich eine einzige, einfach-verblindete Patientenstudie zur Anwendung von Porsttinktur veröffentlicht worden. Hierbei wurden 200 Teilnehmern, die an Arthritis, Gichtarthritis und hohen Harnssäurewerten litten, dreimal täglich zehn Tropfen Ledum-

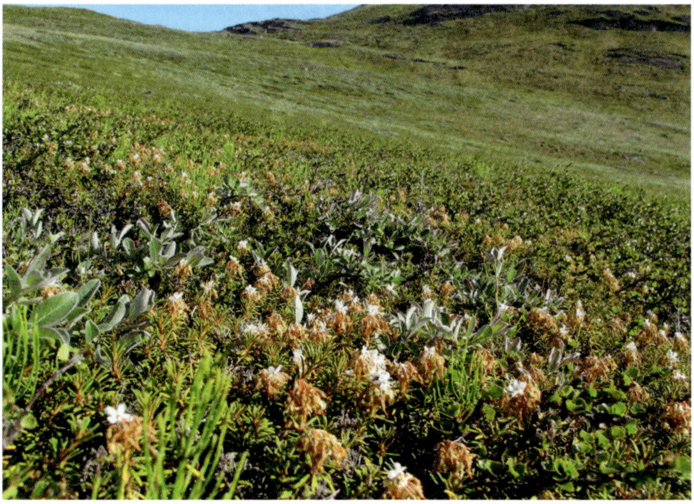

Sumpfporst in typischer Grönländischer Tundravegetation zwischen Weiden, Zwergbirken und Schachtelhalm

Urtinktur über drei Monate verabreicht. Es konnte gezeigt werden, dass sich die Serum-Harnsäurewerte signifikant senkten.[367] Leider gibt es in dieser Veröffentlichung keine Hinweise über den Beschwerdeverlauf und die Verträglichkeit, auch gab es keine Vergleichsgruppe, sodass diese Ergebnisse mit Vorbehalt betrachtet werden müssen.

Volksheilkundlich wird Tee aus den blühenden Triebspitzen oder den Blättern gegen Kopfschmerz oder Schmerzen bei Rheuma, Gicht, auch bei verspannten Füßen sowie Insektenstichen oder Spinnen- und Skorpionbissen getrunken. Bei Zahn- oder Zahnfleischschmerzen werden Mundspülungen mit dem Tee durchgeführt.

Eine Zellstudie mit verschiedenen ätherischen Ölkomponenten aus Porst zeigte deutliche antirheumatische Wirkungen, indem die entzündliche Zellvermehrung gebremst und körpereigene Entzündungsprozesse abbauende Immunzellen durch die ätherischen Öle stimuliert wurden.[368] Weitere Studien wiesen antientzündliche und antioxidative Wirkungen wie die Hemmung der Prostaglandinsynthese und PAF-Ausschüttung nach.[369]

Bäder mit Abkochung bei Gelenkschmerzen

Bei schmerzenden Gliedern, Gelenkschmerzen und Frostbeulen wird in Kanada, Nordamerika und Sibirien eine Abkochung aus Porstblättern dem Badewasser zugegeben und darin heiß gebadet. Die Abkochung aus vier bis fünf Esslöffeln frischem oder getrocknetem zerkleinertem Kraut pro Liter Wasser wird bei diesen Beschwerden auch in Form von Fußbädern eingesetzt, die morgens und abends durchgeführt werden. In Grönland und Sibirien kennt man Einreibungen mit frischem zerquetschtem Porstkraut bei Knochen- und Gelenkschmerzen.

REZEPT FÜR PORST-ÖLAUSZUG AUS SIBIRIEN

20 bis 30 Gramm frisches oder getrocknetes zerkleinertes Kraut wird mit 100 Milliliter kochendem Pflanzenöl übergossen und über Nacht stehen gelassen. Danach wird es abgesiebt und als Einreibemittel bei verschiedenen Beschwerden wie Gelenkschmerzen, Neuralgien, Tennisellenbogen und anderen Schmerzen eingesetzt.

Auch Cremezubereitungen aus Porstblüten und/oder -blättern mit Butter gelten als schmerzstillend.

Homöopathische Anwendung
Ledum wird verbreitet auch homöopathisch verdünnt eingesetzt, so zum Beispiel in den Verdünnungen D6 oder C30 bei rheumatischen Gelenksbeschwerden, zu hohen Harnsäurewerten im Blut, Gichtanfällen, Fersensporn wie auch bei entzündlichen Halsschmerzen, Atemwegsinfekten und Husten.[370]

Augenmedizin
Bei entzündeten, schmerzenden Augen oder Schneeblindheit kann die Abkochung aus Porstblättern eingenommen werden.

BLÜTENTEE ZUR BERUHIGUNG

Ein halber Teelöffel getrocknete Blüten oder eine Prise getrocknete pulverisierte Blüten wird mit einer Tasse kochendem Wasser aufgebrüht und lauwarm vor dem Schlafengehen getrunken.

Antikrebswirkungen in Labor- und Tiertests
Eine Untersuchung an Mäusen mit Blutkrebs (Akute Myeloische Leukämie) zeigte eine verlängerte Überlebenszeit, wenn den Mäusen Trinkwasser mit Ledumextrakten zur Verfügung stand.[371] Die bereits zitierte Studie von Dufour et al. fand Wirkungen gegen Darmkrebs- und Lungenkrebszellen.[372]

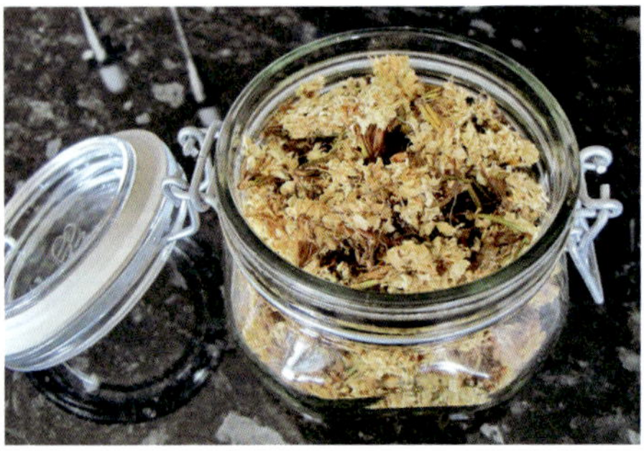

Getrocknete Porstblüten, die Gittes Schwägerin in Sisimiut für Tee gesammelt hat

Vorsichtsmaßnahmen und Giftigkeit

Innere Einnahme in üblicher Dosis

Eine Komponente des ätherischen Öls von Porst gilt als giftig, was in einem Laborversuch mit ätherischem Öl aus *R. tomentosum* an Kleinkrebsen aufgezeigt wurde.[373] Grönländischer Porst, *R. groenlandicum*, enthält deutlich weniger Ledol und ist demnach verträglicher. Grundsätzlich sollten beide Arten innerlich nicht in großen Mengen eingenommen werden. Wie viel genau als unbedenklich gilt, ist nicht ganz klar. Jedoch hat die Anwendererfahrung gezeigt, dass man einen üblich zubereiteten Tee oder die Abkochung mit einem Esslöffel pro Liter Wasser wie oben beschrieben mit zwei bis vier Tassen täglich einnehmen kann, ohne dass Nebenwirkungen zu erwarten sind. Bei dieser Zubereitungsform sind eher geringe Mengen des ätherischen Öles enthalten.

Es ist bisher nur eine Studie zur innerlichen Einnahme von Porst-Urtinktur mit drei Mal zehn Tropfen täglich über drei Monate gegen Gichtbeschwerden veröffentlicht, wobei nicht beschrieben wurde, ob hierbei Nebenwirkungen beobachtet wurden.

Mögliche Nebenwirkungen bei starker Überdosierung

Es sollen Beschwerden wie Kopfschmerzen, Schwindel, zu starkes Wasserlassen und Austrocknung, Übelkeit, Magen-Darm-Beschwerden sowie bei Einnahme des ätherischen Öles Benommenheit, Lähmungen, Atembeschwerden bis hin zum Tod auftreten können. Natürlich muss die Einnahme bei Verdacht auf Nebenwirkungen beendet werden.

Der sibirische Arzt Telyetyev beschrieb, dass ätherisches Öl von *R. tomentosum* in großen Dosen das Zentrale Nervensystem lähmen und Bewegungsstörungen mit Lähmungen verursachen könne. Auch auf Darm und Gebärmutter wirke es lähmend und könne Atmung und Herztätigkeit erheblich beeinflussen. Der Nektar von Sumpfporst sei zudem giftig für Bienen.

Nicht in der Schwangerschaft

Generell sollte Porst nicht in der Schwangerschaft angewendet werden. Traditionell wird er bei den Inuit-Völkern nach einer Geburt zur Stärkung der Mutter eingesetzt, also kann angenommen werden, dass er in der Stillzeit verträglich ist.

Porst aus der Sicht der TCM: Ein blutbewegendes antiinfektiöses Schmerzmittel

Ähnlichkeit mit Harzdrogen wie Ladanum, Weihrauch und Myrrhe

Porst hat einige interessante Parallelen zu Harzdrogen. Der Name Ledum soll möglicherweise von seiner Ähnlichkeit mit dem im Mittelalter verbreiteten und heute als Duftzutat in Parfüms verwendetem Harz aus Zistrosen, dem Ladanum, haben. Da mir dessen Heilwirkungen unbekannt sind, ziehe ich den Vergleich zu den in meiner TCM-Praxis häufig eingesetzten und mir bekannteren Harzen Weihrauch und Myrrhe. Porst wird wie diese Harzdrogen als zeremonieller Räucherstoff eingesetzt. So soll dem Geist die Klarheit erleichtert werden für Gebete oder Meditation. Neben dem guten Duft werden damit ganz profan auch Krankheitserreger in der Luft reduziert. Myrrhe und Weihrauch wurden für diese Zwecke schon bei den Ägyptern und Römern und bis heute in den Kirchen eingesetzt.

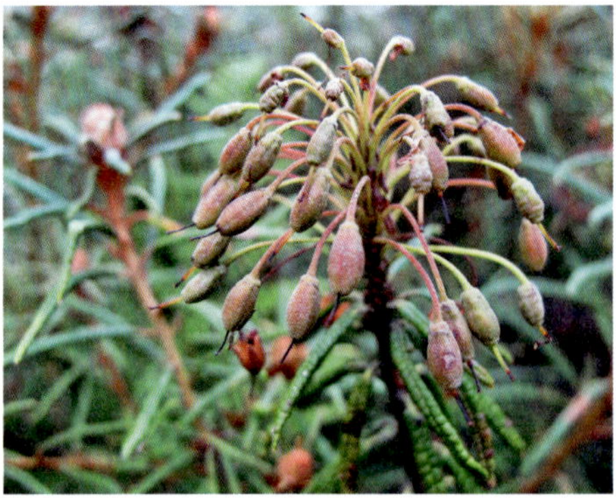

Sumpfporst-Blütenstand nach der Blüte, Botanischer Garten Bern im August

Außerdem wird Porst ebenso wie Weihrauch und Myrrhe als schmerzstillendes Mittel zum Beispiel bei schmerzenden Gliedern oder Rheuma verwendet. Die abschwellenden Eigenschaften, die Anwendung bei Hauterkrankungen und nicht zuletzt die Insekten vertreibenden Wirkungen sind ebenfalls bei allen genannten Harzen vorhanden. Auch können Porst, Weihrauch und Myrrhe abortive Wirkungen haben und dürfen nicht während einer Schwangerschaft angewendet werden.

Porst als blutbewegendes Kraut aus Sicht der TCM

In der TCM werden die Kräuter in verschiedene Wirkkategorien eingeteilt, und Porst scheint wie auch Weihrauch und Myrrhe zur Kategorie der blutbewegenden Kräuter zu gehören. Generell sind blutbewegende Medikamente schmerzstillend, können die Heilung nach Prellungen, Verstauchungen und Knochenbrüchen beschleunigen. Überall, wo Blut ins Gewebe ausgetreten ist und dort stockt sowie Schmerzen verursacht, werden sie sowohl äußerlich als Umschläge oder in Salbenform eingesetzt als auch innerlich als Dekokt (längere Abkochung) getrunken. Ebenso bei Stockungen des Energieflusses oder Blutflusses in den Weichteilen wie bei Rheumaschmerzen, Nervenschmerzen nach Verletzungen oder Operationen, Durchblutungsstörungen, Schlaganfall, Herz-Kreislauf-Erkrankungen wie Angina pectoris, Arterienverkalkung sowie Schmerzen verschiedenster Ursachen finden sie Verwendung. Knotenbildungen wie Krebserkrankungen gehen oft mit Blutstagnation einher und können mit blutbewegenden Mitteln vorbeugend oder akut behandelt werden.

Bei schmerzhafter Menstruation mit Klumpen im Menstruationsblut, starkem Prämenstruellem Syndrom, manchen Formen der Endometriose, bestimmten Formen der Unfruchtbarkeit (wenn im Zeitraum zwischen Menstruation und Eisprung eingenommen), also überall dort, wo in der chinesischen Frauenheilkunde eine Blutstagnation als Ursache der Beschwerden festgestellt wird, wäre Porst wahrscheinlich heilsam. Gründend auf diese Annahme müsste Porst blutverdünnende Eigenschaften besitzen, was es aber noch zu erforschen gilt.

Man könnte rein theoretisch daraus folgern, dass Porst bei den genannten Beschwerdebildern angewendet werden könnte. Hinweise dafür gibt es in der traditionellen sibirischen Medizin. Es ist eine Vermutung von Heilwirkungen aufgrund der bekannten traditionellen Anwendungen sowie der theoretischen Überlegungen vor dem Hintergrund der ausgefeilten jahrtausendealten Erfahrung der Traditionellen Chinesischen Medizin. Erfahrungswerte zu diesen Heilwirkungen oder gar wissenschaftliche Untersuchungen gibt es hierzulande leider nur wenige. Zu diesen wenigen, aber sehr interessanten wissenschaftlich erforschten Heilwirkungen gehört der Hinweis auf eine mögliche schützende Wirkung vor Entartungen, wie oben erwähnt.

Die schöne Leda und der Schwan

Der lateinische Name Ledum weckt Assoziationen mit der griechischen Sagenfigur der schönen Leda. In einer der verschiedenen Sagen zu Leda hatte sich der höchste Gott Zeus in diese wunderschöne Frau verliebt. Sie war aber schon vergeben, nämlich mit dem spartanischen König Tyndareos verheiratet. Und so flüchtete die treue Leda vor dem mächtigen Zeus. Doch ein Gott wie Zeus gibt nicht so schnell auf, er verwandelte sich in einen wunderschönen Schwan, in dessen Gestalt er die hübsche Leda verführen konnte und mit ihr eine erotische Nacht verbrachte. Offenbar flog der Schwan Zeus bald davon, denn in derselben Nacht kam noch Ledas Gatte Tyndareos zu ihr, und auch diese beiden liebten sich. Daraufhin gebar Leda vier Kinder, von jedem Vater ein Zwillingspaar. Diese Kinder wurden der Sage nach aus einem Ei geboren.

Der erotische Mythos von Leda und dem Schwan wurde von vielen bekannten Künstlern bildlich dargestellt. Ein Klassiker dieser Darstellungen stammt vom berühmten italienischen Bildhauer und Maler Michelangelo.

Geburt aus dem Ei

Wohl benennt diese Sage mit der »Geburt aus dem Ei« das Geborensein in einer intakten Fruchtblase, wie es ja bei vielen Tierarten wie beispielsweise Pferden zu sehen ist. Jedenfalls kommt es bei uns Menschen sehr selten vor, dass die Fruchtblase ganz bleibt und das Kind in der Fruchtblase auf die Welt kommt oder noch einen Teil der Fruchtblase auf sich trägt, also eine sogenannte Glückshaube hat. Dies wird bei vielen Völkern wie auch in der indogermanischen Kultur als ein Zeichen dafür gesehen, dass dieses Kind besondere Fähigkeiten

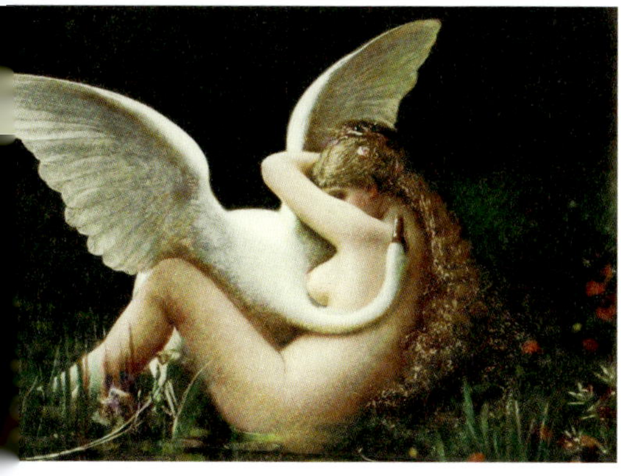

Leda und der Schwan[374], Charles Sellier

besitzt, heilen oder weissagen kann (Marzell). Der Sage nach waren die Zwillinge, die Leda vom göttlichen Zeus empfing und die aus einem Ei geboren wurden, Halbgötter mit besonderen Fähigkeiten.

Leda besaß wohl aufgrund ihrer Schönheit eine besondere Anziehungskraft auf Männer und war erstaunlich fruchtbar. Porst kann von Linné durchaus auch nach Leda benannt worden sein, denn sicherlich hatte er von den aphrodisierend-berauschenden Wirkungen des Porstbieres gewusst und von den nordischen Ureinwohnern auch etwas über die öffnende und eventuell fruchtbarkeitsfördernde Kraft dieser Pflanze erfahren. Dazu blüht Porst noch schneeweiß in der Farbe des Schwans und scheint bei schamanischem Gebrauch in Anderswelten führen zu können.

Eine Fruchtbarkeitspflanze

Schmerzhafte Menstruation als Kinderwunschhindernis

Porst kann die Öffnung aller Chakren bewirken und dürfte meiner Ansicht nach, zumal wenn man seine traditionellen medizinischen Heilwirkungen zum Beispiel bei Menstruationsschmerzen betrachtet, nicht nur als Abortivum, sondern durchaus auch als fruchtbarkeitsfördernde Pflanze wirken (ähnlich zum Beispiel der Mistel), wenn er in der richtigen Dosis zum richtigen Zeitpunkt eingesetzt wird. Er wirkt auch antiinfektiös und abschwellend, wodurch die Schleimhäute frei und die Gänge der Eileiter leichter durchgängig werden. Ein befruchtetes Ei kann seinen Weg durch die Eileiter in die Gebärmutter bei abgeschwollener und klarer Schleimhaut viel leichter bewältigen, auch die Einnistung in die Gebärmutterschleimhaut ist viel eher erfolgreich, wenn diese gut durchblutet und klar ist.

Pflanzen aus der Gruppe der blutbewegenden Medizindrogen setzt man bei Kinderwunsch immer dann ein, wenn als Ursache von Unfruchtbarkeit eine Blutstagnation oder Durchblutungsstörung erkannt wurde. Es gibt noch einige weitere Ursachen wie Kälte, Schleim, Hitze, Mangelerkrankungen, Qi-Stagnation, die andere Behandlungen erfordern. Für das Muster der Blutstagnation sind die Symptome bei der Frau meist Menstruationsschmerzen, Blutgerinnsel oder Blutklümpchen im Menstruationsblut, stockende Blutung und andere. Es ist entgegen häufig anzutreffender Auffassung nicht normal, wenn eine Menstruation schmerzhaft verläuft. Hierbei kann Porst helfen. Doch sollte er, da er die Gebärmutter entspannen hilft und abortive Eigenschaften beinhaltet, nicht während einer Schwangerschaft verwendet werden.

Porsttee bei Kinderwunsch

Wie kann man vorgehen? Der richtige Zeitpunkt und natürlich die richtige Dosis machen es aus. So kann bei Kinderwunsch und schmerzhafter Menstruation Porsttee in der oben aufgeführten unschädlichen Dosis (mit einem Esslöffel getrocknetem Kraut pro Liter kochendem Wasser und einem Liter Tee täglich) immer vom letzten Tag der Menstruation bis zum Eisprung getrunken werden. Ab dem Eisprung sollte (da eine Schwangerschaft ab dann möglich ist) die Einnahme gestoppt werden. Alle Pflanzen mit hohem Gehalt an ätherischen Ölen werden als wehenfördernd angesehen, ihre Energien bewegenden Eigenschaften möchte man in der Schwangerschaft nicht, da sie Frühgeburtlichkeit begünstigen könnten.

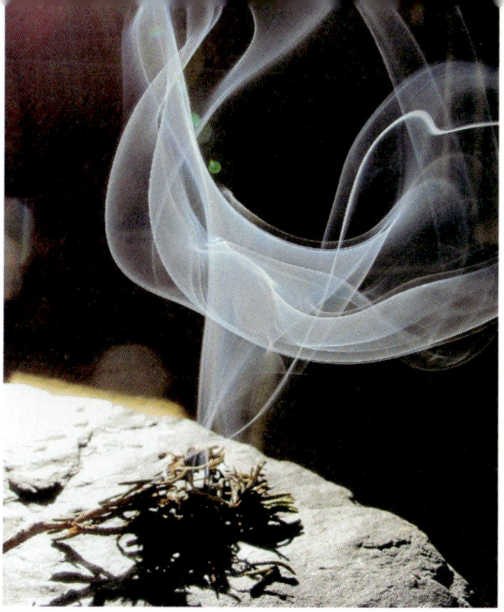

Sumpfporst, *Ledum palustre*, beim Räuchern

Wenn sich im nächsten Zyklus wieder eine Menstruation einstellt, dann wird wieder in den Tagen nach der Menstruation bis zum Eisprung dieser Tee getrunken. Dies kann mehrere Zyklen wiederholt werden.

Das Geschenk der Kinderseele

Natürlich gibt es noch viel ausgefeiltere Behandlungsschemata in der TCM bei Kinderwunsch, sowie heutzutage auch sichere und ungefährliche Möglichkeiten bei unerwünschter Schwangerschaft. Hier rate ich natürlich, eine Fachperson aufzusuchen. Doch möchte ich zu bedenken geben, dass es ein großes Geschenk und himmlisches Zeichen ist, wenn eine Kinderseele beschlossen hat, in unsere Welt zu kommen. Solche Geschenke sollte man nicht ablehnen, auch wenn unser Verstand manchmal nicht erfassen kann, warum es gerade jetzt und gerade hier geschieht. Aber wer kann schon in die Tiefen des Schicksals oder Karmas blicken?

Unsterbliche Seelen

In vielen Kulturen geht man davon aus, dass die Seele der Menschen unsterblich ist. Sie verweilt im vorgeburtlichen Stadium in himmlischen Gefilden, wo sie sich nach dem sogenannten Tod mit verschiedenen möglichen Zwischenaufenthalten wieder einfindet. In meiner beruflichen Tätigkeit als Ärztin in verschiedenen Krankenhäusern hatte ich mehrmals bei Sterbenden die Erfahrung gemacht, dass ihre Seele eine Botschaft mitteilte – und auch bei Kinderseelen, die in dieser Welt landeten. Für mich ist die Unsterblichkeit der Seele daher eine beruhigende Tatsache. Es ist gar nicht so, dass mit dem Ablegen des leiblichen Körpers alles aus und vorbei ist. Nein, es geht durchaus weiter.

Bei einem Kinderwunsch ist es in vielen Kulturen üblich, sich ein Kind aus dieser Seelenwelt, dem Himmelreich, im Schwäbischen auch Kindlesteich genannt, herbeizuwünschen oder herbeizubeten. In der TCM sagt man, für die Entstehung eines Lebens braucht es körperliche Faktoren, emotionale menschliche Faktoren sowie himmlische Faktoren. Über die Gesunderhaltung des Körpers und die Pflege der Paarbeziehung hat man Einfluss auf die ersten beiden Faktoren, doch himmlische Faktoren können, wenn überhaupt, nur über Gebete oder Meditation beeinflusst werden.

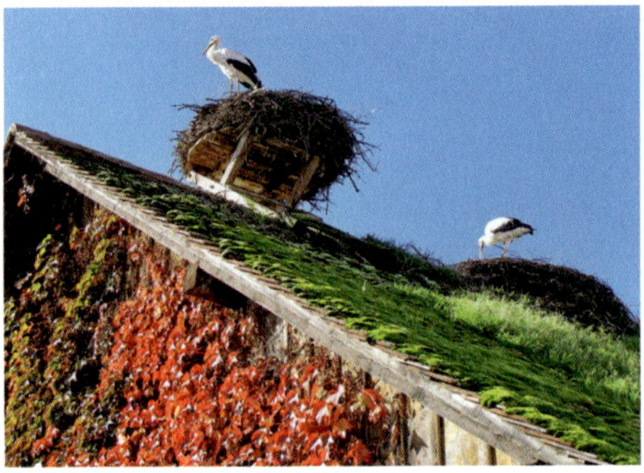

Störche, Salem im Oktober

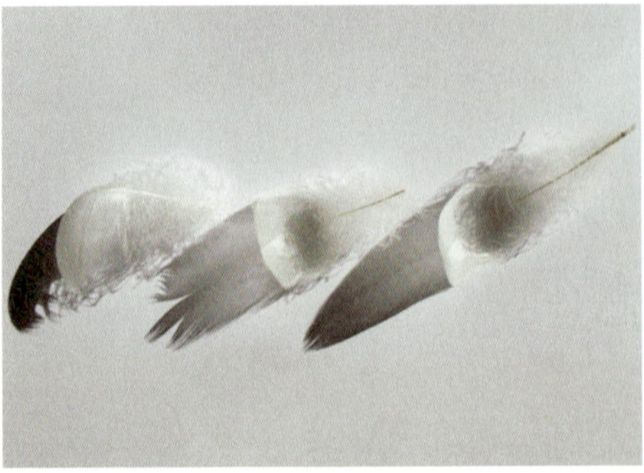

Schwanenfedern

Manche indigenen Völker kennen die spirituelle Reise in die Anderswelt, um dort nach einem Kind zu suchen, das in die Familie kommen möchte. Manchmal braucht es ein Opfer hierfür, zum Beispiel, indem man gelobt, sich ein Leben lang Haar und Bart nicht mehr zu schneiden. In der deutschsprachigen vorchristlichen Kultur wurde diese Welt laut Storl auch das Reich der Frau Holle genannt, bei indigenen Völkern das Reich der Großmutter Erde.[375]

Schwäne, Störche und andere weiße Wasservögel wie Ibisse oder Kraniche galten in der Mythologie als Seelenvögel, die ebenfalls als Botschafter zwischen den Welten reisen, weshalb bei uns immer noch der Storch die Kindlein aus dem Kinderteich fischt und in die hiesige Welt bringt, wie es der Sage nach in meiner schwäbischen Heimat heißt. Und auch am Lebensende sagte man früher, Störche, Tauben oder andere Vögel kreisten über dem Haus und würden eine gerade verstorbene Seele nach Verlassen des Körpers wieder mit hinauf in die himmlischen Gefilde tragen.

Die Schwanenpflanze Porst mit ihrer traditionellen Anwendung bei oder nach Geburten und zum »Öffnen des Sexualchakras« ist also im schamanischen wie auch im ganz körperlichen Sinne eine Geburtshelfer-Pflanze, die bei richtigem Gebrauch sowohl zu Kindersegen wie auch, wenn nach einer Geburt eingenommen, zu weniger Nachgeburtsschmerzen und weniger Kindbettinfekten führen könnte.

Und wenn Porst in der leuchtend weißen und honigsüß-verführerisch duftenden Blüte ist, dann kann uns diese helle Wolke schon an einen wunderschönen göttlichen Schwan erinnern.

Reisen in andere Welten

Auf der Suche nach dem Sinn ihres Lebens, der meist außerhalb der eigenen Person vermutet wird, oder auch nur um ein Abenteuer zu erleben, begeben sich mehrheitlich junge Leute in Drogenbereiche, experimentieren mit halluzinogenen Pflanzen und Pilzen oder versuchen eine schamanische Reise anzutreten. Doch unternehmen Menschen, die hierin gelehrt wurden wie Schamaninnen und Schamanen diese Reisen nie zum Spaß oder aus Abenteuerlust. Sie wissen, dass es einen klaren Geist oder Spirit, ein reines Herz und harmonische Emotionen braucht. Es ist nämlich keine Reise nach außen oder eine, die von anderen für uns gemacht werden kann. Es ist eine Reise nach innen, ins eigene Selbst. Die altnordische Krieger-Gottheit Heimdall beschreibt einen solchen Zustand, denn diese Gottheit bewacht die Regenbogenbrücke, die in den Himmel führt. Heimdall ist mit äußerst scharfen Augen, extrem empfindlichem Gehör und absoluter Wachheit ausgestattet. Dies, damit er jeden unklaren Gedanken in sich hören und entfernen kann, jedes unharmonische Gefühl entlarven kann, jede ungute Stimmung von Weitem erkennen und sofort bekämpfen und beseitigen kann. Ein wahrer innerer Krieger! Denn nur so ist der befreiende Weg über die Regenbogenbrücke in himmlische Gefilde möglich.

Es ist der lohnendere, aber nicht weniger schwierige Weg nach innen, die Reise ins eigene göttliche Ich, wo die Antworten auf die Fragen nach dem Sinn des Lebens zu finden sind, was weder mit halluzinogenen Drogen noch durch andere Personen gelingen kann. Unser Körper trägt unsere Seele geduldig durch dieses Leben, um ihr diese Lebenserfahrungen auf dem Weg der Erkenntnis zu ermöglichen, welchen Weg wir auch immer einschlagen mögen. Für solche Erkenntnisse ist ein wacher, klarer Geist sehr hilfreich.

Die höheren Sphären des Seins sind nur in harmonischem, ganz ausgeglichenem Zustand reinen Herzens möglich und eröffnen sich dem wahren Sucher von selbst. Der Schlüssel dazu ist die eigene Liebe im eigenen Herzen. Wer es unausgeglichen versucht, wird von den eigenen Ungereimtheiten eingeholt und kann in gefährlichen Abgründen und äußerst schmerzhaften schrägen Welten landen, die durch mancherlei ungeklärte Gedanken oder Emotionen, wie Wut und Angst, oder auch ungeheilte Traumen vom eigenen Geist ermöglicht wurden.

Und so kommt es gar nicht so selten vor, dass jemand ganz oder teilweise in einer solch schrägen Zwischenwelt, auch Halbwelt genannt, hängen bleibt. In diesem Zustand wird man nie mehr ganz froh.

Hängenbleiben in der Anderswelt

Bei ein paar der Patienten, die ich als Ärztin in der Psychiatrie betreut hatte, war dies mein Verdacht: dass sie durch eine psychoaktive Pflanze oder Substanz, meistens Alkohol, Drogen oder auch natürliche Stoffe wie Pilze oder Cannabis, in eine solche Halbwelt oder ganz in eine andere Welt entführt worden waren, nun aber nicht mehr ganz zurückfanden. Und es gab keine Möglichkeit, eine Heilerin oder einen Heiler zu fragen, wie man diese Leute wie-

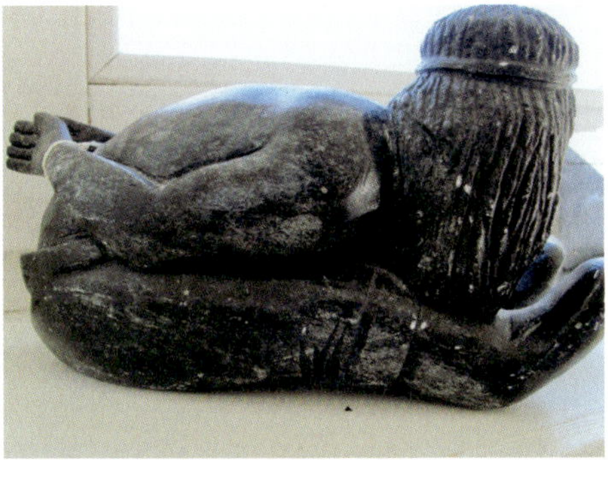

Skulptur eines grönländischen Schamanen in typischer Haltung während der schamanischen Reise

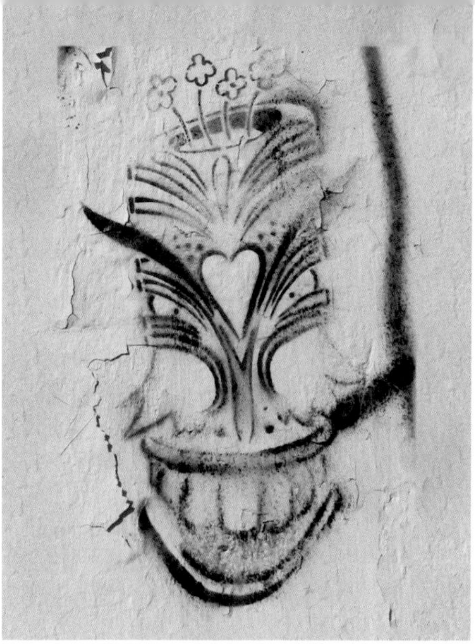

Grafitto an einer Wand in Sisimiut, Grönland

der ganz in die hiesige Welt holen kann. So wurden sie in die geschlossene psychiatrische Klinik eingewiesen und bekamen Psychopharmaka. Manche kamen nach einiger Zeit wieder, andere aber rückten noch weiter weg oder waren einfach nicht mehr ganz dieselben. Denn leider verursachen viele Drogen, die gängigste davon Alkohol, aber auch halluzinogene Pflanzen bleibende Schäden an der Psyche.

Dem Schweizer Star-Wirtschaftsanwalt Urs Blank, fünfundvierzig, passierte dies in der Mitte seines erfolgreichen Lebens. Seine junge und alternativ angehauchte Freundin nahm ihn zu einem Pilzritual mit, bei dem er halluzinogene Pilze konsumierte. Plötzlich war er unglaublich vertraut mit den Pilzen und der Natur, fühlte sich nur noch im Wald zu Hause und richtete sich dort ein neues verstecktes Wohnhüttchen ein. Er spürte ganz neuartige Gefühle, merkte dabei aber nur am Rande, dass er so nebenbei die geliebte Katze seiner Freundin umbrachte und jemanden mit dem Auto überfuhr. Sein Geist weilte zur Hälfte in der Pilzwelt und nur noch manchmal im Hier und Jetzt. Dieser Zustand wird in spannender und sehr realistischer Weise im Roman *Die dunkle Seite des Mondes* von Martin Suter geschildert.[376]

Doch auch hierfür gäbe es Hilfe: Es gibt Heilpersonen, die aus wahrer Liebe zum Leben ihre Heilkunst ausüben und somit in diese Sphären reichen können, denn Liebe überwindet alle Grenzen und kann alles heilen.

Porst im Überblick

Zusammengefasst ist Porst als Labrador Tea genossen sicherlich gesund, beugt Infektionskrankheiten vor und hilft meiner Erfahrung nach gut bei Erkältungskrankheiten und Husten. Für die Anwendung bei den weiteren oben genannten volksheilkundlichen Einsatzgebieten habe ich noch keine Erfahrung. Die Volksheilkunde der Inuit und nordischen Völker deutet darauf hin, dass diese Heilpflanze viel mehr kann, als in unseren Breiten und nach unserem Wissensstand bekannt ist. Es wäre sicher lohnend, diese Heilwirkungen näher zu erforschen, insbesondere die schmerzstillenden Wirkungen bei Rheuma, auf die Menstruation und nach Geburten oder die hautheilenden und möglicherweise fruchtbarkeitsfördernden Eigenschaften.

Das Räuchern mit Porst scheint Ungeziefer zu vertreiben. Die frische Pflanze oder das ätherische Öl äußerlich eingerieben, habe ich in Grönland ausprobiert, es funktionierte, musste aber sehr oft wiederholt werden, denn die bluthungrigen grönländischen Stechmücken, die besonders mein exotisches Touristenblut zu mögen schienen, flogen sogleich wieder Attacke, sobald das Öl verdunstet war. Es stellt wohl auch einen wirksamen pflanzlichen Zeckenschutz dar.

Während der Schwangerschaft darf man Porst nicht anwenden, aber bei Unfruchtbarkeit und schmerzhaften Menstruationsstörungen aufgrund eines stockenden Energieflusses im Unterleib kann Tee oder Abkochung bis zur Zeit des Eisprungs genommen werden.

Von der alkoholischen Anwendung als Porstbier für Rauschzustände rate ich ab, will man nicht Donars Hammerschlag erleben oder durch »Verzauberung« einen reichhaltigen Kindersegen von Vierlingen bekommen, ähnlich der sagenhaften Leda.

Porst kann fürs Räuchern verwendet werden und ist wohl eine Schamanenmedizin, doch bleibt deren Anwendung schamanisches Geheimnis. Eigenversuche in dieser Richtung würde ich nicht empfehlen, denn, wie es in Märchen warnend heißt, könnten wir in einer anderen Welt ganz oder halb hängen bleiben, und uns damit unseres irdischen Lebens nicht mehr erfreuen.

Den »Kaugummi« aus der Stängelrinde habe ich versucht, er wirkt sicher antiinfektiös und schmeckt scharf-holzig aromatisch. Als natürliches Zahnpflegemittel und gegen Mundgeruch kann man ihn gut verwenden.

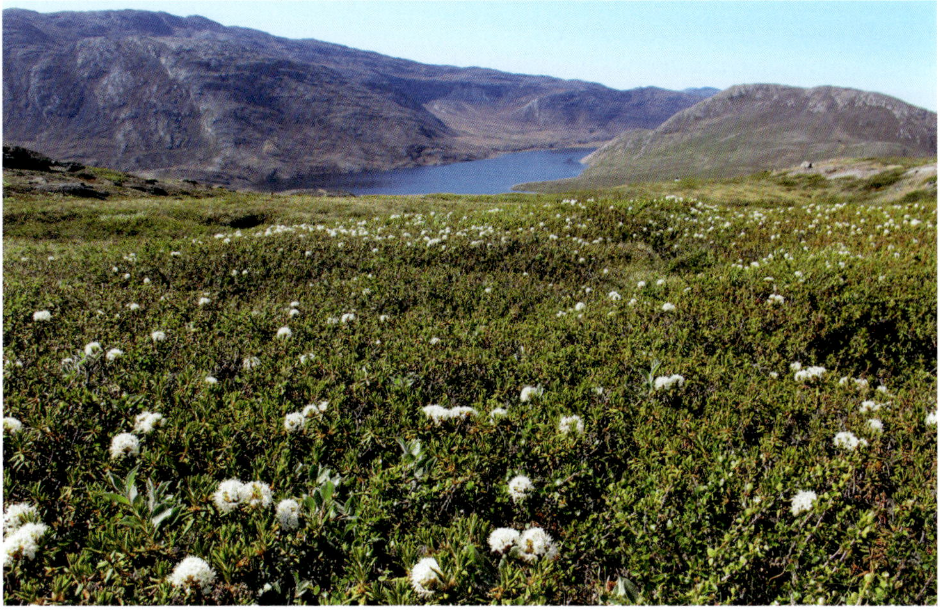

Blühender Porst an einem Fjord bei Sisimiut, Grönland im Juli

LÖWENSTARKER SCHUTZ

ARTENGRUPPE GEMEINER FRAUENMANTEL

Alchemilla vulgaris L., Kuanniusaaraq (Kalaallisut), Klide-Løvefod (dän.), Lady's Mantle (engl.)

Inklusive Silbermantel, *Alchemilla alpina* L., Bjerg-Løvefod (dän.)
Alpine Lady's Mantle (engl.)
Silbermantel stellt eine der vielen Unterarten innerhalb der Artengruppe Frauenmantel dar.

Wie der Name vermuten lässt, haben Frauenmantel wie auch Silbermantel die besondere Fähigkeit, einen sogenannten Schutzmantel um uns zu legen, nicht nur um uns Frauen. Ihr äußerst breites Heilpotenzial beinhaltet natürlich auch Heilwirkungen unabhängig vom Geschlecht der Kranken. Sie wirken nachgewiesenermaßen antioxidativ, antientzündlich, antiinfektiös, enzymhemmend, hormonregulierend, wundheilend, günstig auf Magen und Darm, Frauenkrankheiten, Herz-Kreislauf, schützend auf das Nervengewebe, wie zum Beispiel auch schützend vor Epilepsie, krebshemmend und dazu noch bremsend auf Übergewicht.[377]

Weltweit über 1000 Arten

Frauenmantel wächst auf allen Kontinenten und ist also auch in Nord- und Südamerika sowie Afrika heimisch. 2023 wurde vorgeschlagen, die in Nord- und Südamerika vorkommenden Lachemilla- und Aphanes-Arten ebenfalls in die Gattung Alchemilla einzuord-

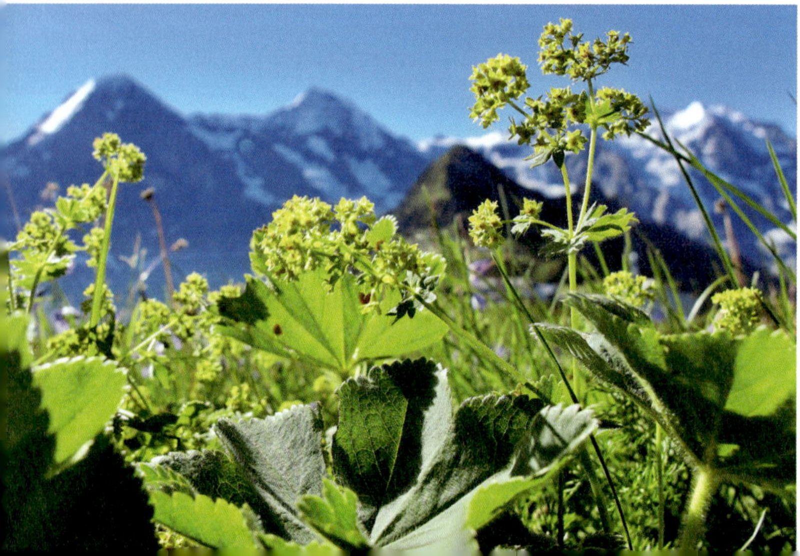

Frauenmantel, *Alchemilla* spp., im Juli, Berner Oberland

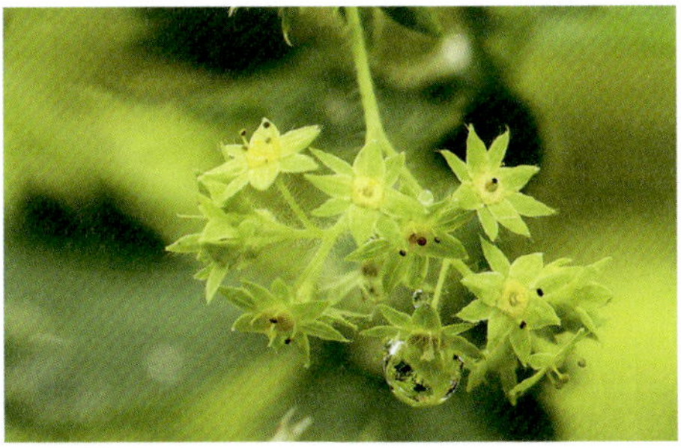

Knäuelige Rispe der Blüte des Weichen Frauenmantels, *Alchemilla mollis*

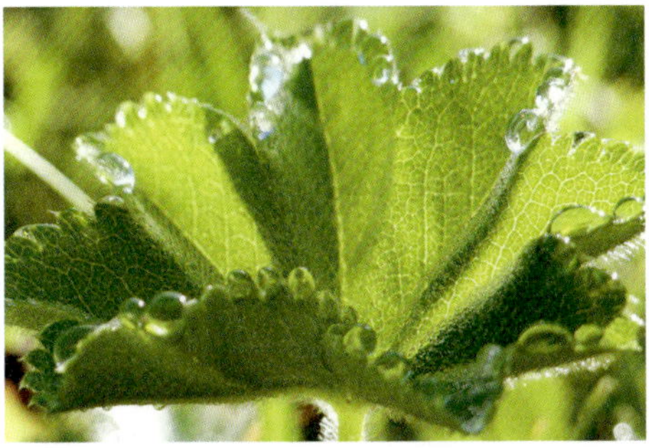

Frauenmantelblatt im Morgenlicht

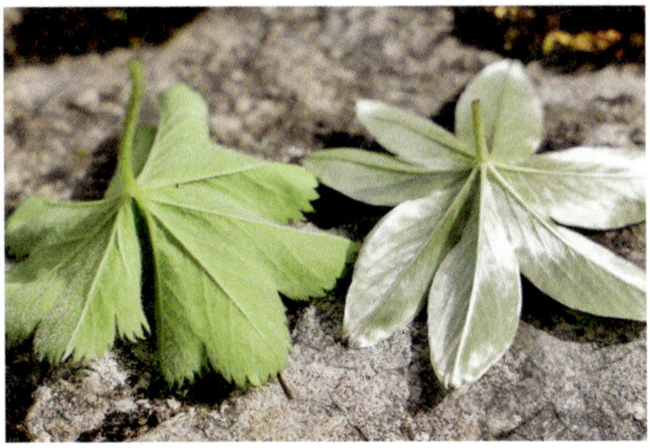

Blattunterseiten von Frauenmantel, *A. vulgaris*, links, und Silbermantel, *A. alpina*, rechts

nen.[378] Man schätzt weltweit über 1000 Arten, allein in Europa kommen über 340 Arten endemisch vor, die Alpen und andere kühl-feuchte Bergregionen sind besonders artenreich.[379] Dazu gibt es noch Hybridbildungen zwischen den Arten. Die sehr winterharte Pflanze wächst in der Arktis und in Grönland bis 70 Grad nördlich des Polarkreises.

Pflanzenbeschreibung

Frauenmantel gehört zu den Rosengewächsen, bildet kleine gelbgrüne Blüten mit vier äußeren und vier inneren Kelchblättern, vier Staubblättern und einem vom Kelchbecher umschlossenen Fruchtknoten ohne Krone. Die Blüten sind in einer knäueligen Rispe angeordnet. Die Vermehrung ist vorwiegend ungeschlechtlich.

Frauenmantel kann 30 bis 60 Zentimeter hoch werden und ist meist behaart. Die grundständigen Blätter sind im äußersten Drittel gelappt, mit meist fünf, manchmal bis zu neun oder sogar elf Lappen, wie es in der *Flora Helvetica* heißt. Am Blattrand finden sich feine, behaarte Zähne, die nicht stechen. Wegen der Behaarung fühlen sich die Blätter etwas flaumig an.

Silbermantel unterscheidet sich von Frauenmantel durch die Grundblätter, deren Abschnitte tiefer eingeschnitten und unterseits dicht silbrig behaart sind. Die Wurzeln sind kleiner und sehen im Querschnitt wie eine Blume aus: mit dunklem Zentrum und weißem gelappten Rand unter der dunkelbraunen Wurzelrinde.

Auch von Silbermantel gibt es verschiedene Unterarten. So sind zum Beispiel bei Silikat-Silbermantel die mittleren Abschnitte bis zum Grund getrennt und fünf- bis siebenteilig, bei Kalk-Silbermantel sind sie sieben- bis neunteilig und am Grund mehr oder weniger verwachsen.

Durch die starke Behaarung der Unterseite von Silbermantelblättern schimmern diese silbrig, und sie fühlen sich sehr flauschig weich an, fast wie ein Kaninchenfell.

Glitzernde Wassertröpfchen

Ganz typisch für Frauenmantel sind kristallklare kleine Wassertröpfchen auf den Blättern, die sich frühmorgens übers ganze Blatt verteilen und an den Blatträndern hängen, sich dann später in der Mitte sammeln und dort, außer an sehr trockenen Tagen, fast immer zu finden sind. Es soll von der Pflanze ausgeschiedenes Wasser und kein Tau sein, auch Guttationswasser genannt. Ich glaube jedoch, es ist eine Mischung aus Tau und Guttationswasser. Jedenfalls hat dieses glitzernde Wassertröpfchen die Menschen schon immer fasziniert. Natürlich wurden ihm besondere Eigenschaften nachgesagt, so soll es zum Beispiel über die Augen gestrichen einen klaren Blick machen.

Es ist dieses »Zauberwasser«, das der Pflanze den alten Namen Sinnau oder Sinnaw (zusammengesetzt aus *sin* für, »beständig«, und »Tau«) einbrachte und im magisch geprägten Mittelalter den Namen Alchemilla nach der damals populären magisch-chemisch orientierten Lehre der Alchimie. Doch schon die weisen Druiden vorchristlicher Zeiten sollen laut

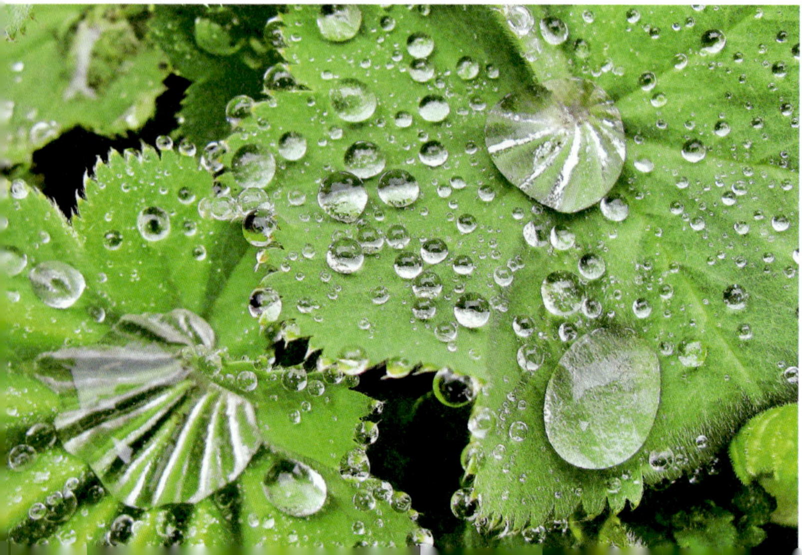

Frauenmantelblätter im April

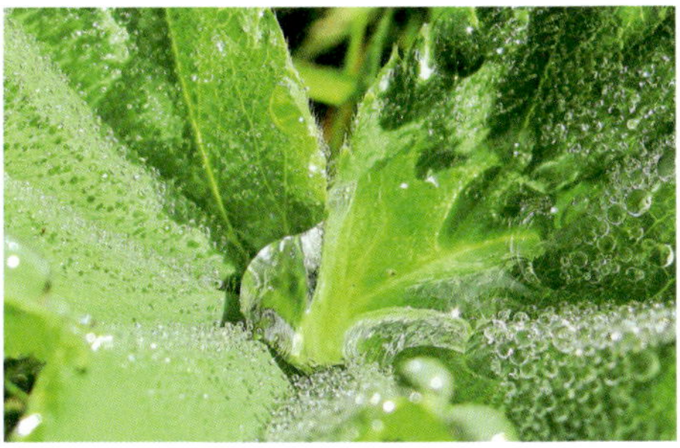

Guttationstropfen im Blattgrund

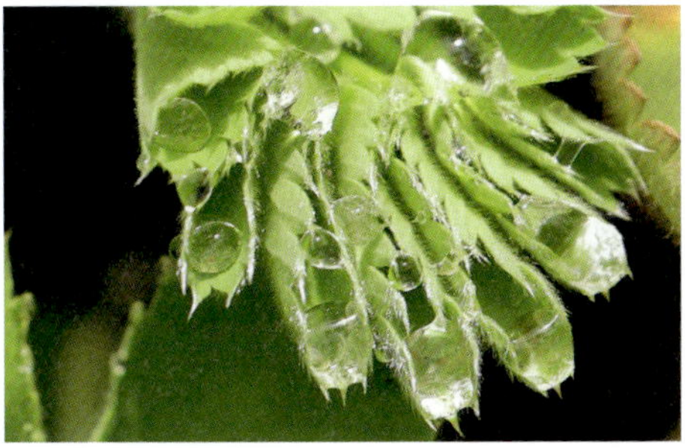

Noch nicht ganz entfaltetes Frauenmantelblatt

Kobert Frauenmantelwasser genutzt haben. Auch Silbermantel weist diese Tröpfchen auf, nur etwas weniger spektakulär.

Verstärkte Sonnenenergie durch Lichtspiegelung

Wenn ich beobachte, wie diese Wassertröpfchen das Licht bündeln und damit sehr helle kleine Lichtflecken auf den Blättern erzeugen, ist es für mich eine weitere clevere Art der Natur, sich die Sonnenkraft noch stärker einzufangen. Womöglich begründet dies, dass Frauenmantelkraut eines der für Weidevieh nahrhaftesten Kräuter auf Bergwiesen darstellt. Es macht sich gebündelte Lichtenergie über diese Glitzertropfen zu Nutze.

Himmlischer Tau und die Frau im Namen

In China bezeichnet man mit »Himmelstau« die Menstruationsblutung, die sich jeden Monat im Schoß der Frau sammelt und auf deren Boden das neue Leben entsteht. Und gerade für Beschwerden rund um Menstruation und Frauenheilkunde (aber nicht nur), wird Frauenmantelkraut seit Urzeiten eingesetzt.

Löwenpfoten, Mariamantel und weitere Namen

Die großen Blätter mit ihrem geschwungenen Rand haben, wenn mit dem Blattansatz nach oben betrachtet, die Form eines glockigen Mantels. Ein solcher Mantel war früher Teil der Frauenbekleidung und ist auf vielen Mariendarstellungen zu sehen. Und so entstand wohl der Name Frauenmantel und weitere Abwandlungen wie zum Beispiel Muttergottesmantel, Mariamantel, Herrgottsmantel.

Doch dass diese Pflanze mit dem Namen der heiligen Maria (oder dem Herrgott) und einem Schutzmantel benannt wurde, hat auch mit ihren guten, Schutz spendenden Heilwirkungen und dem hohen Gerbstoffgehalt zu tun, worauf später eingegangen wird.

Gänselatschen, Gänspfote wird sie genannt wegen der Ähnlichkeit der Blätter mit dem Fuß einer Gans. Und sie wächst auch gern an Gänseorten, nämlich an feuchten Wiesen neben Bächlein.

Bei genauem Hinschauen auf die Frauenmantelblätter findet sich eine überzeugende Ähnlichkeit mit behaarten, bekrallten Löwenpfoten, wonach Frauenmantel früher ebenfalls

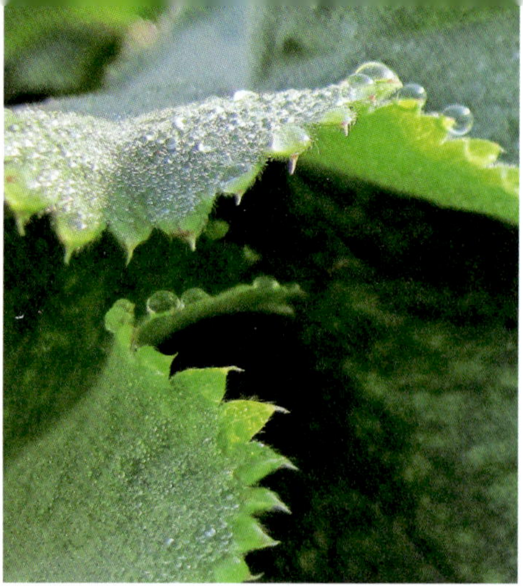

Blattrand von Weichem Frauenmantel, *Alchemilla mollis*

benannt wurde. Wer würde sich nicht unter solch einem Löwenpfoten-Mantel beschützt fühlen? Und welche Löwenkräfte wohl dieses Pflänzlein beherbergt?

Der Kalaallit-Name Kuanniusaaraq bedeutet wörtlich übersetzt »wie Engelwurz mit Augen« und spielt auf das Aussehen der Blüten an.

Eine der großen Heilwirkungen ist die stark zusammenziehende Kraft auf Wunden und Brüchen, die sich in Namen wie Heftkraut ausdrücken und mit dem starken Tanningehalt zu tun haben.

Inhaltsstoffe

Frauenmantel enthält Tannine, Phenolsäuren, Flavonoide, Anthocyanine, Cumarine, Triterpene und ätherische Öle. Es gibt natürlich Unterschiede der Art und Menge der Inhaltsstoffe in den verschiedenen Frauenmantelarten und -Unterarten, wobei nur wenige Arten bisher analysiert wurden. Die bestuntersuchte Art ist Gemeiner Frauenmantel, *A. vulgaris*.

Zu den Inhaltsstoffen und ihren antioxidativen, antientzündlichen, antiinfektiösen, wundheilenden, schmerzstillenden und Antikrebs-Wirkungen sowie positiven Effekten auf Herz-Kreislauf sowie Nerven- und Fettgewebe gibt es schon einige Forschungsstudien. Die wichtigsten sind bei den jeweiligen Heilwirkungen erwähnt. Da Frauenmantel ein gutes Beispiel einer Gerbstoffdroge ist, habe ich hier einmal diese Wirkungen hervorgehoben, obwohl sie nur einen Teil der umfassenden Inhaltsstoffe und Heilwirkungen dieser großen Heilpflanze darstellen.

Starke Antioxidantien

Extrakte aus Gemeinem Frauenmantelkraut, *A. vulgaris*, und weiteren Arten wie *A. mollis, A. persica, A. alpina, A. glabra* enthalten starke Antioxidantien. Die größten Mengen wurden in alkoholischen Wurzelauszügen festgestellt. Antioxidantien schützen die Zellen vor Zerstörung und Abbau, wirken somit gewebeschützend, beugen Krankheitsprozessen und Abbauprozessen bis hin zu Krebs vor.[380] Diese Wirkung korreliert mit dem Gehalt an Polyphenolen, vor allem Flavonoiden und Tanninen, sowie mit der Radikalfänger-Aktivität. Der Gehalt der Flavonoide ist vor der Blütezeit am höchsten, der Gehalt an Tanninen danach.[381]

Pflanzlicher Gerbstoff Tannin

Tannine sind eine Gruppe chemischer Substanzen, die als pflanzliche Gerbstoffe für Tierhäute definiert wurden.[382] Diese Stoffe machen Tierhäute haltbar, was chemisch auf die Bindung der Tannine mit den Eiweißen der Gewebeoberfläche zurückzuführen ist. Pulverisierte Tierhaut wird als Test für den Tanningehalt in Pflanzenextrakten verwendet.

Unsere Nase und Zunge als Inhaltsstoffanalysten

Tannine kann man schmecken, sie haben einen zusammenziehenden, herben, trockenen, manchmal etwas sauren, hölzernen Geschmack, der sich wie ein trockener Belag auf der Zunge anfühlt. Denn Tannine binden sich auch an Eiweiße und Rezeptoren auf der Zungen- und Schleimhautoberfläche. Dies schmeckt wie in Eichenfässern gereifter Wein, der ebenfalls tanninreich, also gerbstoffreich ist. Bei Frauenmantelzubereitungen kann dieser Tanningehalt geschmacklich festgestellt werden und ist bei Mitverwendung der Wurzel am stärksten. Solche Ganzpflanzenzubereitungen haben meiner Meinung nach die stärkste zusammenziehende und adstringierende Wirkung.

Gerade bei Gerbstoffen/Tanninen, aber auch bei anderen Pflanzenwirkstoffen, wie zum Beispiel Bitterstoffen, Aromen oder Schleimstoffen, können wir mit unseren feinen Geschmacks- und Geruchsnerven diese Inhaltsstoffe wahrnehmen – ähnlich einer chemischen Analyse, nur viel unkomplizierter und schneller. Mit etwas Übung könnte man am Geschmack einer Pflanze auch ihre möglichen Wirkungen abschätzen.

Wasserlösliche Tannine

Tannine sind in allen wässrigen und wässrig-alkoholischen Frauenmantelzubereitungen enthalten. Weil sie sich mit der Zeit langsam abbauen oder an der Luft oxidieren, ändert sich ihre Wirkung bei längerer Lagerung (ähnlich wie tanninreicher Wein mit dem Alter geschmacklich weicher und runder wird). Oxidierte Tannine verändern ihre Farbe von Hellbraun zu Rot, was man gut an einer frisch angeschnittenen Frauenmantelwurzel beobachten kann, die sich an der Luft nach einiger Zeit rötlicher verfärbt.

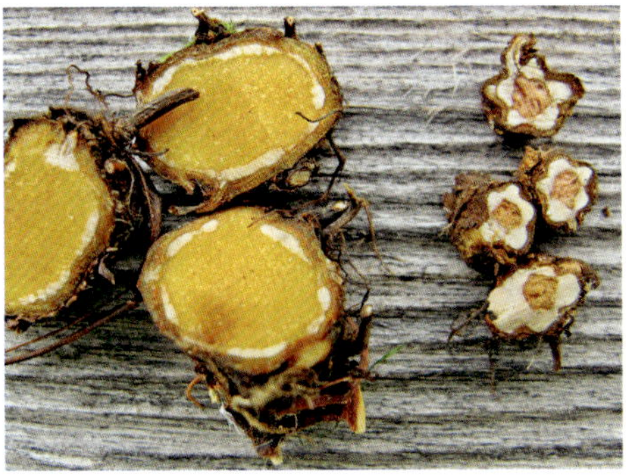

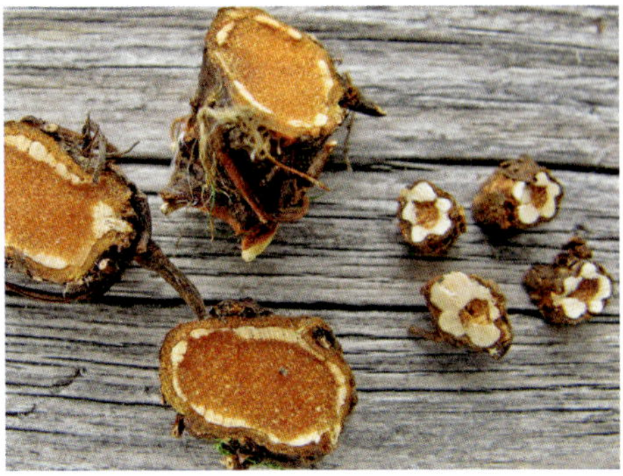

◀ Frisch angeschnittene, in der Blütezeit im Juli gegrabene Wurzel von Frauenmantel links und Silbermantel rechts

▶ Nach sechs Stunden haben sich die Wurzeln ins Rötliche verfärbt

Frisches Kraut äußerlich, Tinkturen und Tee innerlich

Frische Tannine werden schlechter von Magen und Darm aufgenommen und wirken stärker zusammenziehend. Durch Oxidations- und Abbauprozesse bei der Lagerung veränderte, meist rötlicher gefärbte Tannine schmecken milder, wirken schwächer zusammenziehend, können dafür aber bei innerlicher Einnahme besser aufgenommen werden. Zubereitungen mit Glycerol bremsen die Abbauprozesse und enthalten deshalb auch nach längerer Lagerung mehr Tannine. Deshalb werden für äußerliche Anwendungen in der alten Kräutertradition eher frische Frauenmantelzubereitungen verwendet, wie zum Beispiel für Wundauflagen. Für die innere Anwendung und Einnahme werden eher Tinkturen, Weine oder Tees verwendet, weil dann die Tannine verträglicher sind und besser aufgenommen werden können.

Nicht mit alkaloidhaltigen Pflanzen kombinieren

Tanninhaltige Pflanzenzubereitungen sollten nicht mit alkaloidhaltigen Pflanzen (wie Mohn, Huflattich, Beinwell, Pestwurz, Wasserdost, Kaffee, Tomaten) kombiniert werden, da sich dann unlösliche Komplexe bilden und die Wirkung abgeschwächt oder aufgehoben werden kann.

Die Wurzel mitbenutzen

Für eine möglichst starke zusammenziehende Wirkung (zum Beispiel zur Blutstillung) sollte das ganze Kraut mit der Wurzel verwendet werden. Ich habe in meiner Praxis Frauenmanteltinktur und -tee bei zu starken Menstruationsblutungen eingesetzt und war mit der Wirkung erst zufrieden, als ich Ganzpflanzenzubereitungen mit Wurzel verwendete. Auch Inhaltsstoffanalysen sowie traditionelle Anwendungen deuten auf konzentriertere Wirkungen der Wurzel hin.[383]

Adstringierender, sekretions- und blutungshemmender Schutzfilm

Weil sich Tannine an Eiweißstoffe der Haut- und Schleimhautoberfläche binden und mit diesen reagieren, quasi verklumpen, bilden sie einen schützenden Eiweißfilm. Sie funktionieren als zusammenziehende, schutzfilmbildende, adstringierende, sekretions- und blutungshemmende Arznei, insbesondere dort, wo die oberste Schicht der Haut oder Schleimhaut durch Entzündungen oder Verletzungen gestört ist und die Eiweiße des Gewebes direkt

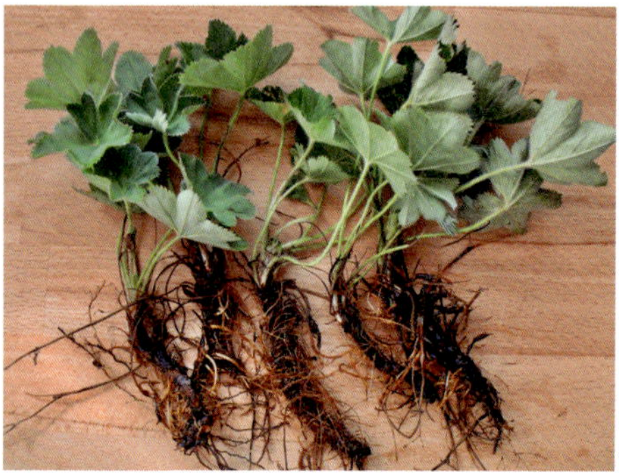

Frisches, im Oktober gesammeltes, gewaschenes Frauenmantelkraut mit Wurzel

an der Oberfläche liegen. Deshalb wirkt Frauenmantel gut bei nässenden oder blutenden Haut- und Schleimhautproblemen wie Wunden, Aphthen, Durchfall, Magen-Darm-Geschwüren oder -Entzündungen, Hämorrhoiden, Genitalschleimhautproblemen oder -entzündungen sowie Blutungen aus Haut- oder Schleimhäuten. Insbesondere in der Geburtshilfe kann Frauenmantel die Innenwand der Gebärmutter nach der Ablösung des Mutterkuchens nach der Geburt versiegeln und dabei antiinfektiös und blutstillend wirken, was sehr wichtig ist.

Tannine können stopfend wirken und die Eisenaufnahme behindern

Weil Tannine sehr zusammenziehend wirken, könnten sie bei längerer Anwendung oder in sehr hoher Dosis Stuhlverstopfung verursachen. Man sollte sie auch nicht pur in sehr hohen Dosen oder sehr lange bei stark gestörter Magen-Darm-Schleimhaut anwenden (wie zum Beispiel bei akuten Schüben von Morbus Crohn oder Colitis ulcerosa), weil dann eine Aufnahme größerer Mengen möglich ist, die Leberstörungen verursachen könnte. Übliche Dosen und kurzzeitige Behandlungen sind ungefährlich, wie auch Genuss von tanninreichem Grün- oder Schwarztee unbedenklich ist.

Dies gilt für die isolierten Inhaltsstoffe der Tannine. Möglicherweise gleichen andere Inhaltsstoffe diese Effekte bei Frauenmantelkraut wieder aus, denn selbst bei monatelanger Anwendung für frauenheilkundliche Beschwerden wurden bisher keine Nebenwirkungen außer eventueller Stuhlverstopfung festgestellt.

Tanninhaltige Tees sollten nicht gleichzeitig mit eisenreicher Kost (wie Fleisch) oder Eisenpräparaten eingenommen werden, da die Eisenaufnahme behindert werden kann. Auch die Aufnahme von Thiamin (Vitamin B1) kann gestört werden. Das Einhalten eines zweistündigen Einnahmeabstands kann diese Wechselwirkungen verhindern.

Alle Arten sind verwendbar

Frauenmantel wird nach meinem bisherigen Wissensstand überall, wo es wächst, und das ist wohlgemerkt weltweit, auch volksheilkundlich verwendet. Dabei unterscheidet zum Beispiel die alpine Volksmedizin nicht zwischen den allein in den Alpen bisher gefundenen 149 Arten, vielleicht mit Ausnahme von Silbermantel, *A. alpina,* die äquivalent eingesetzt wird und als stärker wirksam gilt. Pfarrer Künzle beschrieb Silbermantel als »eine vornehme, hochadelige Schwester des Frauenmänteli«.

Beim Geschmacksvergleich der beiden Ganzpflanzentinkturen von Silbermantel und Frauenmantel wirkt Silbermantel deutlich herber und daher vermutlich stärker zusammenziehend bzw. adstringierend.

Die bereits zitierte wertvolle Übersichtsarbeit zu ethnobotanischen, phytochemischen, pharmazeutischen und medizinischen Erkenntnissen und Forschungen zu Frauenmantel von Katarzyna Jakimiuk und Michal Tomczyk[384] zählt ein paar Arten auf, die in Veröffentlichungen als volksheilkundlich verwendet beschrieben wurden. Zu diesen zählen Gemeiner Frauenmantel (*A. vulgaris*), die afrikanische Art Fußtritt-Frauenmantel (*A. pedata*), Weicher Frauenmantel (*A. mollis*), Bergwiesen-Frauenmantel (*A. monticola*), Gelbgrüner Frauenmantel (*A. xanthochlora*), Haariger Frauenmantel (*A. hirsutiflora*), die türkisch-iranische Art Hessscher Frauenmantel (*A. hessii*), Kryptischer Frauenmantel (*A. cryptata*), Persischer Frauenmantel (*A. persica*) und Silbermantel (*A. alpina*). Dies sind jedoch längst nicht alle.

Manche dieser in der Volkstradition verwendeten Arten sind sehr weit verbreitet. Beispiele sind der in ganz Europa von Skandinavien bis Griechenland einheimische Gelbgrüne Frauenmantel, *A. xantochlora*, sowie der in Osteuropa, auf dem Balkan, in Griechenland, Anatolien, im Kaukasus und Iran heimische Weiche Frauenmantel, *A. mollis*. Beide werden aufgrund ihrer großen dekorativen hellgrünen und ornamentalen Blüten sowie der wasserglitzernden Blätter oft in Gärten angepflanzt.

Keine der Frauenmantelarten ist giftig und wer ihre Merkmale kennt, kann sie kaum mit anderen Pflanzen verwechseln.

Frauenmantel als Nahrungspflanze

Blätter und Blüten können frisch, als Gemüse zubereitet oder getrocknet in der Wildnisküche und für Tee verwendet werden. Hierbei werden vor allem die im Frühling und Sommer noch zarteren frischen Blätter zum Beispiel in Salaten oder Aufläufen eingesetzt. Getrocknete Blätter können nicht nur für Teezubereitungen, sondern laut Fleischhauer auch als vitaminreiches Trockengewürz aufbewahrt und das ganze Jahr über genutzt werden.

Nahrhaftes Tierfutter

Frauenmantel mag nährstoffreiche Orte wie Viehweiden und lässt sich häufig auf beweideten Alphochflächen finden. Dabei soll er für Weidevieh zusammen mit Gold-Pippau (*Crepis aurea*) den höchsten Nährwert unter den Wiesenpflanzen haben.[385]

Sammelzeiten

Für eine möglichst starke Heilwirkung sollte die ganze Pflanze mit Wurzel zur Blütezeit gesammelt werden. Ich sehe manchmal Kräuterfreunde, die nur die Blüten sammeln. Diese haben jedoch weniger Gehalt an wirksamen Antioxidantien als Blätter und Wurzel und wirken feiner. Wer möglichst viele Flavonoide möchte, sollte vor der Blütezeit sammeln, für viele Tannine nach der Blütezeit.

Theodor Zvinger gab an, dass Frauenmantel und Silbermantel vor Sonnenaufgang, wenn die Sonne in den Zwilling oder Krebs gehe (Mai bis Juli), gesammelt werden sollte. Ich bevorzuge jedoch das Sammeln am späten Vormittag der dann trockeneren Pflanzen.

Breite Heilwirkungen früher und heute

Die bereits erwähnte Übersicht der bisherigen Labor-, Tier- und Human-Forschungsstudien von Jakimiuk und Tomczyk weist auf breites Heilpotenzial mit antibakteriellen, antiviralen, antioxidativen, enzymhemmenden, wundheilenden, hormonregulierenden, antientzündlichen, krampflösenden und Anti-Krebs-Wirkungen sowie günstigen und schützenden Effekten auf Herz-Kreislauf, Magen und Darm, Nerven, Diabetes, Frauenkrankheiten, Überge-

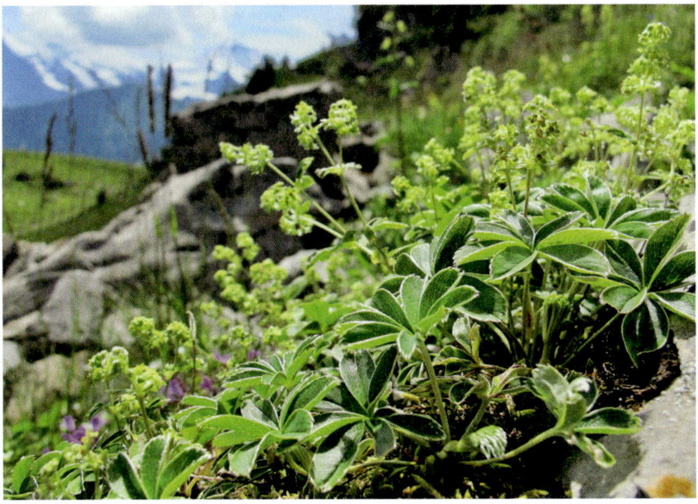

Kalk-Silbermantel oder Verwachsener Frauenmantel (*Alchemilla alpina/conjuncta*), Berner Oberland im Juli

wicht und lichtbedingte Hautalterung hin.[386] Eine spannende und umfassende Heilpflanze! Für die definitive wissenschaftliche Anerkennung all dieser bisher vor allem volksheilkundlich genutzten Heilwirkungen müssten weitere Humanforschungen mit den einzelnen Frauenmantelarten durchgeführt werden. Bisher kann in Anlehnung an die Volksheilkunde davon ausgegangen werden, dass alle Frauenmantelarten verwendet werden können. Es kann natürlich sein, dass zukünftige Studien für bestimmte Heilwirkungen bevorzugte Unterarten aufzeigen werden.

Ein Venuskraut für Frauenkrankheiten und Marsbeschwerden

Im 17. Jahrhundert erklärte der englische Kräuterarzt Culpeper die Heilwirkungen von Frauenmantelkraut mit der Zuordnung zur Venus. Die sanften, weichen, lindernden »Venuskräuter« heilten laut Culpeper nicht nur Frauenkrankheiten, sondern auch Probleme, die durch den kriegerischen Mars entstanden seien oder ihn plagen würden. Und so findet sich Frauenmantel als geschätztes Mittel bei Wunden, Verletzungen, Blutungen, Prostataleiden, Impotenz und einigen weiteren Beschwerden.

Für manche Wirkung ist eine lange Anwendungsdauer nötig

Zusammengefasst können viele Heilwirkungen auf den hohen Gehalt der oben beschriebenen Tannine sowie weiterer Inhaltsstoffe wie Flavonoide zurückgeführt werden. Tannine können alles Gewebe, von der Haut über das Bindegewebe, die Blutgefäße, Nerven, Muskeln, Sehnen bis hin zu den Knochen festigen, zusammenziehen und heilen. Damit verbunden sind die stark blutstillenden und früher als trocknend bezeichneten Eigenschaften, die alles zu viel Fließende stoppen können, wie schon Culpeper feststellte.

Zusammen mit den antientzündlichen, antiinfektiösen, gewebeheilenden Wirkungen besitzt Frauenmantelkraut ein sehr umfassendes und viel größeres Heilspektrum, als gemeinhin bekannt ist. Man muss jedoch beachten, dass für manche Wirkungen, wie denjenigen auf Nerven, Bindegewebe, Muskeln, Sehnen und Knochen sowie bei Anwendungen für die Schönheit eine langzeitige, oft über vier, sechs oder gar zwölf Monate dauernde Anwendung nötig ist.

Frauenkrankheiten

Vor und nach Geburten

Jede Frau sollte vor und nach der Geburt eines Kindes eine Teekur mit Frauenmantelkraut machen, am besten auch Sitzbäder nach dem Wochenbett für eine gute Rückbildung. Dies ist eine alte Volkstradition von Europa bis Sibirien und leider etwas in Vergessenheit geraten. Der Kräuterpfarrer Künzle drückte dies so aus: »Zwei Drittel aller Frauenoperationen würden bei frühzeitiger und längerer Anwendung dieses Heilkrautes gänzlich überflüssig; denn es heilt alle Unterleibsentzündungen, Fieber, Brand, Eiterung, Geschwüre und Brüche. Jede Kindbetterin sollte acht bis zehn Tage recht viel von diesem Kraut trinken, manche Kinder hätten dann noch ihre Mutter und mancher geschlagene Witwer seine Frau, wenn sie diese Gottesgabe gekannt hätten.«

Immer noch unterschätzt: Blutverluste während und nach Geburten und ihre Folgeschäden wie Wochenbettdepression

Diese Aussage des heilkundigen Pfarrers kann ich nur bestätigen, auch wenn Gebärende heute glücklicherweise meist besser versorgt werden als zu Künzles Zeiten. Leider erlebe ich jedoch immer wieder in meiner Sprechstunde, dass Blutverluste während und nach Geburten weiterhin zu wenig beachtet werden. Dabei ist nach den Kriterien der TCM eine gute »Blutenergie« unbedingt notwendig, damit die Mutter gut stillen kann, gut schlafen kann, psychisch gesund bleibt und damit sich das Neugeborene gut entwickeln kann.

Mit anderen Worten: Wenn nach Geburten ein Blutmangel entstanden ist, kann dieser zu psychischer Labilität bis hin zu postpartalen Depressionen führen, zu mangelndem oder stockendem Milchfluss, zu Palpitationen oder Herzrhythmusstörungen, Schlafstörungen, psychischer Unausgeglichenheit mit Gereiztheit, Kontrollzwängen, Orientierungsstörungen, Vergesslichkeit, Schwindel, Sehstörungen, Müdigkeit, Antriebsschwäche, Thromboseneigung, Infektanfälligkeit, Einschlafen der Hände und Füße, Muskelkrämpfen oder chronischen Muskelverspannungen, Migräne oder Kopfschmerzen und so weiter. Es ist sogar so: Wenn dieser Mangel nicht ausgeglichen werden kann, können später Folgeerkrankungen aller Arten entstehen, wie zum Beispiel Schilddrüsenerkrankungen, Wechseljahresbeschwerden, Osteoporose, neurologische Erkrankungen bis hin zu Altersdemenz.

Ein von einer Mutter mit Blutmangel gestilltes Kind kann dadurch Unruhe, Schlafstörungen, Schreikrämpfe, zu lange Stillzeiten, Bauchbeschwerden, Entwicklungsverzögerungen und weiteres aufweisen.

Dabei ist dieser Blutmangel einfach festzustellen mit Bluttests, die etwa ein bis zwei Wochen nach der Geburt gemacht werden sollten (nicht früher, da die Werte langsam absinken). Er ist meist leicht zu behandeln mit Kräutermischungen, welche die Blutenergie stärken. Es gibt hierzu fertige Kräutermischungen der TCM für Kraftsuppen, welche im Fachhandel erhältlich sind und zusammen mit Fleisch oder Gemüse zu Suppe gekocht werden. Beispiele sind die Bao-Ji-Tang-Suppe, ähnlich ist auch die Lian-Bao®-Fertigsuppe. Diese empfehle ich allen Frauen nach der Geburt täglich einzunehmen (oder eine Fachperson aufzusuchen, die eine individuelle Kräutermischung verordnen kann, Adressen von Ärzten mit dieser Ausbildung finden Sie bei den Ärztegesellschaften im Anhang). In Europa wurde zur Stärkung der Blutenergie zum Beispiel täglich Hühnerkraftbrühe oder Rinderkraftbrühe gereicht oder ein bis zwei Mal wöchentlich Kalbsleber verzehrt, oft schon vier Wochen vor der Geburt. Ähnlich blutnährend wirken Blut- und Leberwurst. Bei den Inuit werden Robbenblut-Zubereitungen gegeben. Vegetarische Mütter sollten am besten eine gezielte eisen- und eiweißreiche Kost zu sich nehmen.

Frauenmanteltee vor und nach der Geburt
Der Tee kann ab der 36. bis 38. Schwangerschaftswoche eingenommen werden und gilt als stärkend für Gebärmutter, Beckenorgane, Bindegewebe und Blutgefäße. Er kann somit helfen, die Geburt zu erleichtern, und übermäßigem Blutverlust vorbeugen. Er begünstigt aufgrund des gewebefestigenden Effekts zudem die Rückbildung der Haut, Unterhaut und Gebärmutter und ist infektionswidrig.

Um eine Schwangerschaft besser halten zu können, kann Frauenmanteltee bereits in den ersten drei Monaten getrunken werden.

REZEPT FÜR FRAUENMANTELTEE

Ein gehäufter Teelöffel getrocknetes Kraut (am besten Blätter, Stängel, Blüten und sehr klein geschnittene Wurzel) mit einem viertel Liter kochendem Wasser überbrühen, zehn Minuten ziehen lassen und warm zwei bis vier Tassen über den Tag verteilt einnehmen. Man kann damit zwei bis vier Wochen vor dem Geburtstermin beginnen und nach Versiegen des Wochenbettflusses aufhören.

Wer frisches Kraut verfügbar hat, kann davon drei gehäufte Esslöffel kleingeschnitten mit einem Liter kochendem Wasser überbrühen und mit Deckel zehn bis 20 Minuten ziehen lassen, in eine Thermoskanne absieben und warm über den Tag verteilt trinken.

Frauenmantelpulver und -honig nach der Geburt
Einfacher in der Einnahme ist die russische Tradition von täglich einem Teelöffel pulverisiertem Frauenmantelkraut. Dieses kann auch mit Honig vermischt werden.

REZEPT FÜR FRAUENMANTELHONIG

Zur Blütezeit gesammeltes oberirdisches Kraut wird getrocknet, dann fein pulverisiert. Von einem 250-Gramm-Honigglas wird die Hälfte des Inhalts in ein anderes Glas umgefüllt. Dann teelöffelweise so viel pulverisiertes Kraut in den Honig einrühren, dass dieser noch cremig bleibt. Man nimmt davon täglich ein bis zwei Teelöffel ein. Er ist kühl und dunkel aufbewahrt ungefähr ein Jahr haltbar.

ALTES REZEPT FÜR EIN DAMPFBAD BEI BLASENSCHWÄCHE NACH DER GEBURT

Theodor Zvinger beschrieb diese Rezeptur für ein Kräuterdampfbad: Je eine Handvoll Frauenmantel, Rainfarn (*Tanacetum vulgare* L.) oder Mutterkraut (*Tanacetum parthenium*), Goldrutenkraut (*Solidago virgaurea* L.), Beifuß (*Artemisia vulgaris*) und Königskerze (*Verbascum*) in Wasser sieden und dreimal am Tag den Dampf davon empfangen.

Gemeint ist ein Dampfbad des Unterleibes, indem man sich mit unbekleidetem Unterleib über eine große Schüssel mit der heißen Kräuterabkochung setzt und mit einer Wolldecke umhüllt, sodass der Dampf gut ankommen kann. Dies ist eine uralte und hygienische Art der Kräuteranwendung, die zum Beispiel auch noch in Nordafrika bei Nomadenfrauen immer während der Menstruationszeit mit dortigen Kräutern gegen Beschwerden praktiziert wird.

Menstruationsstörungen, Wechseljahresbeschwerden
Eine Studie an jungen Frauen im Alter von elf bis 17 Jahren, die drei bis fünf Mal täglich 50 bis 60 Tropfen einer Frauenmantel-Flüssigzubereitung einnahmen, zeigte eine schwächere und kürzere Monatsblutung, insbesondere wenn die Arznei in den zwei Wochen vor der Menstruation eingenommen worden war.[387]

Auch die ESCOP-Monografie von 2003 empfahl Frauenmantel bei Menstruationsbeschwerden, zu starken Menstruationsblutungen und Juckreiz der Scheide[388].

Für eine länger dauernde Frauenmantelkur mit guter zusammenziehender Wirkung ist nach meiner bisherigen Erfahrung eine Abkochung aus der ganzen zerkleinerten Pflanze mit Wurzel am wirkungsvollsten.

Teezubereitungen mit sehr kurzen Auszugszeiten von einer halben bis einer Minute sind zwar noch stärker zusammenziehend und blutstillend und besser für kurzfristig benötigte Wirkungen. Wegen der besseren Aufnahme und Bekömmlichkeit bevorzuge ich jedoch für wochenlange Kuren Abkochungen oder Zubereitungen mit längerer Auszugszeit.

ZUBEREITUNG EINER FRAUENMANTELABKOCHUNG

Eine kleine Handvoll frisches geschnittenes Frauenmantelkraut mit kleingeschnittener Wurzel oder eine halbe Handvoll getrocknetes Kraut und Wurzel mit einem Liter Wasser ansetzen, etwa fünf Minuten mit Deckel kochen, in eine Thermoskanne absieben und warm über den Tag verteilt trinken.

In den Wechseljahren kann Frauenmanteltee ebenfalls hilfreich sein. Ich kenne eine Dame, die während der Wechseljahre täglich einen Liter Frauenmanteltee ein ganzes Jahr lang einnahm und überzeugt war, dass sie dadurch keine Beschwerden hatte. Für Weißfluss, milde Menstruations- und Unterleibsbeschwerden, bei zu starker oder unregelmäßiger Menstruation sind Sitzbäder die beste, weil direkteste Anwendung. Damit kann die innerliche Einnahme von Tee oder Abkochung kombiniert werden, um eine stärkere Wirkung zu erzielen.

Frauenmantelsitzbad
Für diese altbewährte Anwendung gibt es Empfehlungen und Rezepturen seit dem Mittelalter. Als Beispiel hier eine Rezeptur, die bei Ursel Bühring, der Begründerin der Freiburger Heilpflanzenschule, erwähnt ist: Gleiche Teile Frauenmantelkraut, Majoran, Schachtelhalm und Eichenrinde mischen, davon etwa 200 Gramm 20 Minuten lang kochen, abgießen und dem Badewasser zugeben. Wichtig danach seien Nachruhe und warme Füße, also warm eingepackt ruhen oder ins Bett. Dies sollte zweimal wöchentlich über sechs Wochen durchgeführt werden. Bühring empfiehlt dies bei weißem Scheidenausfluss, Eierstockentzündung und Fehlgeburtsneigung.[389]

Die eurosibirische Volksheilkunde kennt auch Sitzbäder oder Vaginalspülungen mit dem Aufguss aus getrocknetem oder frischem Frauenmantelkraut allein bei vaginalem Ausfluss, starker und/oder schmerzhafter Menstruation, Beckenschmerzen und Hauterkrankungen im Genitalbereich.

Frauenmantelblüten-Zucker
Zvinger empfahl früher den aus Blüten zubereiteten Zucker, auch »Conserva Alchimillae« genannt, als edle Arznei gegen weißen Scheidenausfluss. Er helfe auch bei Darmproblemen, wenn man öfters eine muskatnussgroße Menge davon einnehme.

Ein Rezept für »Conserva Alchimillae« konnte ich nicht finden. Wer es versuchen will, kann die frischen Blüten schichtenweise einen Monat lang in Zucker einlegen, danach die Blüten wieder aussieben. Für stärkere Wirkung kann dieser Prozess mit neuen frischen Blüten mehrmals wiederholt werden.

Bessere Empfängnis
Die Einnahme von Tee oder Destillat aus Frauenmantelkraut in der ersten Zyklushälfte gilt als hilfreich, um die Empfängnis zu begünstigen.

Zu starke Menstruationsblutung, oft unterschätzt
Ähnlich wie bei Geburten wird auch bei der Menstruation immer noch unterschätzt, welche schädlichen Wirkungen zu starke Blutungen haben können. Dabei wissen Frauen oftmals nicht, wie viel Blutverlust normal ist. Auch in der Medizin wird dieses Thema zu wenig beachtet und die Zusammenhänge mit körperlichen Beschwerden nicht gesehen.

Wie ist also eine normale Menstruation? Normal ist eine Zykluslänge von 27 bis 29 Tagen, die Menstruation sollte maximal fünf bis sechs Tage anhalten, wovon nur die ersten zwei Tage stärker sein sollten. An diesen stärkeren Tagen sollten Tampons oder Binden nur etwa vier oder fünf Mal gewechselt werden müssen und nachts kein Wechsel nötig sein. Ab dem dritten Tag sind dann ein bis drei Wechsel normal. Brust-, Bauch-, Rücken- oder Kopfschmerzen vor oder während der Menstruation oder auch Stimmungsschwankungen sind nicht normal und sollten behandelt werden, am besten mit Kräutermedizin. Bei starken Beschwerden habe ich die besten Heilwirkungen mit Traditioneller Chinesischer Kräutermedizin beobachten dürfen, wobei dies auch mein Behandlungsschwerpunkt ist.

Frauenmanteltee hat eine blutstillende Wirkung und kann bei zu starken Menstruationsblutungen probiert werden, sollte hierfür mindestens einen Monat lang, besser drei Monate

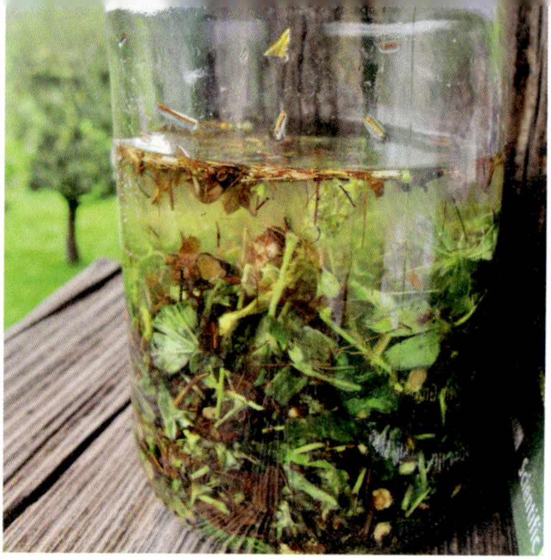 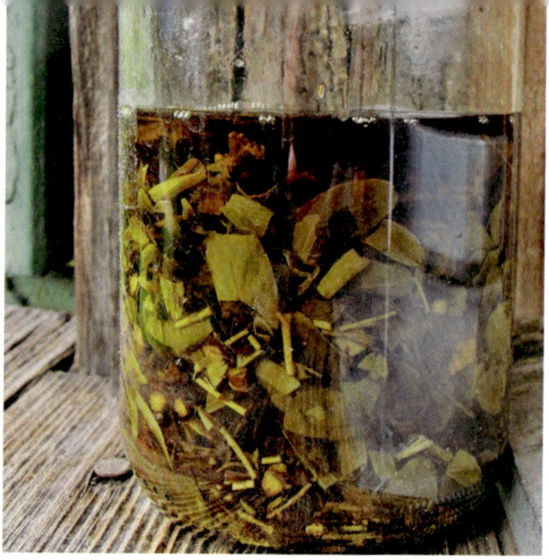

Silbermanteltinktur, *A. alpina*, mit Wurzeln, links frisch angesetzt im August, rechts nach vier Wochen der Sonne ausgesetzt. Jetzt kann sie abgesiebt und angewendet werden

lang täglich, besonders auch während der Menstruation, getrunken werden. Für eine rasche Wirkung kann Tee, für längerfristige Wirkungen eine Abkochung mit Wurzel genommen werden. Ebenfalls bei zu starker Menstruation wirksam sind Hirtentäschelkraut (*Capsella bursa pastoris*) als Tinktur oder Tee oder auch Odermennigtee oder -tinktur (*Agrimonia eupatoria*). Letztere können mit einer Frauenmantelteekur kombiniert werden, die Dosierung der Tinkturen ist dreimal täglich 20 Tropfen. Die Tinkturen sind im Fachhandel erhältlich. Wer selbst eine Tinktur herstellen möchte, kann dies mit folgender Beispielrezeptur tun.

ZUBEREITUNG VON FRAUENMANTELTINKTUR

Das ganze Kraut kurz vor oder während der Blüte mit der Wurzel, am besten bei abnehmendem Mond sammeln, frisch zerkleinern, ein gut verschließbares Schraubglas zu drei Vierteln damit füllen und mit vierzigprozentigem Alkohol (zum Beispiel Obstbrand oder Rum) ganz auffüllen und gut verschließen. Vier Wochen in die Sonne stellen, dabei immer wieder schütteln. Danach absieben und gut verschlossen kühl und dunkel aufbewahren. Man nimmt von dieser Tinktur bei milden Beschwerden dreimal täglich 20 Tropfen, bei stärkeren Beschwerden morgens und abends je einen bis zwei Teelöffel pur oder mit etwas Wasser 30 Minuten vor oder zwei Stunden nach den Mahlzeiten.

ZUBEREITUNG EINER HIRTENTÄSCHELKRAUT-TINKTUR

Klein geschnittenes frisches Hirtentäschelkraut in eine Flasche bis zum Hals füllen, mit etwa vierzigprozentigem Alkohol (zum Beispiel Obstbrand oder Rum) die Flasche ganz füllen und an ein sonniges Westfenster stellen. Regelmäßig schütteln und nach zwei Wochen kühl stellen, dann ist die Tinktur bereits verwendungsreif. Für die Anwendung wird ein kleiner Teil aus der Flasche abgesiebt, der Rest kann mit den Kräutern jahrelang aufbewahrt werden und wird mit dem Alter eher stärker.

Sollte die Menstruation einen Monat nach Anwendung dieser Kur immer noch zu stark sein und keine gynäkologischen Ursachen dafür gefunden worden sein (wie zum Beispiel Polypen), empfehle ich auch hier, eine Fachperson in Traditioneller Chinesischer Kräutertherapie aufzusuchen (Adressen im Anhang), da diese Disziplin hierfür sehr gut helfen kann.

Zu starke Blutungen in den Wechseljahren

Bei Frauen in den Wechseljahren können ebenfalls zu starke Menstruationen auftreten, während die gynäkologische Kontrolle unauffällig bleibt. Diese Blutungen lassen sich manchmal mit nichts bessern. Hier empfehle ich, nur über die Wechseljahre für zwei bis fünf Jahre eine Hormonspirale anzuwenden, da diese meistens gut hilft und eine früher in diesen Fällen oft vorgeschlagene operative Gebärmutterentfernung unnötig werden lässt. Ich erlebe nämlich leider häufig bei 70- bis 80-jährigen Damen, bei denen früher reihenweise die Gebärmutter entfernt wurde, dass diese dann Inkontinenzbeschwerden oder Stuhlentleerungsprobleme bekommen, da sich das Gewebe im kleinen Becken stärker senkt, als wenn die Gebärmutter noch vorhanden ist. Wenn keine bösartige Erkrankung eine Gebärmutteroperation notwendig macht, empfehle ich immer, möglichst mit natürlichen Methoden oder allenfalls vorübergehend der Hormonspirale die Blutungsbeschwerden zu behandeln, und rate von einer Operation ab.

Für blutstillende Wirkungen wässrige Zubereitungen bevorzugen

Wer für diese Wirkung Frauenmantelzubereitungen nimmt, sollte besser die Abkochung aus der ganzen Pflanze mit Wurzel nutzen. Alkoholische Zubereitungen können das Blut nach den Prinzipien der TCM leicht dynamisieren und sind daher bei Blutungsneigung etwas ungünstig. Eine Ausnahme ist Frauenmantelwein, der gekocht wurde und damit weniger Alkohol enthält.

Frauenmanteltee kann übrigens bei längerer Einnahme leichte Beläge an den Zähnen verursachen (aufgrund der Gerbstoffe), die sich jedoch gut durch eine Fachperson in Dentalhygiene entfernen lassen.

Silbermantelwurzel noch stärker blutstillend

Theodor Zvinger beschrieb eine speziellere Heilanwendung bei Blutungen und empfahl, getrocknete Silbermantelwurzel, *A. alpina*, zu pulverisieren und gegen Blutungen pur sowie bei blutigen Durchfällen in einer Brühe (Bouillon) einzunehmen.

Mögliche Folgen einer zu starken Menstruation

Wenn die Menstruation über mehrere Monate zu stark ist, können folgende Beschwerden durch die zu starken Blutverluste auftreten: Chronische Muskelverspannungen, oft im Nacken. Chronische Müdigkeit, typisch am Nachmittag. Konzentrationsschwäche, Vergesslichkeit, Schwindel, Herzklopfen, Sehstörungen, Orientierungsschwierigkeiten, Kontrollmechanismen bis zu Kontrollzwängen (zum Beispiel, vor dem Verlassen der Wohnung immer mehrmals kontrollieren zu müssen, ob der Herd ausgeschaltet ist oder ob das Handy oder der Hausschlüssel wirklich eingepackt wurde und Ähnliches), nächtliches Einschlafen von Händen und/oder Beinen, Kopfweh/Migräne, oft durch Überlastung/Anstrengung oder in der Höhe getriggert, Schlafstörungen, Albträume, Ängstlichkeit, Melancholie bis Depression. Später erhöhtes Risiko für Schilddrüsenerkrankungen, neurologische Erkrankungen wie Demenz und Knochenerkrankungen wie Osteoporose. Umso wichtiger ist es, diese Störung rasch zu beheben.

Gegen Endometriose, hormonausgleichend
In einer Untersuchung an Ratten zeigte die orale Gabe eines Methanol-Wasser-Extrakts der oberirdischen Pflanzenteile von *A. mollis* und *A. persica* günstige Wirkungen auf Endometriose. Wurzelextrakte derselben Pflanzen wiesen jedoch keine solchen Wirkungen auf.[390] Nicht nur auf Geschlechtshormone, auch auf Schilddrüsenhormone kann Frauenmantelkraut möglicherweise ausgleichend wirken. Eine russische Untersuchung an Ratten konnte dies aufzeigen.[391]

Männerbeschwerden

Impotenz
Wie oben erwähnt, hat das »Venuskraut« Frauenmantel auch Heilwirkungen für »Marserkrankungen« wie Impotenz. Hierfür kann eine drei- bis viermonatige Teekur mit täglich vier Tassen Frauenmantelkrauttee eingenommen werden.

In meiner Praxiserfahrung haben sich bei stärkeren Impotenzbeschwerden zudem individuell auf die Person passende Kräutermischungen aus der TCM kombiniert mit Ernährungs- sowie Verhaltenstipps bewährt. Denn manchmal ist die Ursache sehr einfach zu beheben. Als Beispiel möchte ich einen jungen Mann erwähnen, der nach zweimal wöchentlichem verausgabendem Sport jeweils anschließend in die Sauna ging, um nochmals stark zu schwitzen. In der TCM gilt Schweiß als eine energiereiche Körperflüssigkeit, und zu starkes Schwitzen kann, wenn ein paar Monate andauernd, sehr stark die Körperenergie und damit die Potenz schwächen. Selbst bei jungen Männern. Es kommt bei Saunagängen darauf an, wie viel und wie oft geschwitzt wird. Man sollte höchstens einmal im Monat in die Sauna gehen und dann auch nur kurz schwitzen. Wöchentliche Schwitzkuren, bei denen der Schweiß in Bächen herunterläuft, sind definitiv zu viel und manchmal ein (leicht zu behebender) Grund für Impotenz, wenn der Rat befolgt und die Saunagänge weggelassen werden.

Prostatabeschwerden
Frauenmantel als Teekur wird in der europäischen Volksheilkunde ebenfalls bei Prostatabeschwerden eingesetzt, oft kombiniert mit Frauenmantelsitzbädern oder Wickeln mit Frauenmantelkraut.

Bindegewebe festigend, Gewebe zusammenziehend

Frauenmantelkraut wird volksheilkundlich für verschiedene Beschwerden eingesetzt, die aufgrund eines schwachen oder verletzten Bindegewebes oder ebensolcher Haut, Unterhaut, Muskeln oder Sehnen auftreten können. Eine Forschungsarbeit zeigte auf, dass für diese Beobachtung einer »zusammenziehenden Wirkung« möglicherweise der hohe Tanningehalt eine Rolle spielt, der im Versuch das Bindegewebe abbauende Enzym Elastase hemmte.[392]

Organsenkungen im Unterleib, Blasensenkung und -schwäche, Gebärmuttersenkung
Hierfür kann eine drei- bis zwölfmonatige Kur mit täglich zwei bis vier Tassen Frauenmanteltee oder drei bis vier Mal täglich 20 Tropfen bis ein Teelöffel Frauenmanteltinktur, jeweils 30 Minuten vor den Mahlzeiten eingenommen, hilfreich sein.

Uterusmyome, gutartige Knotenbildungen in der Gebärmutter
Wenn diese gutartig sind, kann eine vier- bis sechsmonatige Teekur mit täglich vier Tassen Frauenmantelkrauttee probiert werden. Auch unten beschriebener Frauenmantelwein kann hier versucht werden. Nach den Prinzipien der TCM kann eine Zubereitung mit Wein die Wirkstoffe besser ins Blut und damit auch in die gut durchblutete Gebärmutter bringen.

ZUBEREITUNG VON FRAUENMANTELWEIN

Zwei Handvoll frisches (oder eine Handvoll getrocknetes) Frauenmantelkraut mit Wurzeln möglichst klein schneiden, in einen Topf geben, mit einem Liter Rotwein auffüllen und mit Deckel etwa drei Minuten köcheln lassen, heiß in eine gut verschließbare Flasche füllen und abgekühlt im Kühlschrank aufbewahren. Bei der Zubereitung aus getrocknetem Kraut sollte man dieses zuerst eine Stunde im kalten Wein ziehen lassen und danach zehn bis 15 Minuten auskochen. Besser ist aber, das frische Kraut mit Wurzel zu nehmen. Getrocknete Wurzeln sind schwieriger klein zu schneiden, und wenn man sie kleingeschnitten trocknet, gehen einige Inhaltsstoffe verloren. Also die Wurzel zum Trocknen lieber ganz lassen und die trockenen Wurzeln dann vor der Zubereitung zerstampfen. Besser sind dennoch frische Pflanzen. Man nimmt vom Wein ein bis drei Teelöffel täglich, bei starken Beschwerden ein bis zwei Schnapsgläschen täglich zwischen den Mahlzeiten.

Kochen einer Arznei in Wein
Nach den Prinzipien der TCM bringt das Kochen in Wein eine Medizin ins Blut, das heißt, ihre Wirkungen entfalten sich besser in der Blutebene. Alle in Wein zubereiteten Arzneien haben aufgrund der Wirkung des Weines eine die Durchblutung verbessernde Wirkung, die bis in die kleinen Blutgefäße reicht und diese wieder durchgängiger machen kann. Kochen in Wein kann auch die Menstruation fördern.

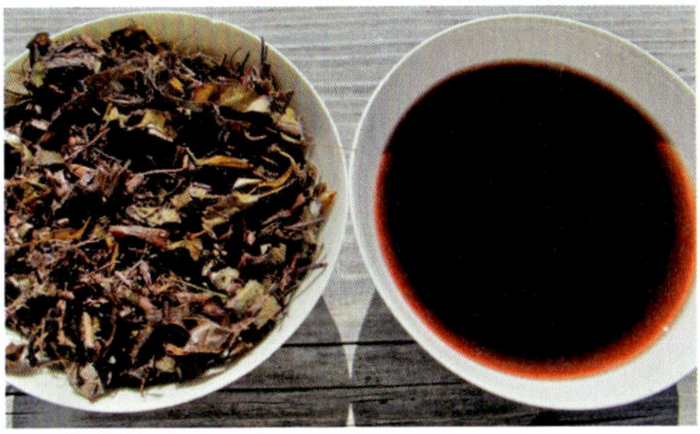

Frauenmantelwein (rechts) und im Wein ausgekochtes Kraut (links)

Aus diesen Gründen ist Frauenmantelwein weniger blutstillend, dafür mehr stärkend als Frauenmanteltee und wirkt tiefer im Körper. Er ist ein gutes Mittel für die Wechseljahre aufgrund dieser stärkenden und leichte Anstauungen verhindernden Wirkung. Die Tannine werden durch das Kochen im Wein besser magenverträglich, und die stopfende Wirkung ist geringer. Durch Kochen verflüchtigt sich etwas Alkohol und verkürzt damit die Haltbarkeit, was durch Zugabe von Zucker ausgeglichen werden kann. Früher galt dieser Wein als gutes Mittel gegen Brüche/Hernien wie zum Beispiel Leistenbrüche. Ich habe dies noch nicht ausprobiert, aber bei komplikationslosen Brüchen kann dies einmal versucht werden, bevor operiert wird. Auch bei Uterusmyomen könnte dieser Wein wirksam sein, muss jedoch über mindestens sechs Monate angewendet werden.

Sitzbäder zur Festigung einer Schwangerschaft, Fehlgeburtsneigung
Regelmäßige Sitzbäder mit Zugabe einer Frauenmantelabkochung zum Badewasser werden volksheilkundlich unterstützend zum Halten einer Schwangerschaft angewendet. Oft wird bei dieser Situation zudem eine Teekur mit täglich vier Tassen Frauenmantelkrauttee gemacht.

Günstige Brustentwicklung in der Pubertät, Reduktion des Brustumfanges
Im deutschsprachigen, englischen und russischen Kulturkreis wurde früher jungen Mädchen in der Pubertät empfohlen, für ein schönes Brustwachstum regelmäßig Frauenmanteltee zu trinken. Auch gab es Anwendungen von Brustumschlägen mit zerstampftem Frauenmantelkraut, um zu großen Brüsten vorzubeugen.

Tee, Tinktur oder Wein bei Brüchen und für die Muskulatur
Viele frühere Kräuterärzte wie Otto Brunfels, Adamao Lonicero oder Theodor Zvinger erwähnten mehrfach die Anwendung von Frauenmantelwein bei Brüchen (Hernien). Diese Wirkung steht im Zusammenhang mit den bindegewebsstärkenden Effekten. Auch Maria Treben oder Mathew Wood[393] setzten Frauenmantelkraut für die Festigung und Stärkung der Muskulatur bei allerhand Muskelerkrankungen inklusive Muskelschwäche bei Lähmungen ein. Maria Treben kombinierte hierzu Frauenmanteltee innerlich eingenommen mit Hirtentäschelkraut-Tinktur äußerlich aufgetragen.

Bauchwand- und Leistenbrüche werden üblicherweise operiert, man kennt in der Schulmedizin eigentlich kein anderes Mittel, diese sonst zur Rückbildung zu bringen.

Insofern ist es sicher sinnvoll, eine solche Kur durchzuführen, bevor man sich operieren lässt. Ausgenommen hiervon sind natürlich Notfälle wie eingeklemmte Brüche, die akut schmerzen und eine rasche ärztliche Behandlung benötigen.

Kur bei Bauchwand-, Nabel- oder Leistenbrüchen (Hernien)
Für eine solche Kur empfahl Maria Treben, täglich vier Tassen Frauenmantelkraut-Tee zu trinken und die befallene Muskulatur täglich mit Hirtentäschelkraut-Tinktur (*Bursa pastoris*, siehe oben) einzureiben. Dies sollte mindestens sechs bis acht Monate lang durchgeführt werden.

Noch stärker wirkt meiner Meinung nach Frauenmantelabkochung oder oben genannter Frauenmantelwein anstelle von Tee. Für die Abkochung eine Handvoll Frauenmantelkraut in einem Liter Wasser fünf Minuten lang bei geschlossenem Deckel sieden und über den Tag verteilt warm trinken.

Auch sollten bauchwandstärkende Muskelübungen im Liegen gemacht werden sowie alles unterlassen werden, das die Vorwölbung des Bruches begünstigt, wie zum Beispiel das Heben schwerer Lasten, häufiges Husten oder Niesen, langes Stehen insbesondere bei Übermüdung.

Kommen Brüche im Zusammenhang mit chronischer Müdigkeit vor, gibt man in der TCM zusätzlich das Qi stärkende bzw. energiestärkende Kräuterkombinationen zum Beispiel mit Ginseng, Tragant (*Astragalus membranaceus*) oder Taigawurzel (*Eleuterococcus senticosus*).

Frauenmantelsalben, Breiumschläge, Pulver, Waschungen mit der Abkochung, Bäder sowie vor allem die Verabreichung von Tee werden volksheilkundlich auch für Nabelbrüche bei Kindern eingesetzt. Hierfür wird bei Säuglingen der Mutter das Trinken von Frauenmanteltee empfohlen, dessen Wirkstoffe über die Muttermilch auf den Säugling wirken. Ältere Kinder bekommen leicht gesüßten Tee.

Bei Muskelschwäche, Brüchen oder anderen Muskelleiden können zudem regelmäßige Bäder mit Frauenmantelzusatz hilfreich sein. Diese wirken besonders gut bei Kindern bis zu einem Alter von zwei Jahren, da deren noch zartere Haut Pflanzenwirkstoffe besonders leicht aufnimmt.

BADEZUSATZ MIT FRAUENMANTELKRAUT

Für ein Vollbad nimmt man 200 Gramm kleingeschnittenes getrocknetes oder einige Doppelhände frisches Kraut, setzt es in einem Eimer mit kaltem Wasser über Nacht an, erwärmt es am nächsten Tag und gießt die Flüssigkeit ins Badewasser. Bei Gebärmutterleiden oder Muskelleiden drei Bäder pro Woche nehmen, so Maria Treben.

Wunden, Eiterbildung, Verletzungen, Verstauchungen, Blutergüsse

Wundheilend und vor UV-Licht schützend

In der eurosibirischen und türkisch-arabisch-asiatischen Volksheilkunde gilt Frauenmantel als eines der besten Wundheilkräuter für innere und äußere Wunden sowie bei Verstauchungen und Blutergüssen. Die äußerliche Anwendung erfolgt bei allen Arten von Wunden wie eitrigen oder nässenden Wunden, auch mit Fistel- oder Kavernenbildung, Stichwunden und weiteren. Frauenmantel wird zudem als Wundwaschung oder -auflage angewendet und dies mit innerlicher Einnahme der Abkochung kombiniert.

In einer Humanforschungsstudie an Probanden mit Hautwunden[394] sowie in mehreren Tierversuchsstudien[395] konnten diese guten wundheilenden Wirkungen für *A. vulgaris*, *A. mollis* und *A. persica* bisher belegt werden. Zudem ergaben sich im Tierversuch schützende Effekte vor Sonnenschäden der Haut nach innerlicher Einnahme von Extrakten aus *A. mollis*.[396]

Antibakterielle und Antipilz-Wirkungen

Verschiedene Studien, vor allem mit den Arten *A. vulgaris*, *A. mollis* und *A. persica* sowie *A. glabra*, *A. fissa*, *A. viridiflora*, *A. monticol*, *A. sericata*, *A. rizeensis*, *A. pedata*, *A. diademata*, zeigten hemmende Wirkungen auf das Wachstum verschiedener Bakterienarten und Pilze, die Hautinfektionen wie auch Magen-Darm-Infekte verursachen können.[397]

Eitrige Wunden

Sollte sich bei eitrigen Wunden Fieber einstellten, muss natürlich medizinische Hilfe aufgesucht werden. Dennoch kann eine schulmedizinische Therapie mit naturheilkundlichen Anwendungen begleitet werden. Bei einer eitrigen Wunde kann diese täglich mit körperwarmer Frauenmantelabkochung gewaschen und dazu kombiniert vier Tassen Abkochung oder Tee getrunken werden. Auch Breiumschläge wie nachfolgend beschriebenes Wundpflaster können hierbei hilfreich sein.

Outdoor-Wundpflaster

Am besten wirkt hierfür das frische, kurz gewaschene Kraut, das zerstampft, direkt auf die gereinigte und desinfizierte Wunde gelegt und dort mehrere Stunden oder über Nacht belassen wird. In Outdoor-Situationen können frische Frauenmantelblätter gekaut und der Brei auf die Wunde gebracht werden. Der eigene Speichel hat, wie auch das Kraut, desinfizierende und wundheilende Eigenschaften, den Brei kann man zu einem Pflaster auf der Wunde eintrocknen lassen. Dieses Pflaster kann auf offene oder bereits geschlossene Wunden aufgebracht werden.

In der russischen Volksheilkunde gilt das vom Tau/Guttationswasser feuchte Blatt als gute Wundauflage. Selbst bei Tumoren und Geschwüren gilt Frauenmantel laut Telyatyev als wirksam, hierbei wird die Anwendung als Breiumschlag aus der frischen oberirdischen Pflanze bevorzugt.

Wundreinigung

Laut Lonicero wurde früher destilliertes Wasser aus im Mai gesammelter frisch zerkleinerter Wurzel samt Kraut zum Auswaschen von entzündeten Wunden verwendet. Auch Frauenmantelabkochung oder -kraut in Wein gekocht wurden früher für Wundwaschungen eingesetzt. Diese wusch man zweimal täglich damit aus und legte ein mit der Abkochung befeuchtetes Tüchlein auf.

Historische Behandlung von Schusswunden

Glücklicherweise sind diese Art Wunden bei uns heute selten. Ein altes Rezept von Theodor Zwinger zu deren Behandlung möchte ich dennoch interessehalber hier aufführen: Eine Handvoll Frauenmantelkraut sowie je eine halbe Handvoll Beifuß, Gauchheil, Mausöhrleinkraut, Steingünsel, Wintergrün sowie ein Loth (14 bis 18 Gramm) Schwalbenwurz. Alles kleinschneiden, vermischen und in eine Kanne oder Flasche füllen, mit einem Liter Wasser und einem halben Liter Weißwein auffüllen und gut verschließen. Bei Bedarf die Flaschen eine Stunde lang in einen Kessel mit siedendem Wasser stellen, danach die Flüssigkeit abseihen und der Person mit der Schusswunde morgens und abends ein Glas davon lauwarm zu trinken geben. Damit würde die Wunde von Grund auf heilen, der Brand vom Schießpulver werde gelöscht und die Wunde entzünde sich nicht. Auch andere Wunden und Schäden könnten so geheilt werden.

Wundsalbe

Für die rasche Herstellung einer Wundsalbe kann frisch ausgepresster Frauenmantelsaft oder Frauenmantelabkochung in eine fertige Wundsalbe tröpfchenweise gerührt werden, sodass die Salbe nicht gerinnt. Früher wurde auch das getrocknete und fein pulverisierte Kraut mit Wasser/Öl oder Honig vermischt als Wundpflaster verwendet.

Hautpilz, feuchte Hautausschläge

In Russland kennt man die Anwendung von fein pulverisierten Frauenmantelblättern als Puder gegen Hautpilz oder auch für feuchte Hautausschläge der Kinder.

Historische Rezepturen von Otto Brunfels bei inneren blutenden Wunden, Bauchverletzungen

Dieses und das nachfolgende Rezept sind interessehalber aufgeführt, denn bei solchen Beschwerden sollte unbedingt ärztliche Hilfe aufgesucht werden.

Man siedete je eine gute Handvoll Frauenmantelkraut, Sanikel (*Sanicula europaea*) und Heydnisch Wundkraut (Ähriges Christophskraut, Actaea spicata) in Regenwasser. Ein paar lange Regenwürmer wurden zerstoßen und durch ein Tuch gedrückt, die durchgedrückte Flüssigkeit dann mit dem gesottenen Kräuterwasser vermischt. Dies wurde regelmäßig eingenommen bei inneren blutenden Wunden oder ein damit getränktes Tuch auf äußere Wunden aufgelegt.

Bei diesen Beschwerden, das möchte ich nochmals betonen, sollte man sich nicht selbst mit Kräutern behandeln, sondern unbedingt ein Krankenhaus aufsuchen!

Interessant ist aber die Verwendung von Regenwürmern, die ja auch in der Traditionellen Chinesischen Medizin eingesetzt werden als durchblutungsfördernde, Krämpfe und Anfälle lindernde, Kanäle durchgängig machende, entzündungshemmende und kühlende Arznei.[398] Sie enthalten ähnliche blutverdünnende und stark entzündungshemmende Wirkstoffe wie Blutegel, die in der Blutegeltherapie eingesetzt werden.

Historische Rezeptur bei inneren Blutungen

»Nimm Sinnau (Frauenmantelkraut), Fenchelkraut, Salbei, Petersilienkraut, jedes ein gut Handvoll; Anis, Fenchelsamen, Ysop, Alantwurz, jedes zwei Loth, sieds in zwei Pfund Wasser das dritte Teil ein, und trinke es, er zerteilt alles gelisserte Blut und treibt es durch den Harn und Stuhlgang haraus.« Hier ist wohl geronnenes Blut nach inneren Blutungen oder Verletzungen gemeint, auch Hämatome genannt.

Bauchschmerzen, Durchfall, Hämorrhoiden, Übergewicht

Schutz vor Magengeschwüren

Oral verabreichte Methanolextrakt-Zubereitung von in der Türkei wachsenden getrockneten, pulverisierten oberirdischen Teilen der Kaukasus-Frauenmantel, *A. caucasica,* zeigte im

Tierversuch an Ratten gut schützende Wirkungen vor der Entwicklung von Magengeschwüren, die durch das nichtsteroidale Antirheumatikum Indometacin (ein übliches Schmerzmittel) verursacht wurden.[399] Andere Untersucher verabreichten Ratten eine Kombination aus Aronjabeerensaft und Frauenmantelextrakt zehn Tage vor Indometacin-Spritzen, was ebenfalls deutlich vor Magenschleimhautschäden durch das Schmerzmittel schützen konnte.[400]

Wirkungen gegen Helicobacter pylori

Chronische Besiedlung des Magens mit dem Bakterium Helicobacter pylori ist manchmal eine Ursache für chronische Magenbeschwerden. Die übliche schulmedizinische Therapie ist eine mehrwöchige Antibiotikakur. Auch Methanolextrakte aus den Frauenmantelarten *A. glabra, A. monticola, A. fissa* und *A. viridiflora* wiesen in einer Laborstudie gegen dieses Bakterium Wirkungen auf.[401]

Magenbeschwerden, -geschwüre, Blähungen, Durchfall, Ruhr, Übelkeit, Erbrechen

Die europäische und russische Volksheilkunde setzen Frauenmanteltee bei diesen verschiedenen Magen-Darm-Beschwerden aufgrund seiner antiinfektiösen, »trocknenden« und zusammenziehenden Wirkung ein. Selbst gegen Blutspucken wird der Tee erwähnt. Sollte Blut erbrochen oder ausgespuckt werden, rate ich dringend, ärztliche Hilfe aufzusuchen. Wenn man jedoch auf sich selbst gestellt ist oder unter Outdoorbedingungen, könnte es unter Umständen lebensrettend sein, sich mit diesem blutstillenden Tee selbst helfen zu können.

Frauenmanteltee bei Magen-Darm-Beschwerden

In Russland werden ein bis zwei Esslöffel getrocknetes zerkleinertes, zur Blütezeit gesammeltes oberirdisches Kraut mit einer Tasse kochendem Wasser aufgebrüht und zwei bis drei Mal täglich eingenommen.

Bei Übelkeit und Magenkoliken gibt es auch die Empfehlung, zwei Teelöffel frische zerstoßene Blätter in einem Glas kochendem Wasser aufgebrüht einzunehmen.

Silbermantel, A. alpina, bei aufgedunsenem Körper und Fettleibigkeit

Über einen längeren Zeitraum getrunkener Silbermanteltee wurde von Pfarrer Künzle hierfür empfohlen, wenn dies nicht durch üppige Mahlzeiten oder Bewegungsmangel herrühre. Untenstehende Studie belegte körperfestigende Effekte mit einer Kräutermischung, die Frauenmantel enthielt.

Studie mit Frauenmantelblättern, Olivenblättern, Rossminzenblättern und Kreuzkümmelsamen erfolgreich bei Übergewicht

Eine israelische Untersuchung an übergewichtigen Personen zeigte nach dreimonatiger Gabe dieser Kräutermischung in Form von Tabletten, die vor jeder Mahlzeit genommen wurden, eine Abnahme des Body Mass Index, also des Körpergewichts. Dabei waren die Probanden zudem instruiert worden, nur drei Mahlzeiten täglich zu sich zu nehmen. Die Kräutermischung wurde gut vertragen, Nebenwirkungen seien keine aufgetreten.[402]

Keine wesentlichen Effekte auf Zuckerkrankheit

Es gibt bisher eine Studie mit Extrakt aus *A. viridiflora*, die leichte blutzuckersenkende Effekte aufzeigte.[403] Hingegen existieren weitere Studien mit Extrakten von *A. vulgaris*, *A. mollis* und *A. persica*, die keinen Einfluss auf Blutzuckerwerte aufzeigen konnten, sodass in diese Richtung wohl keine Wirkungen zu erhoffen sind.[404]

Heilsam bei Hämorrhoiden

In der arabisch-griechischen Tradition gilt Frauenmantel als heilsam bei Hämorrhoidenbeschwerden. Eine doppelblinde randomisierte Humanstudie von 2022 konnte diese Effekte bestätigen. Hierbei zeigte sich bei Probanden mit Hämorrhoiden, die zweimal täglich über sechs Tage eine Creme mit je gleichen Teilen Frauenmantelblättern (*Alchemilla vulgaris*), Schwarzkümmelsamen (*Nigella sativa*) und Kraut mit Blüten des Südamerikanischen Berufskrauts (*Conyza bonariensis*) auftrugen, ein signifikanter Beschwerderückgang im Vergleich zur Placebogruppe.[405] Diese Creme zeigte zudem antibakterielle Wirkungen gegen Escherichia coli.

Leber und Niere vor Giften schützend

An Ratten wurden organschützende Effekte von methanolischem Wurzel- und Krautextrakt aus *A. vulgaris* auf Leber und Nieren nach Gabe des Chemotherapeutikums Cisplatin festgestellt.[406] Andere Versuche zeigten ebenfalls leberschützende Effekte von Extrakten aus *A. mollis* und *A. vulgaris*.[407]

Historische Verwendung bei Bauchkrämpfen und -schmerzen

Otto Brunfels riet früher, bei Bauchschmerzen Saft aus frisch zerstampftem Frauenmantelkraut zusammen mit »Hartenawe« (Johanniskraut, *Hypericum perforatum*) oder »Scharlachpulver« (wahrscheinlich rotes Schildlauspulver) vermischt einzunehmen.

Nervenerkrankungen

Kopfschmerzen, Migräne, Überreiztheit

Volksheilkundlich gilt die Einnahme von ein bis vier Tassen kurz (etwa drei bis fünf Minuten) gekochter Frauenmantelabkochung aus Kraut und Blüten als hilfreich bei Kopfschmerzen. Insbesondere, wenn diese mit Müdigkeit oder während/nach der Menstruation auftreten.

Schlafstörungen

Frauenmanteltee soll die Nerven beruhigen und abends getrunken den Schlaf verbessern können.

Historische Anwendung bei Epilepsie

Als Mittel bei »fallenden Syechtagen« galt Frauenmantelsaft, an drei Tagen hintereinander nüchtern getrunken, als hilfreich. Nach der Einnahme des Saftes wurde die Hauptader der linken Hand geschlagen. Dies wird bei Lonicero genauer beschrieben mit »die Ader schlagen zwischen Daumen und Zeiger«, das wäre um den Akupunkturpunkt Dickdarm 4, der ein allgemeiner Schmerzpunkt ist. Dort wurde zur Ader gelassen, also blutig geschröpft. Mit »fallenden Syechtagen« war Fallsucht, Epilepsie gemeint. Für diese alte Anwendung gibt es heute Unterstützung aus der modernen Forschung.

Schützend vor epileptischen Anfällen
Eine Studie an Mäusen zeigte deutliche schützende Wirkungen vor epileptischen Anfällen durch die orale Gabe von wässrigem lyophylisiertem Extrakt aus der in ganz Westafrika beheimateten und nach dem Lake Kiwu benannten Frauenmantelart *A. kiwuensis.* Dieser Extrakt war den Mäusen eine Stunde vor dem Auslösen von Krämpfen verabreicht worden.[408] Eine weitere Untersuchung an Ratten zeigte nervenschützende Wirkungen von einem wässrigen Auszug aus den oberirdischen Teilen des Gemeinen Frauenmantels, *A. vulgaris.*[409]

Kräftigende Kindermedizin

Zwinger empfahl in seinem Kräuterbuch von 1696, kleinen Kindern ein Messerspitzlein Frauenmantel morgens und abends in den Brei zu geben, um sie zu kräftigen. Pfarrer Künzle riet Eltern von Kindern mit schwachen Muskeln, diesen regelmäßig Frauenmanteltee zu trinken zu geben.

Erkältungen, Schnupfen

Frauenmantel gilt in der Volksheilkunde Europas als Mittel gegen Erkältungen und Virusinfekte. In Forschungsstudien wurden antivirale Wirkungen gegen Influenzaviren für *A. mollis* und gegen Orthopoxviren für *A. vulgaris* nachgewiesen.[410] Orthopoxviren lösen Pockenerkrankungen bei Tieren aus. Auch zeigte Frauenmantel-Methanolextrakt (*A. viridiflora*) in Labor- und Computertests eine wesentliche Hemmung des Eindringens von Sars-Co-V-2 in Wirtszellen durch das Andocken an zwei der hierfür notwendigen Rezeptoren.[411]

Erkältungstee, ein Schweizer Hausrezept
In der Familie meines Zahnarztes aus Bern wurde dieser wohlschmeckende Tee mit großem Erfolg immer bei Erkältungskrankheiten gegeben. Ich habe ihn ausprobiert und kann bestätigen, dass er sehr gut wirkt: zwei Esslöffel Frauenmantelkraut, drei Teelöffel Thymian und

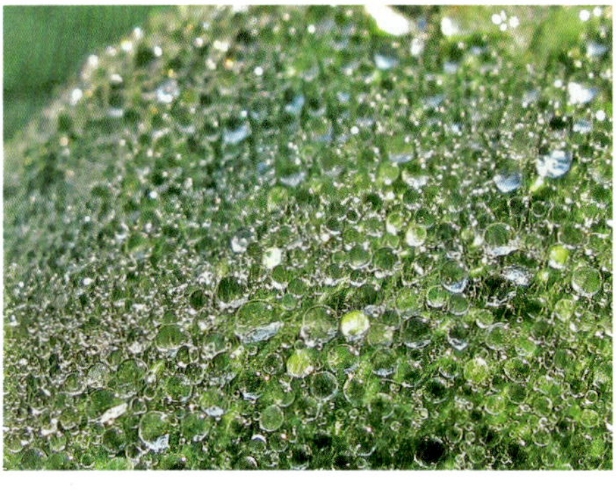

Von der Natur »destilliertes« Wasser auf der Oberfläche von großblättrigem Frauenmantel an einem frühen Maimorgen

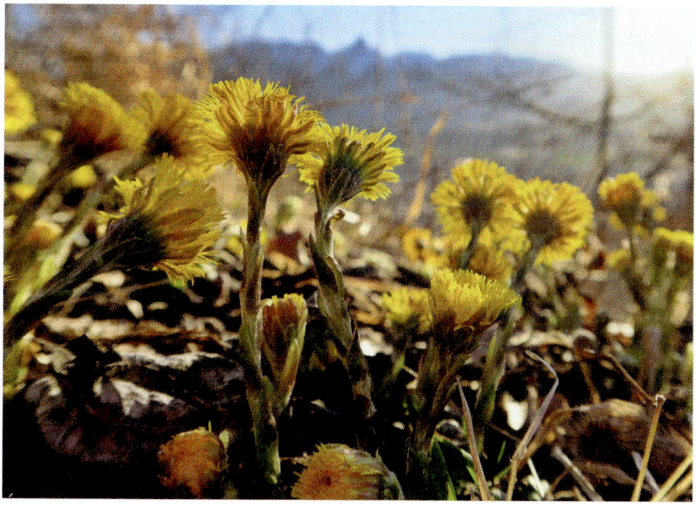

Blühender Huflattich, *Tussilago farfara* L., Berner Oberland im März

zwei Esslöffel Huflattichblüten mit einem Liter kochendem Wasser aufbrühen, zehn Minuten mit Deckel ziehen lassen, absieben und über den Tag verteilt heiß trinken.

Leider gilt derzeit die Anwendung von Huflattichblüten aufgrund theoretischer Überlegungen zu deren Gehalt an leberschädigenden Pyrrolizidinalkaloiden als bedenklich. Der Tee wirkt jedoch auch ohne Huflattichblüten gut oder diese können gegen Lindenblüten ausgetauscht werden.

Frauenmanteltee allein eingenommen gilt ebenfalls als wirksam bei Schnupfen.

Hals- und Mundentzündungen, -geschwüre und Zahnschmerz

Mundspülung nach Zahnentfernung

Je einen Teelöffel getrocknetes Frauenmantelkraut mit Wurzel sowie getrocknetes Johanniskraut (*Hypericum perforatum*) mit einem viertel Liter kochendem Wasser überbrühen, drei Minuten ziehen lassen und mehrfach lauwarm den Mund sanft damit spülen (ohne Hin- und Herziehen der Flüssigkeit). Ich habe hiermit sehr gute Erfahrungen selbst nach Entfernung von Weisheitszähnen gemacht. Frauenmantelkraut wirkt stark blutstillend und zusammenziehend, Johanniskraut ist sehr gut gegen die bei Zahnbeschwerden oft auftretenden Nervenschmerzen. Beide Kräuter wirken zudem mit unterschiedlichem Spektrum antiinfektiös.

Frauenmantelextrakt bei Aphthen im Mund

In einer Untersuchung an 48 Patienten brachte ein dreiprozentiger Glycerinextrakt in Gelform aus Frauenmantelkraut, drei Mal täglich auf die betroffenen Stellen im Mund aufgetragen, gute Heilung nach zwei bis drei Tagen bei guter Verträglichkeit.[412]

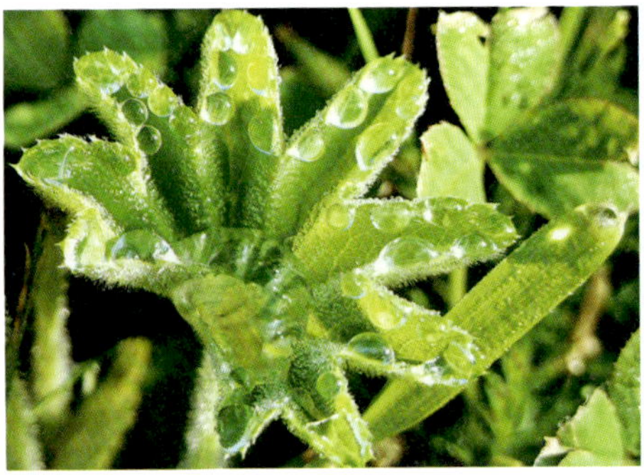

Blatt von Gemeinem Frauenmantel, *A. vulgaris*, im frühen Morgentau

Historische Anwendungen

Theodor Zvinger empfahl eine Handvoll Frauenmantelkraut in einem viertel Liter Wasser gekocht, abgesiebt und öfters warm damit gegurgelt. Das heile »Löcher«, Verwundungen und Geschwüre des Halses und Mundes, auch Mundfäule und alle anderen Beschwerden in Mund und Hals. Hieronymus Bock ergänzte hierzu die Anwendung bei Zahnschmerzen. Früher wurden viele Heilpflanzen destilliert und dieses Destillat heilkundlich eingesetzt. Zvinger empfahl es für Mundspülungen oder zum Gurgeln bei Mundfäule und anderen Mund- oder Halsentzündungen. Auch bei Brüchen oder zu starker Menstruation sollte dieses destillierte Frauenmantelwasser helfen, morgens und abends getrunken. Kindern mit Brüchen könne man ein paar Löffel voll davon geben. Es sollte zudem »Darmschäden« heilen.

Für die Augen

Der Tau von Frauenmantelblättern gilt in der russischen und deutschen Volkstradition als heilsam bei Augenentzündungen, indem man sich jeden Morgen damit die Augen wäscht oder ihn in die Augen tupft. Er soll klare Augen und Sicht bewirken.

Auch die innere Einnahme von Frauenmanteltee, kombiniert mit Waschungen der Augen mit Tee, soll bei Augenentzündungen hilfreich sein.

Bei Wasseransammlungen, Schwellungen, Gicht

Frauenmanteltee und -abkochung gelten volksheilkundlich als wassertreibend und abschwellend und werden daher gegen Schwellungen sowie bei Gicht eingenommen.

Wirkungen auf Herz und Kreislauf

Die russische Volksheilkunde kennt die Anwendung der Frauenmantelabkochung in Weißwein bei Schmerzen im Herzbereich.

FRAUENMANTELWEIN FÜRS HERZ

Ein Esslöffel getrocknetes oberirdisches Kraut wird mit einem halben Liter trockenem Weißwein fünf bis zehn Minuten gekocht. Dann lässt man die Abkochung 24 Stunden bei Zimmertemperatur ziehen und nimmt drei Mal täglich einen Esslöffel davon ein.

Es gibt bisher ein paar wenige Hinweise aus Laborforschungsstudien, wie zum Beispiel an Rattenarterien sowie an Ratten mit Bluthochdruck, die für Frauenmantelextrakte (*A. vulgaris*) günstige Wirkungen auf Blutdruck und Blutgefäße[413] sowie auf die Elastizität der roten Blutkörperchen[414] aufzeigten.

Auch wiesen computerunterstützte Tests von Extrakt aus *A. viridiflora*, eine in Südosteuropa wachsende Frauenmantelart, starke ACE-Rezeptor-hemmende Effekte nach. Dies ist ein indirekter Hinweis auf mögliche blutdrucksenkende Wirkungen ähnlich den üblichen ACE-Rezeptor-hemmenden und damit blutdrucksenkenden Medikamenten.[415]

Antikrebswirkungen
Heilpflanzen mit starken Antioxidantien und Radikalfängern wie Frauenmantel besitzen meist auch eine Antikrebswirkung. Für verschiedene Frauenmantelarten, wie *A. vulgaris, A. mollis, A. smirnovii, A. erythropoda, A. ikizdereensis, A. oriturcica* und *A. trabzonica*, konnte dies an verschiedenen Krebszelllinien wie Brustkrebszellen und Melanomzellen bisher nur im Laborversuch aufgezeigt werden, wie die Übersichtsarbeit von K. Jakimiuk und M. Tomczyk aufführt.[416]

Frauenmantel als Schönheitsmittel

Frauenmantelkraut gilt seit alters her als Schönheitsmittel. Heute weiß man um die bindegewebsstraffenden Wirkungen der darin in großer Menge vorkommenden Gerbstoffe sowie um hemmende Effekte auf das gewebeabbauende Enzym Elastase.

Bei Maria Treben wird die Besserung von herabhängenden Augenlidern geschildert (mit der oben im Kapitel zu den Brüchen beschriebenen Kur).

Die alte Kräuterheilkunde kennt Kompressen mit frischem Frauenmantelkraut für schlaffes Gewebe. Und auch gegen Gesichtsblässe wurde die Einnahme von Frauenmanteltee empfohlen.

Für regelmäßige äußerliche Anwendungen kann ein Frauenmantelöl zubereitet werden. Hierfür wird ein verschließbares Glas mit frischem zerkleinertem Frauenmantelkraut zur Hälfte gefüllt, dann mit einem Basisöl, zum Beispiel Sonnenblumen- oder Olivenöl, ganz aufgefüllt und gut verschlossen an die Sonne gestellt. Bei starkem Sonnenlicht reichen schon drei bis 14 Tage, sonst drei Wochen stehen lassen. Dann durch ein Tuch abfiltern und gut verschlossen kühl und dunkel aufbewahren. Dieses Öl soll stärkend auf das Bindegewebe wirken und kann zum Beispiel als Schwangerschaftsöl, als Körper- und Intimöl eingesetzt werden. Früher wurde es in der Volksheilkunde als Wundheilöl, bei Knochenbrüchen und Wirbelsäulen- oder Gelenkbeschwerden verwendet und auch innerlich eingenommen.

Betaute Blätter gegen Sommersprossen

In der Schweiz sollen sich die Frauen früher das Gesicht mit betauten Frauenmantelblättern gewaschen haben, um Sommersprossen zu vermeiden.

Frauenmantelkur nach Ostern zur Straffung

Wenn man eine Kräutertherapie mit Frauenmantelkraut wegen seiner zusammenziehenden Wirkung unternimmt und den stärkstmöglichen Effekt erzielen will, ist es sinnvoll, dies an den Jahreszeitenzyklus anzupassen. Nach der Energielehre der Traditionellen Chinesischen Medizin ziehen sich unsere Körperenergien im Herbst/Winter wieder zusammen, also nach innen. Deshalb wirkt in dieser Zeit die adstringierende, zusammenziehende Kraft der Frauenmantel am stärksten und im Frühjahr am schwächsten.

Um Ostern herum geht die aufsprießende, emporschießende und sich öffnende Energie des Frühjahrs bereits in die offen bleibende, die Sonne und das Licht empfangende Energie des Sommers über. Ab dann wirken zusammenziehende Kuren auch wieder besser als im zeitigen Frühjahr. In vielen alten Kräutertraditionen wurde dies berücksichtigt. Denn unser Körper ist in den Jahreszeitenverlauf eingebunden, die Energien gehen entsprechend mit.

Dies gilt natürlich nicht für andere Anwendungszwecke, die sich nicht verschieben oder zeitlich planen lassen, wie zum Beispiel für Anwendungen nach einer Geburt oder für blutstillende, hautheilende oder Magen-Darm-Wirkungen.

Heilanwendungen bei Tieren

Hautwunden und Geschwüre

Volksheilkundlich werden bei Hautwunden oder Geschwüren auch bei Tieren Breiumschläge mit frisch zerstampftem Kraut oder Waschungen mit Tee oder Abkochung angewendet.

Durchfall bei Tieren

Insbesondere bei Jungtieren wie Kälbern gibt es die volksheilkundliche Verwendung von getrocknetem oder frischem Frauenmantelkraut, das verfüttert wird, sowie die Verabreichung von Frauenmanteltee und -abkochung bei Durchfallerkrankungen.

Neben- und Wechselwirkungen

Frauenmantelkraut ist ein sehr sicheres und gut verträgliches Mittel, von dem keine relevanten Nebenwirkungen zu erwarten sind. Die bisher am Menschen durchgeführten Studien belegen diese seit Jahrhunderten in der Volksheilkunde beobachtete Tatsache auch bei längerer Anwendung über Monate, so wie ich es auch in meiner Praxis erfahre.[417]

Auf der Zellebene wurden in verschiedenen Tests wie auch in Mutagenitätstests ebenfalls keine nachteiligen Wirkungen gefunden, im Gegenteil. In Untersuchungen schützte Frauenmantelkraut vor Zellentartungen.[418]

In meiner Praxis beobachte ich bei manchen Personen während einer Frauenmantelkur gelegentlich eine Neigung zu Verstopfung sowie je nach Einnahmemodus beim Trinken des Tees leichte Zahnbeläge. Die Beläge lassen sich durch eine Fachperson in Dentalhygiene

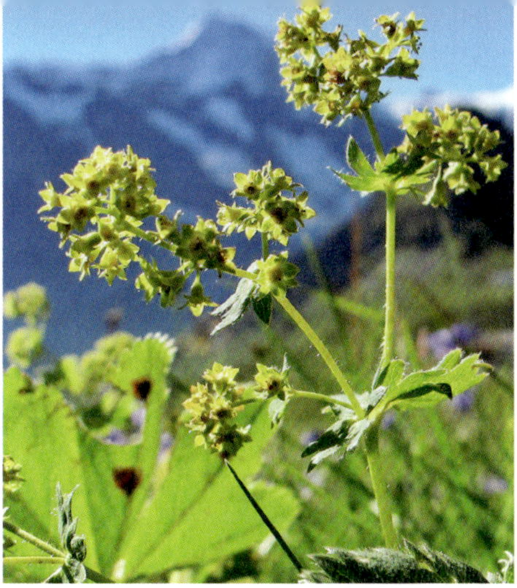

Frauenmantelblüte im August, Berner Oberland

gut entfernen. Frauenmantelwein und -tinktur verursachen kaum Beläge, da nur kleine Mengen genommen werden und sie nicht wie Tee durch die Zähne »gespült« werden. Der Verstopfungsneigung kann mit einer Erhöhung des Gemüseanteils in der Nahrung oder vielleicht der Zugabe von Leinsamen, eingeweichten Dörrpflaumen oder -feigen begegnet werden. Nach meiner bisherigen Erfahrung ist dies aber eher selten zu beobachten.

Einnahmeabstand zu Eisen- und Vitaminpräparaten, zu Mahlzeiten und alkaloidhaltigen Heilpflanzen

Für eine bessere Wirksamkeit sollte ein Einnahmeabstand von zwei Stunden zu Eisen- und Vitaminpräparaten eingehalten werden, damit diese und die im Frauenmantelkraut so wertvollen Tannine aufgenommen werden können und die Stoffe nicht im Magen miteinander reagieren und unwirksam werden.

Weil Tannine im Frauenmantelkraut durch Eiweiß gebunden und verringert werden, wirken sie besser, wenn sie nicht zu den Mahlzeiten, sondern eine halbe Stunde vorher oder zwei Stunden nachher eingenommen werden.

Nicht mit alkaloidhaltigen Pflanzen zusammenmischen

Beim Zusammenstellen von Kräuterheilrezepturen sollte berücksichtigt werden, dass die im Frauenmantelkraut enthaltenen Tannine mit Alkaloiden (zum Beispiel in Huflattich, Beinwell, Pestwurz, Wasserdost und Borretsch enthalten) unlösliche Komplexe bilden und beide Pflanzen damit an Wirkung verlieren können. Auch zu alkaloidhaltigen Nahrungsmitteln wie Tomaten oder Kaffee sollte ein zweistündiger Einnahmeabstand eingehalten werden.

Psychische Heilung: Ein Schutzmantel nicht nur für die Frau

Frauenmantelkraut bei psychischen Belastungen

Da bei den meisten Frauen die sensitiven, intuitiven, emotionalen und empfänglichen Qualitäten stärker als bei Männern ausgeprägt sind, wirken manche Lebensereignisse stärker und nachhaltiger auf sie ein. Dann ist es sehr hilfreich, wenn sie für eine Zeit vor starken Belastungen geschützt werden können. Zum Beispiel in Zeiten der Trennung oder des Abschieds

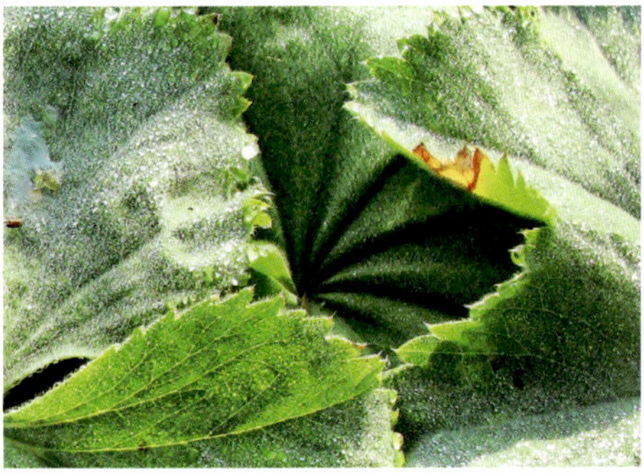

Frauenmantelblätter, *Alchemilla mollis*

von lieben Menschen, nach Unfällen oder Operationen, nach schwierigen Geburten, bei Traumata. Besonders wenn kein Mann an der Seite diese »weiche« Energie durch seine Klarheit und Kraft ergänzen und zur Einheit bringen kann, kann ein solcher Schutz wichtig sein, und der Frauenmantel kann in so einer Phase unterstützen.

Des Weiteren kann Frauenmantel auch vor stressassoziierten Magen-Darm- oder Hautbeschwerden sowie vor schleimhautreizenden Medikamenten wie Schmerzmitteln schützen, da er hier einen Schutzfilm bildet. Zudem scheint er Hirn und Nerven sowie Leber und Nieren vor Überreizung und schädlichen Substanzen schützen zu können, natürlich geschlechtsunabhängig. Ein Schutzmantel also in vielerlei Hinsicht.

Wie ein weitschwingender glockiger Schutzmantel sieht das Blatt des Frauenmantels auch aus, wenn es umgekehrt mit dem Stiel nach oben gehalten wird. Über Jahrhunderte war ein solcher Mantel die typische Oberbekleidung und wurde mit einer Spange oder Fibel vorn zusammengehalten.

In der Wirkung auf die Psyche habe ich den schützenden Effekt des Frauenmantelkrauts in meiner Praxis beobachten können und auch selbst ausprobiert. Schutzbedürftige Frauen sollten mindestens drei bis vier Wochen lang Frauenmanteltee oder -tinktur einnehmen, dann stellt sich das Gefühl des Schutzmantels ein. Alte Namen wie Trauermantel, Jungfernmantel, Herbstmantel, Mariae Tränen deuten auf die Heilkraft von Frauenmantelkraut in Fällen von Verlassenheits- und Einsamkeitsgefühlen.

Frauenmantel im eigenen Garten

Ich finde es wunderbar, dass man vielerorts wohl eher aus dekorativen Gründen Frauenmantel angepflanzt findet. Denn es ist immer gut, breit wirksame und so unkomplizierte wie auch robuste Heilpflanzen in der Nähe zu wissen, um im Notfall auf sie zurückgreifen zu können. Wie oben erwähnt, können auch die in Gärten genutzten Arten wie *A. mollis* oder *A. xanthochlora* heilkundlich verwendet werden.

Wer Frauenmantel anpflanzen möchte, sollte einen feuchten, eher sonnigen bis halbschattigen Ort wählen. Nährstoffreiche bis überdüngte Böden werden gut toleriert wie auch das Betreten der entsprechenden Flächen. Die Wildarten sind sehr winterhart, sie können über Wurzelteilung vermehrt werden, doch gibt es auch Anzucht aus Samen.

EIN KURZES NACHWORT

Liebe Leserinnen und Leser,

ich hoffe, es ist mir gelungen, Ihre Freude und Ihr Interesse an diesen spannenden arktisch-alpinen Pflanzen geweckt zu haben. Wenn Sie noch mehr erfahren wollen, schauen Sie doch mal auf meiner Homepage unter den Veranstaltungen nach. Und falls Sie nun enthusiastisch in die Wildnis losziehen, habe ich nachfolgend noch ein paar Tipps für naturschonendes Sammeln aufgeführt. Ich wünsche Ihnen wundervolle Naturerlebnisse und bedanke mich herzlich für Ihr Interesse an diesem Buch!

Marianne Ruoff

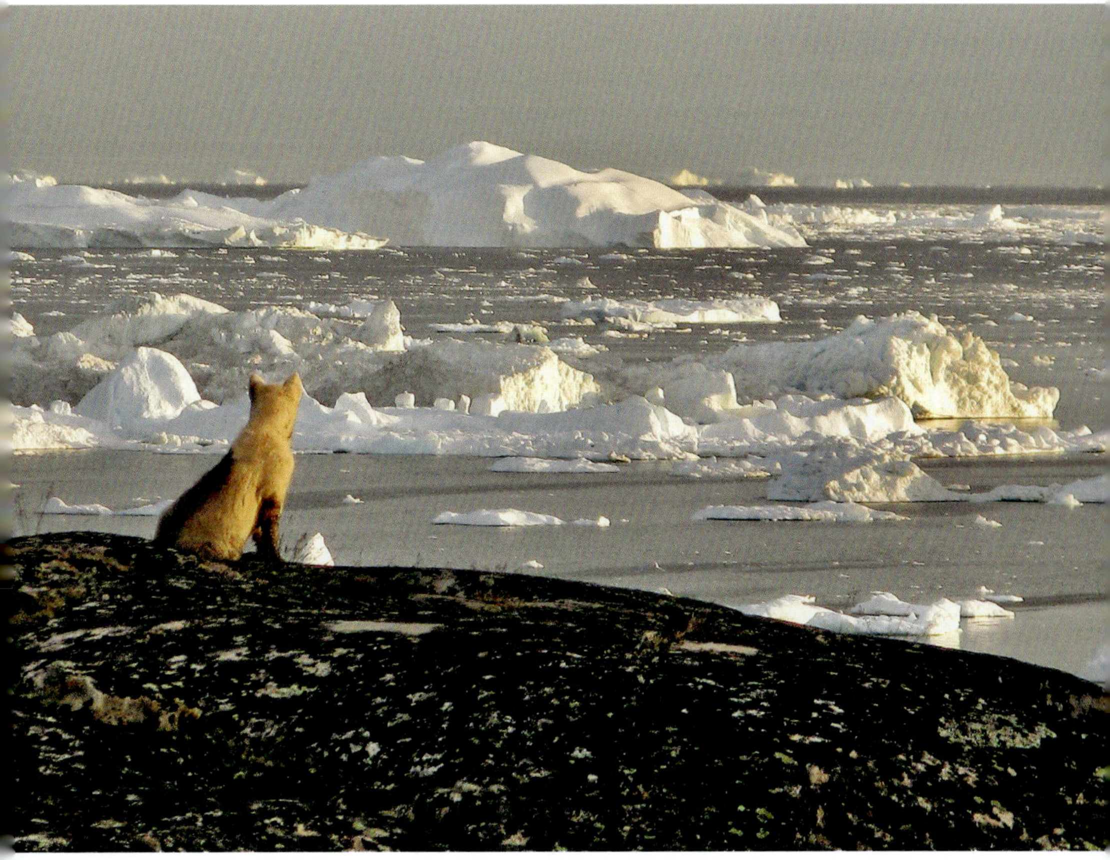

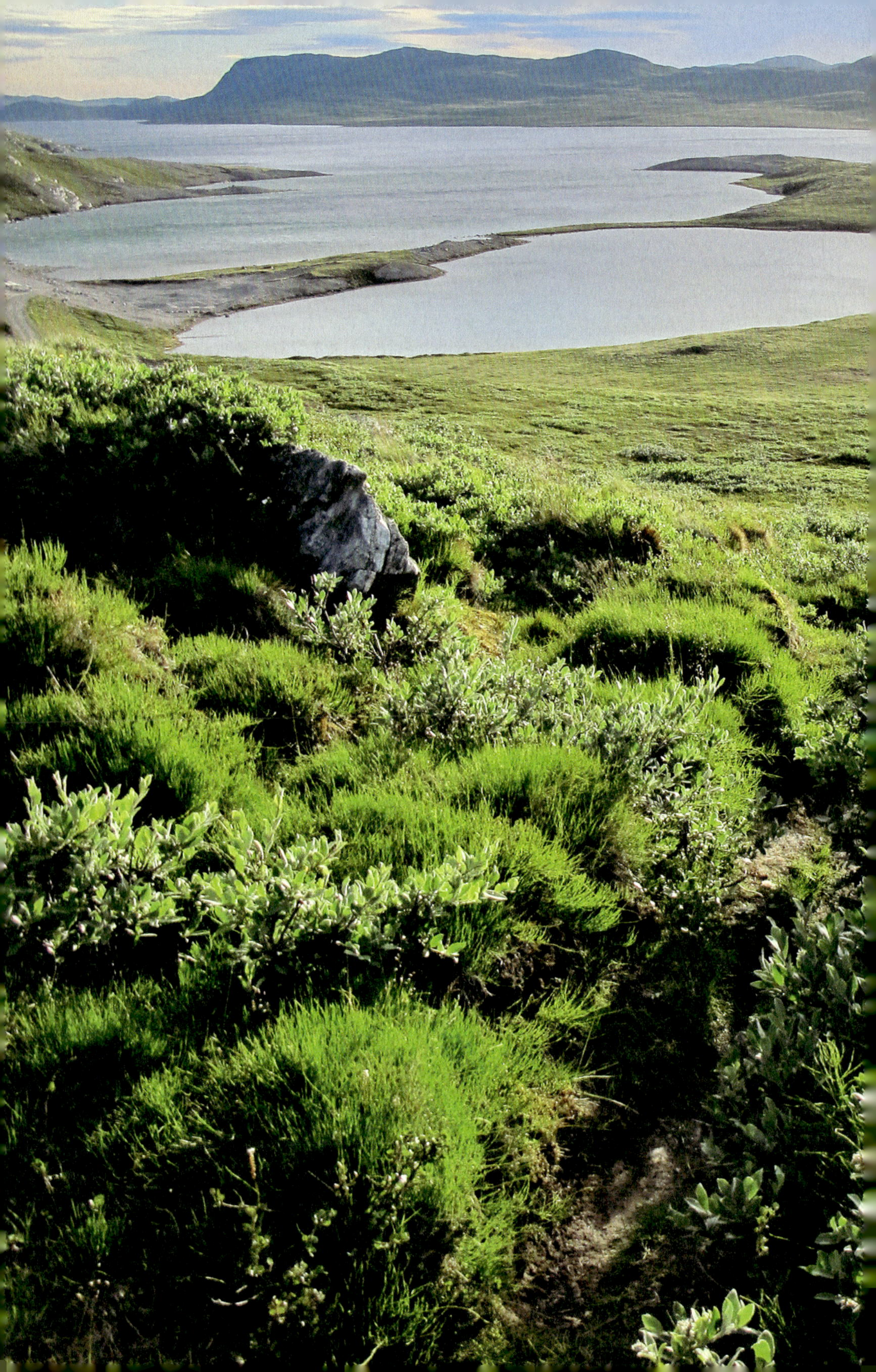

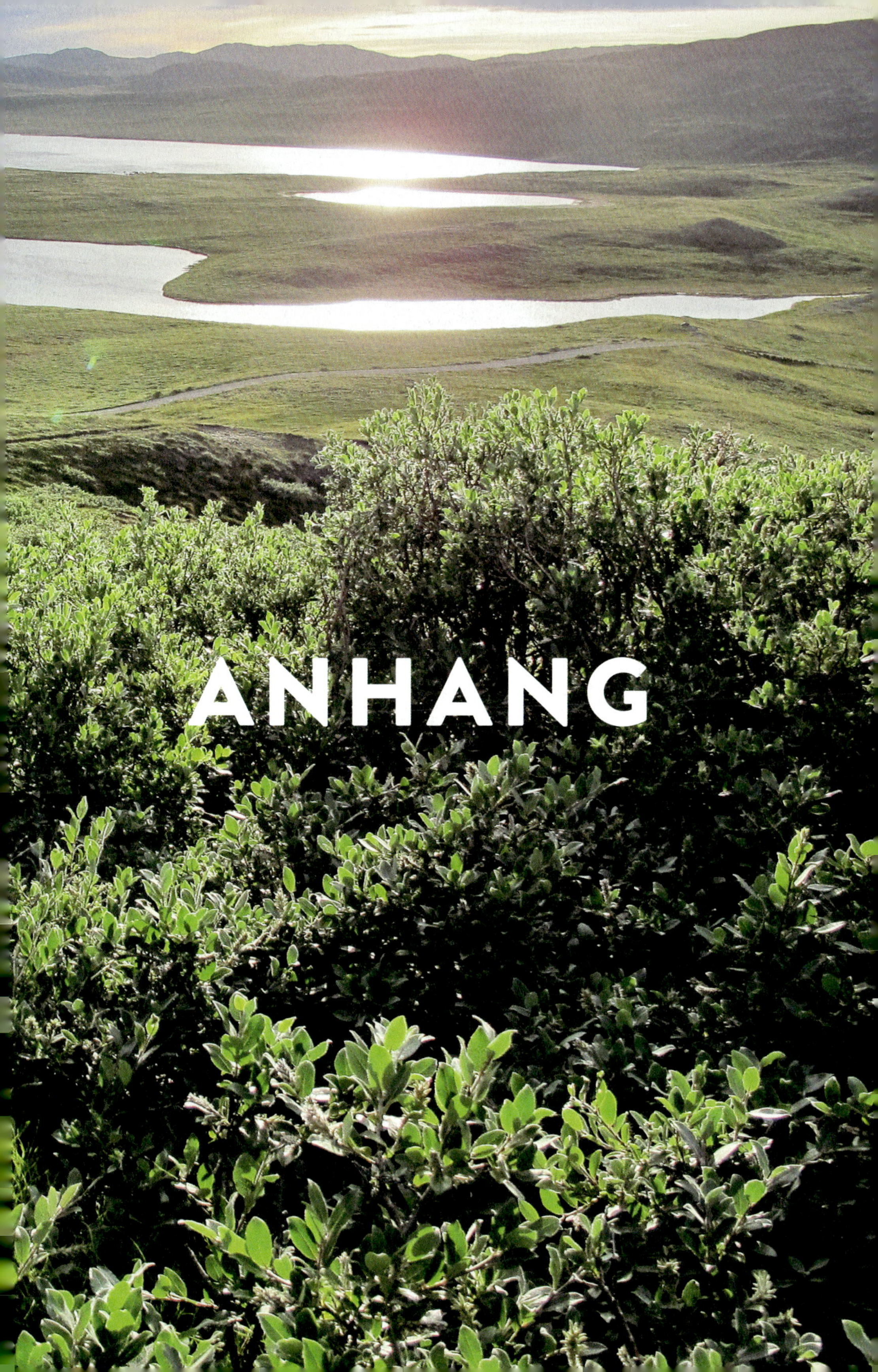

ANHANG

MEHRSPRACHIGE LISTE DER BESCHRIEBENEN PFLANZEN

Pflanzenbezeichnungen in Latein, Englisch, Deutsch, Kalaallisut, Dänisch (jeweils wo vorhanden)

Adenophora tetraphylla (Thunberg) Fischer, Ladybell, Becherglockenblume, Nanshashen (pinyin)

Alchemilla alpina L., Alpine Lady's Mantle, Silbermantel, Bjerg-Løvefod

Alchemilla vulgaris L., Lady's Mantle, Gemeiner/Spitzlappiger Frauenmantel, Kuanniusaaraq, Almindelig Løvefod

Alchemilla spp., Lady's Mantle, Artengruppe Frauenmantel, Kuanniusaaraq, Løvefod

Arctostaphylos alpinus/alpina (L.) Spreng, Alpine/Black Bearberry, Alpen-Bärentraube, Bjerg-Melbærris

Arctostaphylos uva-ursi (L.) Spreng, Common Bearberry, Kinnikinnick (Algonqin), Gemeine/Immergrüne/Rotfrüchtige Bärentraube, Hede-Melbærris

Campanula sp., Harebell, Artengruppe Glockenblumen, Tikiusaaq/Sianiusat, Blåklokke

Campanula glomerata L., Clustered Bellflower/Danes blood, Knäuel-Glockenblume, Nøgleklokke

Campanula rotundifolia L., Common Harebell, Rundblättrige Glockenblume, Tikiusaaq/Tikaasat/Sianiusat, Grønlandsk Båklokke

Codonopsis pilosula (Franch.) Nannf., Glockenwinde, Dang Shen (pinyin)

Dryas octopetala L., Mountain Avens, Silberwurz, Umerluusaq, Fjeldsimmer / Almindelig rypelyng

Empetrum hermaphroditum/Empetrum nigrum Lange ex Hagerup, Crowberry/Blackberry, Krähenbeere, Paarnaqutit, Fjeld-Revling/Sortebær

Epilobium spp., Willowherb/Fireweed, Artengruppe Weidenröschen, Niviarsiaq/ Paannaaq, Gederams/Dueurt

Epilobium angustifolium L./*Chamaenerion angustifolium* (L.) Holub, Fireweed/ Rosebay Willowherb, Schmalblättriges Waldweidenröschen, Paannaaq/Aappaluttorsuit, Smalbladet Gederams

Epilobium fleischeri Hochst./*Chamaenerion fleischeri* (Hochst.), Fleischers Weidenröschen, Alpine Willowherb

Epilobium latifolium (L.) Holub/*Chamerion latifolium*, Arktisches Weidenröschen, Broad-leaved Willowherb/River Beauty, Niviarsiaq/Aappaluttorsuit, Storblomstred Gederams

Epilobium palustre L., Marsh Willowherb, Sumpfweidenröschen, Kaer-Dueurt

Epilobium parviflorum Schreb, Hoary Willowherb/Smallflower hairy Willowherb, Kleinblütiges Weidenröschen, Dunet Dueurt

Eriophorum spp., Cottongrass, Wollgräser, Ukaliusaq, Kæruld

Hierochloe alpina/odorata (L.) P. Beauv., Alpine Sweetgrass, Mariengras/Süßgras, Ivigaq/Ivigannquaq, Fjeld-Festgræs

Platycodon grandiflorum (JACQ.) A. DC/*Campanula glauca* THUNB., Jie Geng (pinyin), Balloon Bellflower, Ballonblume/Chinesische Glockenblume

Rhododendron spp., Rosebay/Rhododendron, Oqaasaq

Rhododendron adamsii Rheder/*Rhododendron fragrans* Maxim, Adams Rhododendron, Sibirische Alpenrose, Sagaan-Dale (burjat.)

Rhododendron albiflorum Hook., White Rhododendron, Weißer Rhododendron/ Rocky-Mountain-Alpenrose

Rhododendron columbianum/Ledum glandulosum/L. neoglandulosum., Western Labrador Tea / Swamp Tea/Muskeg Tea, Westlicher Porst

Rhododendron groenlandicum (Oeder) Kron & Judd. / *Ledum groenlandicum* Oeder, Broad-leaved Labrador Tea/Bog Labrador Tea, Grönländischer Porst, Grønlandsk Post, Qajaasaq

Rhododendron hirsutum L., Hairy Alpenrose, Bewimperte Alpenrose

Rhododendron ferrugineum L., Rusty-leaved Alpenrose, Rostblättrige Alpenrose, Rustbladet Alperose

Rhododendron maximum L., Great Rhododendron/Great Laurel, Großer Rhododendron/ Riesenrhododendron, Rhododendron maximum

Rhododendron tomentosum Harmaja/*Ledum palustre* L., Narrow-leaved Labrador Tea/ Northern Labrador Tea, Sumpfporst, Quajaasaq, Mose-Post

Vaccinium myrtillus L., Blueberry/Bilberry, Heidelbeere/Blaubeere, Kigutaarnat, Blåbær

Vaccinium uliginosum L., Bog Bilberry/Arctic Blueberry, Moorbeere/Rauschbeere, Kigutaarnat, Mosebølle

Vaccinium vitis-idaea L., Rock Cranberry/Cowberry, Preiselbeere, Kimmernat, Tyttebær

PFLANZEN SAMMELN IM STIL DER WILDTIERE UND DIE NATUR STÄRKEN

Es ist mir ein Anliegen, die Natur in ihrer Vielfalt und Schönheit zu erhalten und wieder zu stärken. Daher wünsche ich mir, dass dieses Buch ein Stückchen dazu beitragen kann, dass die Pflanzen- und Tierwelt noch mehr geschätzt wird und von immer mehr Menschen erkannt wird, wie in jeder Pflanze, in jedem Tier, in jedem Lebewesen wie auch in jedem Menschen etwas überaus Wertvolles für das große Miteinander dieser Welt steckt. Und dass jedes Lebewesen respektiert und geachtet werden sollte. Letztlich geht es wohl darum, dass wir Menschen uns wieder miteinander und mit unserer Umgebung verbunden fühlen und mit Respekt und Dankbarkeit für all die wunderbaren Nahrungspflanzen, Tiere, Erden, Gewässer und natürlich auch Menschen denken und handeln. In einem solchen Geist werden auch Schaden und Schmerz wahrnehmbar, die den Lebewesen um uns herum durch unachtsames Eingreifen in das natürliche Ökosystem zugefügt werden. Und so wird hoffentlich endlich realisiert, dass wir Menschen uns nur selbst schaden und zerstören, wenn wir dem derzeit recht zerstörerischen Weg weiter folgen.

Mir ist es am Ende dieses Buches wichtig, auf diese Zusammenhänge hinzuweisen, denn gerade der Umgang mit Heilpflanzen und speziell das Sammeln der Kräuter und Pflanzenteile in der Natur ist ein wesentlicher Bereich, in dem wir eine achtsame Haltung der Natur gegenüber ganz praktisch leben können. Ich möchte Sie bitten, Wildpflanzen nur so zu sammeln, dass kein Schaden angerichtet wird. Sie können beim Sammeln darüber hinaus sogar noch die Natur stärken!

Geschützte und seltene Pflanzen stehen lassen und ihre Ausbreitung unterstützen

Klar ist, dass Pflanzen nicht gesammelt werden, wenn sie selten, unter Schutz gestellt sind oder in Naturschutzgebieten wachsen. In solchen Fällen, wie bei Bärentraube oder Sumpfporst, die in manchen Regionen geschützt sind, kann man zu ihrem Erhalt beitragen, indem man sie aus einer Wildkräutergärtnerei besorgt und im Garten oder auf dem Balkon anpflanzt, sich für den Erhalt ihres Refugiums engagiert oder eine entsprechende Organisation unterstützt.

Sammeln im Stil der Wildtiere

Alle Pflanzen oder ihre Samen und Früchte werden von irgendwelchen Tieren, Vögeln, Insekten, Würmern oder Pilzen gefressen. Daran sind sie angepasst. Wenn man also in der Art sammelt, wie es in der Natur auch geschieht, dann setzt man den geringsten Schaden.

Haben Sie einmal beobachtet, wie eine Gämse sich ihr Futter sucht? Ein Wildhase? Oder Vögel? Vorausgesetzt, die Tiere werden nicht durch Zäune, unüberquerbare Grenzen wie Autobahnen, Mauern oder Ähnliches begrenzt, dann grasen sie nie einen Ort vollständig ab. Sondern sie bewegen sich beim Fressen ständig von Ort zu Ort, fressen hier ein bisschen und da ein bisschen, nehmen nur ein paar Blättchen hier oder ein paar Samen dort, ein paar Zweigspitzen hier, etwas Gras dort. Somit entsteht kein Schaden an ihrer Nahrungsgrundlage und die Pflanzen haben Zeit, wieder nachzuwachsen, bis irgendwann einmal das nächste Tier vorbeikommt. Auch bleiben immer ein paar Beeren oder Samen übrig, um nicht zu sagen, die Mehrheit. Wenn Sie Ihre Wildkräuter auch in dieser Weise sammeln, verursachen Sie den geringsten Schaden.

Viele Vögel fressen Beeren und scheiden deren Samen dann an einem anderen Ort mit ihrem Kot wieder aus. Damit helfen sie der Pflanze, sich zu verbreiten. Wenn Sie Beeren oder Samen sammeln und ein paar davon an anderen Orten wieder aussäen, an denen der Standort passen würde, dann helfen sie der Pflanze, sich zu erhalten.

Wurzeln ausgraben und den Boden lockern

Haben Sie schon einmal Tiere beobachtet, wenn sie nach Wurzeln suchen? Bekannt sind vor allem Wildschweine, wie sie den Waldboden nach leckeren Pilzen oder Wurzeln durchsuchen und dabei die Erde aufwühlen. Sie lockern hierbei den Waldboden, machen ihn wasserdurchlässiger und pflügen ihn nur an der Oberfläche, ohne die Bäume zu beschädigen. Außerdem verteilen sie immer ein paar Wurzelstücke an einem neuen Ort. Wenn Sie also Wurzeln ausgraben, dann können Sie dies so tun, dass der Boden dort gelockert wird und ein paar Wurzeln der Pflanze woanders einen neuen Standort bekommen. Indigene haben zum Beispiel in Erde um eine ausgegrabene Wurzel wieder Samen derselben Pflanze gestreut. Auch wurden Sammelstellen markiert, sodass andere Personen diesen Ort nicht weiter abernten.

Kleine Tiere wie in der Arktis vorkommende Lemminge oder wilde Mäuse, die im Winter nichts zu fressen finden, legen einen Wintervorrat in ihren Höhlen an. Dieser reicht gerade bis zur nächsten Saison, wenn wieder erneut Futter wächst. Machen Sie es mit Ihren Kräutern oder Wildnisnahrung genauso: Finden Sie heraus, wie viel Sie im Jahr benötigen, und sammeln Sie nur so viel, dass es bis zur nächsten Saison aufgebraucht ist.

Bei den Inuit gibt es eine Sammelregel: Wer die Vorratshöhlen von Lemmingen plündert, muss ihnen einen Ersatz wie einen Streifen Robbenfett oder Ähnliches hinterlassen, damit sie den Winter dennoch überleben können. Andernfalls würde man sie aushungern. Wenn wir größere Mengen Beeren oder Samen sammeln, kann es durchaus sein, dass wir an manchen Standorten tatsächlich den Vögeln und anderen Tieren ihren Wintervorrat wegsammeln. Gerade die Vögel haben es aufgrund der Insektenarmut derzeit besonders schwer. Die für sie wertvollen Beerensträucher sollte man in beerenarmen Jahren nicht beernten und generell Büsche wie Weißdorn, Holunder, Vogelbeere, Kornelkirsche, Pfaffenhütchen, Schneeball, Schlehe, Felsenbirne, Berberitze, Sanddorn und weitere, die bei uns oft an Waldrändern wachsen, erhalten und vermehren.

Wenn ich daran denke, dass die Menschheit derzeit massivste Eingriffe in das Ökosystem vollführt mit ihrem unvollständigen Wissen zum Beispiel über Chemie, Strahlung, Gentechnologie, Nano- und Mikrotechnologie und deren Auswirkungen auf das gesamte System, dann wird mir ganz schwindelig. Es ist noch so wenig über deren gesundheitliche und langfriste Wirkungen bekannt.

Dazu bin ich der festen Überzeugung, dass der menschliche Verstand nie alle Zusammenhänge im Ökosystem erfassen können wird. Was wäre die Lösung? Ich glaube, wenn wir alle wieder lernen, auf unser Gefühl zu hören, und anerkennen, dass es neben dem Materiellen auch einen Geist und eine Seele gibt. Dann verbinden wir uns wieder untereinander und mit der Umwelt. Eine große Achtsamkeit würde daraus erwachsen und viele katastrophale Irrwege würden uns und der Natur erspart bleiben.

Auf das eigene Gefühl hören

Zurück zum Kräutersammeln. Auch hier gilt: Wir können nie alles erfassen. Also achten Sie auf Ihr Gefühl! Wenn Sie ein ungutes Gefühl bekommen oder ein schlechtes Gewissen, dann sammeln Sie nicht. Wir alle haben die Fähigkeit, Dinge zu spüren, die der Verstand nicht erfassen kann. Wenn wir mit unserer Aufmerksamkeit bei unserem Gefühl bleiben.

Mir ist dies beim Sammeln schon oft passiert: An einem wunderbaren Huflattichstandort am Rand einer Kiesgrube mit wirklich vielen Blüten wollte ich sammeln und bekam ein ganz ungutes Gefühl, sodass ich es sein ließ. Kurze Zeit später war der ganze Standort komplett weggebaggert. Ich hoffte, dass die Pflanzen vorher noch genug Samen ausschicken konnten. Auch mit Schachtelhalmen ging es mir so: Ein großes Feld Riesenschachtelhalme lockte mich an. Doch aufgrund eines komischen Gefühls schaute ich näher hin und bemerkte im Boden lauter Plastikteile und Kabel von zerkleinertem Bauschutt, der hier abgelagert wurde. Wer weiß, welche Bodenbelastung hier vorlag.

Daher sammelt man nur dort, wo es sich gut anfühlt. Und wo es auch wirklich viel zu sammeln gibt. Und man sammelt nie alles ab. Eine Regel hierfür ist: Ein Drittel sammeln, zwei Drittel den Tieren lassen. Oder Sie hinterlassen ein adäquates Ersatzfutter, das aber auf dem natürlichen Speiseplan dieser Tiere stehen sollte. Über eine Gabe freuen sie sich immer.

Die kräftigsten Pflanzen stehen lassen und damit die Selektion fördern

Mit solchen Dingen können wir Menschen der Natur den Rücken stärken. Ein weiteres Beispiel ist der Brauch indigener Völker, nie die kräftigsten und größten oder ältesten Pflanzen zu sammeln. Diese werden stehen gelassen, damit sich gerade die kräftigsten weiter vermehren können.

Wenn ich mir vorstelle, wir würden dies bei der Waldbewirtschaftung wieder berücksichtigen! Dann hätten wir die kräftigsten Bäume! Man stelle sich eine 2000 Jahre alte Eiche vor. Wie robust muss sie sein, um all die Einflüsse über diesen langen Zeitraum hinweg zu überstehen, wie Stürme, Trockenzeiten, Überschwemmungen, Läuseplagen, zersetzende Pilze, Raupenplagen, Virusepidemien, Kälteeinbrüche, Hitzeperioden und was es noch alles Schwieriges für ein Pflanzenleben gibt! Gerade von solchen Bäumen sollte man das Saatgut mehren, denn diese sind wohl die allerrobustesten. Und wer weiß, ob je wieder Bäume überhaupt nur 200 Jahre alt werden können bei all den Klimaextremen, die zurzeit herrschen.

Leider muss ich mitansehen, und es tut mir im Herzen weh, dass gerade die alten Bäume abgeholzt werden, und ich kenne weit und breit keinen Baum, der mehr als 200 Jahre alt ist, wobei die meisten nur noch um die 60 bis 80 Jahre alt werden dürfen, wenn es hochkommt. Wenn Sie also das Glück haben, einen uralten kräftigen Baum besuchen zu dürfen, könnten Sie ein paar seiner Samen mitnehmen und woanders wieder einpflanzen.

Keine Spuren hinterlassen

Am besten sammelt man so, dass keine Spuren hinterlassen werden. Daher war es früher Brauch, barfuß zu sammeln, um möglichst wenig Pflanzen zu zertreten, den Kontakt mit der Erde zu spüren und Respekt vor ihr zu zeigen. Das geht zum Beispiel auch in Mokassins oder mit Barfußschuhen. Auch gut, wenn man möglichst auf den Wegen bleibt, sich Steine als Trittstelle sucht und generell darauf achtet, wo man hintritt.

Das Fortbestehen der Insekten unterstützen

Mein Großvater wurde immer sehr traurig, wenn er im Frühling die Menschen dicke Frühlingsblumensträuße pflücken sah. Denn er sagte, die ersten Blumen im Frühling seien sehr wichtig als allererste Nektarmahlzeit nach dem Winter für die Insekten wie Bienen, Hummeln, Schmetterlinge und andere. Erst, wenn viele Blumen blühen, dürften sie gepflückt werden.

An manchen Pflanzen sitzen Insekten wie Raupen und Käfer oder auch Läuse, Spinnen und andere Insekten, die sich von diesen Pflanzen ernähren. Diese Pflanzen lässt man bitte stehen und die Insekten am Leben, denn sie sind nicht nur eine wichtige Nahrung für die Vögel, sondern unentbehrlich im Ökosystem. Läuse sind zum Beispiel eine wichtige Nahrungsquelle für Meisen und andere Vögel.

Wenn man doch noch Käfer oder Tierchen an den gepflückten Pflanzen findet, schüttelt man sie am besten direkt am Pflanzenstandort aus, damit sie sich eine andere Pflanze suchen können.

Wir können noch so viel mehr tun: Ich lasse zum Beispiel immer gern etwas Vogelfutter wie Sonnenblumenkerne zurück, besonders im Winter, weil ich weiß, wie schwer es die Vögel dann haben. Dort, wo die Vögel das Futter fressen, hinterlassen sie auch oft etwas »Dünger« und darin verborgene Pflanzensamen, was wiederum die Pflanzen stärkt und so manche wieder woanders ansät. Und wenn es lange nicht geregnet hat, bringe ich nach Möglichkeit Wasser mit und gieße seltene Pflanzen, denen die Trockenheit anzusehen ist.

Auch nehme ich in der Natur herumliegenden Müll mit, um ihn richtig zu entsorgen, und sammle Drähte, Glasscherben oder Gegenstände auf, an denen sich Menschen und Tiere verletzen könnten.

Gute Kräuterqualität

Für eine gute Qualität sammelt man morgens nach Abtrocknen des Taus bei schönem Wetter und nur gesunde Pflanzen (also ohne Verfärbungen oder Insektenfraß). Getrocknet wird im Schatten oder noch besser an einem luftigen trockenen Ort in Dunkelheit, damit die Farbe erhalten bleibt. In Europa war dies traditionell der (nicht wärmeisolierte und deshalb

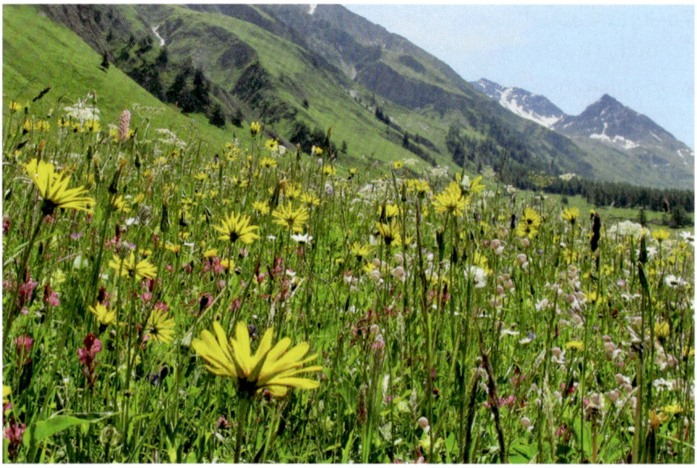

Alpenwiese,
La Fouly im Juni

luftige) Dachboden eines Holzhauses, in der trockenen Arktis ein trockener schattiger Ort mit sandigem Boden. Der Keller ist grundsätzlich ungeeignet, um Pflanzen zu trocknen. Das Pflanzengut muss vor Feuchtigkeit geschützt und trocken aufbewahrt werden. Traditionell dienten hierzu zum Beispiel gebrannte Tongefäße, Birkenrindendosen, Bison- oder Rinderhörner und Holzgefäße, die luftdicht verschlossen wurden, früher mancherorts mit Bienenkittharz (auch Propolis genannt). Heute sind mit einem dichten Deckel verschließbare Gläser oder auch Blechdosen zur Aufbewahrung von getrockneten Pflanzen gut geeignet. Dabei sollten die Gläser in einem dunklen Schrank stehen, weil viele Pflanzen auch getrocknet durch Lichteinfall ausbleichen und dabei Wirkstoffe verlieren.

Gesunde und saubere Pflanzen pflücken

An Straßenrändern sollte nicht gepflückt werden, denn aufgrund der Autoabgase und Abfälle könnten diese Pflanzen mit Schwermetallen wie Blei, mit krebserregendem Ruß der Abgase und sogar hochgiftigen Substanzen aus weggeworfenen Batterien oder mit ausgelaufenem Benzin, Motoröl und anderem belastet sein. Dies lässt sich nicht alles abwaschen, da die Pflanzen diese Stoffe aus der Erde in sich aufnehmen.

Auch in der Nähe von Industrieanlagen, Mülldeponien, Atomkraftwerken, Gold-, Silber- und anderen Metallminen, Kohle-, Erdöl- und anderen Förderstätten, Schießständen, chemischen Reinigungsbetrieben, Textilunternehmen, Gerbereien, Metallverarbeitungsbetrieben, Maschinen- und Fahrzeugbauern, Papier- und Kartonfabriken, Waffenfabriken, Schlachtabfallverwertungsbetrieben, Tankstellen und Militäranlagen sollte man nicht sammeln, auch nicht fischen oder jagen. Immer wieder zeigen Untersuchungen der Umgebung dieser Anlagen, dass dort hohe Konzentrationen an Giftstoffen sind, die auch von den Pflanzen aufgenommen werden und nicht abgewaschen werden können.[419] Da zum Lösen von Gold, Silber und anderen Metallen hochgiftige Substanzen verwendet werden, die leider oft in die Umgebung gelangen, könnten Pflanzen in der Nähe dieser Anlagen mit Giftstoffen belastet und somit gesundheitsgefährdend sein. In der Nähe von Schießständen und Militäranlagen können sehr hohe Belastungen des Bodens mit Blei, Kupfer, Nickel und anderen Giftstoffen auftreten, die von dort wachsenden Pflanzen aufgenommen werden, wodurch diese ebenfalls giftig werden.

Dasselbe gilt für Ränder von Getreide- und Maisfeldern, Weinbergen und Obstbaumplantagen, wenn diese konventionell mit chemischen Mitteln gegen Insekten oder Unkräuter gespritzt und mit chemischen Düngemitteln gegossen wurden. Der Wind trägt diese Spritz- und Düngemittel auch in die Umgebung der Felder, somit sind die Wildpflanzen an Feldrändern ebenfalls mit diesen Mitteln besprüht. Viele dieser Stoffe sind leider gesundheitsschädlich oder können Allergien auslösen. Nur bei biologisch und ohne Chemie bewirtschafteten Feldern kann man Pflanzen pflücken.

Ja, es wird immer enger mit den naturbelassenen Orten und immer dringender, die bisherige Vergiftung der Umwelt und damit unserer Nahrungs- und Lebensgrundlage zu beenden! Wir können viel dafür tun.

EINE MEDIZIN OHNE TIERVERSUCHE

Auch dies liegt mir am Herzen: Tierversuche machen in der Pflanzenmedizin keinen Sinn, da die volksheilkundlich genutzten Heilpflanzen ja oft bereits über Jahrtausende am Menschen selbst angewendet wurden. Trotzdem sind in diesem Buch die aktuellen Forschungsarbeiten, die leider manchmal Tierversuche beinhalten, der Vollständigkeit halber aufgeführt.

Viele, die heilend tätig sind und diese Welt mit allen ihren Wesen, Menschen, Tieren und Pflanzen schätzen und lieben, können die Notwendigkeit von Tierversuchen nicht verstehen. Denn es erscheint paradox, einem Tier Leid zuführen zu müssen, um einen Menschen heilen zu können. Und wenn man einmal den Blickwinkel ändert und Medizin aus energetischer Sicht betrachtet, dann schwingt die Energie des ganzen Herstellungsprozesses und damit auch des Leidens der Versuchstiere in der hergestellten Medizin mit.

Die akademische Wissenschaft kämpft immer noch mit Widerständen, das Volkswissen über Heilwirkungen von Pflanzen als solches anzuerkennen. Diese Anerkennung ohne eine erneute Beweisführung auf der chemischen Grundlage über Laborversuche an Tieren und Versuchsreihen an Menschen erscheint schwierig. Dabei ist dieser Beweis historisch betrachtet über Jahrhunderte der Anwendung am Menschen bereits erbracht.

Bestrebungen zur wissenschaftlichen Anerkennung der volksheilkundlichen Pflanzenanwendungen gibt es. Gelingt dieser Sinneswandel, würden Grundlagenversuche und damit auch Tierversuche für den Wirksamkeitsbeweis von volksheilkundlich genutzten Heilpflanzen unnötig werden. Auch würde das Spektrum der Heilmöglichkeiten und Heilmittel eine deutliche Erweiterung erfahren.

TCM- UND NATURHEILÄRZTE UND -THERAPEUTINNEN IN DEUTSCHLAND, DER SCHWEIZ UND ÖSTERREICH

Hier sind die mir bekannten ärztlichen und nichtärztlichen Fachgesellschaften aufgeführt, die auf ihrer Homepage eine Suchfunktion für Fachpersonen in der Nähe anbieten. Es ist gut möglich, dass es noch mehr Gesellschaften gibt. Sollten Sie eine solche kennen, die nicht aufgeführt wurde, können Sie mir dies gern per E-Mail mitteilen. Alle hier versammelten Links wurden zuletzt am 2.10.2024 abgerufen.

Deutschland

Deutsche Gesellschaft für Phytotherapie (=Kräutermedizin)
https://phytotherapie.de/de/die-gpt/mitgliedschaft/mitgliederverzeichnis/
Unter diesem Link können Ärztinnen und Ärzte in Deutschland gefunden werden, die in der Deutschen Gesellschaft für Phytotherapie Mitglied sind.

Internationale Gesellschaft für Chinesische Medizin e.V., Ärztegesellschaft mit Sitz in München
www.tcm.edu/arzt-therapeutensuche/arztsuche/
Unter diesem Link können in Traditioneller Chinesischer Medizin ausgebildete Ärztinnen und Ärzte nach Postleitzahl und Region in Deutschland gefunden werden.

AGTCM e.V. – Fachverband für Chinesische Medizin
www.agtcm.de/patienten/therapeuten-suche.htm
Unter diesem Link sind gut ausgebildete TCM-Therapeutinnen und -Therapeuten in Deutschland zu finden.

Fachverband Deutsche Heilpraktiker e.V.
www.heilpraktiker.org/fuer-patienten
Hier sind Mitglieder des Naturheilpraktikerverbands nach Methode und Region aufzufinden.

Schweiz

Ärztinnen und Ärzte für Akupunktur und Chinesische Medizin in der Schweiz
https://doctorfmh.ch/index.cfm
Unter diesem allgemeinen Link können Ärztinnen und Ärzte für Akupunktur, Chinesische Medizin (TCM), Homöopathie, Anthroposophie und Phytotherapie gefunden werden, indem die gesuchte Fachrichtung wie Akupunktur, TCM, Phytotherapie in der Rubrik »Fähigkeitsausweis« eingegeben wird.

Schweizerische Medizinische Gesellschaft für Phytotherapie
www.smgp.ch/smgp/homeindex/phytoabsolventen.html
Unter diesem Link können Ärzte und Apotheken in der Schweiz gefunden werden, die eine Zusatzausbildung in Kräutermedizin haben.

Suchseite für in der Schweiz registrierte Therapeutinnen und Therapeuten nach Fach und Region
https://emr.ch/home
Therapeuten für Kräutermedizin sind unter den Stichworten »Traditionelle Europäische Naturheilkunde TEN« oder »Phytotherapie« aufzufinden, für Chinesische Kräutermedizin unter »Traditionelle Chinesische Medizin TCM«.

Liste der geprüften Mitglieder des TCM-Fachverbandes in der Schweiz
www.tcm-therapeuten.ch/dir-search/page/5/

Österreich

Österreichische Gesellschaft für Phytotherapie (ÖGPhyt)
www.phytotherapie.at/Aerzteliste.html
Unter diesem Link können Ärzte, Apotheker und Tierärzte gefunden werden, die in der Österreichischen Gesellschaft für Phytotherapie Mitglieder sind.

Österreichische Gesellschaft für kontrollierte Akupunktur und TCM
https://ogka.at/aerztesuche/#
Unter diesem Link können Ärztinnen und Ärzte gefunden werden, die Akupunktur und/ oder Chinesische Kräutermedizin in Österreich anbieten.

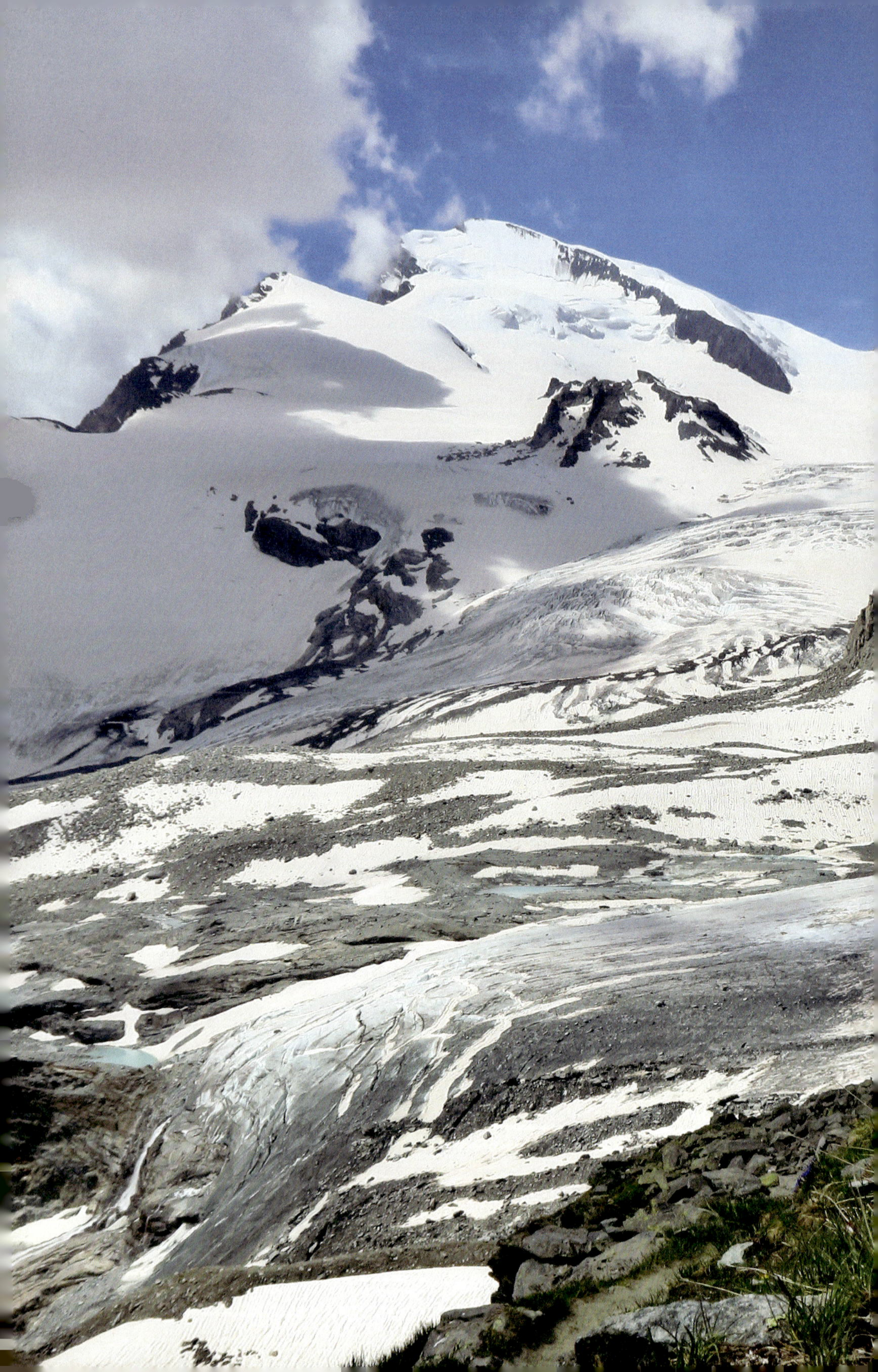

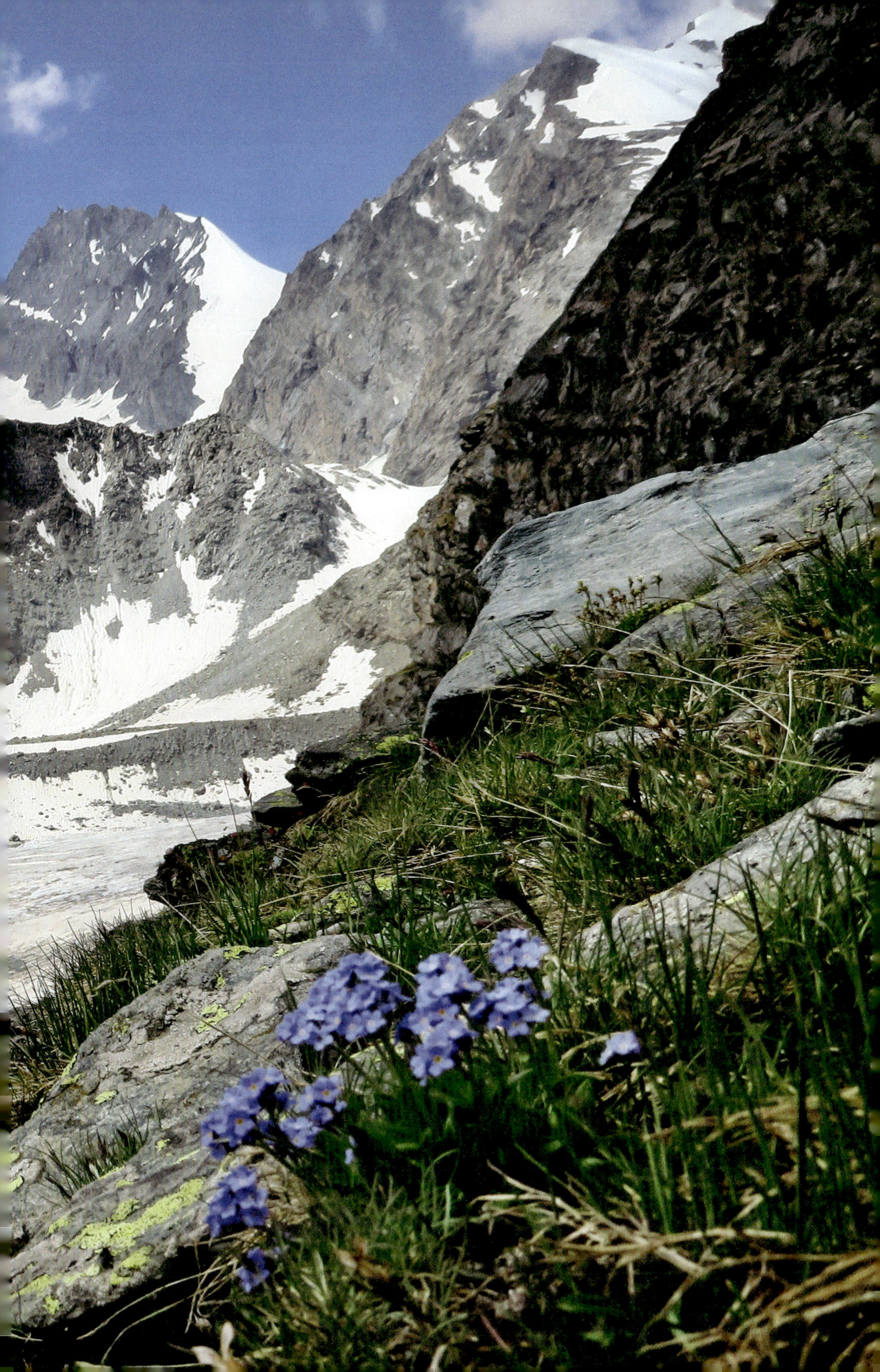

DANKSAGUNG

Der lieben Erde in Grönland, der Schweiz, Deutschland und überall, die so wunderbares Grün hervorbringt und so heilsam wirkt. Den lieben Menschen, die auf ihr gehen und ihre Erfahrungen weitergeben von Generation zu Generation. Und die mich daran teilhaben lassen wie Angaangaq Angakkorsuaq, Gitte Lennert-Olsen und ihre Familie in Grönland sowie die Inuit-Ältesten während der Fastenwanderung. Angaangaq's Vorfahren, die Zeremonien wie die Süßgras- und weitere Heilzeremonien trotz schwierigster Umstände bewahrt und uns weitergegeben haben. Den wunderbaren Buchautorinnen und -autoren, die zur Bewahrung der Kräuterheilkunde früher und heute beitragen, wie Dioskurides, Hieronymus Bock, Li Shizhen, Heinz J. Stammel, Hildegard von Bingen, die Pfarrer Kneipp und Künzle, Moermann, Aalasi, Anore Jones, Telyatyev, Maria Treben, Rudolf-Fritz Weiss, Heinz Schilcher, Steffen Guido Fleischhauer, Florian Ploberger, Wolf-Dieter Storl und viele weitere. Den wissenschaftlichen Gesellschaften wie der Schweizerischen Medizinischen Gesellschaft für Phytotherapie, der Internationalen Gesellschaft zur Förderung der Chinesischen Medizin (SMS) und weiteren, die sich für die heutige Phytotherapie (Kräutermedizin) engagieren. All den Forscherinnen und Forschern, die das Heilpotenzial der Pflanzen tiefer ergründen. Meinen Klientinnen und Klienten in der Sprechstunde sowie den Teilnehmern meiner Vorträge und Seminare, von denen ich immer wieder lernen darf. Oona Soleil für den Floh im Ohr, Andrea Sulzer und Heinz-Werner Zander für die Einladung nach Grönland als Medizin-Support. Hilde Engel für die wertvolle und achtsame Begleitung. Wolf-Dieter Storl für seine unglaubliche Pionierarbeit zum Wohle der Volksheilkunde und das wunderbare Vorwort. Meiner Familie wie auch meinen Freunden, insbesondere Rebekka Stalder und Thierry Grandjean, für die Unterstützung und Geduld auf den Kräutergängen, wenn ich bei jeder zweiten Pflanze stehenbleibe. Dem freundlichen Team des AT Verlages für die geduldige Realisation dieses Buches. Und vor allem den wundervollen arktisch-alpinen Pflanzen, die mir überall zuwinken, in Grönland, in den Alpen, in meiner schwäbischen Heimat, der Mongolei, in Sibirien. Sie vermögen es, in mir hier und dort ein heimatliches Gefühl zu bewirken.

ZUR AUTORIN

Dr. Marianne Ruoff ist auf der Schwäbischen Alb aufgewachsen und lebt und arbeitet in der Schweiz in Bern. Sie praktiziert als Fachärztin für Allgemeine Innere Medizin, Akupunktur/TCM, Phytotherapie und TCM-Hautheilkunde seit 2006 in eigener Praxis. Pflanzenwelt und Kräuterheilkunde faszinieren sie ebenso wie die uralten Heilweisen indigener Völker. Mehrere Reisen führten sie zu den Kalaallit-Inuit nach Grönland und in die unglaublich schöne Natur der Arktis. Sie verbringt ihre Freizeit gern in der Natur, wandert, fotografiert und hält Vorträge und Seminare rund um die Themen der Kräutermedizin.

www.marianne-ruoff.ch
www.naturalmedizin.ch
info@naturalmedizin.ch
Facebook: @marianne.ruoff

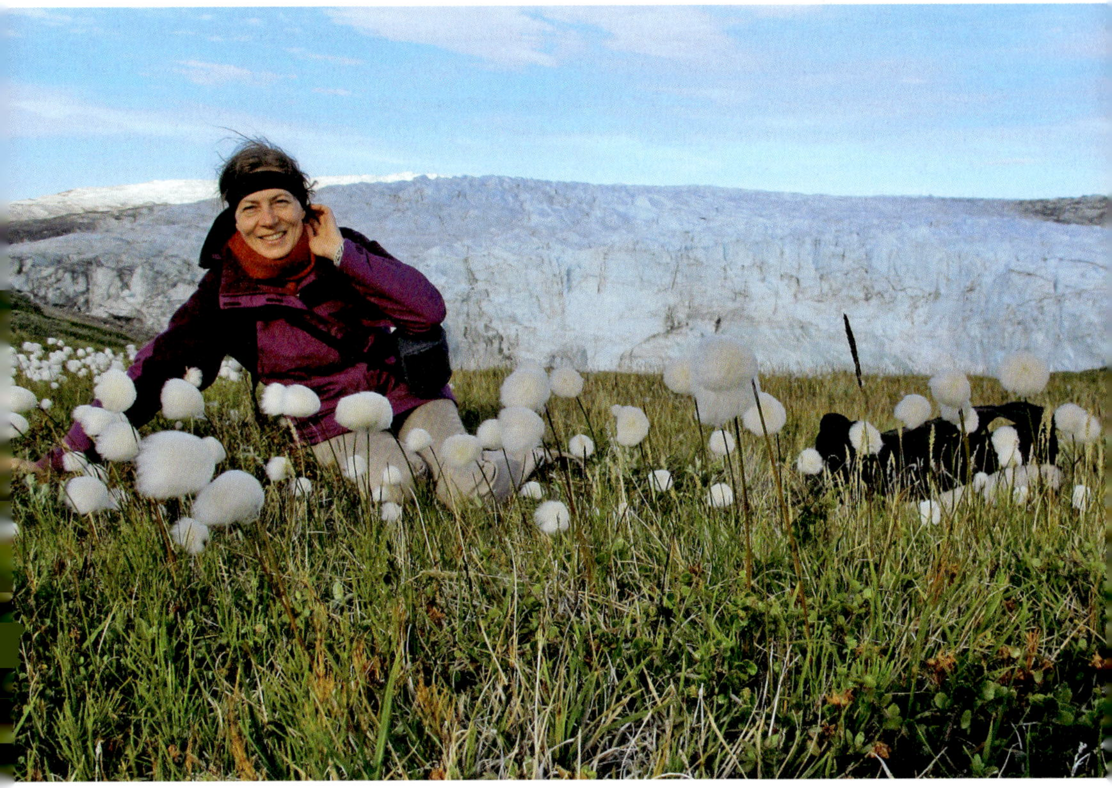

Marianne Ruoff am Rand des grönländischen Eisschildes

LITERATURVERZEICHNIS

Behringer, Wolfgang: *Kulturgeschichte des Klimas.* Dtv, München 2011

Bock, Hieronymus: *Kreütterbuch.* Strassburg 1595

Boericke, Oscar E.: *Homöopathische Mittel und ihre Wirkungen.* Verlag Grundlagen und Praxis, Leer 1986

Brunfels, Otto: *Contrafayt Kreuterbuch.* Strassburg 1532. Reprint Verlag Konrad Kölbl, München 1964

Bühring, Ursel: *Alles über Heilpflanzen.* Eugen Ulmer, Stuttgart 2011

Culpeper, Nicholas: *Culpeper's Complete Herbal.* Neuauflage des Werkes von 1653. Wordsworth Editions Limited, Hertfordshire, England 2007

Fleischhauer, Steffen Guido: *Enzyklopädie der essbaren Wildpflanzen.* AT Verlag, Aarau und München, 4. Auflage 2006

Fuchs, Leonhard: *Das Kräuterbuch von 1543.* New Kräuterbuch. Nachdruck durch Taschen-Verlag, Köln 2001

Garibaldi, Ann: *Medicinal Flora of the Alaska Natives.* A Compilation of Knowledge from Literally Sources from Aleut, Alutiiq, Athabascan, Eya, Haida, Inupiat, Tlingit, Tshimshian and Yupik Traditionnal Healing Methods using Plants. Alaska National Heritage Program, Environment and National Ressources Institute, University of Alaska Anchorage, July 1999

Kneipp, Sebastian: *Meine Wasser-Kur.* Hamburg, Severus Verlag 2012. Nachdruck der Originalausgabe von 1922

Kobert, R.: *Historische Studien aus dem Pharmakologischen Institute der Kaiserlichen Universität Dorpat.* Verlag von Tausch und Große, Halle a.S. 1889

Künzle, Johann: *Das Große Kräuterheilbuch.* Verlag Otto Walter, Olten, Schweiz, 1945

Lauber, Konrad; Wagner, Gerhart: *Flora Helvetica.* Haupt Verlag, Bern, Stuttgart und Wien 2007

Lonicero, Adamo: *Kreuterbuch.* Gedruckt und verlegt von Matthäus Wagner in Frankfurt 1679. Reprint Verlag Konrad Kölbl, München 1962

Losch, Fr: *Kräuterbuch.* Bechtermünz Verlag 1903. Unveränderter Nachdruck der Ausgabe, Verlag von J. F. Schreiber, Esslingen und München durch Bechtermünz Verlag im Weltbild Verlag GmbH, Augsburg 1997

Madaus, Gerhard: *Lehrbuch der biologischen Heilmittel.* Georg Olms Verlag, Hildesheim, New York 1976

Marzell, Heinrich: *Wörterbuch der Deutschen Pflanzennamen.* Verlag S. Hirzel, Leipzig 1972

Moerman, Daniel E.: *Native American Ethnobotany.* Timber Press, Inc., Portland, Oregon 1998

Müller, Ferdinand: *Das große illustrierte Kräuterbuch,* J. Ebner'sche Buchhandlung, Ulm 1866

Pahlow, M.: *Das große Buch der Heilpflanzen.* Bechtermünz Verlag für Verlagsgruppe Weltbild, Augsburg 2002

Rasmussen, Knud: *Grönlandsagen.* Salzwasser Verlag, Paderborn 2012. Nachdruck des Originals von 1922
Rätsch, Christian: *Enzyklopädie der Psychoaktiven Pflanzen.* AT Verlag, Aarau 1998
Ruoff, Marianne: *Löwenzahn und Löwenkraft.* AT Verlag, Aarau und München 2015
Ruoff, Marianne: *Schachtelhalm – Drachenmedizin aus der Urzeit.* AT Verlag, Aarau und München 2017
Stammel, Hans J.: *Die Apotheke Manitous.* Rowohlt Verlag, Reinbek bei Hamburg 1986
Storl, Wolf-Dieter: *Urmedizin.* AT Verlag, Aarau und München 2020
Storl, Wolf-Dieter: *Wolfsmedizin.* AT Verlag, Aarau und München 2018
Storl, Wolf-Dieter: *Bärenkraft.* Bärengeschichten, Bärenschamanen, Bärenmedizin. Hör-CD. Shunyata O in Kooperation mit Spuren Verlag 2009
Storl, Wolf-Dieter: *Der Bär.* Krafttier der Schamanen und Heiler. AT Verlag, Baden und München 2005
Storl, Wolf-Dieter: *Die alte Göttin und ihre Pflanzen.* Wie wir durch Märchen zu unserer Urspiritualität finden. Kailash, München 2014
Treben, Maria: *Heilkräuter aus dem Garten Gottes.* Guter Rat aus meiner Kräuterbibel für Gesundheit und Wohlbefinden. Wilhelm Heyne Verlag, München 1986
Verzascha, Bernhard: *Neu vollkommenes Kräuterbuch.* Gedruckt von Johann Jacob Decker, Basel 1680
Weiss, Rudolf Fritz: *Lehrbuch der Phytotherapie.* Hippokrates Verlag, Stuttgart 1990
Wichtl, Max: *Teedrogen und Phytopharmaka.* Wissenschaftliche Verlagsgesellschaft, Stuttgart 2009
Zvinger, Theodor: *Neu Vollkommenes Kräuterbuch.* Gedruckt und verlegt durch Jacob Bertsche, Basel 1696

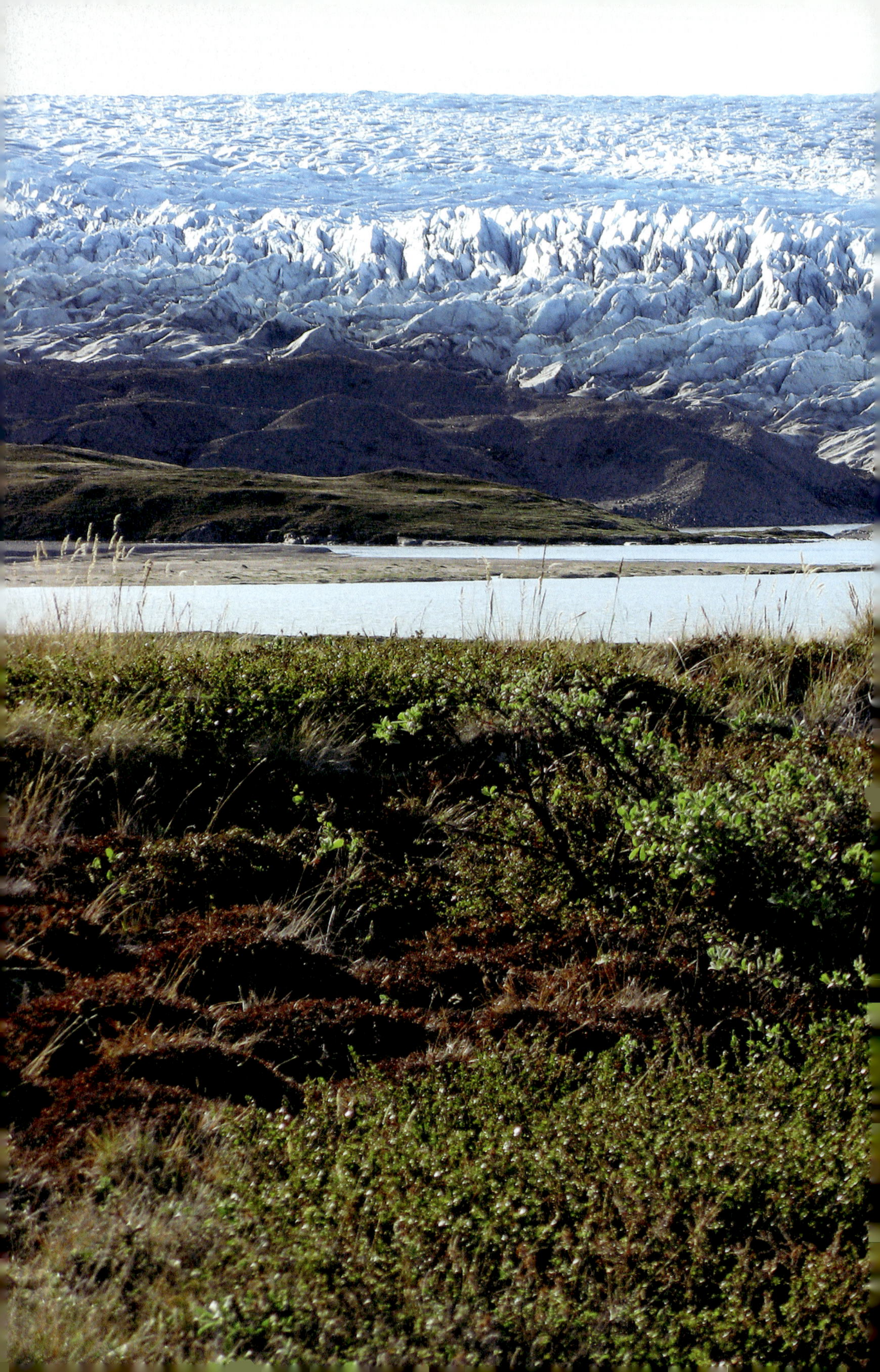

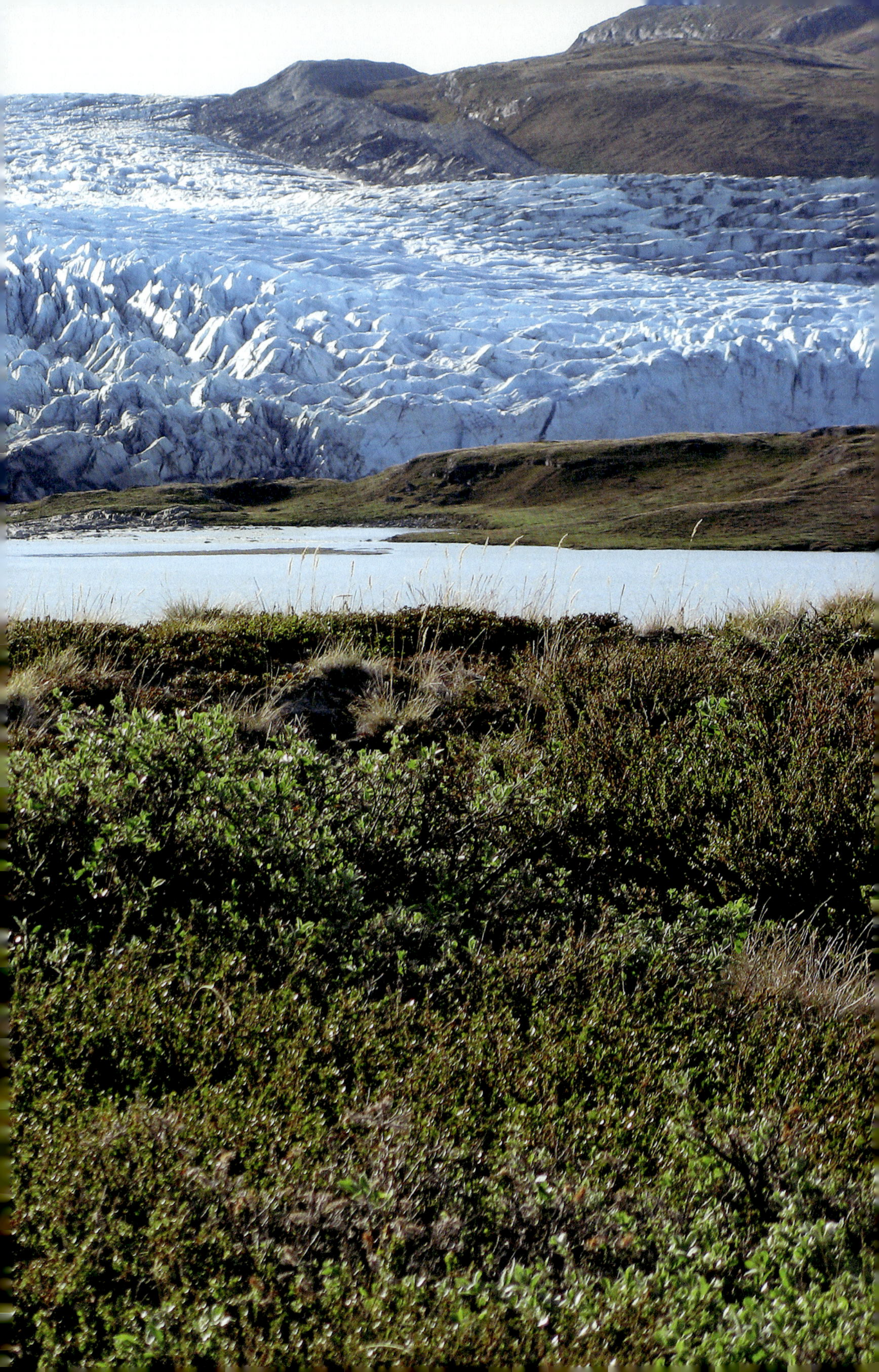

STICHWORTVERZEICHNIS

C

D

E

F

G

H

I

J

K

L

M

N

O

P

T

U

V

W

Y

Z

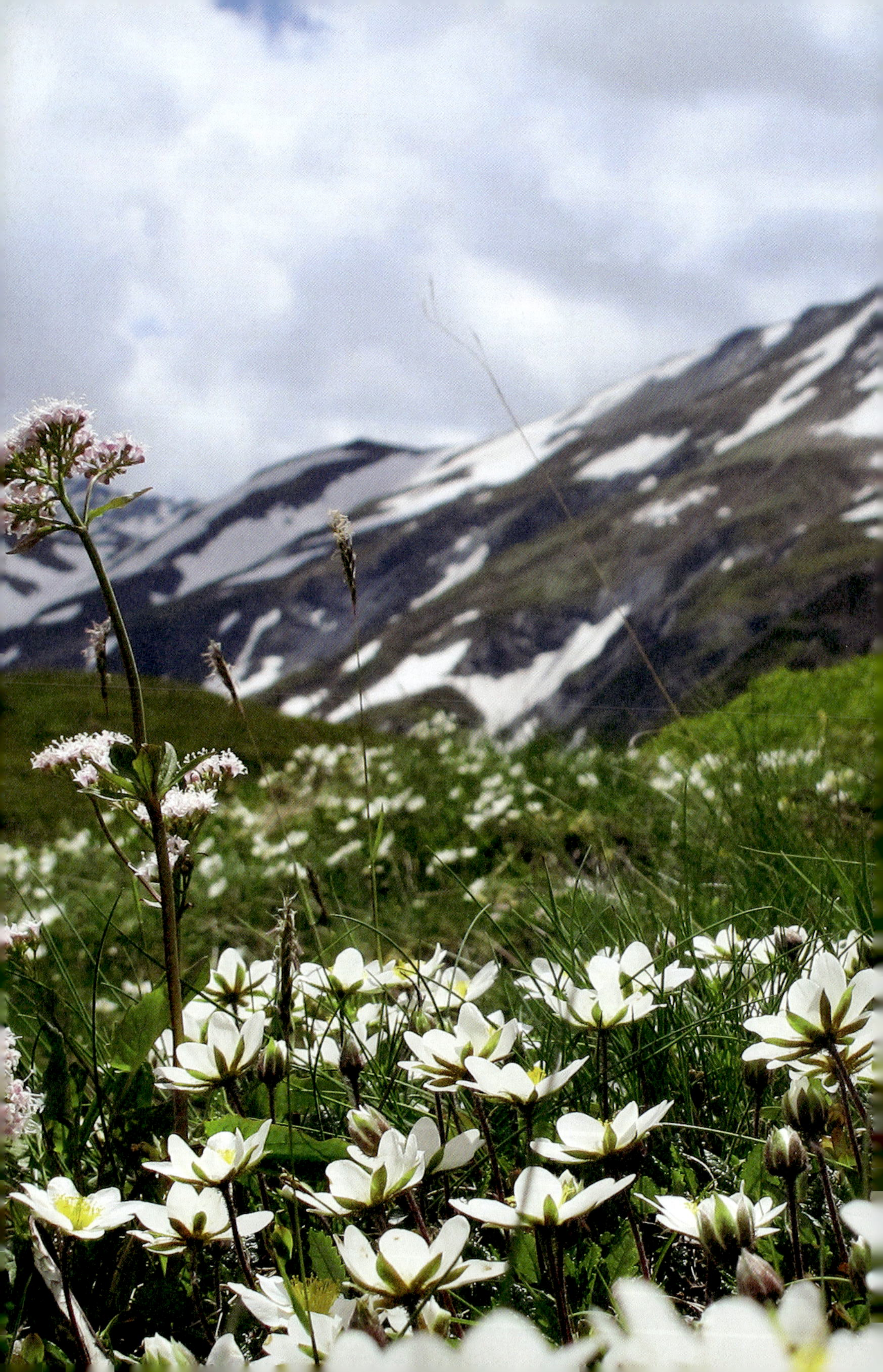

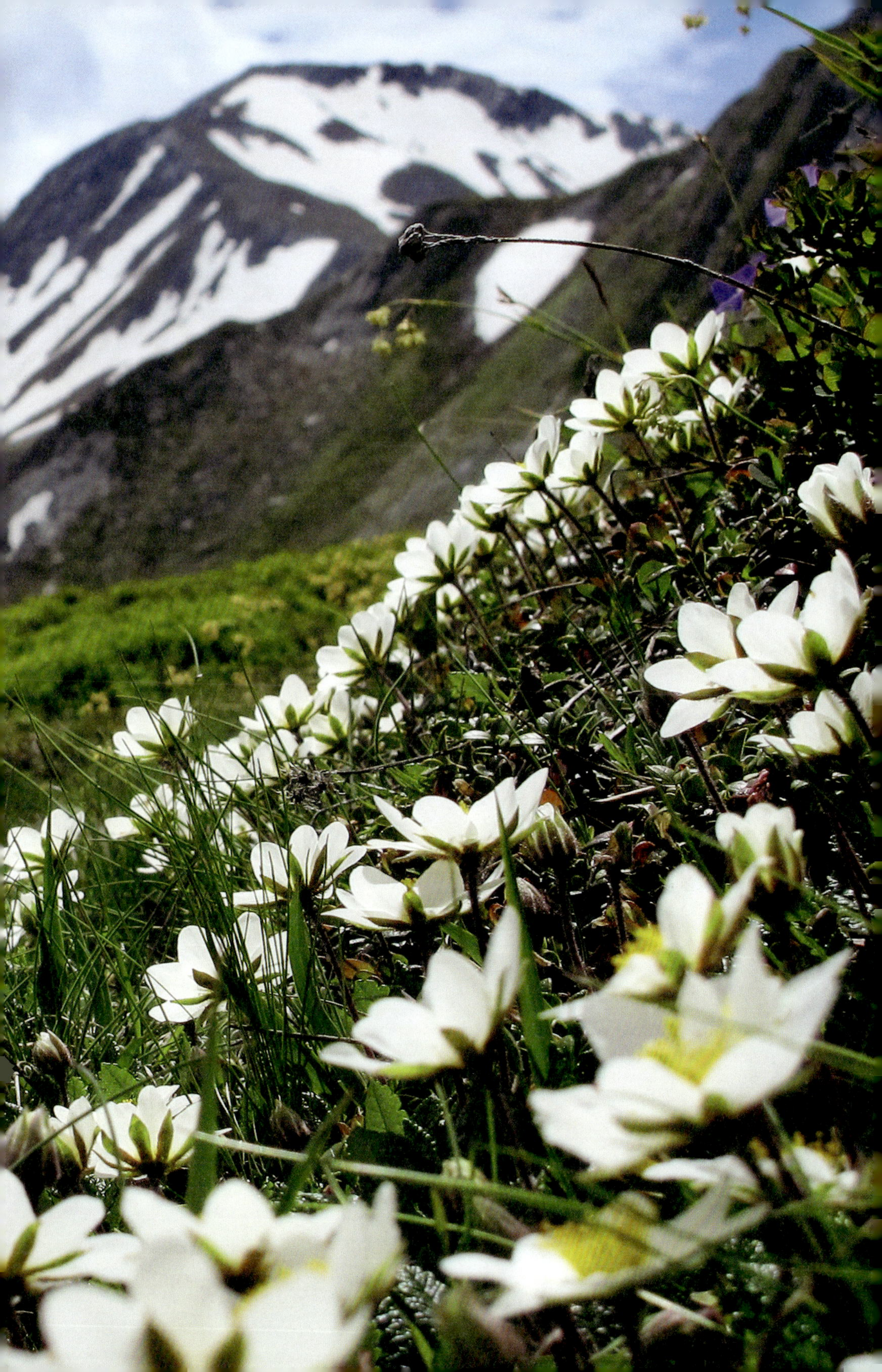

ANMERKUNGEN

1 Storl, W.-D.: Wolfsmedizin. AT Verlag, Aarau und München 2018
2 Storl, W.-D.: Urmedizin. AT Verlag, Aarau und München 2020; Seite 59, 103
3 Wolters, B.: Zur Entwicklung der altsteinzeitlichen Phytotherapie im westlichen Eurasien und der indianischen Medizin in Sibirien und Nordamerika. Düsseldorf: Düsseldorfer Institut für amerikanische Völkerkunde e.V. 2000, Seite 18f. Moerman, D. E.: Medical Plants in Native America. Portland, Timber Press, Oregon 1989
4 Behringer, W.: Kulturgeschichte des Klimas, dtv, München 2011, Seite 62
5 Plimer, I.: Heaven and Earth. Global Warming; The missing Science. Conner Court, Brisbane, Queensland 2009, Seite 206
6 Diamond, J.: Kollaps. Fischer Taschenbuch, Frankfurt a. M. 2006, Seiten 266ff.
7 Zu Angaangaq kann unter www.icewisdom.com mehr erfahren werden.
8 Gitte Lennert Olsen sagte, so hätten andere Völker sie genannt und sie selbst nennen sich heute auch so. Denn niemand würde sie einordnen können, wenn sie sich als Kalaallit bezeichneten. Das sei weniger bekannt als die Bezeichnungen Eskimo oder Inuit.
9 Einen Einblick kann man zum Beispiel im Buch *Soul, Beautify Thyself, The inuit of Alaska, Canada and Greenland* von Ole Jorgensen erhalten. Klim Publishers, Aarhus, Dänemark 2008
10 Begleitband zur großen Landesausstellung »Eiszeit. Kunst und Kultur« im Kunstgebäude Stuttgart. Herausgegeben vom Archäologischen Landesmuseum Baden-Württemberg und der Abteilung Ältere Urgeschichte und Quartiärökologie der Eberhard-Karls-Universität Tübingen. Thorbecke Verlag Ostfildern 2009
11 Ruoff, M.: Löwenzahn und Löwenkraft. AT Verlag Aarau und München 2015
12 Ruoff, M. Schachtelhalm – Drachenmedizin aus der Urzeit. AT Verlag Aarau und München 2017
13 Christ, A. J., Bierman, P. R., et al: A multimillion-year-old record of Greenland vegetation and glacial history preserved in sediment beneath 1.4 km of ice at Camp Century. PNAS 2021 Vol. 118 No. 13 e2021442118. https://doi.org/10.1073/pnas.2021442118 (zuletzt abgerufen am 12. September 2024).
14 Methusalem bedeutet wörtlich übersetzt »Speerwerfer«. Er wird in der Bibel erwähnt und soll 969 Jahre alt geworden sein, weshalb sein Name für das Erreichen eines hohen Alters steht. Vielleicht war es wirklich ein Vorfahre aus der Eiszeit. Er soll nämlich kurz vor der Sintflut gelebt haben.
15 Mündliche Mitteilung von Gitte Lennert Olsen, Sisimiut, Grönland
16 Wang, L. J., Su, S., et al: Variation of anthocyanins and flavonols in Vaccinium uliginosum berry in Lesser Khingan Mountains and its antioxidant activity. Food Chem. 2014 Oct 1;160:357-64. doi: 10.1016/j.foodchem.2014.03.081. Lätti, A. K., Jaakola, L., et al.: Anthocyanin and flavonol variation in bog bilberries (*Vaccinium uliginosum* L.) in Finnland. J Agric Food Chem. 2010 Jan 13;58(1):427-33. doi: 10.1021/Jf903033m
17 De Witte, L. C., Armbruster, G. F., et al.: AFLP markers reveal high clonal diversity and extreme longevity in four key arctic-alpine species. Mol Ecol. 2012 Mar;21(5):10081-97. doi: 10.1111/J.1365-294X.2011.05326.x.
18 Marzell, H.: Wörterbuch der Deutschen Pflanzennamen. Verlag S. Hirzel, Leipzig 1972
19 Moerman, D. E.: Native American Ethnobotany. Timber Press, Inc., Portland, Oregon 1998
20 Storl, W.-D.: Bärenkraft. Bärengeschichten, Bärenschamanen, Bärenmedizin. Hör-CD. Shunyata O in Kooperation mit Spuren Verlag 2009
21 Lauber, K., Wagner, G.: Flora Helvetica. Haupt Verlag, Bern, Stuttgart und Wien 2007
22 Aus Unterlagen der European Medicine Agency, nachlesbar unter: https://www.ema.europa.eu/en/documents/herbal-report/final-assessment-report-arctostaphylos-uva-ursi-l-spreng-folium-revision-2_en.pdf (zuletzt abgerufen am 12. September 2024). Wichtl, M.: Teedrogen und Phytopharmaka. Ein Handbuch für die Praxis auf wissenschaftlicher Grundlage. Wissenschaftliche Verlagsgesellschaft, Stuttgart 2009, Seite 689–691
23 Nickavar, B., Amin, G.: Bioassay-Guided Separation of an α-Amylase Inhibitor Anthocyanin from Vaccinium arctostaphylos Berries. Zeitschrift für Naturforschung C, vol. 65, no. 9-10, 2010, pp. 567–570
24 Joamie, A., Ziegler, A., Hainnu, R.: Walking with Aalasi. Inhabit Media Inc., Toronto and Iqaluit, Canada 2009
25 Stammel, H. J.: Die Apotheke Manitous. Rowohlt Verlag, Reinbek bei Hamburg 1986
26 Moerman, D. E.: Native American Ethnobotany. Timber Press, Inc., Portland, Oregon 1998
27 Rezept nach Moerman.
28 Azman, N. A. M., Gallego, M. G., et al.: Study of the Properties of Bearberry Leaf Extract as a Natural Antioxidant in Model Foods. Antioxidants (Basel).

2016 Apr 1;5(2):11. doi: 10.3390/antiox5020011. PMID: 27043639; PMCID: PMC4931532
29 Ebenda. Und Sugier, P., Seczyk, L., et al.: Characteristics and Antioxidant Activity of *Arctostaphylos uva-ursi* L. Spreng at the Southern Border of the Geographical Range of the Species in Europe. Molecules 2021, 26, 7692. https://doi.org/10.3390/molecules26247692 (zuletzt abgerufen am 15. September 2024)
30 Matsuda, H., Nakamura, S., et al.: Pharmacological studies on leaf of *Arctostaphylos uva- ursi* (L.) Spreng. V. Effect of water extract from *Arctostaphylos uva-ursi* (L.) Spreng. (Bearberry Leaf) on the Antiallergic and Antiinflammatory Activities of Dexamethasone Ointment. *Yakug Zasshi* 1992b, 112(9): 673-77. Matsuda, H., Tanaka, T., Kubo, M.: Pharmacological study on *Arctostaphylos uva-ursi* (L.) Spreng. III. Combined effect of arbutin and indomethacin on immuno-inflammation. *Yakug Zasshi* 1991, 111(4- 5):253-8. [Japanese with English summary, abstract]. Matsuda, H., Nakata, H., et al.: Pharmacological study on *Arctostaphylos uva-ursi* (L.) Spreng. II. Combined effects of arbutin and prednisolone or dexamethazone on immuno- inflammation. Yakug Zasshi 1990, 110(1):68-76. 111(4-5):253-8. [Japanese, abstract]
31 May, G., Willuhn, G.: Antiviral activity of aqueous plant extracts in tissue cultures. *Arzneimittel-Forschung* 1978, 28(1):1–7. Moskalenko, S. A.: Preliminary screening of far eastern ethnomedical plants for antibacterial activity. *J Ethnopharmacol* 1986, 15:231–59. Robertson, J. A., Howard, L.A.: Effect of carbohydrates on growth of Uroplasma urealyticum and Mycoplasma hominis. *J Clin Microbiol* 1987, 25:160-1 Pi. Holopainen, M., Jahodář, L., et al.: Antimicrobial Activity of Some Finnish Ericaceous Plants. *Acta Pharm Fenn* 1988, 97:197–202. Ríos, J. L., Recio, M. C., Villar, A.: Antimicrobial activity of selected plants employed in the Spanish Mediterranean area. *J Ethnopharmacol* 1987, 21:139-52
32 Annuk, H., Hirmo, S., et al.: Effect on cell surface hydrophobicity and susceptibility of *Helicobacter pylori* to medicinal plant extracts. *FEMS Microbiol Lett* 1999, 172:41–5
33 https://www.ema.europa.eu/en/documents/herbal-report/final-assessment-report-arctostaphylos-uva-ursi-l-spreng-folium-revision-2_en.pdf; (zuletzt abgerufen am 15. September 2024)
34 E/S/C/O/P Monographs. The Scientific Foundation for Herbal Medicinal Products. Second edition, Thieme, Stuttgart, New York 2003
35 Gágyor, I., Hummers, E., et al.: Herbal treatment with uva ursi extract versus fosfomycin in women with uncomplicated urinary tract infection in primary care: a randomized controlled trial. Clin Microbiol Infect 2021 Oct;27(10):1441-1447. doi: 10.1016/j.cmi.2021.05.032. Epub 2021 Jun 7. Kedzia, B., Wrocinski, T., et al.: Antibacterial action of urine containing arbutin metabolic products. MedDoswMicrobiol 1975;27:305–14
36 Moskalenko, S. A.: Preliminary screening of far eastern ethnomedical plants for antibacterial activity. *J Ethnopharmacol* 1986, 15:231–59
37 Moore, M., Trill, J., et al.: Uva-ursi extract and ibuprofen as alternative treatments for uncomplicated urinary tract infection in women (ATAFUTI): a factorial randomized trial. Clin Microbiol Infect. 2019 Aug; 25(8):973-980. doi: 10.1016/j.cmi.2019.01.011. Epub 2019 Jan 25. PMID: 30685500
38 Beeko, R., Schneider, E. M., et al.: Häufige Harnwegsinfekte: Nur im Akutstadium Antibiotika! Ärztliche Praxis 1983, 34:2196–97
39 Albrecht, J., Kreyes, G.: Langzeitbehandlung von Dauerkatheterpatienten: Chemoprophylaxe oder Phytotherapie? Extr Urol 1988, 11(5): 277–80
40 Larsson, B., Jonasson, A., Pianu, S.: Prophylactic effect of UVA E in women with recurrent cystitis: A preliminary report. Curr Ther Res Clin Exp 1993; 53(4):441–443
41 Losch, F.: Kräuterbuch. Bechtermünz Verlag 1903. Unveränderter Nachdruck der Ausgabe, Verlag von J. F. Schreiber, Esslingen und München durch Bechtermünz Verlag im Weltbild Verlag GmbH, Augsburg 1997
42 Mills, S., Bone, K.: Principles and Practice of Phytotherapy. Modern Herbal Medicine. Churchill Livingstone, Edinburgh 2000
43 Madaus, G.: Lehrbuch der biologischen Heilmittel. Georg Olms Verlag, Hildesheim, New York 1976
44 Storl, W.-D.: Der Bär. Krafttier der Schamanen und Heiler. AT Verlag, Baden und München 2005
45 Shipochliev, T.: Uterotonic action of extracts from group of medicinal plants. Veterinarno-meditsinski Nauki 1981, 18(4):94-8
46 Losch, Fr.: Kräuterbuch. Bechtermünz Verlag 1903. Unveränderter Nachdruck der Ausgabe, Verlag von J. F. Schreiber, Esslingen und München durch Bechtermünz Verlag im Weltbild Verlag GmbH, Augsburg 1997
47 Mill, S., Bone, K.: Principles and Practice of Phytotherapy. Modern Herbal Mecicine. Churchill Livingstone 2000

48 Garibaldi, A.: Medicinal Flora of the Alaska Natives. A Compilation of Knowledge from Literally Sources from Aleut, Alutiiq, Athabascan, Eya, Haida, Inupiat, Tlingit, Tshimshian and Yupik Traditionnal Healing Methods using Plants. Alaska National Heritage Program, Environment and National Ressources Institute, University of Alaska Anchorage, July 1999
49 Ebenda.
50 Li, S., Liu, G., et al.: Experimental study on antitussive effect of arbutin (Chin.). Yaoxue Tongbao 1982, 17(12):720–22. Strapkova, A., Jahodář, L., Nosáľová, G.: Antitussive effect of arbutin. Pharmazie 1991, 46:611–12.
51 Cybulska, P., Thakur, S. D., et al.: Extracts of Canadian first nations medicinal plants, used as natural products, inhibit Neisseria gonorrhoeae isolates with different antibiotic resistance profiles. Sex Transm Dis 2011, 38(7):667–71
52 Anhê, F. F., Varin, T.V., et al.: Arctic Berry Extracts Target the Gut-Liver Axis to Alleviate Metabolic Endotoxaemia, Insulin Resistance and Hepatic Steatosis in Diet-Induced Obese Mice. Diabetologia 2018, 61, 919–931.
53 Amarowicz, R., Pegg, R. B.: Inhibition of proliferation of human carcinoma cell lines by phenolic compounds from a bearberry-leaf crude extract and its fractions. J. Funct. Foods 2013, 5, 660–667.
54 Boericke, O. E: Homöopathische Mittel und ihre Wirkungen. Verlag Grundlagen und Praxis, Leer 1986
55 Lans, C., Turner, N., et al.: Ethnoveterinary medicines used for horses in Trinidad and in British Columbia, Canada. Journal of Ethnobiology and Ethnomedicine 2006, 2:31
56 Linderborg, K., Laaksonen, O., Kallio, H., Yang, B.: Flavonoids, sugars and fruit acids of alpine bearberry (*Arctostaphylos alpina*) from Finnish Lapland. Food Research International 2011; Vol 44: 7. 2027–2033
57 Sokolov, P. D., et al.: Plants Review of USSR. Family Paeoniaceae-Thymelaeaceae. (p. 154). Leningrad: Science Printing 1986. Thompson, R. S., Jacques, D., et al.: Plant proanthocyanidins. J. Chem. Soc., Perkin Trans. 1972, I 1387
58 Szakiel, A., Pączkowski, C., et al.: Comparison of the Triterpenoid Content of Berries and Leaves of Lingonberry *Vaccinium vitis-idaea* from Finland and Poland. J Agric Food Chem. 2012 May 16;60(19): 4994-5002
59 Häkkinen, S., Heinonen, M., et al.: Screening of selected Flavonoids and phenolic acids in 19 berries. Food Res Int. 1999; 32: 345–353
60 Kylli, P., Nohynek, L., et al.: Lingonberry (*Vaccinium vitis-idaea*) and European cranberry (*Vaccinium macrocarpon*) proanthocyanidins: isolation, identification, and bioactivities. J Agric Food Chem. 2011 Apr 13;59(7):3373-84.
61 Lehtonen, H. M., Lindstedt, A., et al.: 1H NMR-based metabolic fingerprinting of urine metabolites after consumption of lingonberries (*Vaccinium vitis-idaea*) with a high-fat meal. Food Chem. 2013 Jun 1;138 (2-3):982–90. Koli, R., Erlund, I., et al.: Bioavailability of various polyphenols from a diet containing moderate amounts of berries. J Agric Food Chem. 2010 Apr 14;58(7):3927–32. Lehtonen, H.-M., Rantala, M., et al.: Urinary Excretion of the Main Anthocyanin in Lingonberry (*Vaccinium vitis-idaea*), Cyanidin 3-O-Galactoside, and Its Metabolites. J. Agric. Food Chem. 2009, 57, 4447–4451
62 Lee, J., Finn, C. E.: Lingonberry (*Vaccinium vitis-idaea* L.) grown in the Pacific Northwest of North America: Anthocyanin and free amino acid composition. J Funct Foods 2012, 4:213-18
63 Dr. Dukes Phytochemical and Ethnobotanical Databases: https://phytochem.nal.usda.gov/ (zuletzt abgerufen am 20.09.2024)
64 Vyas, P., Kalidindi, S., et al.: Chemical analysis and effect of blueberry and lingonberry fruits and leaves against glutamate-mediated excitotoxicity. J. Agric. Food Chem. 2013, 61, 7769–7776
65 Jones, A.: Plants that we eat. Nauriat Niginaqtuat. University of Alaska Press, Fairbanks 2010
66 Losch, Fr.: Kräuterbuch. Bechtermünz Verlag 1903. Unveränderter Nachdruck der Ausgabe, Verlag von J. F. Schreiber, Esslingen und München durch Bechtermünz Verlag im Weltbild Verlag GmbH, Augsburg 1997
67 Madaus, G.: Lehrbuch der biologischen Heilmittel. Georg Olms Verlag, Hildesheim, New York 1976
68 Weiss, R. F.: Lehrbuch der Phytotherapie. Hippokrates Verlag, Stuttgart 1990
69 Davidson, E., Zimmermann , B. F., et al.: Prevention of urinary tract infections with vaccinium products. Phytother Res. 2014 mar;28(3):465-70. Tapiainen, T., Jauhiainen, H., et al.: Biofilm formation and virulence of uropathogenic Escherichia coli in urine after consumption of cranberry-lingonberry juice. Eur J Clin Microbiol Infect Dis. 2012 May;1007/s10096-011-1355-2. Wojnicz, D., Kucharska, A.Z., et al.: Medicinal plants extracts affect virulence factors expression and biofilm formation by the uropathogenic Escherichia coli. Urol Res. 2012 Dec;40(6):683-97
70 Zvinger, Th.: Neu Vollkommenes Kräuterbuch. Gedruckt und verlegt durch Jacob Bertsche, Basel 1696
71 Medicinal plants in Mongolia. WHO Library Cataloguing-in-Publication Data.1. Plants, Medicinal – Mongolia. I. World Health Organization Regional Office for the Western Pacific, 2013
72 Nikoleava-Glomb, L., Mukova, L., et al.: In vitro antiviral activity of a series of wild berry fruit extracts

against representatves of Picorna-, Orthomyxo- and Paramyxoviridae. Nat Prod Commun. 2014 Jan;9(1):51-4
73 Cheng, J.-Y., Lin, T.-C., et al.: In vitro anti-HSV-2 activity and mechanism of action of proanthocyanidin A-1 from Vaccinium vitis-idaea. J Sci Food Agric 2005: 85:10–15
74 Riihinen, K. R., Ou, Z. M., et al.: The Antibiofilm Activity of Lingonberry Flavonoids against Oral Pathogens is a Case Connected to Residual Complexity. Fitoterapie. 2014 May 28. Pii: SO367-326X(14)00142-7
75 Gordien, A. Y., Gray, A. I., et al.: Activity of Scottish plant, lichen and fungal endophyte extracts against Mycobacterium aurum and Mycobacterium tuberculosis. Phytother Res. 2010 May;24(5):692-8
76 Wang, X., Sun, H., et al.: Analysis and bioactive evaluation of the compounds absorbed into blood after oral administration of the extracts of Vaccinium vitis-idaea in rat. Biol. Pharm. Bull. 2005, 28, 1106–1108
77 Pärnänen, P., Lähteenmäki, H., et al.: Lingonberries-General and Oral Effects on the Microbiome and Inflammation. Nutrients. 2021 Oct 23;13(11):3738
78 Grace, M. H., Esposito, D., et al.: Comparative Analysis of Phenolic Content and Profile, Antioxidant Capacity, and Anti-inflammatory Bioactivity in Wild Alaskan and Commercial Vaccinium Berries. J Agric Food Chem. 2013 Nov 19
79 Ho, K. Y., Huang, J. S., et al.: Antioxidant Activity of Tannin Components from Vaccinium vitis-idaea L. J. Pharm. Pharmacol. 1999, 51:1075-1078
80 Ho, K. Y., Tsai, C. C., et al.: Antimicrobial activity of tannin components from Vaccinium vitis-idaea L. JPP 2001, 53:187–191
81 Sanderink, R. B. A., Renggli, H. H., Saxer, U. R.: Orale Präventivmedizin. eine interdisziplinäre Herausforderung. Georg Thieme Verlag, Stuttgart 2022
82 Culpeper, N.: Culpeper's Complete Herbal. Neuauflage des Werkes von Nicholas Culpeper von 1653. Wordsworth Editions Limited, Hertfordshire, England 2007
83 Verzascha, B.: Neu vollkommenes Kräuterbuch. Gedruckt von Johann Jacob Decker, Basel 1680
84 Madaus, G.: Lehrbuch der biologischen Heilmittel. Georg Olms Verlag, Hildesheim, New York 1976
85 Beaulieu, L. P., Harris, C. S., et al.: Inhibitory effect of the Cree traditional medicine wiishichimanaanh (*Vaccinium vitis-idaea*) on advanced glycation end-product formation: identification of active principles. Phytothera Res. 2010 May;24(5):741-7. Törrönen, R., Kolehmainen, M., et al.: Postprandial glucose, insulin, and free fatty acid responses to sucrose consumed with blackcurrants and lingonberries in healthy women. Am J Clin Nutr. 2012 Sep;96(3):527-33. Rokka, S., Ketoja, E., et al.: The glycaemic and C-peptide responses of foods rich in dietary fibre from oat, buckwheat and lingonberry. Int J Food Sci Nutr. 2013 Aug;64(5):528-34. Linderborg, K. M., Järvinen, R., et al.: The fiber and/or polyphenols present in lingonberries null the glycemic effect of the sugars present in the berries when consumed together with added glucose in healthy human volunteers. Nutr Res. 2012 Jul;32(7):471-8. Eid, H. M., Martineau, L. C., et al: Stimulation of AMP-activated protein kinase and enhancement of basal glucose uptake in muscle cells by quercetin and quercetin glycosides, active principles of the antidiabetic medicinal plant Vaccinium vitis-idaea. Mol Nutr Food Res. 2010 Jul;54(7):991-1003. Eid, H. M., Ouchfoun, M., et al.: Lingonberry (*Vaccinium vitis-idaea* L.) Exhibits Antidiabetic Activities in a Mouse Model of Diet-Induced Obesity. Evid Based Complement Alternat Med. 2014;2014:645812. Anhê, F. F., Varin, T.V., et al.: Arctic Berry Extracts Target the Gut-Liver Axis to Alleviate Metabolic Endotoxaemia, Insulin Resistance and Hepatic Steatosis in Diet-Induced Obese Mice. *Diabetologia* 2018, 61, 919–931.
86 Beaulieu, L. P., Harris, C.S., et al.: Inhibitory effect of the Cree traditional medicine wiishichimanaanh (*Vaccinium vitis-idaea*) on advanced glycation end-product formation: identification of active principles. Phytothera Res. 2010 May;24(5):741-7
87 Kivimäki, A. S., Ehlers, P. I., et al.: Lingonberry juice improves endothelium-dependent vasodilatation of mesenteric arteries in spontaneously hypertensive rats in a long-term intervention. Journal of Functional Foods. 2011; 3: 267-74
88 Ogawa, K., Kuse, Y., et al.: Protective effects of bilberry and lingonberry extracts against blue light-emitting diode light-induced retinal photoreceptor cell damage in vitro. BMC Complement Altern Med. 2014 Apr 2;14/1):120
89 Fan, Z. L., Wang, Z. Y., et al.: Protective effect of anthocyanins from lingonberry on radiation-induced damages. Int J Environ Res Public Health. 2012 Dec 18;9(12):4732-43
90 Myagmara, B.-E., Shinnob, E., et al.: Antioxidant activity of medicinal herb *Rhodococcum vitis-idaea* on galactosamine-induced liver injury in rats. Phytomedicine. 2004; 11: 416–423
91 Wang, S. Y., Feng, R., et al.: Antioxidant Activity in Lingonberries (*Vaccinium vitis-idaea* L.) and Its Inhibitory Effect on Activator Protein-1, Nuclear Factor-KB, and Mitogen-Activated Protein Kinases Activation. J. Agric. Food Chem. 2005, 53: 3156–3166
92 Kondo, M., MacKinnon, S. L., et al.: Ursolic acid and ist esters: occurence in cranberries and other Vaccinium fruit and effects on matrix metalloproteinase activity in DU145 prostrate tumor cells. J Sci Food Agric. 2011 mar 30;91(5).789-96
93 Vgl. Gemmotherapie. Informationsbroschüre der Firma Phytomed AG, CH-3415 Hasle/Burgdorf

94 Auszug aus: Erb, J.: Blumenlegenden. Johannes Stouda Verlag, Kassel 1950
95 In Rasmussen, K.: Grönlandsagen. Salzwasser Verlag, Paderborn 2012. Nachdruck des Originals von 1922
96 »Mischa und Mascha leben nun im neuen Bärenwald«, Berner Zeitung, 30.6.2011. www.bernerzeitung.ch/region/bern/Mischa-und-Mascha-leben-nun-in-neuem-BaerenWald/story/29074817 (zuletzt abgerufen am 30. August 2024)
97 Dr. Dukes Phytochemical and Ethnobotanical Databases: https://phytochem.nal.usda.gov/ (zuletzt abgerufen am 20.09.2024). Vaughan, J. G., Geissler, C. A.: The New Oxford Book of Food Plants, Oxford University Press, 1998
98 Bederska-Łojewska, D., Pieszka, M., et al.: Physicochemical Properties, Fatty Acid Composition, Volatile Compounds of Blueberries, Cranberries, Raspberries, and Cuckooflower Seeds Obtained Using Sonication Method. Molecules 2021, 26, 7446
99 Piljac-Zegarac, J., Belscak, A., Piljac, A.: Antioxidant capacity and polyphenolic content of blueberry (*Vaccinium corymbosum* L.) leaf infusions. J Med Food. 2009 Jun;12(3):608–14
100 Bayar, Y., Onaran, A., et al.: Determination of the Essential Oil Composition and the Antifungal Activities of Bilberry (*Vaccinium myrtillus* L.) and Bay Laurel (*Laurus nobilis* L.). J. Essent. Oil Bear. *Plants* 2018, 21, 548–555
101 Harris, C. S., Burt, A. J., et al.: A single HPLC-PAD-APCI/MS method fort he quantitative comparison of phenolic compounds found in leaf, stem, root and fruit extracts of *Vaccinium angustifolium.* Phytochem Anal. 207 Mar;18(2):161-9
102 Trivedi, P., Karppinen, K., et al.: Compositional and Morphological Analyses of Wax in Northern Wild Berry Species. *Food Chem.* 2019, 295, 441–448
103 Seeram, N. P., Adams, L. S., et al.: Blackberry, black raspberry, blueberry, cranberry, red raspberry, and strawberry extracts inhibit growth and stimulate apoptosis of human cancer cells in vitro. J Agric Food chem. 2006 Dec 13;54(25):9329–39
104 McIntyre, K. L., Harris, C. S., et al.: Seasonal phytochemical variation of anti-glycation principles in lowbush blueberry (Vaccinium angustifolium). Planta Med. 2009 Feb;75(3): 286–92
105 Ieri, F., Martini, S., et al.: Phenolic distribution in liquid preparations of *Vaccinium myrtillus* L. and *Vaccinium vitis idaea* L. Phytochem. Anal. 2013 Sept-Oct; 24(5):467–75
106 Kneipp, Sebastian: Meine Wasser-Kur. Hamburg, SEVERUS Verlag 2012. Nachdruck der Originalausgabe von 1922
107 Culpeper, N.: Culpeper's Complete Herbal. Neuauflage des Werkes von Nicholas Culpeper von 1653. Wordsworth Editions Limited, Hertfordshire, England 2007
108 Bock, H.: Kreütterbuch. Strassburg 1595
109 Kneipp, S.: Meine Wasser-Kur. Hamburg, Severus Verlag 2012. Nachdruck der Originalausgabe von 1922
110 The European Scientific Cooperative on Phyto-therapy: *Myrtilli Fructus,* Bilberry Fruit. In ESCOP Monographs. Georg Thieme Verlag, Stuttgart 2003, pp 345–50
111 Laut Website der EMA: www.ema.europa.eu/docs/en_GB/document_library/Herbal_-_Community_herbal_monograph/2015/02/WC500181935.pdf (zuletzt abgerufen am 20.9.2024)
112 Küchler, R., Gebbers, J. O., Kubli, M.: Sprue-ähnliche Enteropathie und viszerales Angioödem. Swiss Medical Forum 2019: 19(21-22):364–366
113 Künzle, J.: Das Große Kräuterheilbuch, Verlag Otto Walter, Olten, Schweiz, 1945
114 Abidov, M., Ramazanov, A., et al.: Effekt of Blueberin on fasting glucose, C-reactive protein and plasma aminotransferases, in female volunteers with diabetes type 2: double-blind, placebo controlled clinical study. Geargian Med News, 2006 Dec;(141): 66-72
115 Kianbakht, S., Abasi, B., et al.: Anti-Hyperglycemic Effect of Vaccinium arctostaphylos in Type 2 Diabetic Patients: A Randomized Controlled Trial. Forsch Komplementmed 2013;20:17-22
116 Törrönen, R., Kolehmainen, M., et al.: Berries reduce postprandial insulin responses to wheat and rye breads in healthy women. J Nutr. 2013 Apr;143(4):430–6
117 Karcheva-Bahchevanska, D. P., Lukova, P. K., et al.: Effect of Extracts of Bilberries (*Vaccinium myrtillus* L.) on Amyloglucosidase and α-Glucosidase Activity. *Folia Med.* 2017, 59, 197–202
118 Chan, S. W., Chu, T. T. W., et al: Impact of Short-Term Bilberry Supplementation on Glycemic Control, Cardiovascular Disease Risk Factors, and Antioxidant Status in Chinese Patients with Type 2 Diabetes. Phytother. Res. 2021, 35, 3236–3245. Marineau, L. C., Couture, A., et al.: Anti-diabetic properties of the Canadian lowbush blueberry *Vaccinium angustifolium* Ait. Phytomedicine, 2006 Nov;13(9-10):612–23
119 In der Schweiz und in Deutschland gibt es ihn unter den Namen »Suure Moscht«, Apfelwein, Cidre oder Cider zum Beispiel von den Firmen Möhl, Ramseier und bei regionalen Apfelmostereien.
120 Kianbakht, S., Abasi, B., Hashem Dabaghian, F.: Improved Lipid Profile in Hyperlopidemic Patients Taking *Vaccinium arctostaphylos* Fruit Hydroalcoholic Extract: A Randomized Double-Blind Placebo-Controlled Clinical Trial. Phytother Res. 2013 May 20
121 Habanova, M., Saraiva, J. A., et al.: Intake of Bilberries (*Vaccinium myrtillus* L.) Reduced Risk Factors

for Cardiovascular Disease by Inducing Favorable Changes in Lipoprotein Profiles. *Nutr. Res.* 2016, 36, 1415–1422

122 Pemmari, T., Hämäläinen, M., et al.: Dried Bilberry (*Vacciniummyrtillus* L.) Alleviates the Inflammation and Adverse Metabolic Effects Caused by a High-Fat Diet in a Mouse Model of Obesity. Int. J. Mol. Sci. 2022, 23, 11021.

123 Nikoleava-Glomb, L., Mukova, L., et al.: In vitro antiviral activity of a series of wild berry fruit extracts against representatves of Picorna-, Orthomyxo- and Paramyxoviridae. Nat Prod Commun. 2014 Jan;9(1):51–4

124 Takeshita, M., Ishida, Y., et al.: Proanthocyanidin from blueberry leaves supresses expression of subgenomic hepatitis C virus RNA. J Biol Chem. 2009 Aug 7;284(32):21165-76

125 Gordien, A. Y., Gray, A. I., et al.: Activity of Scottish plant, lichen and fungal endophyte extracts against Mycobacterium aurum and Mycobacterium tuberculosis. Phytother Res. 2010 May;24(5):692-8

126 Vgl. Website der EMA: www.ema.europa.eu/ema/index.jsp?curl=pages/includes/document/document_detail.jsp?webContentId=WC500181932&mid=WC0b01ac058009a3dc (zuletzt abgerufen am 20.9.2024)

127 Ghiringhelli, C., Gregoratti, L., Marastoni, F.: Attivita capillarotropa di antocianosidi ad alto dosaggio nella stasi da flebopatia. Minerva Cardioangiol 1977; 26: 255–76

Passariello, N., Bisesti, V., Sganbato, S.: Influenza degli antocianosidi sul microcircolo e sull'assetto lipidico in soggetti diabetici e dislipidemici. Gazz Med Ital 1979; 138:563–6

Tori, A., D'Errico, F.: Gli antocianosidi da *Vaccinium myrtillus* L. nella cura delle flebopatie da stasi degli arti inferiori. Gazz Med Ital 1980;139:217–24

Nuti, A., Curri, S. B., et al.: »Significance of anthocyanins in the treatment of peripheral vascular diseases«. In: Reinis, Z., Pokorny, J., et al. (Edit.): Adaptability of Vascular Wall. Springer, Prag 1980: 572–3

Allegra, C., Pollari, G., et al.: Antocianosidi e sistema microvasculotessutale. Minerva Angiol 1982; 7:39–44

Signorini, G. P., Salmistrano, G., et al.: Ruolo delle moderne tecnologie strumentali angiologiche nella diagnostica non invasiva delle angiolo-flebopatie periferiche. Parte I. Fitoterapia 1983; 54 (Suppl 3): 3–18

Signorini, G. P., Salmistrano, G., et al.: Ruolo delle moderne tecnologie strumentali angiologiche nella diagnostica non invasiva delle angiolo-flebopatie periferiche. Parte II. Fitoterapia 1983; 54 (Suppl 3): 19–30

Corsi, C., Pollastri, M., et al.: Contributo allo studio dell'attività degli antocianosidi sul microcircolo: valutazioni flussimetriche nell'insufficienza venosa cronica. Fitoterapie 1985;56 (Suppl 1):23–31

Gatta, L.: Gli antocianosidi del mirtillo nel trattamento della stasi venosa: Studio clinico controllato su sesenta pazienti. Fitoterapie 1988;59(Suppl1):19–26

Grismondi, G. L.: Contributo al trattamento delle flebopatie da stasi in gravidanza. Mierva Ginecol 1980;32:1–10

128 Bryl-Górecka, P., Sathanoori, R., et al.: Bilberry Supplementation after Myocardial Infarction Decreases Microvesicles in Blood and Affects Endothelial Vesiculation. Mol. Nutr. Food Res. 2020, 64, 2000108

129 Ashour, O. M., Elberry, A. A., et al.: Protective Effect of Bilberry (*Vaccinium myrtillus*) against Doxorubicin-Induced Oxidative Cardiotoxicity in Rats. Med. Sci. Monit. 2011, 17, 110–115

130 Chen, C. F., Li, Y. D., Xu, Z.: Chemical principles and bioactivities of blueberry. Yao Xue Xue Bao, 2010, Apr, 45(4): 422–9. Elks, C. M., Reed, S. D., et al.: A blueberry-enriched diet attenuates nephropathy in a rat model of hypertension via reduction in oxidative stress. PLoS One, 2011;6(9):e24028. Nemes-Nagy, E., Szocs-Molnar, T., et al.: Effect of a dietary supplement containing blueberry and sea buckthorn concentrate on antioxidant capacity in type 1 diabetic children. Acta Physiol Hung, 2008 Dec;95(4): 383–93

131 Moerman, D. E: Native American Ethnobotany. Timber Press, Inc., Portland, Oregon 1998

132 Ozlem, K., Birkan, Y., et al.: Protective Effect of *Vaccinium myrtillus* on Ischemia- Reperfusion Injury in Rat Ovary. Taiwan. J. Obstet. Gynecol. 2018, 57, 836–841

133 Aqil, F., Jeyabalan, J., et al.: Exosomal Delivery of Berry Anthocyanidins for the Management of Ovarian Cancer. *Food Funct.* 2017, 8, 4100–4107

134 Tadic, V. M., Nešic, I., et al.: Old Plant, New Possibilities: Wild Bilberry (*Vaccinium myrtillus* L., *Ericaceae*) in Topical Skin Preparation. Antioxidants 2021, 10, 465.

135 Bucci, P., Prieto, M. J., et al.: Skin Penetration and UV-Damage Prevention by Nanoberries. J. Cosmet. Dermatol. 2018, 17, 889–899.

136 Bayar, Y., Onaran, A., et al.: Determination of the Essential Oil Composition and the Antifungal Activities of Bilberry (*Vaccinium myrtillus* L.) and Bay Laurel (*Laurus nobilis* L.). J. Essent. Oil Bear. *Plants* 2018, 21, 548–555

137 Satoh, Y., Ishihara, K.: Investigation of the Antimicrobial Activity of Bilberry (*Vaccinium myrtillus* L.) Extract against Periodonto-pathic Bacteria. J. Oral Biosci. 2020, 62, 169–174

138 Hess, P.: Naturkosmetik, Hinterkappelen 2011

139 Clark, W. A.: History of Fractur treatment up to the sixteenth century. The Journal of Bone and Joint Surgery, Vol XIX, No.1, January 1937

140 Duke, J. A.: The Green Pharmacy. Rodale Ltd, London 2003
141 Ferlemi, A. V., Makri, O. E., et al.: Quercetin glycosides and chlorogenic acid in highbush blueberry leaf decoction prevent cataractogenesis in vivo and in vitro: Investigation of the effect on calpains, antioxidant and metal chelating properties. Exp. Eye Res. 2016, 145, 258–268
142 Ogawa, K., Kuse, Y., et al.: Protective effects of bilberry and lingonberry extracts against blue light-emitting diode light-induced retinal photoreceptor cell damage in vitro. BMC Complement Altern Med. 2014 Apr 2;14/1):120
143 Kim, J., Kim, C. S., et al.: *Vaccinium myrtillus* Extract Prevents or Delays the Onset of Diabetes-Induced Blood-Retinal Barrier Breakdown. Int. J. Food Sci. Nutr. 2015, 66, 236–242
144 Giacalone, M., Di Sacco, F., et al.: Antioxidant and neuroprotective properties of blueberry polyphenols: a critical review. Nutr Neurosci. 2011 May;14(3): 119–25. Krikorian, R., Shidler, M. D., et al.: Blueberry supplementation improves memory in older adults. J Agric Food Chem. 2010 Apr 14;58(7): 3996–4000
145 Wang, C. Y., Wang, S. Y., Chen, C.: Increasing antioxidant activity and reducing decay of blueberries by essential oils. J Agric Food Chem, 2008 May 28; 56(10): 3587–92
146 Serafini, M., Testa, M.F., et al.: Antioxidant activity of blueberry fruit is impaired by association with milk. Free Radic Biol Med, 2009 Mar 15;46(6): 769–74
147 Dunlap, K. L., Reynolds, A. J., et al.: Total antioxidant power in sled dogs supplemented with blueberries and the comparison of blood parameters associated with exercise. Comp biochem Physiol A Mol Integr Physiol. 2006 Apr;143(4):429–34. McAnulty, L. S., Nieman, D. C., et al.: Effect of blueberry ingestion on natural killer cell counts, oxidative stress, and inflammation prior to and after 2.5 h of running. Appl Physiol Nutr Metab. 2011 Dec;36(6):976–84
148 Skupien, K., Oszmianski, J., et al.: In vitro antileukaemic activity of extracts from berry plant leaves against sensitive and multidrug resistant HL60 cells. Cancer Lett. 2006 May 18;236(2):282–91
149 Lippert, E., Ruemmele, P., et al.: Anthocyanins Prevent Colorectal Cancer Development in a Mouse Model. Digestion 2017, 95, 275–280
150 Mauramo, M., Onali, T., et al.: Bilberry (*Vaccinium myrtillus* L.) Powder Has Anticarcinogenic Effects on Oral Carcinoma In Vitro and In Vivo. Antioxidants 2021, 10, 1319. Kausar, H., Jeyabalan, J., et al.: Berry Anthocyanidins Synergistically Suppress Growth and Invasive Potential of Human Non-Small-Cell Lung Cancer Cells. Cancer Lett. 2012, 325, 54–62
151 Alsharairi, N. A.: Experimental Studies on the Therapeutic Potential of *Vaccinium* Berries in Breast Cancer. A Review. Plants. 2024; 13(2):153
152 Shizhen, L.: Compendium of Materia Medica, Bencao Gangmu. Foreign Languages Press, Beijing, China 2003 (first published in Chinese in 1593)
153 Shizhen Li: Compendium of Materia Medica, Bencao Gangmu. Foreign Languages Press, Beijing, China 2003 (first published in Chinese in 1593)
154 Tierra, M.: Westliche Heilkräuter in TCM und Ayurveda. Urban und Fischer, München 2001
155 Vgl. Website der EMA: www.ema.europa.eu/en/documents/herbal-monograph/final-european-union-herbal-monograph-vaccinium-myrtillus-l-fructus-siccus_en.pdf (zuletzt abgerufen am 20.9.2024)
156 Johnson, B. J., Lin, B., Bongard, J. E.: Genus vaccinium: medicine, cosmetics, and coatings. Recent Pat Biotechnol. 2010 Jun;4(2): 112–24
157 Bock, H.: Kreütterbuch. Strassburg 1595
158 Vgl. Ökotest: www.oekotest.de/kosmetik-wellness/Lippenstifte-Test-Titandioxid-und-Mineraloelrueckstaende-auf-den-Lippen_13483_1.html (zuletzt abgerufen am 20.9.2024)
159 Vgl. New York Times: www.nytimes.com/2009/07/13/world/europe/13sweden.html (zuletzt abgerufen am 20.9.2024)
160 Rätsch, C.: Enzyklopädie der psychoaktiven Pflanzen. AT Verlag, Aarau 1998
161 Vanekovà, Z., Hollowayand, P., et al.: *Vaccinium uliginosum* L. (bog bilberry) and the search for its alleged toxicity: a review. Frontiers in Toxicology; 31 January 2024
162 Michel, V., Agroscope, R. A. C., et al.: Neue Pilzkrankheiten in Heidelbeeren. www.agroscope.admin.ch (zuletzt abgerufen am 20.9.2024)
163 Vgl. Website: www.giftfreiesgaertnern.de/wissensplattform/schaedlinge/monilia/ (zuletzt abgerufen am 20.9.2024)
164 Li, R., Wang, P., et al.: Anthocyanin composition and content of the Vaccinium uliginosum berry. Food Chem. 2011, 125, 116–120
Ancillotti, C., Cio, L., et al.: Polyphenolic profiles and antioxidant and antiradical activity of Italian berries from *Vaccinium myrtillus* L. and *Vaccinium uliginosum* L. subsp. gaultherioides (Bigelow) S. B. Young. Food Chem. 2016, 204, 176–184
Colak, N., Torun, H., et al.: Bog bilberry phenolics, antioxidant capacity and nutrient proe. Food Chem. 2016, 201, 339–349
Lee, B.-L., Kang, J.-H., et al.: Polyphenol-enriched Vaccinium uliginosum L. fractions reduce retinal damage induced by blue light in A2E-laden arpe19 cell cultures and mice. Nutr. Res. 2016, 36, 1402–1414

Heffels, P., Müller, L., et al.: Profiling of iridoid glycosides in Vaccinium species by UHPLC-MS. Food Res. Int. 2016, 100, 462–468
Kim, Y. H., Bang, C. Y., et al.: Antioxidant activities of *Vaccinium uliginosum* L. extract and its active components. J Med Food. 2009 Aug;12(4):885-92
165 Harutyunyan, Z. E., et al.: IOP Conf. Ser. Earth Environ. Sci. 2023, 1212 012030
166 Lätti, A. K., Jaakola, L., et al.: Anthocyanin and Flavonol variation in bog bilberries (*Vaccinium uliginosum* L.) in Finland. J. Agric. Food Chem. 2010, 58, 427–433
167 Wang, L. J., Su, S., et al.: Variation of anthocyanins and flavonols in *Vaccinium uliginosum* berry in Lesser Khingan Mountains and ist antioxidant activity. Food Chem. 2014 Oct 1;160:357-64
168 Trivedi, P., Karppinen, K., et al.: Compositional and morphological analyses of wax in northern wild berry species. Food Chem. 2019, 295, 441–448
169 Stanoeva, J. P., Stefova, M., et al.: Phenolics and mineral content in bilberry and bog bilberry from Macedonia. Int. J. Food Prop. 2017, 20, S863–S883
170 Kusznierewicz, B., Piekarska, A., et al.: Phenolic Composition and Antioxidant Properties of Polish Blue-Berried Honeysuckle Genotypes by HPLC-DAD-MS, HPLC Postcolumn Derivatization with ABTS or FC, and TLC with DPPH Visualization. J. Agric. Food Chem. 2012, 60, 1755–1763
171 Grace, M. H., Esposito, D., et al.: Comparative Analysis of Phenolic Content and Profile, Antioxidant Capacity, and Anti-inflammatory Bioactivity in Wild Alaskan and Commercial Vaccinium Berries. J Agric Food Chem. 2013 Nov 19
172 Kopystecka, A., Kozioł, I., et al.: *Vaccinium uliginosum* and *Vaccinium myrtillus*-Two Species-One Used as a Functional Food. Nutrients. 2023 Sep 23;15(19):4119
173 mündliche Mitteilung von Gitte Lennert Olsen
174 Kobayashi, K., Baba, E., et al.: Screening of Mongolian plants for influence on amylase activity in mouse plasma and gastrointestinal tube. Biol Pharm Bull. 2003 Jul;26(7):1045–8. Kellogg, J., Wang, J., et al.: Alaskan wild berry resources and human health under the cloud of climate change. J Agric Food Chem. 2010 Apr 14,58(7):3884–900
175 Bae, J. Y., Lim, S. S., et al.: Bog blueberry anthocyanins alleviate photoaging in ultraviolet-B irradiation-induced human dermal fibroblasts. Mol Nutr Food Res. 2009 Jun;53(6):726–38. Jo, K., Bae, G. Y., et al.: An Anthocyanin-Enriched Extract from *Vaccinium uliginosum* Improves Signs of Skin Aging in UVB-Induced Photodamage. *Antioxidants* 2020, 9, 844
176 Kim, M. J., Choung, S. Y.: Mixture of Polyphenols and Anthocyanins from *Vaccinium uliginosum* L. alleviates DNCB-Induced Atopic Dermatitis in NC/Nga Mice. Evid Based Complemet Alternat Med. 2012; 2012:461989
177 Park, C. Y., Gu, N., et al.: The Effect of *Vaccinium uliginosum* Extract on Tablet Computer-Induced Asthenopia: Randomized Placebo-Controlled Study. BMC Complement. Altern. Med. 2016, 16, 296
178 Yin, L., P,i Y. L., et al.: The effect of *Vaccinium uliginosum* on rabbit retinal structure and light-induced function damage. Chin J Integr Med. 2012 Apr;18(4):299-303
179 Yin, L., Fan, S. J., Zhang, M.: Protective Effects of Anthocyanins Extracted from *Vaccinium uliginosum* on 661W Cells Against Microwave-Induced Retinal Damage. Chin. J. Integr. Med. 2022, 28, 620–626.
180 Choi, J. I., Kim, J., et al.: Polyphenol-Enriched Fraction of *Vaccinium uliginosum* L. Protects Selenite-Induced Cataract Formation in the Lens of Sprague-Dawley Rat Pups. Mol. Vis. 2019, 25, 118
181 Yoon, S. M., Lee, B. L., et al.: Preventive Effect of *Vaccinium uliginosum* L. Extract and Its Fractions on Age-Related Macular Degeneration and Its Action Mechanisms. Arch. Pharm. Res. 2016, 39, 21–32. Lee, B. L., Kang, J. H., et al.: Polyphenol-Enriched *Vaccinium uliginosum* L. Fractions Reduce Retinal Damage Induced by Blue Light in A2E-Laden ARPE19 Cell Cultures and Mice. Nutr. Res. 2016, 36, 1402–1414. Jin, H. L., Choung, S. Y., Jeong, K.W.: Protective Mechanisms of Polyphenol-Enriched Fraction of *Vaccinium uliginosum* L. Against Blue Light-Induced Cell Death of Human Retinal Pigmented Epithelial Cells. J. Funct. Foods 2017, 39, 28–36
182 Maulik, M., Mitra, S., et al.: Complex interaction of dietary fat and Alaskan bog blueberry supplementation influences manganese mediated neurotoxicity and behavioral impairments. J Funct. Foods. 2019 Feb;53:306-317. Gustafson, S. J., Dunlap, K. L., et al.: A nonpolar blueberry fraction blunts NADPH oxidase activation in neuronal cells exposed to tumor necrosis factor-α. Oxidative Medicine and Cellular Longevity, 2012, 12 10.1155/2012/768101
183 Zhou, T. T., Wei, C. H., et al.: The Effect of Chinese Wild Blueberry Fractions on the Growth and Membrane Integrity of Various Foodborne Pathogens. J. Food Sci. 2020, 85, 1513–1522
184 Sun, X. H., Zhou, T. T., et al.: Antibacterial Effect and Mechanism of Anthocyanin Rich Chinese Wild Blueberry Extract on Various Foodborne Pathogens. Food Control 2018, 94, 155–161
185 Zu, X. Y., Zhang, Z. Y., et al.: Anthocyanins extracted from Chinese blueberry (*Vaccinium uliginosum* L.) and its anticancer effects on DLD-1 and Colo205 cells. Chin Med J (Engl). 2010 Oct;123(19):2714–9

186 Liu, J., Zhang, W., et al.: Bog bilberry (*Vaccinium uliginosum* L.) extract reduces cultured Hep-G2, Caco-2, and 3T3-L1 cell viability, affects cell cycle progression, and has variable effects on membrane permeability. J Food Sci. 2010 Apr;75(3):H103-7
187 Telyatyev, V. V.: Nützliche Pflanzen in Zentralsibirien. Ostsibirischer Bucherverlag Irkutsk 1987 (russ.)
188 Halvorsen, B. L., Holte, K., et al.: A systematic screening of total antioxidants in dietary plants. J Nutr. 2002 Mar;132(3):461–71
189 Lacramioara, O., Ciprian, M.: Antioxidants content in empetrum nigrum fresh and dried fruits. Iran. J. Public Health 2016, 45, 263–265
190 Ogawa, K., Sakakibara, H., et al.: Anthocyanin composition and antioxidant activity of the crowberry (*Empetrum nigrum*) and other berries. J. Agric. Food Chem. 2008, 56, 4457–4462. Bae, H. S., Kim, H. J., et al.: Anthocyanin profile and antioxidant activity of various berries cultivated in Korea. Natl. Prod. Commun. 2015, 10, 963–968. Dudonne, S., Dube, P., et al.: Comprehensive analysis of phenolic compounds and abscisic acid profiles of twelve native canadian berries. J. Food Compos. Anal. 2015, 44, 214–224
191 Käppä, J., Kallio, H., et al.: Anthocyanins of crowberry, *Empetrum nigrum* coll. J. Food Sci. 1984, 49, 634–636
192 Koskela, A. K., Anttonen, M.J., et al.: Variation in the Anthocyanin Concentration of Wild Populations of Crowberries (*Empetrum nigrum* L subsp. *hermaphroditum*). J Agric Food Chem. 2010 Nov 8
193 Hellstrom, J., Mattila, P., Karjalaien, R.: Stability of anthocyanins in berry juices stored at different temperatures. J. Food Compos. Anal. 2013, 31, 12–19
194 Ogawa, K., Sakakibara, H., et al.: Anthocyanin composition and antioxidant activity of the crowberry (*Empetrum nigrum*) and other berries. J. Agric. Food Chem. 2008, 56, 4457–4462
195 Ebenda
196 Fleischhauer, S. G.: Enzyklopädie der essbaren Wildpflanzen. AT Verlag, Aarau und München, 4. Auflage 2006
197 Jurikova, T., Mlcek, J., et al.: Black Crowberry (*Empetrum nigrum* L.) Flavonoids and Their Health Promoting Activity. Molecules. 2016 Dec 7;21(12):1685
198 Huttunen, S., Toivanen, M., et al.: Inhibition activity of wild berry juice fractions against Streptococcus pneumonieae binding to human bronchial cells. Phytother Res. 2011 Jan;25(1): 122-7
199 Rauha, J. P., Remes, S., et al.: Antimicrobial effects of finnish plant extracts containing flavonoids and other phenolic compounds. *Int. J. Food Microbiol.* 2000, 56, 3–12. Liisa, J. N., Alakomi, H. L., et al.: Berry phenolics: Antimicrobial properties and mechanisms of action against severe human pathogens. Nutr. Cancer 2006, 54, 18–32
200 Paudel, A., Kaneko, K., et al.: Structure-activity relationship study of novel iminothiadiazolo-pyrimidinone antimicrobial agents. J. Antibiot. 2014, 67, 663–667
201 Gordien, A. Y., Gray, A.I., et al.: Activity of Scottish plant, lichen and fungal endophyte extracts against Mycobacterium aurum and Mycobacterium tuberculosis. Phytother Res. 2010 May;24(5):692–8
202 Li, H., Jean, S., et al.: Dibenz[b,f]oxepin and antimycobacterial chalcone constituents of *Empetrum nigrum.* J. Nat. Prod. 2015, 78, 2837–2840
203 Telyatyev, V. V.: Nützliche Pflanzen in Zentralsibirien. Ostsibirischer Bucherverlag Irkutsk 1987 (russ.)
204 Ermilova, E. V., Kadyrova, T. V., et al.: Dense crowberry extract: Production technology, antioxidant and antihypoxant activity. Pharma.Chem. J. 2011, 35, 610–612
205 Park, S. Y., Lee, E. S., et al.: Antioxidative effects of two native berry species, *Empetrum nigrum* var. japonicum k. Koch and *Rubus buergeri* miq., from the Jeju island of Korea. J. Food Biochem. 2012, 36, 675–682
206 Smiljanic, S., Messaraa, C., et al.: *Betula alba* Bark Extract and *Empetrum nigrum* Fruit Juice, a Natural Alternative to Niacinamide for Skin Barrier Benefits. Int. J. Mol. Sci. 2022, 23, 12507
207 Kim, K. C., Kim, D., et al.: *Empetrum nigrum* var. japonicum extract suppresses ultraviolet B-induced cell damage via absorption of radiation and inhibition of oxidative stress. Evid. Based Complement. Altern. Med. 2013, 983609. Kim, K. C., Lee, I. K., et al.: *Empetrum nigrum* var. japonicum extract suppresses γ-ray radiation-induced cell damage via inhibition of oxidative stress. Am. J. Chin. Med. 2011, 39, 161–170
208 Törrönen, R., McDougall, G. J., et al.: Fortification of blackcurrant juice with crowberry: Impact on polyphenol composition, urinary phenolic metabolites, and postprandial glycemic response in healthy subjects. J. Funt. Foods 2012, 4, 746–756
209 Park, S. Y., Lee, E. S., et al.: Antioxidative effects of two native berry species, *Empetrum nigrum* var. japonicum k. Koch and *Rubus buergeri* miq., from the Jeju island of Korea. J. Food Biochem. 2012, 36, 675–682
210 Vgl. Website: https://deliceboreal.com/en/original-discoveries/botanical-from-nunavik/#:~:text=Ground%20Juniper&text=Its%20needles%20stems%20and%20berries.antimicrobial%20and%20diuretic%20properties (zuletzt abgerufen am 20.9.2024)
211 Kronik, O. M., Prothmann, J., et al.: A study of the spatial distribution patterns of airborne polycyclic aromatic hydrocarbons in crowberry (*Empetrum nigrum*) in Ilulissat, Greenland. Environ Sci Pollut Res Int. 2021 May;28(18):23133–23142

212 Rajsz, A., Wojtuń, B., et al.: Metals in *Calluna vulgaris, Empetrum nigrum, Festuca vivipara* and *Thymus praecox* ssp. arcticus in the geothermal areas of Iceland. Environ Sci Pollut Res Int. 2021 Dec;28(47):67224–67233
213 Waheed Janabi, A. H., Kamboh, A. A., et al.: Flavonoid-rich foods (FRF): A promising nutraceutical approach against lifespan-shortening diseases. Iran J Basic Med Sci. 2020 Feb;23(2):140–153. Ovaskainen, M.-L., Toörrönen, R., et al.: Dietary Intake and Major Food Sources of Polyphenols in Finnish Adults. J Nutr. 2008 Mar;138(3):562–6
214 Ştefănescu, B. E., Szabo, K., et al.: Phenolic Compounds from Five Ericaceae Species Leaves and Their Related Bioavailability and Health Benefits. Molecules. 2019 May 29;24(11):2046
215 Passalacqua, N. G., De Fine, G., Guarrera, P. M.: Contribution to the knowledge of the veterinary science and of the ethnobotany in Calabria region (Southern Italy). J Ethnobiol Ethnomed. 2006 Dec 11;2:52
216 Lauber, K., Wagner, G.: Flora Helvetica. Haupt Verlag, Bern, Stuttgart und Wien 2007
217 Nowak, A., Zielonka-Brzezicka, J., et al.: *Epilobium angustifolium* L. as a Potential Herbal Component of Topical Products for Skin Care and Treatment. A Review. Molecules. 2022 May 31;27(11):3536
218 Nowak, A., Cybulska, K., et al.: *In Vitro* Human Skin Penetration, Antioxidant and Antimicrobial Activity of Ethanol-Water Extract of Fireweed (*Epilobium angustifolium* L.). Molecules 2021, 26, 329
219 Hevesi Toth, B., Blazics, B., Kéry, A.: Polyphenol composition and antioxidant capacity of Epilobium species. J Pharm Biomed Anal. 2009 Kam 15:49(1):26–31. Jürgenson, S., Matto, V., Raal, A.: Vegetational variation of phenolic compounds in *Epilobium angustifolium.* Nat Prod Res. 2012;26(20):1951–3
220 Baert, N., Kim, J., et al.: Interpopulation and interorgan distribution of the main polyphenolic compounds of *Epilobium angustifolium.* Phytochemistry 2017, 134, 54–63
221 Olennikov, D. N., Kirillina, C. S., Chirikova, N. K.: Water-Soluble Melanoidin Pigment as a New Antioxidant Component of Fermented Willowherb Leaves (*Epilobium angustifolium*). Antioxidants (Basel). 2021 Aug 18;10(8):1300
222 Vgl. Websites Plants for a Future: http://www.pfaf.org/user/plant.aspx?LatinName=Epilobium+angustifolium und Montana Plant Life: http://montana.plant-life.org/species/epilob_angus.htm (beide zuletzt abgerufen am 20.9.2024)
223 Rogers, R. D.: Fireweed – a treasured medicine of the boreal Forest. Discovery Phytomedicine 2014; 1:10–15
224 Kobert, R.: Historische Studien aus dem Pharmakologischen Institute der Kaiserlichen Universität Dorpat. Verlag von Tausch und Große, Halle a.S. 1889
225 Shikov, A. N., Poltanov, E. A., et al.: Chemical composition and in vitro antioxidant evaluation of commercial water-soluble willow herb (*Epilobium angustifolium* L.) extracts. J Agric Food Chem. 2006 May 17;54(10):3617–24
226 Ivanauskas, L., Uminska, K.,et al.: Phenological Variations in the Content of Polyphenols and Triterpenoids in *Epilobium angustifolium* Herb Originating from Ukraine. Plants (Basel). 2023 Dec 31;13(1):120
227 Rogers, R. D.: Fireweed – a treasured medicine of the boreal Forest. Discovery Phytomedicine 2014; 1:10–15
228 Schepetkin, I. A., Kirpotina, L. N., et al.: Immunomodulatory activity of oenothein B isolated from *Epilobium angustifolium.* J Immunol. 2009 Nov 15;183(10):6754–66
229 Hiermann, A., Reidlinger, M., et al.: Isolation of the antiphlogistic principle from *Epilobium angustifolium.* Planta Med. 1991 Aug;(4):357–60. Kiss, A. K., Bazylko, A., et al.: Oenothein B's contribution to the anti-inflammatory and antioxidant activity of Epilobium sp.. Phytomedicine. 2011 May 15;18(7):557–60
230 Ramstead, A. G., Schepetkin, I. A., et al.: Oenothein B, a cyclic dimeric ellagitannin isolated from *Epilobium angustifoliium,* enhances IFNy productin by lymphocytes. PLoS One. 2012;7(11):e50546
231 Hiermann, A., Juan, H. A., Sametz, W.: Influence of Epilobium extracts on prostaglandin biosynthesis and carrageenin induced oedema of the rat paw. J Ethnopharmacol. 1986 Aug;17(2):161–9
232 Kosalec, I., Kopjar, N., Kremer, D.: Antimicrobial activity of Willowherb (*Epilobium angustifolium* L.) leaves and flowers. Curr Drug Targets. 2013 Aug;14(9):986–91. Battinelli, L., Tita, B., et al.: Antimicrobial activity of Epilobium spp. Extracts. Farmaco. 2001 May-Jul;56(5-7):345–8
233 Ferrante, C., Chiavaroli, A., et al.: Phenolic Content and Antimicrobial and Anti-Inflammatory Effects of *Solidago virga-aurea, Phyllanthus niruri, Epilobium angustifolium, Peumus boldus,* and *Ononis spinosa* Extracts. Antibiotics (Basel). 2020 Nov 6;9(11):783.
Kavaz Yüksel, A., Dikici, E., et al.: Phytochemical, Phenolic Profile, Antioxidant, Anticholin-ergic and Antibacterial Properties of *Epilobium angustifolium* (Onagraceae). *Food Meas.* 2021, 15, 4858–4867.
Feshchenko, H., Marchyshyn, S., et al.: Study of Antibacterial and Antifungal Properties of the Lyophilized Extract Of Fireweed (*Chamaenerion angustifolium* L.) Herb. *PharmacologyOnLine* 2021, 2, 1464–1472.

Nowak, A., Cybulska, K., et al.: In Vitro Human Skin Penetration, Antioxidant and Antimicrobial Activity of Ethanol-Water Extract of Fireweed (*Epilobium angustifolium* L.). Molecules 2021, 26, 329.

234 Dreger, M., Adamczak, A., Foksowicz-Flaczyk, J.: Antibacterial and Antimycotic Activity of *Epilobium angustifolium* L. Extracts: A Review. Pharmaceuticals (Basel). 2023 Oct 5;16(10):1419. Bartfay, W. J., Bartfay, E., Johnson, J. G.: Gram-negative and gram-positive antibacterial properties of the whole plant extract of willow herb (*Epilobium angustifolium*). Bio Re Nurs 2012 Jan;14(1):85-9

235 Webster, D., Taschereau, P., et al.: Antifungal activity of medicinal plant extracts; preliminary screening studies. J Ethnopharmacol. 2008 Kam 4;115(1):140-6

236 Dreger, M., Adamczak, A., Foksowicz-Flaczyk, J.: Antibacterial and Antimycotic Activity of *Epilobium angustifolium* L. Extracts: A Review. Pharmaceuticals (Basel). 2023 Oct 5;16(10):1419

237 Smirnova, G., Samoilova, Z., et al.: Influence of plant polyphenols and medicinal plant extracts on antibiotic susceptibility of Escherichia coli. J Appl Microbiol. 2012 Jul;113(1):192–9

238 Huttunen, S., Riihinen, K., et al.: Antimicrobial activity of different Finnish monofloral honeys against human pathogenic bacteria. APMIS. 2013 Sep;121(9):827–34

239 Vgl. Website der EMA: www.ema.europa.eu/en/documents/herbal-summary/willow-herb-summary-public_en.pdf (zuletzt abgerufen am 20.9.2024)

240 Esposito, C., Santarcangelo, C., et al.: *Epilobium angustifolium* L. extract with high content in oenothein B on benign prostatic hyperplasia: A monocentric, randomized, double-blind, placebo-controlled clinical trial. Biomed. Pharmacother. 2021, 138, 111414

241 Stolarczyk, M., Naruszewicz, M., Kiss, A.K.: Extracts from Epilobium sp. Herbs induce apoptosis in human hormone-dependent prostate cancer cells by actiating the mitochondrial pathway. J Pharm Pharmacol. 2013 Jul;65(7):1044–54. Vitalone, A., Bordi, F., et al.: Anti-proliferative effect on an prostatic epithelial cell line (PZ-HPV-7) vy *Epilobium angustifolium* L. Farmaco. 2001 May-Jul;56(5-7):483–9

242 Maruška, A., Ugenskiene, R., et al.: Analysis of antiproliferative effect of Chamerion angustifolium water extract and its fractions on several breast cancer cell lines. Adv. Med. Sci. 2017, 62, 158–164. Peruzynska, M., Nowak, A., et al.: Anticancer properties of bacterial cellulose membrane containing ethanolic extract of *Epilobium angustifolium* L. Front. Bioeng. Biotechnol. 2023, 11, 1133345

243 Vitalone, A., McColl, J., et al.: Characterization of the effect of Epilobium extracts on human cell proliferation. Pharmacology. 2003 Oct;69(2):79–87

244 Stolarczyk, M., Piwowarski, J. P., et al.: Extracts from Epilobium sp. Herbs, Their Components and Gut Microbiota Metabolites of *Epilobium Ellagitannins,* Urolithins, Inhibit Hormone-Dependent Prostrate Cancer Cells-(LNCaP) Proliferation and PSA Secretion. Phytother Rs. 2013 Feb 25

245 Ducrey, B., Marston, A., et al.: Inhibition of 5 alpha-reductase and aromatase by the ellagitannins oenothein A and oenothein B from Epilobium species. Planta Med. 1997 Apr;63(2):111–4

246 Rogers, R. D.: Fireweed – a treasured medicine of the boreal Forest. Discovery Phytomedicine 2014; 1:10–15

247 Doctor Dawa: A Clear Mirror of Tibetan Medicinal Plants. Vol 2. Published by Men – Tsee – Khang, Tibetan Medical and Astrological Institute of H.H.: the Dalai Lama. Dharamsala, H.P. 176215, Himachal Pradesh, India 2009

248 Nowak, A., Zielonka-Brzezicka, J., et al.: *Epilobium angustifolium* L. as a Potential Herbal Component of Topical Products for Skin Care and Treatment. A Review. Molecules. 2022 May 31;27(11):3536

249 Vgl. Website der lokalen Verwaltung: www.gov.mb.ca/agriculture/crops/crop-management/fireweed.html (zuletzt abgerufen am 20.9.2024)

250 Rogers, R. D.: Fireweed – a treasured medicine of the boreal Forest. Discovery Phytomedicine 2014; 1:10–15

251 Ruszova, E., Cheel, J., et al.: *Epilobium angustifolium* extract demonstrates multiple effects on dermal fibroblasts in vitro and skin photo-protection in vivo. Gen Physiol Biophys. 2013 Sep;32(3):347–59

252 Nowak, A., Zagórska-Dziok, M., et al.: *Epilobium angustifolium* L. Extracts as Valuable Ingredients in Cosmetic and Dermatological Products. Molecules 2021, 26, 3456

253 Larousse: Encyclopédie des Plantes Médicinales. Larousse 2001

254 Schwester Bernardines große Naturapotheke, Mosaik Verlag, München 1983

255 Karakaya, S., Süntar, I., et al.: In Vivo Bioactivity Assessment on *Epilobium* Species: A Particular Focus on *Epilobium angustifolium* and Its Components on Enzymes Connected with the Healing Process. *J. Ethnopharmacol.* 2020, 262, 113207

256 Tita, B., Abdel-Haq, H., et al.: Analgesic properties of *Epilobium angustifolium,* evaluated by the hot plate test and the writhing test. Farmaco 2001, 56, 341–343

257 Rogers, R. D.: Fireweed – a treasured medicine of the boreal Forest. Discovery Phytomedicine 2014; 1:10–15

258 Vgl. Website eines Herstellers: www.epilobium.com (zuletzt abgerufen am 20.9.2024)

259 Doctor Dawa: A clear Mirror of Tibetan Medicinal Plants, Vol 2, Men-Tsee-Khang, Tibetan Medical & Astrological Institute of H.H. the Dalai Lama. Dharamsala, India 2009
260 Moerman, D. E.: Native American Ethnobotany. Timber Press, Inc., Portland, Oregon 1998
261 Vlase, A.-M., Toiu, A., et al.: Epilobium Species: From Optimization of the Extraction Process to Evaluation of Biological Properties. Antioxidants 2023, 12, 91
262 Treben, M.: Heilkräuter aus dem Garten Gottes. Guter Rat aus meiner Kräuterbibel für Gesundheit und Wohlbefinden. Wilhelm Heyne Verlag 1986
263 Coulson, S., Rao, A., et al.: A Phase II Randomised Double-Blind Placebo-Controlled Clinical Trial Investigating the Efficacy and Safety of ProstateEZE Max: A Herbal Medicine Preparation for the Management of Symptoms of Benign Prostatic Hypertrophy. Complement. Ther. Med. 2013, 21, 172–179
264 Rogers, R. D.: Fireweed – a treasured medicine of the boreal Forest. Discovery Phytomedicine 2014; 1:10–15
265 Vitali, F., Fonte, G., et al.: Inhibition of intestinal motility and secretion by extracts of Epilobium spp. in mice. J Ethnopharmacol. 2006 Oct 11;107(3):342–8
266 Vlase, A. M., Toiu, A., et al.: Investigation of *Epilobium hirsutum* L. Optimized Extract's Anti-Inflammatory and Antitumor Potential. Plants (Basel). 2024 Jan 11;13(2):198
267 Schriftliche Auskunft von Tox Info Suisse vom 21.6.2024. Seephonkai, P., Popescu, R., et al.: From Rhododendron ferrugineum and their cytotoxic evaluation. J Nat Prod. 2011 Apr 25;74(4):712–7
268 Vgl. zum Beispiel diesen Artikel der Neuen Zürcher Zeitung: https://www.nzz.ch/panorama/alpenrose-verkannte-heimatblume-und-mythos-ld.1494537#:~:text=«Die%20Alpenrose%20ist%20nicht%20national, eher%20gilt%20sie%20als%20schützenswert (zuletzt abgerufen am 20.9.2024
269 Schregel, J., Zdora, I., et al.: Rhododendron poisoning in alpacas (Vicugna pacos) in Northern Germany. Vet Res Commun. 2024 Mar 14
270 Die Blätter enthielten 0,7 Prozent ätherisches Öl mit elf Flavonoiden, wovon Quercetin 3-*O*-[6″-*O*-(2-methyl-1-oxobutyl)]-β-*D*-Glucopyranosid und *2R,3*R-Dihydromyricetin *3-O-β*-L-arabinopyranosid als neu entdeckte Natursubstanzen gelten. Daneben fanden sich monomere Flavan-3-ole (Catechin, Epicatechin, Gallocatechin, Epigallocatechin) aus der Tanninfraktion (etwa 3,5 Prozent berechnet als Pyrogallol), die dimeren Procyanidine B1 bis B7 wurden identifiziert, ebenso trimere Komponenten wie Procyanidin C1, Epicatechin-(4β→8)-epicatechin-(4β→8)-Catechin und das trimere A typ-gebundene Cinnamtannin B1. Des Weiteren wurden Phloroacetophenon 4-*O-β-D*-glucopyranoside and Chlorogensäure isoliert. Wasserlösliche Kohlenhydrate stellten etwa 13,5 Prozent Anteil der getrockneten Blätter dar und beinhalteten Fructane (3 Prozent), Polysaccharide (1 Prozent), Glucose, Fructose, Sucrose, Stachyose und Raffinose. Auch die In-Vitro-Effekte auf Zellvitalität (MTT-Test), Proliferation (BrdU incorporation) und Nekrose (LDH release) eines wässrigen Extraktes wurden untersucht. Dieser Extrakt zeigte keinerlei toxische Effekte, wobei die Vitalität und Proliferationsraten von epithelialen HaCaT Keratinozyten (das sind Hautzellen) signifikant zunahmen bei 100 Mikrogramm pro Milliliter. Lechtenberg, M., Dierks, F., et al.: Extracts from *Rhododendron ferrugineum* do not exhibit grayanotoxin I: an analytical survey on grayanotoxin I within the genus Rhododendron. Planta Med. 2014 Oct;80(15):1321-8. Louis, A., Petereit, F., et al.: Phytochemical characterization of *Rhododendron ferrugineum* and in vitro assessment of an aqueous extract on cell toxicity. Planta Med. 2010 Oct;76(14):1550–7
271 Vgl. Website von Dr. Duke: https://phytochem.nal.usda.gov/phytochem/plants/show/6483 (zuletzt abgerufen am 20.9.2024)
272 Rezk, A., Al-Hashimi, A., et al.: Assessment of cytotoxicity exerted by leaf extracts from plants of the genus Rhododendron towards epidermal keratinocytes and intestine epithelial cells. BMC Complement Altern Med. 2015 Oct 15;15:364
273 Löhr, G., Beikler, T., Hensel, A.: Inhibition of in vitro adhesion and virulence of Porphyromonas gingivalis by aqueous extract and polysaccharides from Rhododendron ferrugineum L. A new way for prophylaxis of periodontitis? Fitoterapia 2015, 107, 105–113
274 Gescher, K., Kühn, J., et al.: Inhibition of viral adsorption and penetration by an aqueous extract from *Rhododendron ferrugineum* L. as antiviral principle against herpes simplex virus type-1. Fitoterapia 2011, 82, 408–413
275 Aus dem historischen Archiv der Universitätsbibliothek Zürich
276 Boericke, O. E.: Homöopathische Mittel und ihre Wirkungen. Verlag Grundlagen und Praxis, Leer 1986
277 Müller, F.: Das große illustrierte Kräuterbuch. D. Ebner'sche Buchhandlung, Ulm 1866
278 Pahlow, M.: Das große Buch der Heilpflanzen. Bechtermünz Verlag für Verlagsgruppe Weltbild, Augsburg 2002
279 Hubert, J., Kotland, A., et al.: Deciphering the Phytochemical Profile of an Alpine Rose (*Rhododendron ferrugineum* L.) Leaf Extract for a Better Understanding of Its Senolytic and Skin-Rejuvenation Effects. Cosmetics 2022, 9, 37

280 Vgl. Website: https://phytaro.de/personen/peter-germann/ (zuletzt abgerufen am 20.9.2024)
281 Zum Beispiel bei www.etsy.com/ch/ oder www.wakingherbs.com (alle zuletzt abgerufen am 21.10.2024)
282 Olennikov, D. N., Nikolaev, V. M., Chirikova, N. K.: Sagan Dalya Tea, a New »Old« Probable Adaptogenic Drug: Metabolic Characterization and Bioactivity Potentials of *Rhododendron adamsii* Leaves. Antioxidants (Basel). 2021 May 27;10(6):863
283 Pigulevski, G. V., Belova, N. B.: Essential oil investigation of *Rhododendron adamsii* Rehd. J. Gen. Chem. 1964, 34, 1345. Sokolov, P. D., et al.: Plants Review of USSR: Family Paeoniaceae-Thymelaeaceae. 1964, Leningrad: Science Printing (p.148)
284 Telyatyev, V. V.: Nützliche Pflanzen in Zentralsibirien. Ostsibirischer Bucherverlag Irkutsk 1987 (russ.)
285 Dekhang, T. D.: A Handbook of Tibetan Medicinal Plants. Men-Tsee-Khang, Dharamsala, Indien 2008
286 aus dem Buch: Chong Huei Che Mid Chel Che Me Long, Medizingeborener Kristallspiegel
287 Müller, F.: Das große illustrierte Kräuterbuch. D. Ebner'sche Buchhandlung, Ulm 1866
288 Moerman, D. E.: Native American Ethnobotany. Timber Press, Inc., Portland, Oregon 1998
289 EFSA Panel on Contaminants in the Food Chain (CONTAM); Schrenk, D., Bignami, M., et al.: Risks for human health related to the presence of grayanotoxins in certain honey. EFSA J. 2023 Mar 2;21(3):e07866
290 Lechtenberg, M., Dierks, F., et al.: Extracts from *Rhododendron ferrugineum* do not exhibit grayanotoxin I: an analytical survey on grayanotoxin I within the genus Rhododendron. Planta Med. 2014 Oct;80(15):1321–8
291 Joamie, A., Ziegler, A., Hainnu, R.: Walking with Aalasi. Inhabit Media Inc., Toronto and Iqaluit, Canada 2009
292 Singh, P., Singh, S. M., et al.: Phytochemical profiles and antioxidant potential of four Arctic vascular plants from Svalbard. Polar Biol 35, 1825–1836 (2012). Servettaz, O., Colombo, M. L., et al.: Flavonol glycosides from Dryas octopetala. J Nat Prod. 1984 Sep-Oct; 47(5):809–14
293 Jóhannsdóttir, A. L.: Medicinal Plants of Iceland. Collection, preparation and uses. Mal ok menning, Reykjavik 2012
294 Hofer, R. (Hrsg.): Die Alpen. PDF hier einsichtbar: www.uibk.ac.at/iup/buch_pdfs/alpine_space_vol.9.pdf (zuletzt abgerufen am 20.9.2024)
295 Hager, I., Hönigschmid, A., Schönweger, A.: Die Kraft der Kräuter nutzen. Löwenzahn, Innsbruck 2016
296 Maver M, Queiroz EF, Wolfender JL, Hostettmann K. Flavonoids from the stem of Eriophorum scheuchzeri. J Nat Prod. 2005 Jul;68(7):1094-8. doi: 10.1021/np0580107. PMID: 16038557
297 Telyatyev, V. V.: Nützliche Pflanzen in Zentralsibirien. Ostsibirischer Bucherverlag Irkutsk 1987 (russ.)
298 Joamie, A., Ziegler, A., Hainnu, R.: Walking with Aalasi. Inhabit Media Inc., Toronto and Iqaluit, Canada 2009
299 Vgl. Flora of the U.S.S.R.: https://archive.org/stream/floraofussr01bota#page/80/mode/2up (zuletzt abgerufen am 20.9.2024)
300 Zum Beispiel bei https://essence.de/produkt/heu-absolue-hierochloe-alpina-oil/?srsltid=AfmBOoq-TUF6bSmja-BFZqYNgAhFcY0zu0Ntkr7SkE2o6i44rF-vuJlAZP (zuletzt abgerufen am 21.10.2024)
301 Zum Beispiel die Staudengärtnerei Gaißmayer in Illertissen, Deutschland: www.gaissmayer.de/web/shop/ (zuletzt abgerufen am 20.9.2024)
302 Telyatyev, V. V.: Nützliche Pflanzen in Zentralsibirien. Ostsibirischer Bucherverlag Irkutsk 1987 (russ.)
303 Sarker, S. D., Nahar, L.: Progress in the Chemistry of Naturally Occurring Coumarins. Prog Chem Org Nat Prod. 2017;106:241–304
304 Patil, P.O., et al.: A comprehensive review on synthesis and designing aspects of coumarin derivatives as monoamine oxidase inhibitors for depression and Alzheimer's disease. Bioorg Med Chem. 2013 May 1: 21(9):2434–50. Abdelhafez, O.M., et al.: Synthesis of new 7-oxycoumarin derivates as potent and selective monoamine oxidase A inhibitors. J Med Chem. 2012 Dec 13; 55(23):10424–36
305 Akwu, N. A., Lekhooa, M., et al.: Antidepressant effects of coumarins and their derivatives: A critical analysis of research advances. Eur J Pharmacol. 2023 Oct 5;956:175958
306 Mills, S., Bone, K.: Principles and Practice of Phytotherapy. Modern Herbal Mecicine. Churchill Livingstone, Edinburgh 2000
307 Zaragozá, C., Monserrat, J., et al.: Antiplatelet activity of flavonoid and coumarin drugs. Vascul Pharmacol. 2016 Dec;87:139–149
308 Thornes, D., Daly, L., et al.: Prevention of early recurrence of high risk malignant melanoma by coumarin. Irish Melanoma Group. Eur J Surg Oncol. 1989 Oct;15(5):431–5. Thornes, R. D., Daly, L., et al.: Treatment with coumarin to prevent or delay recurrence of malignant melanoma. J Cancer Res Clin Oncol. 1994;120 Suppl:S32–4
309 Bhattarai, N., Kumbhar, A. A., et al.: Anticancer Potential of Coumarin and its Derivatives. Mini Rev Med Chem. 2021;21(19):2996–3029
310 Song, X. F., Fan, J., et al.: Coumarin derivatives with anticancer activities: An update. Arch Pharm (Weinheim). 2020 Aug;353(8):e2000025
311 Farzaei, M. H., Bahramsoltani, R., Rahimi, R.: Phytochemicals as Adjunctive with Conventional Anticancer Therapies. Curr Pharm Des. 2016;22(27): 4201–18

312 Zainuddin, A., Pokorný, J., et al.: Antioxidant activity of sweetgrass (Hierochloë odorata Wahlnb.) extract in lard and rapeseed oil emulsions. Nahrung. 2002 Feb;46(1):15–7

313 Pukalskas, A., van Beek, T. A., et al.: Identification of radical scavengers in sweet grass (*Hierochloe odorata*). J Agric Food Chem. 2002 May 8;50(10):2914–9

314 Memeikaite-Ceniene, A., et al.: Redox properties of novel antioxidant 5,8-Dihydroxycoumarin:Implications for ist prooxidant cytotoxicity. Z naturforsch C.; 60(11-12):849–54. Slapšytė, G., Dedonytė, V., et al.: Evaluation of the biological activity of naturally occurring 5,8-dihydroxycoumarin. Molecules. 2013 Apr 15;18(4):4419–36

315 Dobrzyńska, I., Szachowicz-Petelska, B., et al.: Effect of sweet grass (*Hierochloe odorata*) on the physicochemical properties of liver cell membranes from rats intoxicated with ethanol. Environ Toxicol Pharmacol. 2013 Mar;35(2):247–53

316 Cantrell, C. L., Jones, A. M., Ali, A.: Isolation and Identification of Mosquito (Aedes aegypti) Biting-Deterrent Compounds from the Native American Ethnobotanical Remedy Plant *Hierochloë odorata* (Sweetgrass). J Agric Food Chem. 2016 Nov 9;64(44):8352–8358

317 Wall Kimmerer, R.: Geflochtenes Süßgras. Aufbau Verlag, Berlin 2021

318 Dufault, R. J., et al.: Sweetgrass: History, basketry, and constraints to industry growth. In: Janick, J., Simon, J. E.: New crops. Wiley, New York 1993

319 Alm T. Scented grasses in Norway--identity and uses. J Ethnobiol Ethnomed. 2015 Dec 23;11:83. doi: 10.1186/s13002-015-0070-y. PMID: 26701261; PMCID: PMC4690224

320 Torbjørn, A.: Scented grasses in Norway – identity and uses. Journal of Ethnobiology and Ethnomedicine (2015) 11:83

321 Łańcucka-Środoniowa, M.: Macroscopic plant remains from the freshwater Miocene of the Nowy Sącz Basin (West Carpathians, Poland) [Szczątki makroskopowe roślin z miocenu słodkowodnego Kotliny Sądeckiej (Karpaty Zachodnie, Polska)]. Acta Palaeobotanica 1979 20 (1): 3–117

322 Zum Beispiel bei www.natura-samen.de, www.gaissmayer.de (beide zuletzt abgerufen am 20. September 2024)

323 Vgl. www.kostbarenatur.net/pflanzen-unter-naturschutz/ (zuletzt abgerufen am 20.9.2024)

324 Vgl. www.chakren.net/chakra/halschakra/ (zuletzt abgerufen am 20.9.2024)

325 Abbet, C., Mayor, R., et al.: Ethnobotanical survey on wild alpine food plants in Lower and Central Valais (Switzerland). Journal of Ethnopharmacology 151 (2014), 624–34

326 Vgl. www.infoflora.ch/de/artenschutz/listen.html (zuletzt abgerufen am 20.9.2024)

327 Hartwell, J. L.: Plants used against cancer, a survey. Lloydia 30–34, 1967 bis 1971

328 Rapunzelzopf am Diebsturm in Lindau am Bodensee.

329 Rune, F.: Wild Flowers of Greenland. Narayana Press, Gyldenlund Publishing, Hillerød, Dänemark 2011

330 Kim, S. G.: Antioxidant and Anti-Inflammatory Activities of Extracts from *Ledum palustre* L. Food Sci. Preserv. 2017, 24, 1025–1033

331 Zhang, M., Zhao, J. J., et al.: Analgesic and Anti-Inflammatory Activities of Extracts from *Ledum palustre* L. in Mice. Nat. Prod. Res. Dev. 2010, 22, 326

332 Vengrytė, M., Raudonė, L.: Phytochemical Profiling and Biological Activities of *Rhododendron* Subsect. *Ledum:* Discovering the Medicinal Potential of Labrador Tea Species in the Northern Hemisphere. Plants 2024, 13, 901

333 Judzentiene, A., Budiene, J., et al.: Toxic, Radical Scavenging, and Antifungal Activity of *Rhododendron T omentosum* H. Essential Oils. Molecules 2020, 25, 1676

334 mündliche Aussage von Dr. Wolf-Dieter Storl

335 Vgl. www.christian-raetsch.de/Artikel/Artikel/Urbock-oder-echtes-Bier.html (zuletzt abgerufen am 20.9.2024)

336 Rätsch, Chr.: Urbock, Bier jenseits von Hopfen und Malz. AT Verlag, Aarau 1996

337 Vengrytė, M., Raudonė, L.: Phytochemical Profiling and Biological Activities of *Rhododendron* Subsect. *Ledum:* Discovering the Medicinal Potential of Labrador Tea Species in the Northern Hemisphere. Plants 2024, 13, 901.

338 Kukhtenko, H., Bevz, N., et al.: Spectrophotometric and Chromatographic Assessment of Total Polyphenol and Flavonoid Content in *Rhododendron tomentosum* Extracts and Their Antioxidant and Antimicrobial Activity. Molecules 2024, 29, 1095

339 Jesionek, A., Kokotkiewicz, A., et al.: Chemical variability of *Rhododendron tomentosum* (*Ledum palustre*) essential oils and their pro-apoptotic effect on lymphocytes and rheumatoid arthritis synoviocytes. Fitoterapia. 2019 Nov;139:104402

340 Tattje, D. H., Bos, R.: Composition of essential oil of *Ledum palustre.* Planta Med 1981, Mar;41(3): 303–7

341 Belousova, N. I., Khan, V. A., Berezovskaya, T. P.: Intraspecies chemical variability of the essential oil of *Ledum palustre,* Chem. Nat. Compd. 26 (1990) 398–405

342 Korpinen, R. I., Välimaa, A.-L., et al.: Essential Oils and Supercritical CO2-Extracts of Arctic Angelica (*Angelica archangelica* L.), Marsh Labrador Tea (*Rhododendron tomentosum*) and Common Tansy (*Tanacetum vulgare*). Chemical Compositions and Antimicrobial Activities. *Molecules* 2021, 26, 7121

343 Ben Lagha, A., Vaillancourt, K., et al.: Effects of Labrador Tea, Peppermint, and Winter Savory Essential Oils on *Fusobacterium nucleatum.* Antibiotics (Basel). 2020 Nov 10;9(11):794
344 Ebenda
345 Nan, L., Liu, C., et al.: Investigation of the enhancement effect of the natural transdermal permeation enhancers from *Ledum palustre* L. var. *Angustum* N. Busch: Mechanistic insight based on interaction among drug, enhancers and skin. Eur J Pharm Sci. 2018 Nov 1;124:105–113
346 Moore, M.: Medicinal Plants of the Pacific West. Red Crane Books, Santa Fee, NM, 1993
347 Shotyk, W., Javed, M. B., Noernberg, T.: Trace elements in Labrador Tea (*Rhododendron groenlandicum*): How predominant sources to the plants impact the chemical composition of hot water extracts. Environ Res. 2020 Apr;183:109272
348 Joamie, A., Ziegler, A., Hainnu, R.: Walking with Aalasi. Inhabit Media Inc., Toronto and Iqaluit, Canada 2009
349 Fokina, G. L., et al.: Experimental phytotherapy of tick-borne encephalitis (Art. In Russian).Vopr Virusol 1991 Jan-Feb;36(1);18–21
350 Kim, D.-M., Nam, B.-W.: Extracts and Essential Oil of *Ledum Palustre* L. Leaves and Their Antioxidant and Antimicrobial Activities. J. Food Sci. Nutr. 2006, 11, 100–104. Korpinen, R. I., Välimaa, A.-L., et al.: Essential Oils and Supercritical CO2-Extracts of Arctic Angelica (*Angelica archangelica* L.), Marsh Labrador Tea (*Rhododendron tomentosum*) and Common Tansy (*Tanacetum vulgare*). Chemical Compositions and Antimicrobial Activities. *Molecules* 2021, 26, 7121. Zhang, L., Internationals, O.: Chemical Composition and Antibacterial Activity of the Essential Oil from Chinese Wild Ledum palustre L. on Vibrio parahaemolyticus. Int. J. Food Nutr. Sci. 2017, 4, 8–12.
351 Judzentiene, A., Budiene, J., et al.: Toxic, Radical Scavenging, and Antifungal Activity of *Rhododendron Tomentosum* H. Essential Oils. Molecules 2020, 25, 1676. Kukhtenko, H., Bevz, N., et al.: Spectrophotometric and Chromatographic Assessment of Total Polyphenol and Flavonoid Content in *Rhododendron tomentosum* Extracts and Their Antioxidant and Antimicrobial Activity. Molecules 2024, 29, 1095
352 Korpinen, R. I., Välimaa, A.-L., et al.: Essential Oils and Supercritical CO2-Extracts of Arctic Angelica (*Angelica archangelica* L.), Marsh Labrador Tea (*Rhododendron tomentosum*) and Common Tansy (*Tanacetum vulgare*). Chemical Compositions and Antimicrobial Activities. Molecules 2021, 26, 7121
353 Kukhtenko, H., Bevz, N., et al.: Spectrophotometric and Chromatographic Assessment of Total Polyphenol and Flavonoid Content in *Rhododendron tomentosum* Extracts and Their Antioxidant and Antimicrobial Activity. Molecules 2024, 29, 1095
354 Turner, N. J.: Food Plants of Coastal First Peoples. UBC Press for the Royal British Columbia Museum 1995
355 Ouchfoun, M., Eid, H. M., et al.: Labrador tea (*Rhododendron groenlandicum*) attenuates insulin resistance in a diet-induced obesity mouse model. Eur J Nutr. 2016 Apr;55(3):941–54. Li, S., Brault, A., et al.: *Rhododendron groenlandicum* (Labrador tea), an antidiabetic plant from the traditional pharmacopoeia of the Canadian Eastern James Bay Cree, improves renal integrity in the diet-induced obese mouse model. Pharm Biol. 2016 Oct;54(10):1998-2006
356 Eid, H. M., Ouchfoun, M., et al.: A combination of (+)-catechin and (-)-epicatechin underlies the in vitro adipogenic action of Labrador tea (*Rhododendron groenlandicum*), an antidiabetic medicinal plant of the Eastern James Bay Cree pharmacopeia. J Ethnopharmacol. 2016 Feb 3;178:251–7
357 Erwähnt in Telyatyev, V. V.: Nützliche Pflanzen in Zentralsibirien. Ostsibirischer Bucherverlag Irkutsk 1987 (russ.)
358 Wells, L. B.: Ledum in Cutaneous Affections. Homoeopath Physician. 1882 Jun;2(6):272–273
359 Turner, N. J.: Food Plants of Coastal First Peoples. UBC Press for the Royal British Columbia Museum 1995
360 Kasper-Pakosz, R., Pietras, M., Łuczaj, Ł.: Wild and native plants and mushrooms sold in the open-air markets of south-eastern Poland. J Ethnobiol Ethnomed. 2016 Oct 7;12(1):45
361 Jaenson, T. G., Pålsson, K., Borg-Karlson, A. K.: Evaluation of extracts and oils of tick-repellent plants from Sweden. Med Vet Entomol. 2005 Dec;19(4):345–52
362 Jaenson, T. G., et al.: Evaluation of extracts and oils of mosquito (Diptera:Culicidae) repellent plants from Sweden and Guinea-Bissau. J Med Entomol. 2006 Jan;43(1):113–9. Benelli, G., Pavela, R., et al.: Ascaridole-rich essential oil from marsh rosemary (*Ledum palustre*) growing in Poland exerts insecticidal activity on mosquitoes, moths and flies without serious effects on non-target organisms and human cells. Food Chem Toxicol. 2020 Apr;138:111184
363 Telyatyev, V. V.: Nützliche Pflanzen in Zentralsibirien. Ostsibirischer Bucherverlag Irkutsk 1987 (russ.)
364 Hill, N., et al.: The efficacy of Prrikweg gel in the treatment of insect bites: a double-blind, placebo-controlled clinical trial. Pharm World Sci 1996 Jan;18(1):35–41
365 Narimanov, A. A., et al.: The radioprotective effect of extracts of *Archangelica officinalis* Hoffm. and *Ledum palustre* L. on mice (Article in Russian). Radiobiologija 1991 May-Jun;31(3):391–3. Narimanov, A. A.: The

reproductive capacity of male mice protected against the superlethal action of gamma radiation by the administration of a mixture of *Archangelica officinalis* and *Ledum palustre* extracts (Article in Russian). Radibiologiia 1992 Mar-Apr;32(2):271–5
366 Iaomar, M., et al.: Genotoxicity and antigenotoxicity of some essential oils evaluated by wing spot test of *Drosophila melanogaster.* Mutat Res. 2002 Jan 15;513(1-2):61–8
367 Ahmad, M., Faraazi, A. A., Aamir, M.: The Effect of *Ocimum Sanctum* and *Ledum Palustre* on Serum Uric Acid Level in Patients Suffering from Gouty Arthritis and Hyperuricaemia. Bull. Chem. Soc. Ethiop. 2013, 27, 469–473
368 Jesionek, A., Kokotkiewicz, A., et al.: Chemical variability of *Rhododendron tomentosum* (*Ledum palustre*) essential oils and their pro-apoptotic effect on lymphocytes and rheumatoid arthritis synoviocytes. Fitoterapia. 2019 Nov;139:104402
369 Dufour, D., Pichette, A., et al.: Antioxidant, anti-inflammatory and anticancer activities of methanolic extracts from *Ledum groenlandicum* Retzius. J Ethnopharmacol. 2007 Apr 20;111(1):22–8. Tunón, H., Olavsdotter, C., Bohlin, L.: Evaluation of Anti-Inflammatory Activity of Some Swedish Medicinal Plants. Inhibition of Prostaglandin Biosynthesis and PAF-Induced Exocytosis. J. Ethnopharmacol. 1995, 48, 61–76
370 Bhuwanendra, S., Jitendra, G.: Kanchan Pal. Hypouricemic Significance of *Ledum Palustre* (Marsh Tea): A Review. Research Journal of Pharmacy and Technology. 2021; 14(5):2907–2
371 McGill, C. M., Tomco, P. L., et al.: Therapeutic effect of Northern Labrador tea extracts for acute myeloid leukemia. Phytother Res. 2018 Aug;32(8):1636–1641
372 Dufour, D., Pichette, A., et al.: Antioxidant, anti-inflammatory and anticancer activities of methanolic extracts from *Ledum groenlandicum* Retzius. J Ethnopharmacol. 2007 Apr 20;111(1):22–8.
373 Judzentiene, A., Budiene, J., et al.: Toxic, Radical Scavenging, and Antifungal Activity of *Rhododendron Tomentosum* H. Essential Oils. Molecules 2020, 25, 1676
374 Kupferstich von Charles Sellier, 19. Jahrhundert.
375 Zum Beispiel in Storl, W.-D.: Die alte Göttin und ihre Pflanzen. Wie wir durch Märchen zu unserer Urspiritualität finden. Kailash, München 2014
376 Suter, M.: Die dunkle Seite des Mondes. Diogenes, Zürich 2001
377 Jakimiuk, K., Tomczyk, M.: A review of the traditional uses, phytochemistry, pharmacology, and clinical evidence for the use of the genus Alchemilla (Rosaceae). J Ethnopharmacol. 2024 Feb 10;320:117439
378 Vgl. Website des US-Agrarministeriums: https://plants.usda.gov/home/plantProfile?symbol=ALCHE (zuletzt abgerufen am 20.9.2024)
379 Kurtto, A., Uotila, P., Sennikov, A.: Alchemilla in Mediterranean Europe as revealed by Atlas Florae Europaeae. Bocconae 23: 221-235 2009 ISSN 1120-4060
380 Kiselova, Y., Ivanova, D., et al.: Correlation between the in vitro antioxidant activity and polyphenol content of aqueous extracts from Bulgarian herbs. Phytother Res. 2006, Nov;20(11):961–5. Oktyabrsky, O., Vysochina, G., et al.: Assessment of anti-oxidant activity of plant extracts using microbial test systems. J Appl Microbiol. 2009 Apr;106(4):1175–83
381 Fraisse, D., Carnat, A., et al.: Standardization of the aerial parts of Alchemilla. Ann Pharm Fr. 1999 Sep;57(5):401–5. Trendafilova, A., Todorova, M., et al.: Flavonoid constituents and free radical scavenging activity of *Alchemilla mollis.* Nat Prod Commun. 2011 Dec;6(12):1851–4. Duckstein, S. M., Lotter, E. M., et al.: Phenolic constituents from *Alchemilla vulgaris* L. and *Alchemilla mollis* (Buser) Rothm. At different dates of harvest. Z Naturforsch C. 2013 Jan-Feb;68(1-2):529–40.
382 Mills, S., Bone, K.: Principles and Practice of Phytotherapy. Modern Herbal Mecicine. Churchill Livingstone, Edinburgh 2000
383 Fuchs, L.: Das Kräuterbuch von 1543. New Kräuterbuch. Nachdruck durch Taschen-Verlag, Köln 2001
384 Jakimiuk, K., Tomczyk, M.: A review of the traditional uses, phytochemistry, pharmacology, and clinical evidence for the use of the genus Alchemilla (Rosaceae). J Ethnopharmacol. 2024 Feb 10;320:117439
385 Jayanegara, A., Marquardt, S., et al.: Nutrient and energy content, in vitro ruminal fermentation characteristics and methanogenic potential of alpine forage plant species during early summer. J Sci Food Agric. 2011 Aug 15;91(10):1863–70
386 Jakimiuk, K., Tomczyk, M.: A review of the traditional uses, phytochemistry, pharmacology, and clinical evidence for the use of the genus Alchemilla (Rosaceae). J Ethnopharmacol. 2024 Feb 10;320:117439
387 Bradley, P., 2006. British herbal compendium. In: A Handbook of Scientific Information on Widely Used Plant Drugs, vol. 2. British Herbal Medicine Association, Colleton Crescent. (Cross-Ref)
388 ESCOP, 2003. Herbal Monograph *Alchemillae Herba – Alchemilla*/Lady's Mantle. The Scientific Foundation for Herbal Medicinal Products, European Scientific Cooperative on Phytotherapy (ESCOP).
389 Bühring, U.: Alles über Heilpflanzen. Eugen Ulmer, Stuttgart 2011
390 Küpeli Akkol, E., Demirel, M. A., et al.: Phytochemical analyses and effects of *Alchemilla mollis* (Buser)

Rothm. and *Alchemilla persica* Rothm. in rat endometriosis model. Arch. Gynecol. Obstet. 2015, 292 (3), 619–628
391 Borodin, Y. I., Selyatitskaya, V. G., et al.: Effects of polyphenol compounds from *Alchemilla vulgaris* on morphofunctional state of thyroid gland in rats exposed to low temperature. Bull. Exp. Biol. Med. 1999, 127 (6), 637–639
392 Lamaison, J. l., Carnat, A., Petitjean-Freytet, C.: Tannin content and inhibiting activity of elastase in Rosaceae. Ann Pharm Fr. 1990;48(6):335–40
393 Wood, M.: The Book of Herbal Wisdom. Using Plants as Medicines. North Atlantic Books, Berkerley, California 1997
394 Shrivastava, R.: Clinical evidence to demonstrate that simultaneous growth of epithelial and fibroblast cells is essential for deep wound healing. Diabetes Res Clin Pract. 2011 Apr;92(1):92–9
395 Shrivastava, R., Cucuat, N., John, G. W.: Effects of *Alchemilla vulgaris* and glycerine on epithelial and myofibroblast cell growth and cutaneus lesion healing in rats. Phytother Res. 2007 Apr; 21(4):369–73. Tasic-Kostov, M., Arsic, I., et al.: Towards a modern approach to traditional use: in vitro and in vivo evaluation of *Alchemilla vulgaris* L. gel wound healing potential. J. Ethnopharmacol. 2019, 238, 111789. Choi, J., Park, Y. G., et al.: Effect of herbal mixture composed of *Alchemilla vulgaris* and *Mimosa* on wound healing process. Biomed. Pharmacother. 2018, 106, 326–332. Oz, B. E., Ilhan, M., et al.: Effects of *Alchemilla mollis* and *Alchemilla persica* on the wound healing process. 2016, Bangladesh J. Pharmacol. 11 (3), 577–584
396 Hwang, E., Ngo, H. T. T., et al.: Protective effect of dietary *Alchemilla mollis* on UVB-irradiated premature skin aging through regulation of transcription factor NFATc1 and Nrf2/ARE pathways. 2018, Phytomedicine 39, 125–136
397 Jakimiuk, K., Tomczyk, M.: A review of the traditional uses, phytochemistry, pharmacology, and clinical evidence for the use of the genus Alchemilla (Rosaceae). J Ethnopharmacol. 2024 Feb 10;320:117439. Barbour, E. K., Al Sharif, M., et al.: Screening of selected indigenous plants of Lebanon for antimicrobial activity. J Ethnopharmacol 2004 Jul;93(1):1–7
398 Bensky Dan und Gamble Andrew: Chinese Herbal Materia Medica. Revised Edition, Eastland Press, Inc, Seattle, Washington 1993
399 Karaoglan, E. S., Bayir, Y., et al.: Isolation of major compounds and gastroprotective activity of *Alchemilla caucasica* on indomethacin induced gastric ulcers in rats. Eurasian J. Med. 2020, 52 (3), 249–253
400 Valcheva-Kuzmanova, S., Denev, P., et al.: Protective effects of *Aronia melanocarpa* juices either alone or combined with extracts from *Rosa* canina or *Alchemilla vulgaris* in a rat model of indomethacin-induced gastric ulcers. Food Chem. Toxicol. 2019, 132, 110739
401 Krivokuca, M., Niketic, M., et al.: Anti-Helicobacter pylori Activity of Four Alchemilla Species (Rosaceae). Natural Product Communications Vol. 10(8) 2015, 1369–13 71
402 Said, O., Saad, B., et al.: Weight loss in animals and humans treated with »weighlevel«, a combination of four medicinal plants used in traditional arabic and islamic medicine. Evid Based Complemet Alternat Med. 2011;2011:874538
403 Radovic, J., Usjak, D., et al.: Inhibition of α-amylase in vitro and in vivo hypoglycemic effect of methanol extract of *Alchemilla viridiflora* Rothm. Arh. Farm. 2022, 72 (4), 461–462
404 Swanston-Flatt, S. K., Day, C., et al.: Glycaemic effects of traditional European plant treatments for diabetes. Studies in normal and streptozotocin diabetic mice. Diabetes Res. 1999, 10 (2), 69–73. Ozbek, H., Acikara, O. B., et al.: Evaluation of hepatoprotective and antidiabetic *activity of Alchemilla mollis.* Biomed. Pharmacother. 2017, 86, 172–176
405 Said, O., Khamaysi, I., et al.: Anti-Inflammatory, Antimicrobial, and Vasoconstriction Activities of an Anti-Hemorrhoidal Mixture of *Alchemilla vulgaris, Conyza bonariensis,* and *Nigella sativa:* In Vitro and Clinical Evaluations. *Immuno* 2022, 2, 132–150
406 Juric, T., Katanic Stankovic, J. S., et al.: Protective effects of *Alchemilla vulgaris* L. extracts against cisplatin-induced toxicological alterations in rats. South Afr. J. Bot. 2020, 128, 141–151
407 Ozbek, H., Acikara, O. B., et al.: Evaluation of hepatoprotective and antidiabetic activity of *Alchemilla mollis.* Biomed. Pharmacother. 2017, 86, 172–176. El-Hadidy, E. M., Refat, O. G., et al.: Effect of Lion's Foot (*Alchemilla vulgaris*) on liver and renal functions in rats induced by CCl4. Food Nutr. Sci. 2018, 9 (1), 46–62
408 Ngoupaye, G. T., Adassi, M. B., et al.: Anticonvulsant effect and acute toxicity study of the aqueous lyophilized extract of four medicinal plants of Cameroon: *Malvaviscus arboreus, Alchemilla kiwuensis* and mixture of *Drymaria cordata* and *Markhamia lutea.* Adv. Tradit. Med. 2022, 22 (1–3), 177–191
409 Shilova, I. V., Suslov, N. I., et al.: Neuroprotective properties of common lady's mantle infusion. Pharm. Chem. J. 53 (11), 2020, 1059–1062
410 Makau, J.: Anti-influenza activity of *Alchemilla mollis* extract: Possible virucidal activity against influenza

virus particles. Drug Discov. Ther., 2013, 7, 189–195. Filippova, E. I.: Antiviral Activity of Lady's Mantle (*Alchemilla vulgaris* L.) Extracts against Orthopoxviruses. Bull. Exp. Biol Med. 2017, 163, 374–377

411 Surucic, R., Radovic, J., et al.: In silico and in vitro studies of *Alchemilla viridiflora* Rothm—polyphenols' potential for inhibition of SARS-CoV-2 internalization. Molecules 2022, 27 (16), 16

412 Shrivastava, R., John, G. W.: Treatment of Aphthous Stomatitis with topical *Alchemilla vulgaris* in glycerine. Clin Drug Investig 2006;26(10):567–73

413 Takir, S., Altun, I. H., et al.: Vasorelaxant and blood pressure lowering effects of *Alchemilla vulgaris:* a comparative study of methanol and aqueous extracts. Phcog. Mag. 2015, 11 (41), 163–169

414 Plotnikov, M. B., Aliev, O. I., et al.: Effect of *Alchemilla vulgaris* extract on the structure and function of erythrocyte membranes during experimental arterial hypertension. Bull. Exp. Biol. Med. 2006, 141 (6), 708–711

415 Radovic, J., Surucic, R., et al.: *Alchemilla viridiflora* Rothm.: the potent natural inhibitor of angiotensin I-converting enzyme. Mol. Cell. Biochem. 2022, 477 (7), 1893–1903

416 Jakimiuk, K., Tomczyk, M.: A review of the traditional uses, phytochemistry, pharmacology, and clinical evidence for the use of the genus Alchemilla (Rosaceae). J Ethnopharmacol. 2024 Feb 10;320:117439

417 Said, O., Saad, B., et al.: Weight loss in animals and humans treated with »weighlevel«, a combination of four medicinal plants used in traditional Arabic and Islamic medicine. Evidence-Based Complement. Alternative Med. 2011, 874538

418 Schimmer, O., Eschelbach, H.: Esculetin in *Alchemilla speciosa*: identification and antimutagenic properties. Pharmazie. 1997 jun;52(6):476–8. Schimmer, O., Lindenbaum, M.: Tannins with antimutagenic properties in the herb of *Alchemilla species* and *Potentilla anserina*. Planta Med 1995 Apr;61(2):141–5

419 Pugh, R. E., Dick, D. G., Fredeen, A. L.: Heavy metal (Pb, Zn, Cd, Fe, and Cu) contents of plant foliage near the Anvil Range lead/zinc mine, Faro, Yukon Territory.Ecotoxicol Environ Saf. 2002 Jul;52(3):273–9. Vgl. auch Artikel in der Schweizer Tageszeitung »Der Bund« vom 4.6.2014

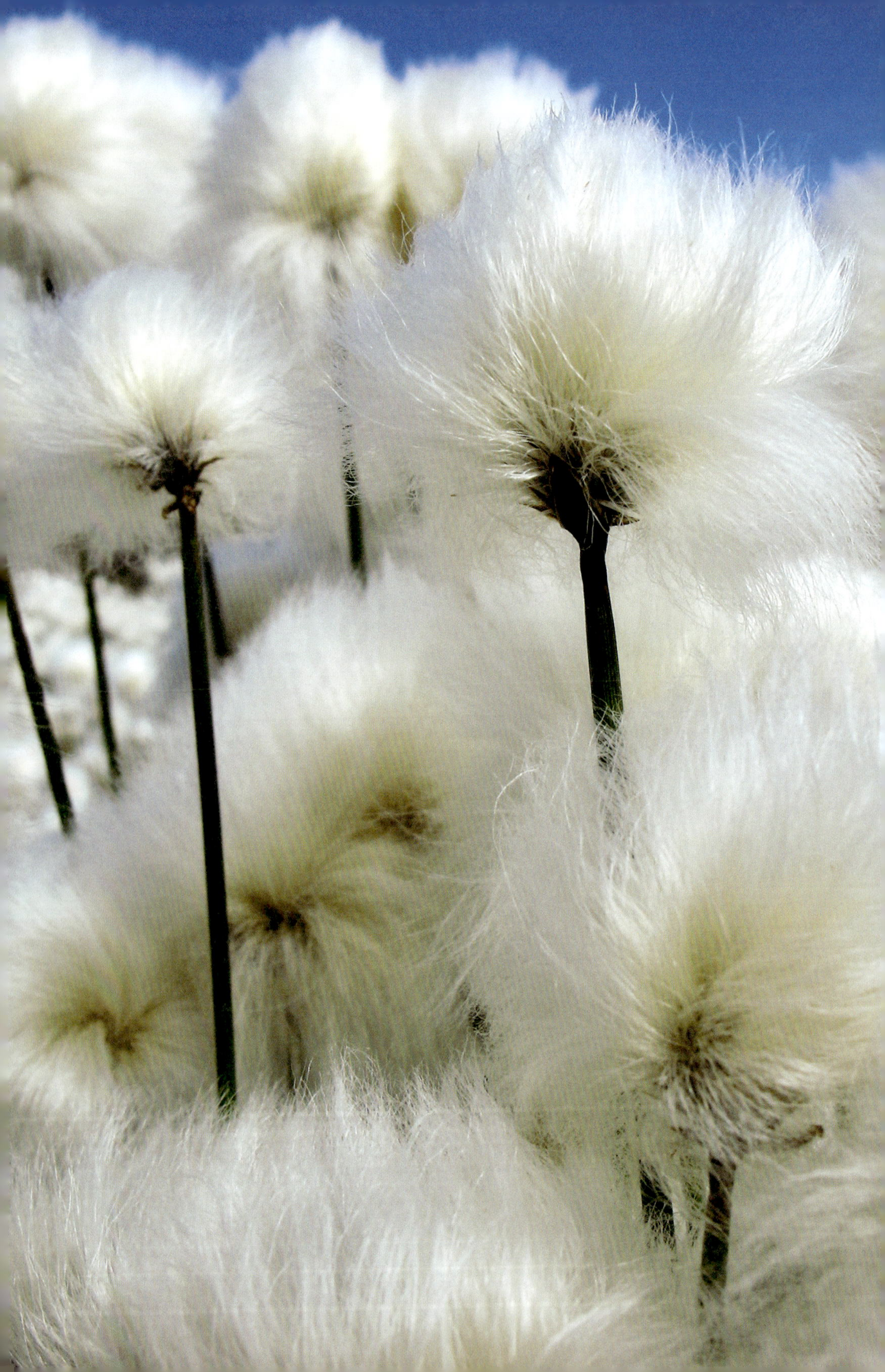

Von Dr. med. Marianne Ruoff bereits im AT Verlag erschienen

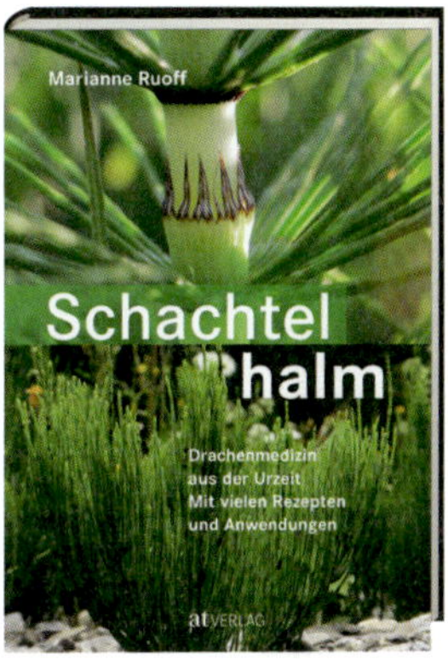

Schachtelhalm
Drachenmedizin aus der Urzeit
Mit vielen Rezepten und Anwendungen

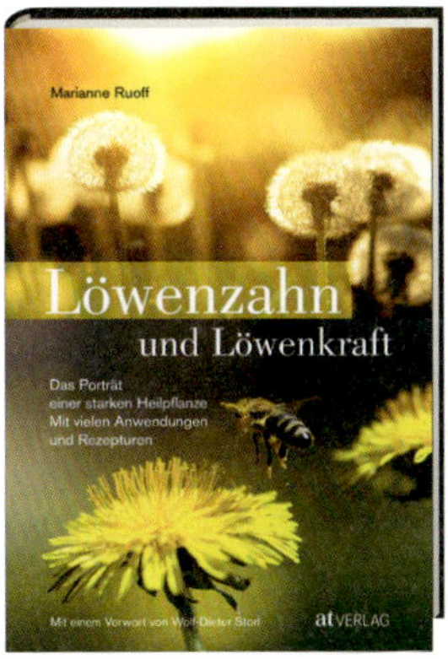

Löwenzahn und Löwenkraft
Das Porträt einer starken Heilpflanze
Mit vielen Anwendungen und Rezepturen

Die in diesem Buch beschriebenen Anwendungen und Heilwirkungen sind nach bestem Wissen und mit größtmöglicher Sorgfalt geprüft. Autorin und Verlag übernehmen jedoch keinerlei Haftung für etwaige Nebenwirkungen oder Schäden irgendwelcher Art, die sich direkt oder indirekt aus dem Gebrauch der hier vorgestellten Informationen ergeben. Es ist in jedem Fall ratsam, vor jeder Heilanwendung eine Fachperson beizuziehen.

Fotografie: Marianne Ruoff, außer:
S. 221 © K. Oetjen
S. 224 © Sarang, https://commons.wikimedia.org/w/index.php?curid=8705458
S. 245 © iStock.com/duncan1890
Coverbild: Marianne Ruoff
Lektorat: Diane Zilliges
Gestaltung und Satz: AT Verlag
Druck und Bindearbeiten: Himmer GmbH Druckerei, Augsburg
Printed in Germany

ISBN 978-3-03902-261-8

Für Herstellung und Einfuhr in die EU: AT Verlag AG, Bahnhofstraße 41, 5000 Aarau, Schweiz, info@at-verlag.ch; AT Verlag Deutschland, c/o Atmosphären Verlag GmbH, Fruchthof, Gotzinger Straße 52b, 81371 München, Deutschland, info@atverlag.de

www.at-verlag.ch

Der AT Verlag wird vom Bundesamt für Kultur für die Jahre 2021–2025 unterstützt.